· 懿英教育母婴照护丛书 ·

婴儿含乳吸吮的理论与实务

（第3版）

Supporting Sucking Skills in Breastfeeding Infants

［美］凯瑟琳·沃森·吉娜 **主编**　　懿英教育 **译**　　刘江勤 **审**

世界图书出版公司
上海·西安·北京·广州

图书在版编目(CIP)数据

婴儿含乳吸吮的理论与实务：第3版/(美)凯瑟琳·沃森·吉娜主编；懿英教育译.—上海：上海世界图书出版公司,2022.8
(懿英教育母婴照护丛书)
ISBN 978-7-5192-9421-2

Ⅰ.①婴… Ⅱ.①凯…②懿… Ⅲ.①母乳哺育-基本知识 Ⅳ.①R174

中国版本图书馆CIP数据核字(2022)第019486号

ORIGINAL ENGLISH LANGUAGE EDITION PUBLISHED BY
Jones & Bartlett Learning, LLC
5 Wall Street
Burlington, MA 01803 USA

Supporting Sucking Skills in Breastfeeding Infants,Third Edition Catherine Watson Genna., © 2017 JONES & BARTLETT LEARNING, LLC. ALL RIGHTS RESERVED.

书　　名	婴儿含乳吸吮的理论与实务（第3版） Ying'er Hanru Xishun de Lilun yu Shiwu (Di-san Ban)
主　　编	[美] 凯瑟琳·沃森·吉娜
译　　者	懿英教育
责任编辑	沈蔚颖
装帧设计	袁　力
出版发行	上海世界图书出版公司
地　　址	上海市广中路88号9-10楼
邮　　编	200083
网　　址	http://www.wpcsh.com
经　　销	新华书店
印　　刷	苏州彩易达包装制品有限公司
开　　本	787 mm × 1092 mm　1/16
印　　张	29.5
插　　页	2
字　　数	350千字
印　　数	1-1700
版　　次	2022年8月第1版　2022年8月第1次印刷
版权登记	图字09-2019-523号
书　　号	ISBN 978-7-5192-9421-2/R·615
定　　价	220.00元

版权所有　翻印必究
如发现印装质量问题，请与印刷厂联系
（质检科电话：0512-65965282）

审译者名单

审读

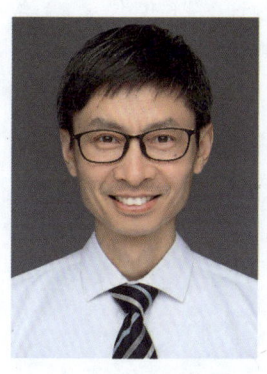

刘江勤
儿科学博士
主任医师、副教授、硕士生导师
同济大学附属第一妇婴保健院新生儿科主任
中国医师协会新生儿科医师分会委员
中国妇幼保健协会新生儿保健专委会常委,临床研究学组组长
上海市围产医学会委员、新生儿复苏学组组长

参译人员（按姓氏笔画排序）

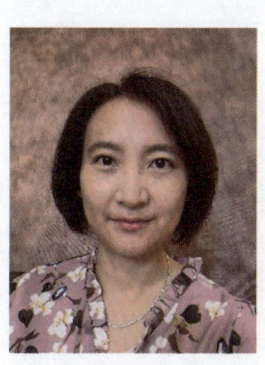

马宏霞
产科副主任医师
国际认证泌乳顾问（L-133086）
华人泌乳协会成员
《泌乳顾问执业指南——为哺乳母亲提供咨询》译者

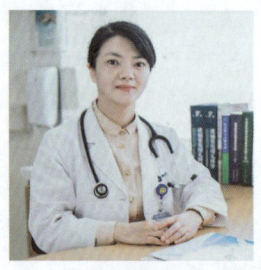

冯建英

杭州美中宜和妇儿医院主治医师

国家三级健康管理师

编写《母乳哺育,亲密育儿》

《泌乳顾问执业指南——为哺乳母亲提供咨询》译者

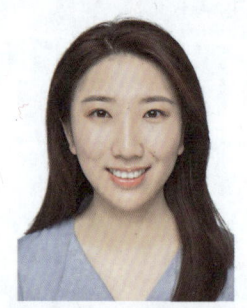

朱奕玲

PFCC早产儿家庭养育顾问

围生期心理健康干预咨询师

哺乳指导

《泌乳顾问执业指南——为哺乳母亲提供咨询》《不仅仅是情绪波动——了解、治疗孕期及产后抑郁症、焦虑症及相关情绪障碍》译者

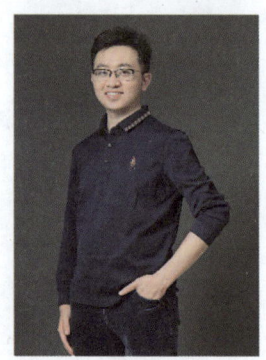

何国枢

医学硕士、副主任医师

深圳市高级家庭医生

澳大利亚莫纳什大学访问学者

美国哈佛大学医学院医疗安全质量项目研修

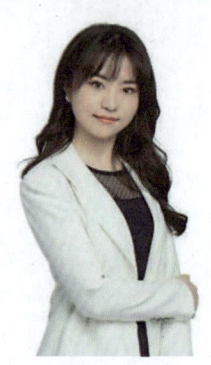

沈玉川

国际认证泌乳顾问(L-142788)

主管护师

妇产科护士

《泌乳顾问执业指南——为哺乳母亲提供咨询》译者

审译者名单

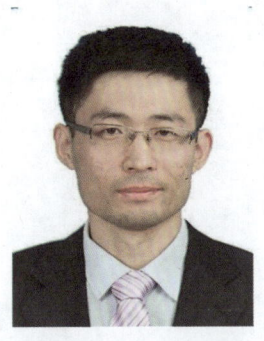

国海东
医学博士、研究员
博士研究生导师
美国哈佛医学院访问学者
上海中医药大学中西医结合研究院副院长

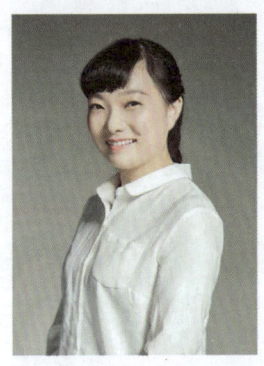

盛洁静
国际认证泌乳顾问（L-134267）
主管护师
护理学硕士在读
三甲医院产科工作15年余，母乳哺育门诊坐诊4年余

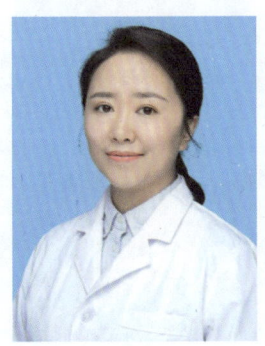

彭娟
国际认证泌乳顾问（IBCLC L-163748）
医学硕士，产科主治医师
AHA基础生命支持/高级生命支持（BLS/ACLS）课程导师

推荐序

母乳哺育是天经地义的,是最自然的选择,是孩子降临时对健康的第一道守护,也是母亲产后恢复的良药。但是,很多初为人母的女性,怀着对养育孩子的憧憬,迎头遇上了各种各样的哺乳困难。在反复纠结和多次打击后,最终不得不放弃母乳哺育。作为一名医生,除了感到强烈的失落以外,我们需要思考,如何帮助这些母亲。

根据笔者的临床经验,从实际需求来看,母亲哺乳的医学需要可以划分成为五个不同的层级(图1),不同的层级解决不同的问题,需要的专科也不一样。大多数母亲需要的是咨询和支持,需要医学处理的仅仅是很少数。但是,从目前的医疗专业配置来看,并没有系统地解决母乳哺育遇到的这些需求,也缺乏对行业的管理。从广义上来讲,如果"奶妈"也算的话,母乳哺育师自古就有。但在我国缺乏类似国际泌乳顾问(IBCLC)这样的职业人员,哺乳知识大多靠个人积累,系统的培养比较欠缺,完全不能满足现代家庭和社会的需要。这几年国际泌乳顾问的教育引入我国,极大地推动了我国母乳哺育师的职业化发展。为这些职业引进专业的教材,并使之适合我国的医学和文化特点,迫在眉睫。

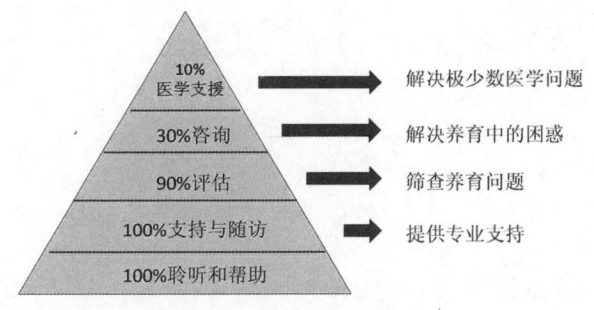

图1 母亲需要咨询的喂养问题分类

很少有这样一本教材让我眼前一亮。也许是我经常面对新手妈妈们的咨询,一直在寻找系统地解决哺乳问题的方案,在校对本译稿时,很多知识点恰好填补了我一些知识的盲区。我曾经遇到一对32周的早产儿,出院后一直在我的门诊随访,目前还不到一岁。两个男孩的生长和发育都符合纠正月龄。慢慢地，家长注意到一个孩子平时很放松，而另一个孩子对周围却很紧张。从这本书中我了解到（参看第十一章感觉统合与母乳哺育），对于紧张的孩子，需要更仔细地观察他的反应，喂养时让孩子看见妈妈的动作，通过调整哺乳的方式来缓解孩子的紧张，让哺乳成为他的愉悦之旅。当我给家长解释我的发现和建议时，得到了家长的积极回应。阅读这本书，还有很多类似这样的意外收获。

　　从本书结构上看，第一～四章分别从哺乳的动作、神经生物学控制、分娩与哺乳的关系，以及哺乳的神经行为模式等四个方面描述了哺乳的基本生理；第五章介绍泌乳顾问如何帮助母亲；第六～八章介绍影响喂养的重要的疾病或病理状态；第九～十三章分别讲述了针对不同喂养问题的治疗手段；第十四章讲述了泌乳咨询专业人员如何做咨询。整本书的知识结构形成一个有机的整体，非常适合作为泌乳顾问的专业教材。对于倡导母乳哺育的医生和护士来说，这本书涵盖的专业知识非常实用，值得大家阅读和在临床实践中运用。

　　哺乳，不仅仅是一个自然的行为，更是一个值得深度探究的行为，需要全社会重视的行为。倡导母乳哺育，以及给予家庭支持，不能仅凭借经验，而是需要系统的知识武装自己，给予家庭和母婴细致而温馨的关爱。希望这本书让我们更有信心推动母乳哺育，保障母亲和婴儿的健康。

刘江勤

同济大学附属第一妇婴保健院

新生儿科主任

译者序

在写下这篇译者序的时候，我们的心情十分激动。这本书无论是对于懿英教育，还是对于中国泌乳领域的服务人员来说，都具有重要的意义！懿英教育自2013年开始将国际认证泌乳顾问的概念和国外的泌乳规范培训引入中国，为我国培养了一大批合格的泌乳顾问。然而，要成为优秀的泌乳顾问，需要深入学习和不断成长，因此，在广大泌乳顾问的呼吁下，懿英继出版了指导泌乳顾问标准执业的《泌乳顾问执业指南——为哺乳母亲提供咨询》（第6版），以及国际认证泌乳顾问备考书籍《泌乳顾问核心课程》（第3版）和《泌乳顾问考试综合复习》（第4版）后，决定引进吉娜女士的这本《婴儿含乳吸吮的理论与实务》（第3版）——我们的泌乳教育和服务需要步入精细化的阶段。

这是一本有广度、更有深度的专业书籍。首先，在书籍的开始介绍了什么是正常的进食和母乳哺育行为。这似乎是每一位泌乳顾问都熟知的内容，但母乳哺育本就跨越了多个学科，因此本书会从解剖、神经行为、分娩实践的影响等多学科角度进行介绍。同时，本书也深入到每一个细节，将每一帧画面都极致描述，让吸吮、吞咽，以及母乳哺育更立体地呈现，即便是资深的泌乳顾问，也能收获新的启发。其次，在这本书的其他主题中，有大量关于各种特殊问题，例如，舌系带、早产儿、感觉统合以及神经系统等问题对于母乳哺育影响的专门章节。值得一提的是，本书不仅仅关注婴儿的吸吮问题，也同时剖析了母亲可能存在的问题，并给出解决方案，时时刻刻提醒我们要关注"母婴双方"。最后，本书还从技术和自我效能感两个方面，为我们介绍了有什么工具和练习，用什么样的方法和节奏，可以帮助母婴提高吸吮效率和母乳哺育的效果。正常的母乳哺育就像是散步，而不是富有挑战性的马拉松。当支持技巧有效，母亲和婴儿又能获得自我效能感时，才能达到最佳的咨询和服务效果。

这是一本图片和案例极其丰富的专业书籍。吉娜女士在1992年就已经成为一名IBCLC国际认证泌乳顾问,这些年以来她在帮助有医疗挑战的母婴实现母乳哺育方面有非常多的经验。在多年的执业过程中,她收集了大量的临床照片,这让她的演讲和著作不仅独具特色,也让同行们获得了非常宝贵的一线资料。无论从事什么样的职业,我们都应成为终生学习者,泌乳顾问当然也不例外。这本书中丰富的图片、详尽的案例描述,一定会让每一位读者获得知识和能力的飞跃!

最后,感谢每一位致力于帮助母婴家庭实现母乳哺育目标的泌乳顾问和专业人士,我们很荣幸能与你们一路同行,祝愿中国的泌乳事业越来越好!

懿英教育

2021年夏

中文版序

我很荣幸,《婴儿含乳吸吮的理论与实务》一书能与中国的朋友和同行们见面。在我们各自的国家——美国和中国,纯母乳哺育率都低于平均水平,而我们正在努力改善这一状况。我期待,也同时相信这本书中的信息将有助于我们更好地支持和帮助母乳哺育的家庭。

感谢自然的睿智!婴儿出生时就有各种反射和行为,能够引导他们找到乳房,并促使他们开始吮吸。然而,几十年来,新生儿都被认为不具备这种能力。这就导致了成人过度地控制他们,试图"帮助"他们进食。这也让我们无法看到分娩和产后实践对新生儿喂养行为的影响,直到我们"看到婴儿不会含乳"似乎很普遍。共生细菌有助于维持我们的健康,而我们在不了解微生物群的这种重要性的时候,发展出了各种生育干预措施。而现在,我们已经能更好地理解婴儿在出生时应该经历什么,以及与母亲立即的肌肤接触对于他们适应新环境和学习喂养的重要性,我们正在努力做出改变。这些变化得到了大量的研究支持,也得到了专业人士的支持,这些专业人士一直在致力改变他们所在的工作场所和整个社会的文化和观念。由琳达·史密斯、柯斯汀·赫德伯格·尼奎斯特博士和尼尔斯·伯格曼博士撰写的章节为我们实现一个重要目标——达成产妇安全与婴儿健康和喂养能力之间的平衡,提供了指导和证据。

本书重点介绍了健康婴儿和那些有挑战状况的婴儿的母乳哺育。通过了解正常喂养,我们可以确定婴儿实现母乳哺育所需要的投入。然后我们可以为他们创造必要的条件,从而减少喂养不佳的婴儿数量。第一章重点介绍了正常的母乳哺育和母乳哺育的评估,以确定哪些婴儿需要更多的帮助。由于乳房的深含乳对正常吸吮至关重要,黛安·维辛格和丽贝卡·格洛弗将关于婴儿能力的最新发现整合到对母亲友好的方式中，让母亲用"刚刚好"的方式帮助婴儿实现含乳。在我看来，她们撰写的章节是最重要的，因为如果我们可以以这样的方式来优化含乳，通常都会实现母乳哺育。

有一小部分婴儿完全无法经口喂养。这本书的其余部分会集中介绍更多有挑战的情况，来帮助这些母亲和婴儿实现部分或完全的母乳哺育。我们分享了各种挑战母乳哺育的情况和信息，以及分享来自不同医疗保健学科的策略，并将临床实践和研究结合起来。对于罕见的情况和综合征，我们会分享来自母亲和帮助母婴实现母乳哺育的临床医生的经验。

自本书第三版出版以来，一些令人兴奋的研究结果扩大了我们对正常喂养和口腔解剖的理解。尼基·米尔斯博士增加了我们对于口腔基底的解剖认识，向我们展示了舌系带是由附着在舌上的黏膜层、下面和后面的筋膜层，以及在筋膜后面和下面的颏舌肌组成（Mills, Pransky, Geddes & Mirjalili, 2019; Mills, Keough, Geddes, Pransky & Mirjalili, 2019; Mills, Geddes, Amirapu & Mirjalili, 2020）。这些组织的位置和质地决定了舌系带的形状和柔韧性。"后"舌系带现在可以被理解为紧绷的、控制舌头活动的舌下筋膜。由于筋膜会因炎症而收紧，并从周围肌肉中拉出，这就增加了假性舌系带（包括先天性肌性斜颈）的情况和潜在的治疗（如按摩或轻轻拉伸）。米尔斯博士还利用MRI技术观察了母乳哺育，发现参与研究的大多数健康婴儿的上唇均保持自然状态，而不是外翻状态（Mills, Lydon, Davies-Payne, Keesing, Geddes & Mirjalili, 2020）。这一发现，加上最新的关于唇系带上齿龈嵴的正常突起（Santa Maria, Aby, Truong, Thakur, Rea & Messner, 2017）和平均2毫米附着距离的研究（Ray, Golden & Walsh, 2019）告诉我们，在诊断"唇系带"时需要更加谨慎。

吸吮研究在过去几年也取得了很大的进展。在中国的研究发现，早产的、通过剖宫产出生的，以及母亲的BMI较高的婴儿吸吮能力较弱（Zhang, Xia, Shen, Li, Qin, Gu & Xu, 2016; Zhang, Xia, Li, Qin, Gu, Xu & Shen, 2016）。这种较弱的吸吮力会降低母亲的泌乳素水平，以及早期的泌乳量（Zhang et al., 2016a,b）。我自己的研究团队（Genna, Saperstein, Siegel, Laine & Elad, 2021）已经证实了舌头运动的平稳节律以及它们的运动范围和运动组织的重要性。我们发现，与母乳哺育相比，斜颈婴儿的吸吮节律性、组织性较差，舌系带婴儿和吞咽困难婴儿的舌蠕动不足，以及瓶喂时（相较于母乳哺育）的吸吮非常紊乱。

一开始对于遏制新冠肺炎大流行和保护婴儿的措施，对于母乳哺育有着不利的影响(Tomori, Gribble, Palmquist, Ververs & Gross, 2020)，对改变实践的影响的研究重申了母婴在一起对于母乳哺育的重要性。在纽约，新冠病毒检测呈阳性的母亲在产房与婴儿进行肌肤接触，与婴儿同房，并在采取预防措施的情况下对婴儿进行母乳哺育，但这些母亲并没有将病毒传染给婴儿(Salvatore, Han, Acker, Tiwari, Jin, Brandler, Cangemi, Gordon, Parow, DiPace & DeLaMora, 2020)。预防措施包括了在母乳哺育和照护婴儿时戴口罩，在接触婴儿之前确保达到手卫生的各项规范，以及在不抱着婴儿时，让婴儿在一个隔离仓里。78%的这些患病母亲在产后一周后，都成功实现了母乳哺育(Salvatore et al., 2020)。相反，在产后与婴儿分离的母亲中，有三分之一的母亲在出院或康复后尝试母乳哺育，却无法实现(Bartick, Valdés, Giusti, Chapin, Bhana, Hernández-Aguilar, Duarte, Jenkins, Gaughan & Feldman-Winter, 2021)。除了增加了成功母乳哺育的概率外，立即的肌肤接触、直接进行母乳亲喂，以及让母婴同房并让婴儿在母亲伸手可触及的范围内，这些做法都降低了婴儿再次住院的概率（虽还未达到显著统计学意义），这表明了这些实践做法不会增加婴儿患病的风险。未来的几年，我们很有可能会面临新的挑战。我们对于正常婴儿的喂养了解得越多，就越有能力设计新的干预措施来帮助有困难的家庭。

最后，献上我最诚挚的祝福，祝您在与母乳哺育家庭的合作中取得成功和快乐。希望世界重新变得安全并让我们可以自由旅行，期待我们可以面对面地交流在执业过程中的酸甜苦辣，相互支持，携手共同传递正能量！

凯瑟琳·沃森·吉娜

献　词

谨以此书献给所有养育孩子的人，也献给那些赡养父母的人，特别是以下三位特殊的母亲：

- 佛罗伦斯·沃森，她用爱将我抚养长大。
- 深切怀念玛丽·吉娜，在我和她的儿子选择彼此之前，她就将我保护在她的羽翼之下。
- 贝嘉·努斯鲍姆，快乐地培养我们下一代的第一个成员。

序言

当被邀请为第3版《婴儿含乳吸吮的理论与实务》撰写序言时,我欣然接受了。然后我重读了第1版和第2版的序言,是戴安·维辛格(Diane Wiessinger)和南希·莫尔巴赫(Nancy Mohrbacher)写的,我意识到这只是在"追着维尔科拉跑"。无论如何,开始吧。

在这个分娩遭到破坏的糟糕年代里,我担心母乳哺育也是这样。虽然母乳哺育在婴儿出生后才开始进行,但它是从受孕就开始的一个过程和一段关系的一部分,甚至这个过程和关系在受孕之前就开始了,并且,只要母亲和婴儿都享受,它就不会真正结束。母乳哺育和分娩有着密不可分的联系,但也是独立存在的。在一个创伤性分娩后,母乳哺育将会是母亲与婴儿"找到"彼此和身心得到疗愈的方法,但只有当帮助他们的人意识到这真的是可以发生的,以及只有当他们具备相应的知识、技能和**时间**来判断在这一过程中的伤害在哪里发生时,他们才能最有效地修复那些伤害。这本书可以弥补这方面知识的不足。凯西·吉娜(Cathy Genna)从她自己的工作和支持母乳哺育的不同领域的先驱们那里收集了精粹的专业知识,包括母亲帮助母亲的母乳哺育互助咨询师、系统评论家、医疗和护理专家、作业和物理治疗师、脊椎按摩师等。这些章节的逻辑顺序与我所期望的一样,作者本身也是一位天生的老师。在这本书中所获得信息的广度让我可以更多地照顾那些可能被忽视的婴儿,否则我要花大量的时间去寻找这些缺失的信息的资料。这本书让这样的好光景实现了。

此次新版本中的修订和补充所反映的新知识,特别是那些关于含乳和生物力学的部分,一定程度上都是从不顺利的分娩中所呈现出来的。我们中的一些人已经在前线工作了几十年(我特意用了"前线"打比喻),从婴儿出生到最初的关键的几天里,与母亲和婴儿在一起。而他们发现,在如今的医院里,仅仅使用天生能力就找到自己的方式实现母乳哺育的婴儿越来越少了,这些婴儿并不都是因为舌系带短而无法吃奶!我们中的一些人正在上游,为那些没有机会在医院外分娩的女性保护正常的分娩过程,而另一些人就在下游,努力挽救由于药物治疗、机械和手术干预的分娩之后的母乳哺育,因为往往在生命最初的几个小时，干预措施就会引发并发症而导致母婴分离。

不过，我最需要本书知识的那个婴儿经历了最完美的分娩，以及母乳哺育最完美的开始，她是我的孙女。她和母亲从一见面就很合拍，孩子吃得很好，并且茁壮成长。然而，在最初几周里，一些微妙的迹象只是没有叠加在一起。当我越来越担心出了什么严重问题时，我仔细阅读了关于乳汁流速这一章。虽然当我的孙女被诊断出患有一种罕见的心脏畸形，需要立即进行矫正手术时，我感到很震惊，但随后又觉得已发生的一切都验证了我的想法。在她安全完成手术并再次开始母乳哺育后，我可以把从她的经历中学到的东西融入我的实践。我了解到，完美的分娩对于一个先天有喂养挑战的婴儿来说，比一般的分娩有更多的优势。我还了解到母乳哺育对于父母和正从可怕的心脏手术创伤中恢复的婴儿来说，都是一项巨大的帮助。

我一直都知道用"拒绝"母乳哺育来描述婴儿是一种误导，但这仍然是挪威女性停止母乳哺育的时间比原计划早的最常见的两个原因之一，无论断奶时孩子有多大（另一个常见原因是泌乳量不足）。很少有医疗保健专业人员为"拒奶"寻求原因。那么，我们如何改变一个婴儿的想法呢？如果你不认为母乳哺育是正常的婴儿行为，拒绝乳房的概念似乎就不奇怪了。正是我们中的很多人无法完全接受这种思维方式，认为很多人类婴儿明显不愿意用成人为他们预备的方式获得营养，而这本身就是违反常理的。

当我不再试图说服"不愿意"的婴儿进行母乳哺育，而是开始寻找婴儿无法吃奶的原因，以便对此采取措施时，我的做法取得了巨大的飞跃。这本书介绍了影响婴儿正常进食能力的各种因素，以及如何应对几乎所有这些因素的实用指南。所以，我们怎么能缺少这本书呢？

我喜欢这本书，是因为它是我所知道的领域中最好的临床医生之一整理编写的，因为奇妙的命运，她也是我珍视的同事和好朋友。这本书是无价的，每一位母亲和婴儿会像我一样感激它的存在。

雷切尔·米尔

（Rachel Myr）

致谢

正如伟大的艾萨克·牛顿爵士写过:"如果说我看得比别人更远些,那是因为我站在巨人的肩膀上。"我们的工作也只是建立在前人的基础上。一些巨人是这本书的作者,而其他一些巨人进行了研究,撰写了关于母乳哺育的大量有用信息的书籍、博客帖子,或者小册子;在 LactNet、LCinPP 或 Facebook 上发表技术或期刊文章,或发送一些花边新闻来为母亲和婴儿带来改变。

由于不可能列出所有人的名字,所以我挑出了迄今为止在我个人经历中特别重要的一些人,向他们致以真诚的感谢:

- 罗杰·约翰逊,博士,感谢您在实验室里指导我。从那以后,每当我看到果蝇或天竺葵,听到文艺复兴或警察乐队的声音,我就会想起您。
- 爱丽丝·盖格夫,注册护士-助产士,教授自然分娩和母乳哺育,并邀请低风险母亲考虑在家分娩。
- 迪尔德丽·米克勒,注册护士,1986年帮助我母乳哺育了我的第一个孩子。我永远不会忘记您的帮助和您的名字!
- 凯伦·普赖尔。我从没见过您,但是《养育你的孩子》(*Nuring Your Baby*)一书刚好提供了我所需要的信息,在我找到国际母乳会之前,帮助我度过了产后的最初几周。
- 帕特·密涅瓦和菲利斯·马洛尼,我最初见到的国际母乳会的带领人,感谢你们为我塑造了好母亲的形象,并为我打开了一个充满支持和姐妹情谊的世界。
- 简·赖尔登,注册护士,博士,您的《母乳哺育:一本实践指南》(*Breasefeeding: A Practical Guide*)让我看到了新生的泌乳科学,以及让我们知道如何利用它来帮助母亲和婴儿。
- 凯西·米拉,国际认证泌乳顾问,感谢您在我准备和开始从事这份职业时给予我的指导。

- 贝蒂·科里洛斯,医学博士,国际认证泌乳顾问,我非常想念您。您总是愿意基于我们所知的现有知识去推断干预的技术,并不断研究这些技术,以确保我们在未来做的事情是正确的。
- 大卫·埃兰德,理工博士,与您的研究合作是富有成效和令人愉快的,研究的重点放在了客观分析母乳哺育的生物力学上。

感谢丽莎·桑德拉、凯伦·麦克格莱蒂、帕特·扬、凯瑟琳·利奥班德、丽莎·阿米尔、瑞秋·米尔、尼科拉·奥拜恩、戴安娜·卡萨尔乌尔、梅丽莎·努内斯、哈维茨、琳达·J.史密斯、卡罗尔·托马森、玛丽亚·费舍尔、艾尔·博策、艾丽卡·安斯蒂、罗达·泰勒、琼·格林伯格和乔斯林·哈特协助我们查找研究论文。特别感谢艾丽莎·吉娜对复杂医疗状况的事实核查信息。

我感谢凯西·W.、马尔卡、希瑟·M.、希瑟·麦克、安妮和肖什,在我需要优先安排与本书相关的活动、研究或讲座的时候,确保皇后区的母亲得到了极好的泌乳帮助。正是由于你们的帮助,我才能让所有的事情都井井有条地同时进行。

虽然科技让自助出版变得越来越容易,但我无法现象没有专业教育出版商的支持,仍能出版这样一本书。感谢 Jones & Bartlett Learning 出版公司的泌乳与母乳哺育专业团队:

- 特蕾莎·雷利,护理组的策划编辑,感谢您兼顾了及时出版和快乐创作的竞争性需求,以及与我愉快地远足到健康的餐馆进行的一些愉快的交谈。
- 劳伦·沃恩,感谢您确保我按时(或几乎按时)收到各种相关材料,以及您一直在处理一些烦琐的细节,如确保数百张照片的清晰度。
- 瓦内萨·理查兹,负责跟进这部作品的撰写和出版进度。
- 埃斯卡林·查尔特·阿尔奇,负责作品的重要细节。

我很高兴与你们每个人一起工作,你们都很棒。

还要感谢我了不起的家人,戴夫、阿丽莎、维尼和劳拉,感谢你们对我的爱、支持和耐心。

最后,但并非是最不重要的,感谢我的客户和你们的宝贝对我的信任。你和宝贝们是我最好的老师。

贡献者

迪克拉·巴拉克（Diklah Barak）
发育/喂养治疗师和国际认证泌乳顾问（IBCLC）
以色列施耐德儿童医疗中心

尼尔斯·伯格曼（Nils Bergman）
南非开普敦大学儿科系名誉高级讲师
南非母乳哺育协会
南非开普敦国际泌乳顾问协会

伊丽莎白·V. 科里洛斯（Elizabeth V. Coryllos）
国际认证泌乳顾问（IBCLC）
美国纽约州纽约州立大学石溪大学医学中心外科学系副教授
美国纽约米尼奥拉美国温思罗普大学医院小儿外科名誉主任

朱迪·莱文·弗拉姆（Judy LeVan Fram）
国际认证泌乳顾问（IBCLC）
纽约市健康和医院/Morrisania WIC 计划哺乳中心主任
美国纽约布朗克斯

罗宾·P. 格拉斯（Robin P. Glass）
国际认证泌乳顾问（IBCLC）
美国华盛顿西雅图儿童医院
美国华盛顿大学康复医学系助理教授

婴儿含乳吸吮的理论与实务

丽贝卡·格洛弗（Rebecca Glover）
国际认证泌乳顾问（IBCLC）
独立执业于澳大利亚西澳大利亚州珀斯

克斯汀·赫德伯格·尼克维斯特（Kerstin Hedberg Nyqvist）
国际认证泌乳顾问（IBCLC）
瑞典乌普萨拉大学妇幼保健系儿科护理副教授

切尔·马梅特（Chele Marmet）
国际认证泌乳顾问（IBCLC）
美国加利福尼亚州洛杉矶哺乳研究所所长兼联合创始人

丽莎·桑多拉（Lisa Sandora）
语言病理学家和国际认证泌乳顾问（IBCLC）
美国俄亥俄州辛辛那提TriHealth医院

艾伦·谢尔（Ellen Shell）
国际认证泌乳顾问（IBCLC）
泌乳研究所联合创始人
美国加利福尼亚州恩西诺

克里斯蒂娜·M.斯米利（Christina M. Smillie）
国际认证泌乳顾问（IBCLC）
国际母乳会医疗顾问委员会
美国康涅狄格州斯特拉特福母乳哺育资源医疗总监

琳达·J.史密斯（Linda J. Smith）
国际认证泌乳顾问（IBCLC）
美国母乳哺育研究所围生期政策主任
Bright Future Lactation Resource Centre Ltd.所有者/董事，美国俄亥俄州代顿
美国莱特州立大学布恩绍夫特医学院社区卫生系兼职讲师

莎朗·A. 瓦隆（Sharon A. Vallone）
国际认证泌乳顾问（IBCLC）
美国爱荷华州达文波特帕默脊骨疗法学院研究生院系
新西兰奥克兰整脊学院
美国肯塔基亚纳儿童中心董事会主席
国际脊医协会儿科脊骨疗法委员会副主席

黛安·维辛格（Diane Wiessinger）
国际认证泌乳顾问（IBCLC）
独立执业，美国纽约伊萨卡

南希·威廉姆斯（Nancy Williams）
国际认证泌乳顾问（IBCLC）
婚姻、家庭和儿童治疗师
弗吉尼亚州 Care Net 妊娠中心顾问
美国加利福尼亚州布兰德曼（查普曼）大学心理学系兼职教师（圣玛丽亚校区）
南加州/内华达州国际母乳会区域联络负责人

林恩·S. 沃尔夫（Lynn S. Wolf）
国际认证泌乳顾问（IBCLC）
美国华盛顿西雅图儿童医院
美国华盛顿大学康复医学系助理教授

图片来源

感谢以下同行和伙伴为本书提供相关图片。

布莱恩·帕尔默（Brian Palmer）
图1-1

彼得·莫尔巴赫尔（Peter Mohrbacher）
图1-3

凯瑟琳·沃森·吉娜（Catherine Watson Genna）
图1-2、图1-4、图1-5、图1-6、图1-7、图1-8、图1-9、图1-10、图1-11、图1-12、图1-13、图1-14、图1-15、图1-16、图1-17、图1-18、图1-19、图1-20、图1-21、图1-22、图1-23、图1-24、图1-25、图1-26、图1-27、图1-28、图1-29、图1-30、图1-31、图1-32、图1-34、图1-35、图1-36、图1-37、图1-38、图1-39、图1-39、图1-40、图1-41、图1-42、图1-43
图5-19、图5-20（c）、图5-21、图5-27
图8-1、图8-2、图8-3、图8-4、图8-5、图8-6、图8-7、图8-8、图8-9、图8-10、图8-11、图8-12、图8-13、图8-14、图8-15、图8-16、图8-17、图8-18、图8-19、图8-20、图8-21、图8-22、图8-23、图8-24、图8-25、图8-26、图8-27、图8-28、图8-29、图8-30、图8-31、图8-32、图8-33、图8-34、图8-35、图8-36、图8-37、图8-38、图8-39、图8-40、图8-41、图8-42、图8-43、图8-44、图8-45、图8-46、图8-47、图8-48、图8-49、图8-51、图8-52、图8-53、图8-54、图8-55、图8-56、图8-57、图8-58、图8-59、图8-60、图8-61、图8-62、图8-63、图8-64、图8-65、图8-66、图8-67、图8-68

图9-1、图9-2、图9-3、图9-4、图9-5、图9-6、图9-7、图9-8、图9-9、图9-10、图9-11、图9-12

图11-1、图11-2、图11-3、图11-4、图11-5、图11-6、图11-7、图11-8、图11-9、图11-10、图11-11、图11-12、图11-13、图11-14、图11-15、图11-16、图11-17

图12-1、图12-2、图12-3、图12-4、图12-5、图12-6、图12-7、图12-8、图12-9、图12-10、图12-12、图12-13、图12-14、图12-15、图12-16、图12-17、图12-18、图12-19、图12-20、图12-21、图12-22、图12-23、图12-24、图12-25、图12-26、图12-27、图12-28、图12-29、图12-30、图12-31、图12-32、图12-33、图12-34、图12-35、图12-36、图12-37、图12-38、图12-39、图12-40、图12-41、图12-42、图12-43、图12-44、图12-45、图12-46、图12-47、图12-48、图12-49、图12-50、图12-51、图12-52、图12-53

彩图1、彩图2、彩图3、彩图4、彩图5、彩图6、彩图7

琳达·J.史密斯（Linda J. Smith）和丹妮·史密斯（Dennis Smith）
图3-2

卡尔·B.沃克（Karl B. Walker）
图5-2（a）

朱莉·纳撒尼尔斯（Julie Nathanielsz）
图5-2（b）

苏珊娜·科尔森（Suzanne Colson）
图5-2（c）

斯科特·普赖尔（Scott Pryor）
图5-3

丽贝卡·格洛弗（Rebecca Glover）
图5-4、图5-5、图5-8、图5-9、图5-11、图5-12、图5-14、图5-15、图5-16、图5-18、图5-20（b）、图5-24

图片来源

约翰·维辛格（John Wiessinger）
图5-6、图5-20（a）、图5-25、图5-26、图5-28

肖恩·利奇（Shaughn Leach）
图5-10、图5-13、图5-22、图5-23

克斯汀·赫德伯格·尼克维斯特（Kerstin Hedberg Nyqvist）
图7-1、图7-2、图7-3、图7-4、图7-5、图7-6、图7-7

埃丝特·格鲁尼斯（Esther Grunis）
图8-50

J·彼得森（J. Peterson）
图10-1、图10-2、图10-7

J·哈里森（J. Harrison）
图10-3

梅兰妮·谢波德（Mellanie Sheppard）
图12-11

经哺乳研究所许可使用/切尔·马梅特（Chele Marmet）
图13-1、图13-2、图13-3、图13-4、图13-5、图13-6、图13-7、图13-8、图13-9、图13-10、图13-11、图13-12、图13-13、图13-14、图13-15、图13-16、图13-17、图13-18、图13-19、图13-20、图13-21、图13-22、图13-23、图13-24、图13-25、图13-26、图13-27、图13-28、图13-29、图13-30、图13-31

南希·威廉姆斯（Nancy Williams）
图14-1

前言

母乳哺育是*正常的*婴儿喂养方式。大多数婴儿需要母乳哺育只是一种欣然接受的状态和环境信号的正确序列。未经医疗干预分娩的婴儿出生后立即放在母亲腹部，婴儿能够爬到乳房上，在乳房上进行深含乳并正确地吮吸。越来越多的证据表明，母婴分离、常用的分娩药物和对婴儿的过度控制都会降低婴儿在出生后恢复睡眠之前第一次探索母乳哺育的重要机会。出生后的前两个小时内尽早开始母乳哺育有助于优化母亲的泌乳量，减少后期的补充喂养，维持婴儿的血糖，并可以确保母乳哺育的成功。

正常的自我含乳能力虽然在刚出生时最强，但在生后的几个月内都不会消失。它已成功地应用于较大的婴儿，以克服他们已习得的尝试含乳时的阻力。然而，随着婴儿年龄越大，越来越聪明，对喂养的认知过程就越重要。所以，要帮助母亲构建婴儿的状态，组织婴儿的神经系统，减少压力。当婴儿处于接受状态时，给予正确的信号可以让婴儿的神经行为喂养程序克服他试图让乳房"工作"时的挫败感。

了解婴儿期望如何接触乳房，帮助他们寻找并找到用自己的方式来吃奶的运动模式，以及与重力的关系，有助于促进含乳，这些将为泌乳顾问在帮助母婴双方尚未配合实现成功的母乳哺育时提供帮助。要求母亲抱着婴儿的头，控制婴儿的手，将婴儿迅速推向到乳房的这种婴儿无助模式的研究范式，已经转变为促进母婴本能的互动，并将重力稳定性作为婴儿能力的一项基础。对母婴双方的组织和本能行为的尊重也已经融入了这一版次中。

做不到母乳哺育是婴儿出现进一步问题的预警信号；母乳哺育是正常婴儿生活的必要组成部分，它的缺失意味着婴儿世界存在根本性的问题。一些轻微的解剖学变化，例如舌系带短和下颌骨凹陷或较小，会使母乳哺育更具挑战性。母乳哺育的管理通常可以修正这一点，使有这些情况的婴儿能够成功吃奶。有呼吸系统问题的婴儿，如喉软骨软化或气管软化，通常可以通过正确的姿势和颚部的调整，成功地进行母乳哺育。有心肺问题和吞咽困难的婴儿，可以通过调整母乳哺育姿势，来使他们的吞咽和呼吸协调得更安全。通过适当的管理仍不能母乳哺育的婴儿需要仔细检查其心脏、呼吸、肌肉骨骼、胃肠、代谢和神经功能。任何引起疼痛的医学疾病都会干扰婴儿的状态控制和神经行为组织，使喂养更加困难。一些生病的婴儿可以努力尝试母乳哺育；而一些婴儿在一段时间内根本无法实现亲喂，那么，以婴儿能接受的任何喂养方式获得母乳，可以让他们的母亲得到支持。

自本书第二版出版以来，就出现了对婴儿喂养和吮吸的大量研究。也有了更多记载关于帮助各种健康状况的婴儿母乳哺育方法的文献。这本书中的技术同时利用了基础科学和临床研究来帮助婴儿母乳哺育，无论他们的困难是因为母乳哺育的延迟而导致，还是来自长期存在的健康问题。

本书适用于任何与婴儿接触的医疗保健专业人士。这无疑是一个多学科的研究，因为许多不同的专业人员都与新家庭合作，需要了解正常的喂养、正常的吮吸以及如何帮助婴儿解决问题。尽管专业化是必要的，但片段化的知识和团队合作也是组成一幅完整图片的必要条件。本书旨在为每个小组成员提供有关正常婴儿喂养的信息，以促进团队合作，并把帮助婴儿正确吮吸和喂养的许多策略集中在同一卷中。

每一种职业都有自己的格言，代代相传，但没有经过仔细的审查。这本书的作者们努力回到研究中来，试图分享尽可能可靠的信息。不幸的是，许多关于婴儿喂养的研究混淆了文化和生物规范。本文借鉴了临床经验和实验性证据，并试图明确区分两者。

我试图让这本书在以下两个方面都发挥作用：既能是一个对母乳哺育中吸吮问题的系统探索，又能作为特殊情况的参考指南。如果您正在阅读全文，我鼓励您返回并重新阅读第1章末尾的评估部分，以帮助您将信息整合到一个完整的母乳哺育评估框架中去。

凯瑟琳·沃森·吉娜
（Catherine Watson Genna）

目录

第一章　母乳哺育：正常的吸吮与吞咽

　　凯瑟琳·沃森·吉娜　丽莎·桑德拉 ·················· 1
　　正常吸吮 ·· 1
　　解剖 ·· 3
　　两种吸吮：乳房哺育与瓶喂时吸吮的差别 ················ 6
　　吞咽 ·· 7
　　吸吮和吞咽的神经支配 ································· 8
　　吸吮和吞咽的反射控制 ································ 10
　　吞咽的三个分期 ·· 11
　　吞咽困难 ··· 14
　　喂养评估 ··· 16
　　影响喂养的因素 ·· 17
　　筛查工具与评估工具 ··································· 18
　　其他口腔运动评估工具 ································· 19
　　促进与补偿 ··· 19
　　母乳哺育的临床评估 ··································· 20
　　与母亲一起制订喂养计划 ······························ 41

第二章　母乳哺育与围生期神经科学

　　尼尔斯·伯格曼 ·· 49
　　早期发育机制 ·· 49
　　神经行为功能 ·· 52
　　时间表 ··· 53

后期发育机制 ……………………………………………………… 57
　　分离行为 …………………………………………………………… 58
　　实践建议 …………………………………………………………… 61

第三章　分娩实践对婴儿吸吮的影响
　　琳达·J.史密斯 ……………………………………………………… 65
　　婴儿成熟度 ………………………………………………………… 66
　　化学药品：对吸吮、吞咽和/或呼吸的直接影响 ………………… 67
　　物理和力学机制：分娩实践和操作对吸吮的机械性影响 ……… 70
　　产伤和损害 ………………………………………………………… 71
　　母婴分离的后果 …………………………………………………… 72
　　与分娩有关的婴儿问题的恢复和解决 …………………………… 74

第四章　婴儿如何学习进食：一个神经行为模型
　　克里斯蒂娜·M.斯米利 ……………………………………………… 91
　　哺乳动物天生的喂养行为 ………………………………………… 92
　　婴儿主导的学习 …………………………………………………… 96
　　解释婴儿的能力：神经行为学文献 ……………………………… 100
　　婴儿主导的学习：从理论到实践 ………………………………… 106
　　婴儿如何学习进食：另一种方法 ………………………………… 106
　　婴儿如何重新学习进食：一种解决乳房上不良行为的方法 …… 109
　　我们在帮助母亲和婴儿学习母乳哺育时的角色 ………………… 110

第五章　在母亲与帮助者之间建立母乳哺育技巧与信心
　　丽贝卡·格洛弗　黛安·维辛格 …………………………………… 117
　　自我效能理论与母乳哺育 ………………………………………… 117
　　自我效能与母乳哺育帮助者 ……………………………………… 121
　　只在需要时使用你的专业知识 …………………………………… 121
　　生物滋养法或半躺式哺乳法 ……………………………………… 122
　　打破旧方法 ………………………………………………………… 128
　　吸吮前行为：更仔细地观察 ……………………………………… 128
　　提供帮助的完整过程 ……………………………………………… 133

当需要技巧时：通过母亲助力与母亲主导来实现母乳哺育 …………… 135
　　当技巧不足以支持时 ………………………………………………………… 151
　　结论 ……………………………………………………………………………… 157

第六章　如何调整母乳流速

　　林恩·沃尔夫　罗宾·P·格拉斯 ……………………………………… 161
　　婴儿进食基础：一项三位一体的技能 …………………………………… 161
　　流速与吸吮、吞咽及呼吸协调之间的关系 ……………………………… 167
　　评估流速时要考虑的因素 ………………………………………………… 169
　　母乳哺育时评估乳汁流速 ………………………………………………… 172
　　与流量问题相关的常见诊断 ……………………………………………… 175
　　改变流量的干预策略 ……………………………………………………… 177
　　结论 ……………………………………………………………………………… 181

第七章　母乳哺育早产儿

　　柯斯汀·赫德伯格·尼奎斯特 …………………………………………… 185
　　早产儿的母乳哺育率 ……………………………………………………… 185
　　早产儿的特殊特征和需要 ………………………………………………… 185
　　能力准备或提升的评估 …………………………………………………… 186
　　通过发展性支持护理促进母乳哺育 ……………………………………… 188
　　保护乳汁供应 ……………………………………………………………… 191
　　不同泵奶策略的母乳量排序 ……………………………………………… 192
　　观察早产儿的母乳哺育情况 ……………………………………………… 193
　　早产儿早期的母乳哺育能力 ……………………………………………… 194
　　实用的母乳哺育支持的心理检查表 ……………………………………… 197
　　使用与母乳哺育有关的替代喂养方法 …………………………………… 199
　　从肠内喂养向母乳哺育过渡的策略 ……………………………………… 201
　　从完全或部分肠内喂养过渡到完全母乳的喂养 ………………………… 203
　　袋鼠式护理（KMC）方法 ………………………………………………… 206
　　世卫组织/联合国儿童基金会爱婴医院倡议（BFHI）适用于新生儿
　　　　重症监护 ……………………………………………………………… 208
　　结论 ……………………………………………………………………………… 209

第八章　解剖和结构对吸吮技术的影响

凯瑟琳·沃森·吉娜 ································· 215
舌系带过短 ······································· 215
舌的活动性 ······································· 216
对母乳哺育的影响 ································· 221
舌系带短的分类 ··································· 222
舌系带过短的治疗 ································· 227
未经舌系带切开术的舌系带过短的管理 ··············· 228
调整含乳 ··· 229
给舌系带过短的婴儿进行手指喂养 ··················· 230
舌的练习 ··· 231
使用乳盾 ··· 234
巨舌症 ··· 238
母乳哺育与唇腭裂 ································· 239
先天性气道异常 ··································· 248
先天性心脏病 ····································· 253
其他结构性问题 ··································· 255
结论 ··· 263

第九章　后位舌系带过短的微创治疗（隐性舌系带过短）

贝蒂·科里洛斯　凯瑟琳·沃森·吉娜　朱迪·莱文·弗拉姆 ··· 273
识别 ··· 273
母乳哺育史和评估 ································· 274
舌系带切开术流程及对后位舌系带过短的改进 ········· 275
结论 ··· 281

第十章　支持母乳哺育：手法治疗

莎朗·A.瓦隆 ····································· 283
生物力学 ··· 284
什么是手法治疗？ ································· 287
颅骨调整技术 ····································· 289
什么是半脱位或机械性损伤/躯体性功能障碍？ ········ 290
参与母乳哺育的母婴双方 ··························· 291

案例学习·································· 301
　　结论····································· 305

第十一章　感觉统合与母乳哺育
　　凯瑟琳·沃森·吉娜　迪克拉·巴拉克·············· 311
　　什么是感觉统合？···························· 311
　　正向建模·································· 313
　　把它们放在一起：感觉处理和整合················· 314
　　感觉信号处理障碍··························· 315
　　感觉统合和感觉信号处理在母乳哺育中的作用·········· 316
　　有感觉信号处理困难（SPD）的母乳哺育婴儿·········· 321
　　重力不安全感······························ 323
　　肌张力···································· 324
　　触觉防御·································· 326
　　按摩疗法·································· 328
　　母亲的感觉信号处理························· 329
　　结论····································· 331

第十二章　神经系统问题和母乳哺育
　　凯瑟琳·沃森·吉娜　朱迪·莱文·弗拉姆　丽莎·桑德拉······ 337
　　新生儿神经功能障碍的原因··················· 337
　　神经发育的结构性问题······················ 339
　　脑积水··································· 343
　　自闭症谱系障碍···························· 343
　　遗传神经系统疾病·························· 346
　　神经肌肉连接问题·························· 354
　　神经系统疾病对喂养的影响··················· 354
　　支持技术································· 357
　　出生干预与神经系统疾病的相互作用············· 359
　　预备工作································· 359
　　警觉状态································· 362
　　神经功能受损婴儿的吸吮问题·················· 362
　　口腔运动功能障碍及辅助技术·················· 367

帮助喂养效率低下的婴儿……………………………………372
　　　吞咽障碍和神经功能受影响的婴儿…………………………383
　　　哺乳姿势的支持………………………………………………386
　　　结论……………………………………………………………389

第十三章　母乳哺育治疗性体位的重要性
　　　切尔·马梅特　艾伦·壳……………………………………401
　　　体位的命名……………………………………………………402
　　　肌肤接触的重要性……………………………………………402
　　　治疗性体位……………………………………………………404
　　　特殊问题的修正………………………………………………412
　　　多胞胎体位……………………………………………………415
　　　结论……………………………………………………………417

第十四章　为喂养困难婴儿的母亲提供咨询
　　　南希·威廉姆斯………………………………………………421
　　　母亲角色与成年发展阶段……………………………………422
　　　母亲的胜任度…………………………………………………423
　　　抗拒……………………………………………………………424
　　　依恋……………………………………………………………425
　　　分娩决策………………………………………………………426
　　　不完美的婴儿…………………………………………………427
　　　青少年母亲……………………………………………………427
　　　其他人的建议…………………………………………………428
　　　原生家庭问题…………………………………………………429
　　　悲伤及其应对技巧……………………………………………429
　　　物质/药物滥用…………………………………………………430
　　　泌乳顾问的感受和责任………………………………………431
　　　帮助奶瓶喂养的母亲照顾她的孩子…………………………433
　　　结论……………………………………………………………434

第一章

母乳哺育：正常的吸吮与吞咽

凯瑟琳·沃森·吉娜 丽莎·桑德拉

正常吸吮

所有哺乳动物幼崽吸吮的神经行为都相同，都可以在没有母亲的帮助下实现寻乳、含乳以及吸吮乳汁。人类也不例外。在没有医疗干预的自然分娩，并且产后立即放到母亲腹部的情况下，人类婴儿就能够遵从既有的神经行为，从而实现母乳哺育（Ransjö-Arvidson et al., 2001；Widström et al., 2011）。见**方框1-1**及**方框1-2**。

有医疗干预的分娩及母婴分离会破坏这种神经行为，从而导致不正确的吸吮模式（Righard & Alade, 1990）。而延后的肌肤接触仍能重新建立原有的行为程序，从而使婴儿学会含乳（见第四章）。

当成人认为婴儿没有这种能力而进行外部控制时，会干扰婴儿的这种与生俱来的行为（Schafer & Genna, 2015）。了解刺激母乳哺育发生的相关反射及反应的触发因素，有益于在不剥夺母乳哺育家庭权利的情况下帮助他们。

人类婴儿如果在出生后立即与母亲进行肌肤接触，能最大程度地获得这种能力。新生

方框1-1　行为顺序（Ransjö-Arvidson et al.）

1. 手放进嘴里的活动
2. 舌的活动
3. 嘴巴张开
4. 注意到乳头
5. 爬向乳头
6. 摩擦乳房，使乳头翻出
7. 舔
8. 含住乳房

Data from Ransjö-Arvidson, A.-B., Matthiesen, A.-S., Lilja, G., Nissen, E., Widströ, A. M., & Uvnä-Moberg, K.(2001). Maternal analgesia during labor disturbs newborn behavior: Effects on breastfeeding, temperature, and crying. *Birth, 28* (1), 5–12.

> **方框 1-2　行为顺序（Widström et al.）**
>
> 1. 第一声啼哭
> 2. 放松
> 3. 觉醒
> 4. 活动
> 5. 爬
> 6. 休息
> 7. 熟悉
> 8. 吸吮
> 9. 睡觉

Data from Widströ, A. M., Lilja, G., Aaltomaa-Michalias, P., Dahllöf, A., Lintula, M., & Nissen, E. (2011).Newborn behaviour to locate the breast when skin-to-skin: A possible method for enabling early self-regulation. *Acta Paediatrica,100*(1), 79–85.

儿在一系列活动之间会停下休息几次，然后再继续。这很容易被错误地理解为停止吸吮，从而引起善意的干涉。婴儿吸吮自己的手也是吸吮活动及熟悉含乳过程的一部分。手-乳房-嘴的活动对于含乳过程很重要，新生儿越多地做这样的动作，就可以越快完成含乳并开始吸吮（Widström et al., 2011）。

　　人类婴儿更期盼稳定的姿势——完全俯卧于母亲的腹部或胸部能让婴儿更好地控制颈部、下颌及舌头的运动。母亲半躺位而形成的重力作用，有利于优化喂养模式的相关行为，促进含乳及母乳哺育（Colson, Meek & Hawdon, 2008）。当婴儿自主贴在母亲身上时，他们会用脸颊在母亲的胸前寻找并向乳房移动。一旦找到乳房，婴儿就会伸长脖子并用下颌去触碰乳房。下颌接触到乳房后，婴儿便开始寻找乳头。除了触觉刺激，婴儿还可以利用嗅觉（Porter & Winberg, 1999）。乳晕上的蒙哥马利腺体会分泌一种气味来吸引婴儿，引发更有利于母乳哺育的状态，并刺激哺乳前的行为（Doucet, Soussignan, Sagot & Schaal, 2009）。当母亲听到婴儿刚出生的啼哭时，乳晕温度会升高，使这些腺体分泌的挥发性化合物能更好地扩散（Zanardo & Straface, 2015）。

　　蒙哥马利腺体的数量与母乳哺育婴儿早期的体重增加及初产妇乳汁何时开始大量分泌有关（Doucet, Soussignan, Sagot & Schaal, 2012）。

　　当乳头接触婴儿人中（鼻子和上唇之间的嵴）时，婴儿张大嘴，用舌头裹住乳头和周围组织，含住乳房并开始吮吸。用脸或嘴找不到乳头的婴儿，会用自己的手帮助他们寻找（Genna & Barak, 2010）。

　　这些征象可以让我们知道如何帮助含乳困难的婴儿。婴儿无助的样子导致母亲总是试图为其做得太多，许多母亲像对待奶瓶一样对待乳房，试图将乳头放进婴儿的口中。健康的、神经发育正常的婴儿只需要稳定地贴在母亲身上并能接触到乳房即可，最好是将乳头贴近婴儿人中处，下颌放在乳房上，婴儿就能够很好地张开嘴，向下伸舌并向前探，裹住乳头。当婴儿不能自主含乳时，可以使用特殊技术来帮助他们。这些将在第五章中介绍。

虽然神经行为程序指引婴儿获得最初的含乳及吸吮体验，但人类婴儿也可以快速地学习。婴儿会通过尝试不同的吸吮压力，以及唇、舌和下颌不同的运动，来获得最大化的奶量摄入，或降低不舒服的过快流速。婴儿能自如调整这些情况，母亲也会舒适。但是也有一些情况无法被婴儿适应，且需要干预。本书侧重于介绍已经在实践中被证明有用的干预措施。

要对任何过程进行干预，对其正常过程的透彻理解很重要。理想情况下，婴儿找到乳头（寻乳反射），张大嘴（张口反射），舌向下运动到口腔底部（舌下压）并向外延伸至下唇位置以裹住乳房。随着嘴巴合上，舌的前部会卷成凹槽状包裹住乳头，和周围乳房组织形成"奶嘴"。"奶嘴"被包裹在形成凹槽的舌、颊部和上腭中间。乳头尽可能深入口腔，通常可到达硬腭后部（Jacobs, Dickinson, Hart, Doherty & Faulkner, 2007）。

完成含乳之后，婴儿的舌前部固定住乳房，唇部协助嘴巴在乳房上形成密闭空间。软腭向下压在舌根上。婴儿的软腭、凹槽状的舌头、嘴唇和脸颊围绕母亲的乳头形成了密闭的腔。吸吮开始时，舌前部随着下颌骨的下降而下移，带动舌后部在口腔内由前向后地波浪状下降，以使口腔内的空间最大化（Elad et al., 2014）。密闭的口腔扩大，从而产生负压（吸）（Geddes, Kent, Mitoulas & Hartmann, 2008）。一旦排乳反射被触发，乳汁便会从乳头喷出，在形成槽状或碗状的舌中间形成小的食团。然后下颌上抬，带动舌前部运动，接着舌后部也随之上抬，将食物团块推入咽部。软腭抬高，咽壁收缩，以闭合鼻咽或鼻腔气道。舌骨上肌拉动舌骨，并带动喉部向前，以缩短咽部。杓状软骨也一起被拉动以闭合声带从而保护气道。乳汁从侧面流到会厌周围，从而远离气道。舌头产生正压以推动乳汁团块进入咽部，咽缩肌的波浪状收缩将食团移到食道口，即食管上括约肌（也称为咽食管段），环咽肌放松，从而让乳汁进入食道（Arvedson, 2006; Kennedy et al., 2010）。

解剖

新生儿的口腔特别适合吸吮（图1-1）。舌头相对于口腔的大小来说很大。当嘴巴张开时，舌头和乳房相互完全贴合，为舌头和下颌的运动提供了稳定性。舌头正常的静止位置是其尖端在下唇上方，这个位置能让舌头很容易接触到乳房。

新生儿颊部的脂肪垫增加了脸颊壁的厚度，能有助于防止当舌头向下凹陷时形成的脸颊凹陷（图1-2）。如果脸颊凹陷，口腔空间会变小且降低负压。超声研究表明，口腔内负压对于乳汁的移出至关重要（Ramsay & Hartmann, 2005），当舌后部向下并且吸吮压力

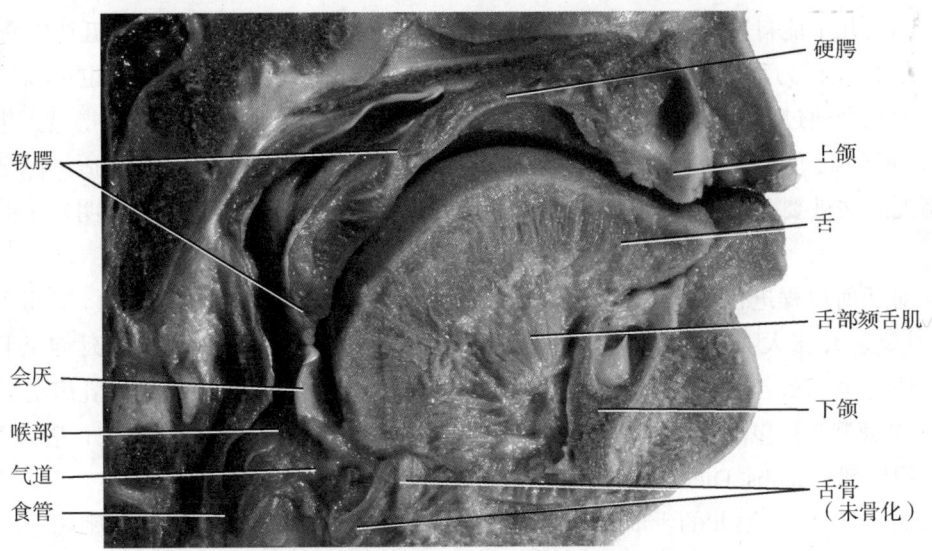

图1-1 正中矢状切面，来自一位胎龄为7个月的胎儿的口腔解剖

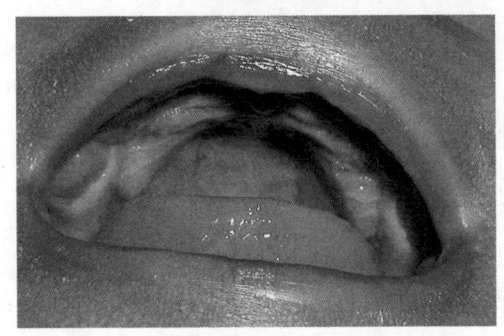

图1-2 新生儿颊脂垫提供舌的侧向稳定性

最大时，乳汁从乳房流出（Geddes, Kent et al., 2008）。脸颊的脂肪垫还提供了侧面（侧边）边界，以支撑舌头凹陷的姿势，并在吸吮时将其维持在中线位置。虽然新生儿可以进行侧向的（一侧到另一侧）舌运动，但这些功能通常要到6个月后进食固体食物时才会使用到。在母乳哺育的过程中，颊肌被激活挤压脸颊，以保持脸颊和乳房之间的接触。颊部脂肪垫消失后，这些肌肉有助于在咀嚼过程中保持食物与牙齿的接触。颊肌受到面神经（CN Ⅶ）的支配（Arvedson, 2006）。

唇部柔软而富有弹性，下唇在含乳时通常呈外翻状态，使得柔软的口腔黏膜能够接触乳房。含乳正确时，上唇通常处于较自然外翻的位置（上唇过度外翻是含乳较浅的标志，会导致婴儿更多地用嘴唇施压将乳汁挤出乳房）。柔软的嘴唇外部是由许多肌纤维组成的复杂的环形肌肉，称为口轮匝肌。该肌肉的部分收缩有助于保持唇部对乳房形成的密封效果。下唇底部的颏肌抬高并使下唇外翻，并在母乳哺育时一直保持激活状态。这些肌肉受到面神经（CN Ⅶ）的支配。新生儿的下颌骨（下颌）通常比较短，这可能与胎儿在宫内的姿势有关，下颌紧贴着胸部，机械性地限制了下颌生长。婴儿屈肌张力较高的模式有利于下颌的张开，从而来弥补下颌骨较短的情况。运动分级较低（对速度和数量的精细控制）也有利于嘴张大。下颌外侧的咬肌和内侧的翼内肌放松以压低下颌骨,在吸吮时收缩以抬高下颌骨。

双侧咬肌和翼外肌的共同运动保证了吸吮期间下颌活动的对称性;如果是单侧运动,则会导致下颌咀嚼运动的侧向活动。吮吸期间颞肌上提下颌骨,关闭口腔。相较于正常骨骼肌,咀嚼肌的肌纤维更类似于心肌,可以更快地收缩且不易疲劳(Korfage, Koolstra, Langenbach & van Eijden, 2005a, 2005b)。这些咀嚼肌由三叉神经(CN Ⅴ)的第三分支(下颌支)支配。

舌和下颌的运动通过连接到舌骨来实现连动,让婴儿在吸吮时更容易协调地运用舌头和下颌。下颌在吞咽期间上抬以产生正压,而在吸吮期间下降以形成负压。舌骨上肌在吸吮时很重要,尤其是下颌舌骨肌和二腹肌的前腹部(Ratnovsky et al., 2012)。当舌头下降时,这些肌肉被激活。它们将下颌骨向下拉,舌骨向上抬,以增加吸吮压力。这些动作为吸吮提供有力的运动,同时抬高舌骨以保证更安全地吞咽。哺乳时舌骨上肌的肌电活动从出生到3个月逐渐增加,之后趋于平稳(Tamura, Matsushita, Shinoda & Yoshida, 1998)。这些肌肉力量的增强可能是生命最初3个月母乳哺育效能明显增强的原因之一,也反映了头部和颈部姿势控制的成熟。

舌是由相互交叉的肌肉层构成的复杂结构。过去,舌外肌与舌内肌有着明确的区分,但使用先进染色技术进行的细致解剖表明,过去被认为是在舌外发出的肌纤维也被整合到了舌中(Hiiemae & Palmer, 2003; Takemoto, 2001)。这有助于我们理解为,舌内肌改变舌的形态,舌外肌则将舌与其他结构连接,以协助舌与这些结构(例如软腭和舌骨)的协调活动。

舌的内在肌肉包括:颏舌肌,其在吸吮的负压阶段将舌头向下拉;上纵肌,提升舌尖;下纵肌,降低舌尖以及帮助舌的侧向运动;舌垂直肌,使舌变薄;舌横肌,与颏舌肌和舌外肌共同作用使舌形成凹槽(**图1-3**)。大部分舌内肌的肌纤维属于快速反应型纤维,从而允许舌头形态发生快速的变化(Stal, Marklund, Thornell, De Paul & Eriksson, 2003)。舌外肌包括:腭舌

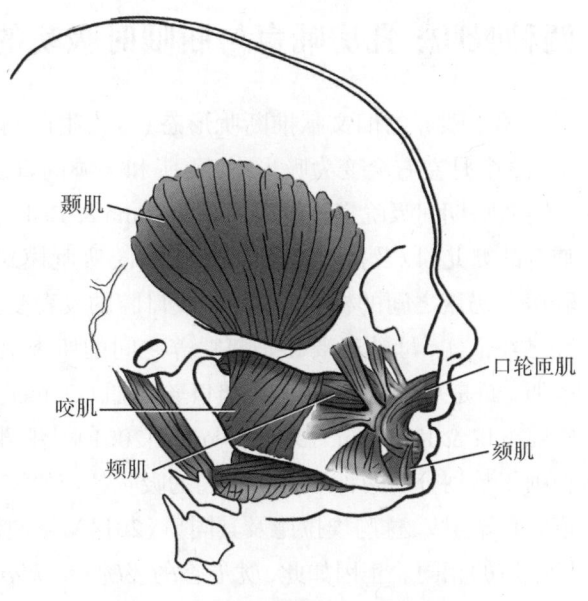

图1-3　参与进食相关的面部肌肉

肌，它有助于抬高舌后部并使软腭下降以密闭口腔后部；茎突舌肌，使舌向上向后；舌骨舌肌，让舌回缩向下拉到嘴里。除腭舌肌外的所有舌肌均受舌下神经（CN Ⅻ）支配，腭舌肌由迷走神经（CN Ⅹ）支配。了解舌部肌肉的排列和相互关系可以帮助有困难的婴儿促进正确的吸吮。见彩图8，了解舌部肌肉排列的三维图示。

人类的气道和食管交叉，形成生物学按时段作用（biological timeshare）的共同通道（Cichero, 2007）。空气从鼻咽部进入，通过咽部进入喉部，经过声带进入气管、支气管，再到肺部。食物从口咽部进入，通过咽部，绕过会厌进入食管。为了减少空气进入胃部，环咽肌始终保持收缩以闭合食管上部，直到发生吞咽才舒张。为使食物远离呼吸道，声带闭合。气道和食道的肌肉由迷走神经（CN Ⅹ）支配。

新生儿具有独特的保护气道的解剖结构，以弥补喉部闭合功能发育尚不成熟的特点。出生时，舌骨仍是软骨，尚未骨化。喉部较高，减少了食团需要移动的空间。会厌高而长，在静息状态下能接触或覆盖软腭，而且上呼吸道很短。

这有助于乳汁绕过气道直接被输送至食道，并降低误吸风险。这种气道特点还促使婴儿伸展颈部，从而减少气道中气流的阻力，以及促使新生儿小小的下颌向前伸并尽可能多地接触乳房。舌头及下颌骨与乳房的接触需要尽可能贴合，以便在吸吮期间获得合适的机械性方面的优势。

两种吸吮：乳房哺育与瓶喂时吸吮的差别

关于喂养的旧文献推断吮形态（舌头由前向后波浪状的运动）的吸吮（suckling）在出生后3个月左右会变为吸形态（舌头和下颌的直线上下运动）的吸吮（sucking）。日本一项针对瓶喂期间吸吮模式的研究（Iwayama & Eishima, 1997）显示，采用瓶喂之前进行过母乳哺育的婴儿，以及持续奶瓶喂养的婴儿，吸吮模式的过渡会晚于生后3个月，这可能是由于乳房和奶瓶之间的机械力差异，或口腔的发育受人工奶嘴的影响有关。肌电图（EMG）研究已经证实，母乳亲喂和奶瓶喂养之间的肌肉活动是不同的。奶瓶喂养较少使用颏肌和咬肌，而是更多地使用颊肌和口轮匝肌（Gomes, Trezza, Murade & Padovani, 2006; Inoue, Sakashita & Kamegai, 1995; Nyqvist, 2001）。泌乳顾问长期以来一直怀疑乳房上的吸吮有根据年龄划分的两种形式。我们的吸吮超声研究表明，母乳哺育的儿童会使用同一种吸吮模式直至4岁，这与埃拉德及其同事（2014）、格迪斯、肯特等（2008）人以及米勒和康（2007）所报道的相同。正因如此，*吮形态的吸吮（suckling）*这个术语应用于描述乳房哺育的行为，而*吸形态的吸吮（sucking）*这个术语用于描述转移乳汁的口腔运动。我们需要知道母乳哺育是人类正常的生物学行为,而正常吸吮是指发生在乳房上的吸吮。

吞咽

对与有喂养问题的儿童工作的专业人士来说,有2个有用的术语需要厘清:进食(feeding)和吞咽(swallowing)。*进食*是指在*口腔阶段*(*oral phase*)发生的事情,从吸吮到形成食团,然后将食团向后往嘴里推。相反,*吞咽*包括了乳汁从进入口腔到胃部的全部3个阶段:口腔、咽部和食道。泌乳顾问的主要重点是评估进食(口腔阶段),然而,了解吞咽的整个过程以及姿势和位置如何影响吞咽也很重要。通常,咽期和食管阶段的评估需要借助仪器,例如吞咽造影检查(videofluoroscopic swallow study, VFSS),也称为改良钡剂吞咽检查(modified barium swallow study, MBS);纤维内窥镜下吞咽功能检查法(fiberoptic endoscopic evaluation of swallowing, FEES)用于评估咽期阶段。两者都将在稍后讨论。**图1-4**显示了一个年龄较大婴儿上消化道的VFSS检查表现。在美国,检查通常由医生开具,由放射科医师、语言病理学家或作业治疗师来实施和解读。

进食相关的解剖结构也用于呼吸和发声。婴儿面临着一个挑战:需要以高度协调的方式使用这些结构,在保证氧合的同时还能获得维持生长的足够摄入量。吸吮是吞咽三阶段的初始阶段。吞咽的三个阶段,必须以同步的、有组织的方式进行,以实现安全进食。

虽然孩子的吸吮和吞咽在子宫里就出现了,但它们不是一起出现的。早在母亲怀孕12.5周时,就能观察到宫内胎儿的吞咽,但有舌头运动的吮吸直到26周才会出现。彩色多普勒超声显示,从妊娠29周开始,羊水流动与部分胎儿的成熟吞咽是一致的,至妊娠37~38周,这部分胎儿的比例增加(Grassi, Farina, Floriani, Amodio & Romano, 2005; Miller, Sonies & Macedonia, 2003)。到胎儿足月时,每天可以吞咽450 mL羊水(Bosma, 1986),这个量远大于婴儿在产后早期的每日奶量。这种差异可能是由于新生

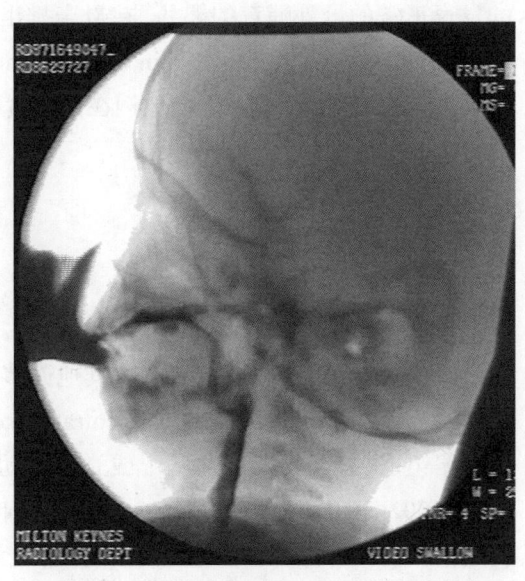

图1-4 用吸管杯喝水的幼儿VFSS检查

深色液体勾勒出乳汁在吞咽过程中所经过的路径。

儿需要协调吸吮、吞咽和呼吸而引起的。对于没有经验的新生儿来说，高黏度和量少的初乳是更为安全的食物，而且这种液体的量比婴儿的习惯吞入量要少，可以增加频繁母乳哺育的动机并刺激泌乳。事实上，在生命的最初几天及早开始母乳哺育（Bystrova et al., 2007; Nakao, Moji, Honda & Oishi, 2008），更频繁的母乳哺育（Chen, Nommsen-Rivers, Dewey & Lonnerdal, 1998; Bystrova et al., 2007）以及更有效地吸吮乳汁（Morton et al., 2009）可使母亲数周后，甚至整个哺乳期的乳汁量增加。相反，分娩干预，孕妇身体质量指数高（BMI, body mass index）高以及母婴分离会使泌乳明显延迟，减少婴儿初乳及乳汁的摄入量（Chantry, Nommsen-Rivers, Peerson, Cohen & Dewey, 2011; Matias, Nommsen-Rivers, Creed-Kanashiro & Dewey, 2010; Nommsen-Rivers, Chantry, Peerson, Cohen & Dewey, 2010）。更多内容见第三章。

健康的人类婴儿在生命最初几天和几周的时间内可迅速提升吞咽和呼吸的协调（Weber, Woolridge & Baum, 1986）。相比瓶喂的婴儿，母乳哺育的婴儿即使被置于比较不方便的体位（仰卧）也能做得到（Kelly, Huckabee, Jones & Frampton, 2007; Weber et al., 1986）。2～4个月大的母乳哺育的婴儿与其新生儿期（＜1个月）相比，心率较低而吸吮时间较长，这表明了更好的呼吸-吞咽的协调性。当然，这也可能与心肺呼吸系统功能更成熟有关（Sakalidis et al., 2013）。随着年龄的增长，比起瓶喂的新生儿，母乳哺育的新生儿更容易在吞咽后立即呼气（Kelly et al., 2007），这为防止误吸提供了另一层保护。大一些的发育正常的母乳哺育的婴儿，在母亲排出乳汁的过程中，每一个吮吸周期都能正常吞咽（Geddes, Chadwick, Kent, Garbin & Hartmann, 2010），并能改变吞咽在呼吸周期中的发生时间（Geddes, 2008）。这可以使他们在面对食物和氧气的需求时，采取更灵活的，而不是刻板的吸吮-吞咽-呼吸模式。

吸吮和吞咽的神经支配

吸吮、吞咽、呼吸、行走，以及其他许多模式化的、节律性的运动均由位于脑干和脊髓（**方框1-3**）的中枢模式发生器（central pattern generators, CPGs）控制。CPGs由中间神经元网络组成，神经元网络与脑干或脊髓运动核连接，以控制这些运动的活动顺序（Grillner, 1991, 2002; Barlow & Estep, 2006）。中间神经元连接不同的大脑中枢，与大脑和身体之间传递信号的传入（感觉）和传出（运动）神经元不同。

中间神经元允许感觉或其他状态信息在大脑中共享，以及能协调传出信号。人类控制吞咽的CPG是复杂的，会最大限度地控制并对食团的黏稠度、大小和流动特性的变化做出

方框1-3 吞咽的中枢模式发生器

想象你需要在大约半秒内，按特定顺序用每只手按25个按钮。吞咽需连续快速地激活25对肌肉以保护气道并将食团送至胃部，同时尽可能短暂地暂停呼吸。你不必手动按下所有按钮，而是使用一个机器来按下激活每块肌肉的按钮。如果想要非常优雅，你可以为每只手都制造一台机器，而第二对机器可以修改按按钮之间的时间间隔以及按下每个按钮所用的力度，以适应吞咽食物的量或类型的变化。这正是人类脑干的安排。背侧吞咽区设定模式-按钮按下的顺序-腹侧区去执行（将信号分配给运动神经元）。两者都接收来自大脑其他部分的调节信号，告诉它们吞咽的是什么，以及吞咽多少，因此它们可以调整不同的时间和强度来完成工作。

反应。味觉、温度觉感受器以及面部、口腔、咽、喉和食管中的触觉感受器通过脑神经的感觉分支（CN Ⅴ，CN Ⅶ，CN Ⅻ，CN Ⅹ）向位于脑干的初级感受器传递信号（Jean, 2001; Miller, 1999）。神经递质通过中间神经元与位于脑干和脊髓的脑神经（CN Ⅴ，CN Ⅸ，CN Ⅹ，CN Ⅻ）的运动核传递信号。运动核支配和控制肌肉和末端器官以产生模式化、连续性的吞咽动作。呼吸CPG的中间神经元和运动核位于吞咽CPG附近（Jean, 2001; Miller, 1999），以协调吞咽和呼吸。

吸吮和吞咽开始于原始的节律性运动。CPG的运动由参与运动的结构的感觉反馈和皮质结构所调节。当婴儿经历新的、不同的感觉传入以及进食难度逐渐增加时，CPG神经元网络被修改并发展出新的运动模式。随着为摄取固体食物而做准备的、更精细的进食行为的发展，脑皮质最终会抑制原始反射（如觅食反射）（Altschuler, 2001; Barlow & Estep, 2006; Grillner, 2003, 1991; Kelly et al., 2007; Stevenson & Allaire, 1991）。成人吞咽期的脑功能磁共振成像（magnetic resonance imaging, MRI）研究表明，吞咽时相关的脑区包括：躯体感觉及运动皮层、小脑、丘脑、壳核、扣带回和脑岛（Cichero & Murdoch, 2006; Malandraki, Sutton, Perlman, Karampinos & Conway, 2009）。正因有如此多的大脑区域需要在吞咽中共同作用，所以有神经缺陷的婴儿更有可能发生吞咽异常（吞咽困难）。

例如，如果母亲计划返回工作岗位，她可以在准备期给纯母乳哺育的婴儿引入每周一或两次的瓶喂。婴儿必须学习吸吮容器（奶瓶）的奶嘴这一新的运动模式。与母亲的乳头和乳房（乳腺）相比，质地、柔韧性、乳汁移出方式、流速等的感官体验均不同。在这种情况下，多数婴儿能够适应这些感觉变化。传入的感觉改变了运动模式，使得婴儿可以适应环境中的物理变化，例如，一个不像具有乳房那样功能的新的喂食器具。

也有一些婴儿难以适应这些变化，导致瓶喂困难或给予瓶喂后难以回到亲喂。健康状况、环境或社会压力都会影响宝宝的适应能力。

吸吮和吞咽的反射控制

如前所述，新生儿进食主要依赖原始反射。对于新生儿而言，反射是其维持生命活动的预设模式，而后逐渐形成自主运动模式（表1-1），或者随着发育成熟而被更高级的大脑中枢所抑制。

表1-1　口腔-运动，脑神经及反射评估

反射	刺激	行为	相关脑神经	出现时间
保护性反射				
咳嗽	喉部或支气管中的分泌物	气体向上运动以清理气道	第十对迷走神经	孕40周*
呕吐	触碰舌后部	嘴巴张开，头部伸展，口腔底部压低	第九对舌咽神经 第十对迷走神经、大脑皮质	孕26～27周
适应性反射				
咀嚼	刺激牙床	下颌规律的上下运动	第五对三叉神经	孕28周
舌横向运动	摩擦舌的侧方	舌向刺激方向移动（侧向）	第十二对舌下神经	孕28周
伸舌	触摸舌尖	舌从口腔伸出	第十二对舌下神经	孕38～40周
寻乳	碰颊部或口周	婴儿感受刺激并定位刺激源，张开嘴（张口反射），伸展和压低舌头以裹住乳房，与乳房形成密封的腔	第五对三叉神经 第七对面神经 第十一对副神经 第十二对舌下神经	孕28周
吸吮反射	触碰硬/软腭的连接处	与下颌上下运动相协调的舌部波浪状运动	第五对三叉神经 第七对面神经 第九对舌咽神经 第十二对舌下神经	孕27～28周

*Thach 2001, 2007.
Data from Hall, K. D. (2001). *Pediatric dysphagia resource guide*. San Diego, CA: Singular.

觅食反射（*rooting*）是一组由触摸面部和嘴部刺激出的反射。它能使婴儿转向乳房，张开嘴巴（张口反射），下压并伸舌，以及裹住乳头。

当舌头的外侧边缘被触及时发生舌横向运动（*transverse tongue*）反射，婴儿的舌会向刺激源侧移动。触摸舌前部时发生*伸舌*（*tongue protrusion*）反射。除非婴儿缩回舌并且牙龈受到刺激，否则在吸吮期间不会引起*咬合*（*phasic bite*）反射。这些反射大约到6个月时消失，为引入固体食物做准备。

和吮吸一样，吞咽不是简单的反射，它包括了复杂的、高度协调的感觉和运动事件，这些事件都由自主神经和非自主神经共同控制（Arvedson & Brodsky, 2002）。

咳嗽（*cough*）反射对于进食非常重要，因为它让婴儿排出已经进入呼吸道和/或已被吸入的物质。这种保护性反射由喉部的感觉受体（化学感受器）引发，使得气道收缩暂停呼吸，并通过咳嗽将异物推出呼吸道（Arvedson & Lefton-Greif, 1998）。对早产儿而言，喉化学反射不是那么成熟，不会咳嗽以排出液体，并且婴儿可能会有呼吸暂停综合征（以避免吸入已经通过喉部的液体）和心动过缓（心率缓慢）。当咳嗽将呼吸道清理干净后，正常呼吸才会恢复，早产儿如果不能安全吞咽，就有可能停止呼吸。随着婴儿的成长，迷走神经髓鞘形成以及喂养经验改善，这些问题才会得以解决（Becker, Zhang & Pereyra, 1993; Newman, 1996）。

呕吐（*gag*）反射是另一种保护性反射，可防止婴儿吞咽固体物质或大于咽部能够接受的食团。

吞咽的三个分期

为了解吞咽的三个分期，以下列出了每一个分期所涉及的阶段和每个阶段的有关结构（Martin-Harris, 2015; Arvedson & Brodsky, 2002; Miller, 1999）：

口腔期：

- 唇
- 舌头/下颚
- 脸颊
- 硬腭

咽期：

- 软腭

- 咽喉周围的咽肌
- 会厌
- 喉部肌肉
- 杓状软骨复合体（由假声带、真声带和杓状软骨组成；杓状软骨位于真声带顶部后方，呼吸时打开气道，吞咽时闭合气道）
- 咽食管段（pharyngoesophageal segment, PES），也称为食管上括约肌（upper esophageal sphincter, UES），其中包括环咽肌

食管期：

食管（由纵形和环形肌肉组成，有助于将食团推至胃部）。

吞咽的三个分期如何工作

口腔期

寻乳、含乳和吸吮组成了口腔期的开始。在吸吮过程中，舌中间形成一个中央沟或槽，引导乳汁向后流动。舌的侧缘与上颚形成密闭的腔来形成食团（Cichero & Murdoch, 2006; Yang, Loveday, Metreweli & Sullivan, 1997）。当舌后部下降，在口腔中产生负压时，乳汁在舌头上被往后运送。由舌产生的波浪形机械运动和压力变化（正压）将食团推至口腔后部（方框1-4）。

方框1-4 是舌部的运动（正压）还是吸吮（负压）实现从乳房中移出乳汁？

研究表明，婴儿的舌部运动是一种呈条状和波浪状的、从口腔前方向后移动的运动（Bosma, Hepburn, Josell & Baker, 1990; Hayashi, Hoashi & Nara, 1997; Newman, 1996; Weber et al., 1986; Monaci & Woolridge, 2011; Burton, Deng, McDonald & Fewtrell, 2013）。这些波浪状运动只有在超声探头切面与婴儿舌头中线完全对齐时，才能被观察到（Burton et al., 2013）。许多可视化研究证实，当舌头下降并且乳头最大程度在口腔中被延展时，乳汁流入婴儿口中，这表明低于大气压（负压）与乳汁的流出相关。波浪状的舌部运动是至关重要的，它能让舌后部在口腔内完全下降，从而创造最大的空间并使口腔内的压力最小。当婴儿的口腔中产生过多的真空，但舌头活动范围

受限时，转移乳汁就较少，这可能是由于阻碍了乳头扩张和乳孔打开来让乳汁流出（McClellan, Kent, Hepworth, Hartmann & Geddes, 2015）。波浪状的舌部运动对于吞咽更为重要。当蠕动般的波浪从前到后沿着舌头移动时，它会将乳汁团块推入咽部（Elad et al., 2014）。这提供了正压来启动安全的吞咽。

咽期

对于新生儿，食团到达舌头根部的会厌谷处，即会触发吞咽。以下保护气道的机制也开始启用（Arvedson 2006; Arvedson & Brodsky, 2002; Mendell & Logemann, 2007; Moriniere, Boiron, Alison, Makris & Beutter, 2008）：

1. 呼吸停止。
2. 软腭抬高以关闭鼻腔，并防止食团进入鼻腔（鼻咽反流）；同时，咽肌外层收缩以缩短咽部。
3. 真假声带聚拢，关闭气管。
4. 舌骨向前移动。
5. 喉部（由肌肉和软骨悬挂在舌骨上）在会厌和舌根下向前移动。通过同样的运动，会厌被抬起并略微向后倾斜，并且咽部缩短。这种相同的向上运动也有助于打开食道上括约肌（咽食管段）。
6. 舌向后推动食团，有力地推动咽后壁以产生正压。会厌向后倾斜靠近咽壁，使食团向侧边移动，从而远离喉部和呼吸道。咽壁的肌肉缩短了咽部的长度并挤压产生波浪状效应，从而将食团快速移至食管。
7. 食管上括约肌打开，食团进入食管，继而进入胃部。

食管期

食团通过食管向胃部移动，包括以下阶段：

1. 食管蠕动使食团通过（**方框 1-5**）。
2. 下食管括约肌扩张，使食团进入胃内（下食道括约肌通常保持关闭，可以防止胃内容物逆行进入食管）。

> **方框1-5　什么是蠕动？**
>
> 　　蠕动（Peristalsis）被定义为沿着肌管进行的收缩。食管中的活动是食团通过肌肉的纵向和波浪状收缩逐渐向胃部移动。洛格曼（1998）指出，在吞咽的口腔期和咽期使用该术语是不准确的，因为在解剖学上它们不是肌性管腔。其实，是压力变化推动了食团。这可以通过口腔中舌头的滚动波浪产生正压看出，是正压将食团推至舌根部（Logemann, 1998）。因此，在本文中将使用术语蠕动来描述在食管期发生的事情，而涉及吞咽的舌部运动将被描述为波浪状或蠕动样。重要的是吞咽的咽期要很好地协调，因为这是发生误吸风险最大的阶段。婴儿将食团推动到达舌根部（会厌谷）的能力非常重要，这决定了咽期运动的开始，以及发出信号来保护呼吸道并进行一系列运动将食团导向食管（Arvedson & Brodsky, 2002）。

吞咽困难

　　吞咽困难或吞咽障碍可以很轻微，也可以是严重的。如果怀疑有吞咽困难的问题，需要喂养专家、语言病理学家或作业治疗师，有时还需要有专科医生的合作，来评估口腔期、咽期和食管期的吞咽机制。婴儿吞咽异常的迹象包括频繁咳嗽或窒息，喂食时痛苦或拒绝喂养，声嘶或呼吸湿啰音；特别是随着进食过程，这些情况会变得更糟，还会听到婴儿呼吸时胸部明显的隆隆声，在喂养期间或喂养后经常呕吐。

　　母乳哺育婴儿很少出现在配方奶喂养中出现典型的误引起的反复呼吸道感染。临床检查需要在婴儿进食时单独观察其口腔运动。喂养专家观察进食运动的质量，仔细听吞咽声音（方框1-6），观察婴儿呼吸模式和皮肤颜色的变化，并会尝试改变体位以改善婴儿的吞咽。如果怀疑有吞咽问题，则执行仪器检查程序以识别吞咽障碍的原因，出现在哪个阶段或哪个阶段被打断，以及制订有用的治疗技术。表1-2列出了用于识别吞咽困难的评估流程。有关这些仪器检查程序的进一步讨论，请参考相关的结论（Arvedson & Brodsky, 2002）。

> **方框1-6　颈部听诊**
>
> 　　用听诊器在颈部或下颌下方听诊是泌乳顾问仔细检查吞咽声的一种简单且有用的方法。正常吞咽听起来像一个清脆、快速的、双击的咔嗒声（Vice, Bamford, Heinz &

Bosma, 1995; Vice, Heinz, Giuriati, Hood & Bosma, 1990）。气过水声或冒泡声提示空气正在通过一个不完全清洁的咽部(Bosma, 1986)。吞咽期间短暂、不连续的喘鸣表明液体已经泄漏到喉部(喉部渗透)，并且声带正在快速关闭以防止液体进入。此外，吞咽的启动延迟、吞咽效率低(需多次吞咽以清理咽部)，以及比正常吞咽慢(拉长的咔嗒声提示食团较小)(Cichero & Murdoch, 2002)均可以被识别。可以清楚地听到混在一起的是吞咽声和呼吸声，因为吸气和呼气都有特别的声音。进食引起的呼吸暂停或屏气(几次吞咽中间没有呼吸)变得明显，就像被迫吞咽时，有大口大口咽下的声音。有吞咽困难临床症状(反复呼吸道感染，声嘶、湿啰音，拒食)的婴儿，经过调整(俯卧进食以协助控制食团；乳汁快速移出时在乳晕附近对乳房施压以阻塞某些导管；泵出部分乳汁后喂养；治疗舌系带问题；如果与泌乳过多有关，调整母亲的泌乳量以适应婴儿的需求)后仍无法解决，应该进一步进行仪器检查，以确定经口喂养是否安全。纯母乳哺育的婴儿即使误吸也很少有反复的呼吸道感染，因为母乳对人体呼吸道上皮的刺激性低于其他食物。这种情况下，在使用改善婴儿对流量的控制能力的干预措施的前提下，可以继续进行母乳哺育，但在离乳开始时(喂食除母乳以外的任何液体或食物)需要谨慎。

表1-2 识别吞咽困难的仪器检查程序

仪器检查项目	研究的吞咽相关的部分
上消化道检查(upper GI)	食道、胃、十二指肠
吞咽造影检查(VFSS)，也称为改良钡剂吞咽检查(MBS)	吞咽的口腔期、咽期和食管期的上段。临床医生可以识别吞咽障碍的类型和严重程度，识别喉部渗透/误吸的发生，并探索治疗策略的有效性
超声	吞咽的口腔期
颈部听诊(CA)	咽期呼吸和吞咽的声音
纤维内窥镜吞咽评估(FEES)	直接观察咽部和喉部结构。临床医师评估咽期的吞咽。如果有食团残留可以被观察到。测试治疗策略的有效性

吞咽造影检查(videofluoroscopic swallow study, VFSS)已广泛使用，因为它为临床医生提供了关于吞咽问题的评估信息，包括问题是在口腔期，咽期和/或食道期的哪个位置发生，以及气道中是否存在渗漏或误吸。也可以协助判断肌无力、感觉减退等情况。根据这些信息，临床医生可以挑选治疗策略，并确定其在治疗期间的有效性。在过去的10年里，语言病理学家开展了针对婴幼儿和成年人的检查工作(Gosa, Suiter & Kahane, 2015; Weckmueller,

Easterling & Arvedson, 2011),（Martin-Harris, 2015; Martin-Harris & Jones, 2008; Martin-Harris et al., 2008），一直在收集数据并开发基于证据的方法，以使VFSS流程标准化。

VFSS通常不用于母乳哺育的婴儿，而是用于奶瓶喂养婴儿。临床医生必须意识到，当采用不熟悉的喂养方法时，婴儿的喂养表现或许能代表、也可能不能代表典型的母乳哺育行为。

另一种使用得越来越多的仪器检查是纤维内窥镜吞咽评估（FEES）。光纤摄像机通过其中一个鼻孔进入咽部，观察咽部和喉部分别在静止时，发声期（声音产生）和咽部吞咽期的结构。该项检查的益处在于没有X射线暴露，使婴儿免于辐射暴露。使用该技术也可以测试治疗策略。FEES可以用于在母亲使用熟练的姿势进行母乳亲喂的同时，安全地评估婴儿的吞咽功能，然后可以直接在乳房上试验治疗演练的效果（Willette, Molinaro, Thompson & Schroeder, 2015）。其他研究团队正计划利用FEES技术探索健康母乳哺育婴儿的正常吞咽情况。

喂养评估

喂养评估是一个复杂的过程，包括了观察口腔结构和口腔运动功能，以及观察包括肌张力、能量水平、适当的觉醒和有氧能力的全身状况。所有身体系统都参与喂养，而不仅仅是显而易见的胃肠道和肾脏系统。对人类婴儿而言喂养是有氧运动，因此心脏、肺和循环系统对于提供喂养所需的氧气至关重要。肌肉骨骼系统的参与既为婴儿提供了稳定性，确保乳汁从乳房移出至婴儿的口腔并进入胃肠道，同时还将乳汁排除在呼吸道之外。细胞呼吸（线粒体酶）通过血糖的代谢为每个细胞提供能量，血糖的维持需要肝脏、胰腺和内分泌系统共同作用。神经系统也必须正常工作，才能指导所有其他系统的活动。

只要给予正常环境，健康的婴儿就可以发挥必要的功能来维持生命和健康，而进食，就是其中之一。作为哺乳动物，人类婴儿具有向乳房移动、含乳和从乳腺或乳房移出乳汁的能力。相反，如果正常环境中的新生儿不能进行母乳哺育，则"一切都不是太好"的怀疑指数就会增加。健康的婴儿通过喂养行为来表示饥饿，包括咂嘴、舌头的运动、吃手、挪动身体、用脸颊搜寻，以及让自己从成人的肩膀向下移动到乳房（或使用踏步反射从母亲的腹部移动到乳房）。

这些行为曾被视为饥饿的信号，但现在可以理解它们是功能性行为，是婴儿进食程序的一部分。当母亲了解了这些行为都是正常的，含乳会变得容易得多。

本节将提供一个用于评估婴儿在乳房的进食行为的框架。目的是从母乳哺育的角度，给读者提供一个评估喂养和吞咽的系统,从而用来制订干预计划。

大多数需要泌乳顾问的婴儿都有细微或轻微的障碍。这些可能是短暂的问题,例如由于缺乏经验而导致的吸吮-吞咽-呼吸不协调,或继发于分娩药物的喂养不佳;也有可能是持续性的问题,例如由于舌系带过短而导致的舌头运动异常。这些婴儿可能难以从乳房移出乳汁,但能够在瓶喂时成功移出乳汁,从而提供了看似正常实则错误的假象。舌头运动异常的情况可能一直在持续,但没有得到干预。相反,患有中度至重度问题的婴儿可能母乳哺育和奶瓶喂养都难以进行,从而更容易识别。气管软化或喉软化(见第八章)可能会随着喂养量在生命的最初几天增加而最先变得明显。因此,泌乳顾问(lactation consultants, LCs)可能是第一个能识别出典型呼吸异常的人,包括一连串的短暂吸吮和有压力的呼吸。对于医疗团队的所有成员而言,为了宝宝的最佳利益而共同努力是非常重要的。多练习,排出乳汁以维持泌乳量,以及用支持正常喂养技能的方式进行补充喂养,通常都会让母乳哺育得以实现。

母乳哺育会促进正常的生理发育和口面结构的最佳生长和功能。每一步的正常发育都是在之前步骤的基础上实现的,虽然儿童能够使用补偿性策略来发挥功能,但这些补偿并不能促进最佳的发育。因此,早期干预可以避免以后需要更多的治疗。

理想情况是由一个*喂养团队*来解决重要的喂养和/或吞咽问题。喂养团队是一群共同努力为婴儿或儿童制订个性化喂养计划的专家们。儿科医生或新生儿科医生可以担任医疗协调员的角色。语言病理学家、作业治疗师、护士和营养师都是团队中的基础成员。其他团队成员可能包括了社会工作者、心理学家、物理治疗师、胃肠病专家、神经科医生、耳鼻喉科医生、肺病专家、过敏症专家、内分泌专家和牙医。团队成员从他们的专业角度来评估婴儿的发育情况,并将结果报告给团队。例如,耳鼻喉科医生可以通过内窥镜检查评估婴儿口腔、咽部和喉部结构的完整性,并向团队报告任何解剖学和生理学的异常以及治疗建议。喂养团队会制订一个解决婴儿需求的行动计划(Arvedson & Brodsky, 2002; Arvedson & Lefton-Greif, 1998)。为了成为喂养团队的成员,泌乳顾问(LC)应该了解正常的喂养,评估问题的技术以及促进喂养技能发展的干预措施。

影响喂养的因素

胎龄

为了评估婴儿的喂养行为,临床医生应该了解婴儿发育的规律以及口腔反射行为、婴儿的觉醒状态、持续时间，以及吸吮、吞咽和呼吸协调发展应该有的表现。婴儿的胎龄越小，进食技能就越有可能被更低的氧合能力、肌张力、能量储备和神经成熟度所扰乱。

已有的医疗诊断

影响喂养能力的医疗状况信息将揭示婴儿的能力、困难和行为。记住诊断是有用的，但同样重要的是，要相信每一个婴儿是独特的个体，具备自己的喂养技能。了解一项医疗状况是否影响以及如何影响喂养和吞咽是有帮助的；同时也要意识到，影响可能是多方面的，以及个体在每个部分都有可能会有轻度、中度或严重的影响。

筛查工具与评估工具

筛查工具通过快速观察症状和表现来识别有喂养和吞咽风险的个体。评估工具提供有关问题本质的更深入的信息，以便制定计划来采取纠正或促进行为（Logemann，1998）。

目前的母乳哺育评估是技术性的筛选工具，主要用于确定母婴间表现出的是哪种母乳哺育行为，以及母乳哺育是否能达成。这些工具主要是泌乳顾问或护士用于观察母乳哺育相关行为的观察量表。这些筛查工具主要用于产后早期，可能会被视为母乳哺育没有良好开端的信号。母婴双方均被评估为有风险的情况，则需要进行进一步的评估和干预，以在敏感的校准阶段保护泌乳量，并确保婴儿的营养。

可供足月婴儿使用的母乳哺育的筛查工具举例如下：

- 婴儿母乳哺育评估工具
- 含乳评估记录工具
- Via Christi 母乳哺育评估工具
- 母亲–婴儿评估工具

早产儿母乳哺育行为量表（Nyqvist, Rubertsson, Ewald & Sjöden, 1996）是一种观察工具，可用于识别早产儿的母乳哺育前和早期母乳哺育行为。

其他口腔运动评估工具

语言病理学家和作业治疗师(OT)一般使用观察性喂养工具来评估早产儿和足月儿奶瓶喂养的行为。新生儿口腔运动评估量表(NOMAS, Neonatal Oral-Motor Assessment Scale)是为评估瓶喂而开发的,尽管作者声称它也可用于评估母乳哺育的婴儿(Palmer, 2006)。NOMAS可用于评估非营养性吸吮和营养性吸吮时舌头和下颌的运动。如果婴儿在速度和节律方面有缺陷,会被诊断为吸吮紊乱,或者如果他们表现出异常的舌头或下颌运动而中断进食时,则会被诊断为吸吮功能失调(Palmer, 1998)。吸吮紊乱反映了吸吮-吞咽-呼吸协调的困难,在依赖呼吸机的婴儿中很常见。一项前瞻性研究认为,通过NOMAS发现的吸吮功能失调并不能预测未来的神经发育(Zarem et al., 2013)。

另一种观察工具叫作早期喂养技能(early feeding skills, EFS)评估(Thoyre, Shaker & Pridham, 2005),是一种基于表现信号的,用于对早产住院婴儿进行评估和干预的方法。EFS是根据婴儿的生理、运动及状态调节和口腔运动能力,以及吸吮-吞咽-呼吸的协调来确定婴儿对于喂养的接受程度和耐受性的检查表。

促进与补偿

辅助解决喂养问题的技术分为两类:

- 促进策略,指鼓励正常发展的技术
- 补偿策略,指优化喂养但不改变潜在问题的技术

针对母乳哺育婴儿的促进策略举例如下[改编自霍尔的治疗策略(2011)]:

- 与母亲肌肤接触,以增加觉醒和对乳房的兴趣
- 在婴儿出现咳嗽、溢奶或皮肤颜色变化之前,临床医生实施的、用来调节无法应付的一连串快速的吸吮-吞咽-呼吸(也称为外部调节)的暂停措施,将婴儿从乳房上移开,或者是通过按压乳房来阻塞一些导管,从而减少乳汁流量
- 刺激口腔以增加喂养准备度

针对母乳哺育婴儿的补偿策略举例如下:

- 当婴儿处于警觉期并准备母乳哺育时接近婴儿
- 保持安静的环境,有利于尝试喂养
- 尝试改变姿势以补偿婴儿或母亲解剖上的异常
- 婴儿表现出有压力时,给予拥抱和使婴儿呈屈曲位
- 婴儿由于舌系带而难以包裹住乳房时使用乳盾
- 当婴儿是早产儿且不能保持含乳时使用乳盾
- 婴儿肌张力较低时给予双颊的支撑,仔细观察处理乳汁流速的能力
- 下颌偏移较多时为下颌提供支撑,以防止含乳变松

这些策略只是改善喂养技巧的几个例子。在进行完整评估后,才能给出适合婴儿的个性化策略。

母乳哺育的临床评估

深入的母乳哺育评估将为临床医生提供有关婴儿在乳房上进食能力更具体的信息。详细评估有助于制订缓解问题的护理计划。根据研究(Arvedson & Lefton-Greif, 1998),进食和吞咽评估有两个基本问题:问题的原因是什么?以及,如何修复它?该方法也可适用于母乳哺育的临床评估。

母乳哺育临床评估的步骤如下:

1. 明确母乳哺育问题是否由以下问题引起:
   (1) 基本的哺乳姿势或含乳问题。
   (2) 婴儿有潜在的解剖学问题(或与母亲的生理解剖结构匹配异常)。
   (3) 婴儿有潜在的神经系统问题。
2. 分析缓解问题所需的步骤:
   (1) 纠正基本的含乳、哺乳姿势和母乳哺育的管理。
   (2) 识别并实施针对解剖学问题的补偿技术,和/或转介给其他专业人员进行进一步的评估或治疗(例如,舌系带切开术)。
   (3) 识别并实施改善神经系统发育的促进技术,和/或转介绍该领域专业人员。
3. 与父母合作制订个性化计划,让他们在家中跟进,以实现母乳哺育的短期和长期目标。
4. 提供教育、预期指导、示范和后续技术的再示范。

5. 安排随访。

"评估和治疗是同一枚硬币的两面。每项评估都包含了对于治疗的探索,以发现最有效的方法来补救儿童和家庭经历的困难。"(Morris & Klein, 2000)该观点也可以应用于母乳哺育的临床评估,其中临床医生将补偿性技术和促进性技术进行结合。在评估过程中,补偿性和促进性技术均应该被实践,以确定其在提高喂养技能方面的有效性。如果成功,就可以将它们纳入喂养计划。

临床评估包括几个评估领域。一些临床医生会执行以下所有方面的评估,而一些医生只关注特定领域:

- 婴儿口腔感觉运动的观察和手指吸吮的检查
- 母亲乳房检查
- 婴儿和母亲母乳哺育评估,包括乳汁移出的评估
- 使用补偿技术、促进技术和替代喂养装置评估喂养(适当时)
- 挤出乳汁(适当时)

婴儿的全面观察

作为评估的初始组成部分,应该全面观察以下与婴儿神经和生理功能相关的特征:

- 肌张力
- 活动分级(译者注:活动分级指的是在活动时人体对肌肉需要花多少力来完成的判断,可以判断肌肉活动的质与量)
- 对称性
- 觉醒及警觉期的状态和水平
- 呼吸模式
- 皮肤颜色

当婴儿在进食时,这些信息可以用作比较的基线。全面评估是有帮助的,因为它有助于临床医生了解喂养期间可能会发生什么情况。以下信息将提供一些指导原则。

肌张力
肌张力低的婴儿可能会四肢下垂,要通过辅助肌以帮助其维持稳定,或帮助其固定体

位来实现补偿（见第十一章）。面部可能有张力减退的情况，让婴儿没有表情。肌张力低的婴儿在乳房上可能无法吸吮并出现嘴角溢奶的情况。肌张力高的婴儿在含乳时可能会出现背部反弓，吸吮时下颌会有回缩。肌张力高的婴儿看起来可能会很僵硬，难以张大嘴（张开）并开始连续吸吮。这些影响和补偿行为通常会很容易被看到，例如下颌骨的过度偏移（向下运动），导致嘴唇和乳房无法形成密闭空间。肌张力减退和正常肌张力婴儿的举例，请参考**图1-5～图1-7**。婴儿可能会由于应激反应而肌张力增加。面部表情（眼距宽或窄，前额皱纹）通常有助于区分婴儿是处于应激状态，还是肌张力增高状态。

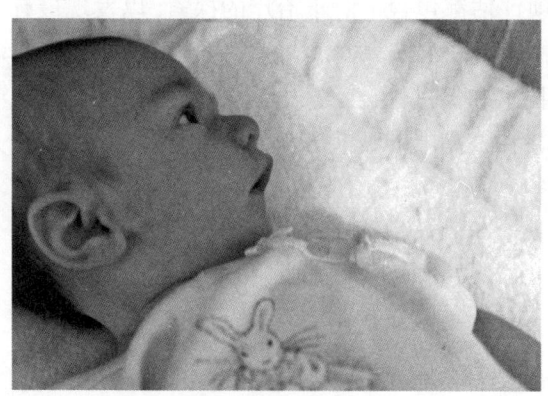

图1-5 新生儿良性的肌张力减弱。注意婴儿嘴巴张开，手臂落在身体侧面

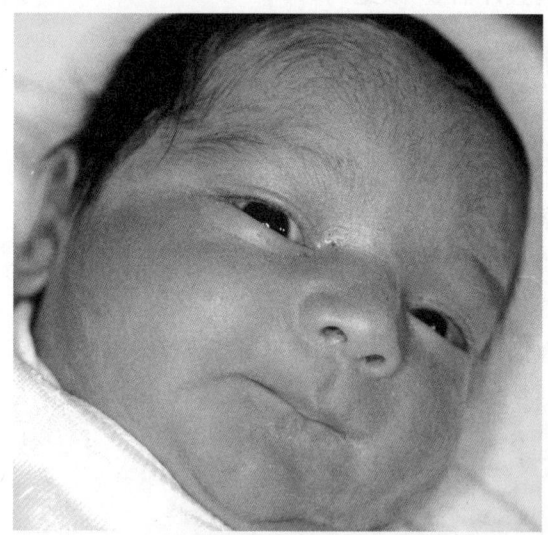

图1-6 肌张力正常的婴儿。注意面部表情肌肉正常收缩所致的明显皱纹

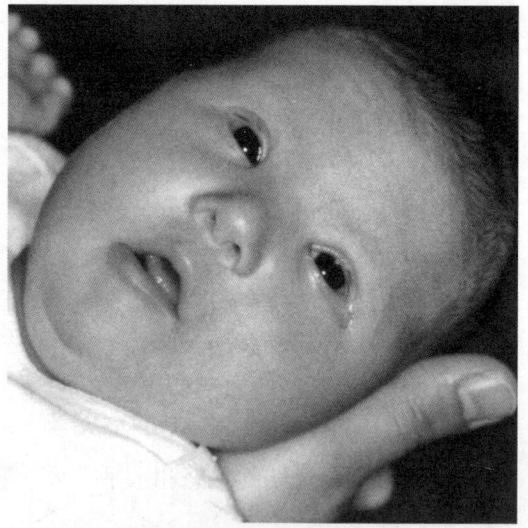

图1-7 由于唐氏综合征而导致肌张力低的患儿。注意面部肌肉的低张力导致的无表情

活动分级

婴儿运动的分级（平稳度）通常取决于稳定性。神经学家阿米尔·蒂森指出，社交互动和头颈部支撑改善了新生儿的精细运动控制（Gosselin，2005）。当婴儿俯卧在半躺位母亲的躯干或腹部时，婴儿能够非常精准地运动（Colson et al.，2008）。虽然头部抬高通常无

法保持超过一秒或两秒,但这足以让婴儿以他或她的方式移向乳房。分级也表现在下颌运动时。当婴儿在口腔中保持负压并从乳房吸取乳汁时,上下颌的运动应该是平稳且力度均衡的,并且保持在中线位置,可能会有轻微的停顿、弹跳或下颌下移增多。

对称性

中线的对称性表明了身体两侧的神经和肌肉活动相同。神经损伤、产伤及子宫内姿势受限(如斜颈)的不良影响,都可能导致不对称和喂养困难(**图1-8和图1-9**)。

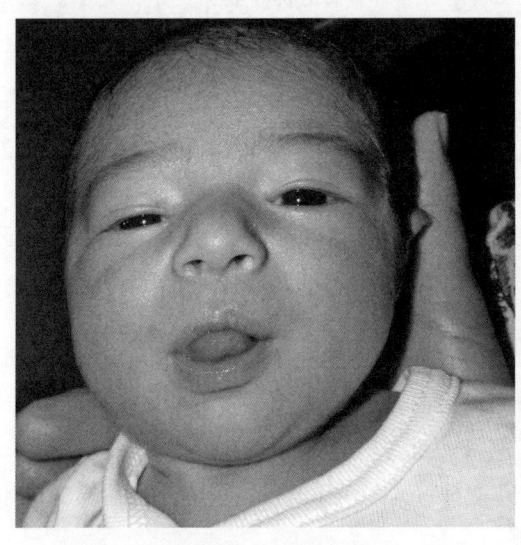

图1-8 斜颈导致的面部和颈部不对称

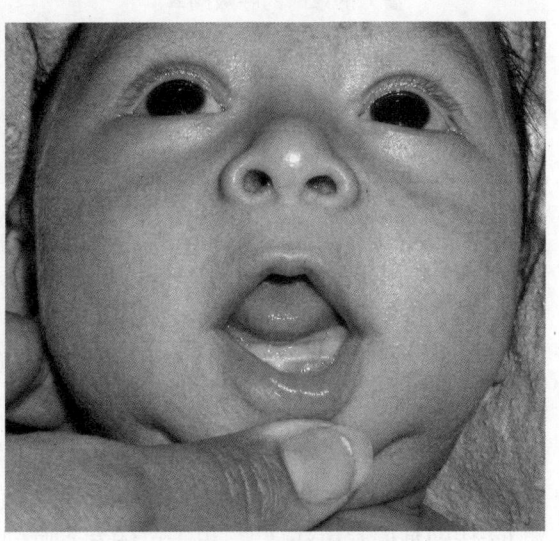

图1-9 对称性正常

觉醒状态和水平(警觉)

正在吸吮乳汁的婴儿通常是警觉的,眼睛睁大,并且有想要吃奶的面部表情。随着进食过程的进展和婴儿的满足,婴儿的手指通常会松弛和张开,闭上眼睛,肌肉张力变软。过度兴奋的婴儿可能会哭或无法抑制寻乳反射并进入下一步——含乳。大多数泌乳顾问都看到过婴儿疯狂地摇头,并试图识别已经在嘴里的乳头。将婴儿的身体滑向母亲的对侧乳房,并使下唇和舌头更靠近乳晕边缘(远离乳头),通常会让婴儿的舌头接触乳房并完成含乳。使用重力(母亲半躺位)让婴儿的下颌埋入乳房,可以实现同样的目标。觉醒状态不足的婴儿可能会在含乳前就睡着了。当婴儿感到进食威胁或压力时,会在运动、行为和自主状态方面出现一些表现,包括皮肤颜色变化、呼吸频率增加、肌张力改变、打哈欠、躲避和哭闹(见第十章)。

呼吸模式

婴儿的呼吸频率(respiratory rate, RR)必须足够慢,来配合吸吮和吞咽(**表1-3**)。虽然

婴儿含乳吸吮的理论与实务

大多数婴儿无法在呼吸频率超过80次的同时吃奶,但如果婴儿愿意接受母乳哺育,他可能也可以做到。吃奶的吸吮间歇时,呼吸频率增加是正常的,但在婴儿开始另一次连续吸吮之前,呼吸应该恢复平稳。喂食期间呼吸功能应保持正常,呼吸时胸部或喉部肌肉活动过度,表明呼吸费力;较短的连续吸吮伴有较长的呼吸暂停,可能表明了心肺不成熟或不稳定。

表1-3 呼吸模式

婴儿静息时的呼吸频率	每分钟呼吸
足月儿	30～40次
早产儿	40～60次(反映了心肺功能的不成熟)
生病的婴儿	60～80次

Reproduced from Hough, 1991, as cited in Arvedson, J. C., & Lefton-Greif, M. A. (1998). *Pediatric videofluoroscopic swallow studies: A professional manual with caregiver guidelines.* San Antonio, TX: Therapy Skill Builders (Harcourt).

皮肤颜色

皮肤颜色的变化可以反映出由于心肺问题,或继发于压力的自主神经功能不稳定而导致的氧合减少。这些通常最常出现在口周、眼周、乳头以及手脚周围。皮肤瘀斑通常提示了婴儿感觉到寒冷。皮肤苍白、灰暗和发绀(蓝色),是组织氧合减少的迹象(有关发绀的照片,**见彩图1和3**)。脸色潮红和发红,通常是自主神经不稳定的标志。皮肤颜色发灰的婴儿,特别是伴有出汗情况,提示可能有心脏问题。

婴儿神经系统筛查

研究婴儿的反射能够获得婴儿神经状态相关的有用信息。**表1-1**总结了评估婴儿在喂养(适应性反射)和气道保护(保护性反射)中使用的脑神经和反射的必要信息。一个没有表现出适应性行为的警觉的婴儿可能有神经功能缺陷。

婴儿口腔评估

对婴儿口腔结构的视觉检查将提供在静止状态下和单独运动时,有关口腔结构的有用信息。临床医生可能还想要在婴儿进行非营养性吮吸时进行手指检查,以评估舌的运动范围和强度,以及吸吮的中枢神经控制的完整性。在用手指进行吮吸检查时使用液体(滴管或注射器挤出几滴乳汁),可以更好地评估吸吮行为。这样可以来评估舌头的一系列顺序

第一章 母乳哺育：正常的吸吮与吞咽

运动，对不同流速条件的适应性，以及吸吮、吞咽和呼吸的协调性。正常的婴儿会根据乳汁流量和流速来调节吸吮的力度。神经发育正常的婴儿在非营养性吸吮期间会不断增加吸吮的力度以试图获得乳汁，当获得乳汁后再减轻吸吮力度。

用一根手指触碰婴儿的嘴唇，让他们自己裹住而不是将手指直接伸进口腔内，以示对婴儿人格的尊重，进而评估其张口和口腔包裹反应，以及让婴儿准备好吮吸。当婴儿张开嘴时，用戴手套的手指触摸舌尖，观察婴儿是否吸入手指。请注意婴儿舌头是否会回缩，如果出现这种情况尝试刺激下牙龈的前部，看看婴儿是否会伸舌头。当婴儿吸入手指时，请注意舌头在手指周围形成的凹槽以及舌头运动的强度。当指尖靠近硬腭和软腭的交界处时，婴儿通常会开始吸吮。注意婴儿在吸吮过程中与手指保持接触的程度。评估了非营养性吮吸后，给几滴挤出的乳汁并注意婴儿吸吮模式有无任何变化。婴儿应该能够在你的手指周围保持舌前部形成凹槽，同时下颌略微下降，舌后部从前向后下降以产生负压。吸吮应该是有深度、有力度和有节奏的。如果舌前部不与手指接触了，婴儿的含接将松开；如果舌头回缩，使得下牙龈的齿面接触手指，婴儿可能会咬或咀嚼手指。注意舌头是否有任何滑动。如果舌头在手指上发生滑动，那么在乳房上的情况可能会更糟，因为母乳哺育时婴儿的嘴巴需要比吸吮手指时张开更大，这给舌头的活动就带来了更多的挑战。手指吮吸检查可以识别舌后部是否被迫抬高，或是否有过高的真空腔等其他补偿行为。

神经受损的婴儿可能无法做出舌头的顺序运动，舌头可能不能协调地在嘴里上下移动。舌前部不能形成凹陷的婴儿会用平坦的舌前部将乳房推向上腭，这就需要更多的肌肉力量和压力来保持口腔的稳定。

舌头

运动自如且具有良好协调性的舌头，对于进食，以及吞咽的口腔期是非常重要的。注意舌头的外观、解剖异常，以及运动的对称性或不对称性。临床医生可以在与婴儿互动时，或者用戴手套的手指诱发舌头运动时来观察舌头的运动。以下动作可以被观察到或被诱发，观察时需要记录任何不能或能力有限的运动的可能原因：

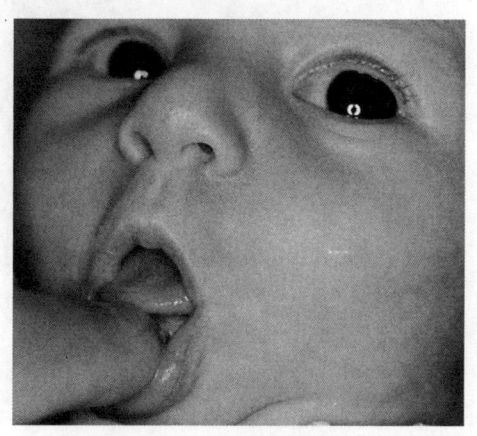

图1-10 正常的伸舌

- 舌伸出或伸展的能力（安静觉醒状态下互动或当临床医生用指尖刺激下牙龈时，图1-10）
- 舌侧向运动的能力（临床医生的手指由中心向侧面触碰牙龈外侧，两侧移动相同，

图1-11）
- 抬舌的能力（如果婴儿哭闹可观察到舌尖抬高到上腭的位置，或尝试用戴手套的手指触摸上牙龈刺激出这种动作，图1-12）

舌的解剖异常。 舌的相对长度会影响进食技能。短舌可能会限制含乳的能力，而长舌可能会接触到上腭，并可能无法发展出正常的协调功能。黏膜下系带可能使舌头回缩并使其看起来较短（见第九章），但真正的短舌会有正常的活动能力。

舌头的不对称性可能是结构性的，也可能是由潜在的神经问题引起的，在这种情况下，舌头会偏向较有力的一侧（图1-13）。舌头扁平可能提示了张力较低或严重的舌系带问题（图1-14）。肌张力低、舌头过大或小颌骨的婴儿也可能在静息时伸出舌头。早产儿在出现呼吸问题时会采取张嘴姿势，舌头突出，以便打开呼吸道。早产儿的舌尖抬高表明呼吸状态受阻，而且没有做好经口喂养的准备（**见彩图7**，了解婴儿将舌头固定到上腭的状态）。改变婴儿的姿势以减少呼吸压力（特别是母婴做肌肤接触）可以提高喂养接纳度。

静息状态下舌后部抬高（驼峰）的婴儿会阻塞口腔并导致含乳困难（图1-15）。当舌回缩受到较紧的舌系带牵制时，舌肌会向后收缩在一起，变成厚的、皱褶状的形态。

舌后缩还可能阻止舌头裹住乳房，这是含乳失败的常见原因。通常我们会假设婴儿在

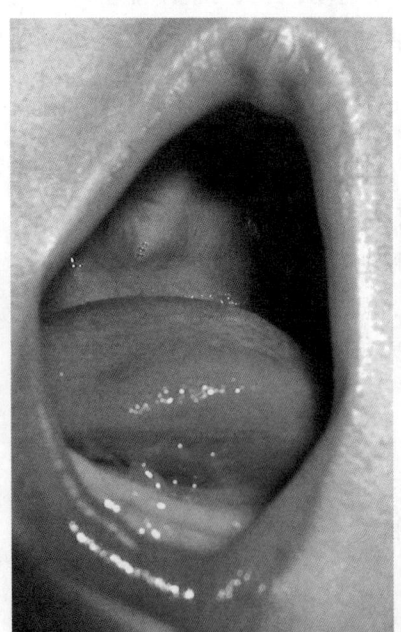

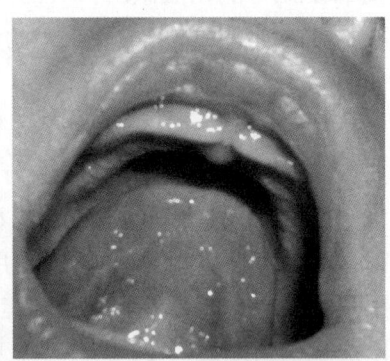

图1-12 正常的舌抬高

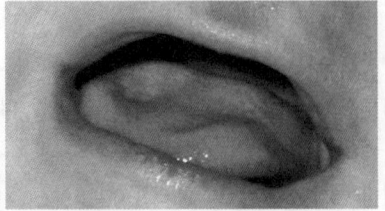

图1-11 正常的舌侧向运动　　图1-13 舌系带引起舌运动不对称

第一章 母乳哺育：正常的吸吮与吞咽

有了不愉快的口腔经验后，会使用舌头来阻止乳头进入口腔。虽然这种假设还没有得到证实，但应该意识到婴儿是生命，应该受到尊重。

婴儿舌系带对母乳哺育最重要的影响是舌的运动范围。相比薄而有弹性的舌系带，厚而纤维样的舌系带对舌头的运动影响较大。口腔底部的弹性可以部分补偿舌系带所致的限制。如果口底很紧，同时舌系带很短且无弹性，婴儿就会面临舌头功能很差的风险。舌下方舌系带的附着范围是舌头功能的另一个重要的决定因素，在相同厚度和弹性的情况下，通常附着较长的舌系带比附着较短的舌系带更容易限制舌部的抬高和延伸。

严重受限的舌系带通常会使舌头回缩在牙龈后面，特别是张嘴时。舌部呈现扁平或挤成不正常的形状（**图1-16**）。触摸暴露的下牙龈齿面会引发咬合反射，而正常情况下该反射会因舌尖的存在而受到抑制。

无法上抬舌头来裹住乳头，再加上触发了正常的咬合反射，会导致婴儿直接咀嚼乳头。

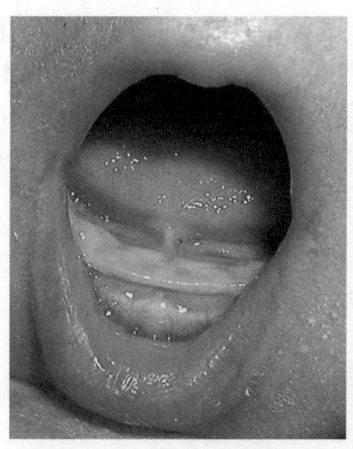

图1-14　因舌系带及低张力引发舌头扁平

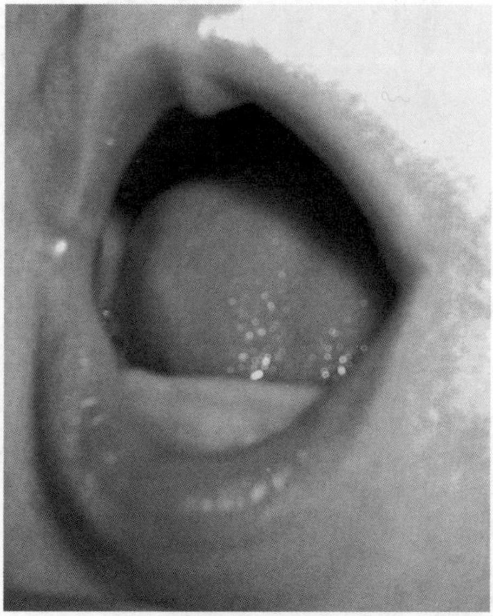

图1-15　舌系带引起舌后缩及后部抬高

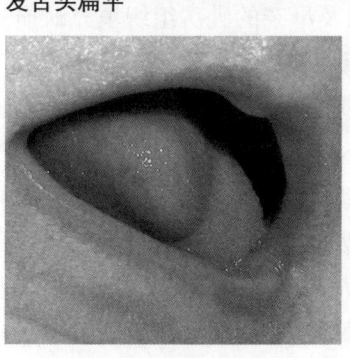

图1-16　舌系带短导致舌皱褶，注意舌头的整体长度在中线位是如何被舌系带牵拉而变短的

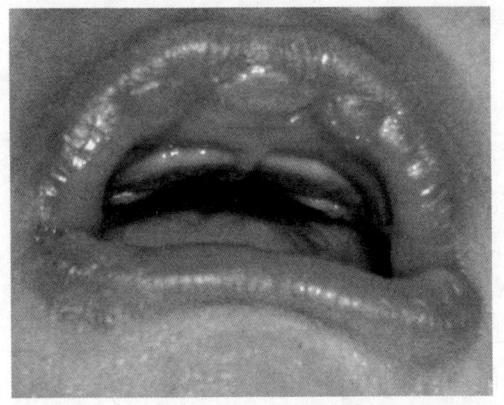

图1-17 唇系带过紧。注意上唇中央大的水疱

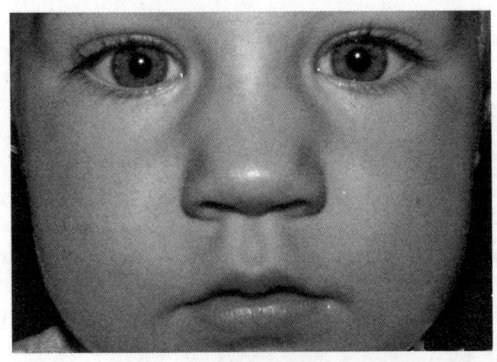

图1-18 软腭功能异常幼儿的鸥翼征及鼻旁凸起

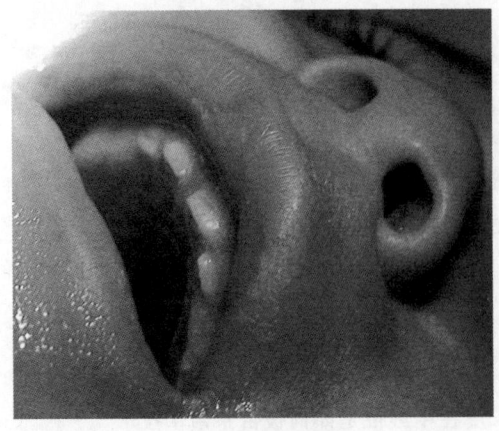

图1-19 鼻孔张大

舌和/或下颌的震颤或颤抖。由于大脑对肌肉激活不足,神经系统未成熟或受损的婴儿在活动或静息期间可能会出现震颤(见第十一章)。有舌系带问题的婴儿使用辅助肌及较少使用符合人体工学的补偿吸吮策略,也可能因疲劳而发生肌肉震颤。这些是表明婴儿进食困难的比较准确的信号。当震颤发生时,应全面深入评估口腔解剖和口腔运动功能,并密切关注婴儿的生长情况。

嘴唇

嘴唇贴在乳房上时,下唇完全外翻,上唇轻微外翻。上唇系带过紧会在上唇的黏膜表面产生吸疱(图1-17),并可能使保持含乳变得较困难。婴儿受到舌系带的限制时,在吸吮期间上唇可能会来回运动,导致在上唇黏膜面产生较大的吸吮水疱。观察嘴唇并注意任何的解剖异常。记录任何的唇部不对称,这通常是由于神经损伤和肌无力而导致的唇部向肌力较强侧偏离(拉动)。神经功能缺陷会引起肌张力的增高或降低。

上唇黏膜面的深凹陷(鸥翼征),特别是伴随鼻旁隆起时,可以表明存在隐匿的黏膜下裂(Stal, 1998)(图1-18)。唇裂可能会影响婴儿的母乳哺育能力,这取决于是否伴随腭裂,以及母亲的乳房组织填充缺损的程度。

鼻部

鼻应该是对称的,婴儿在静息状态呼吸时,不应该煽动鼻孔。鼻孔张大(图1-19)表明呼吸增加。注意是否有任何充血、流鼻涕、鼻呼吸的声音,或鼻腔反流的存在(图1-20),这些都可能表明软腭裂或不完全闭合(腭咽功能障碍)。鼻腔反流有时可能会有一些白色或乳白色的鼻涕。

颊部

足月婴儿的颊肌内有脂肪垫,使脸颊呈现出饱满圆润的外观。这些脂肪垫的目的是在婴儿出生后最初的几个月内提供侧向稳定性,帮助舌头围绕乳头形成凹槽状。早产儿取决于胎龄,其脂肪垫可能没有发育完全,面颊在吸吮时可能会塌陷,从而削弱了他们产生口内负压的能力。记录两侧脸颊的解剖异常、不对称或张力差异。

下颌

在吸吮过程中,舌和下颌的运动是关联的,而且是同步进行的。婴儿的下颌通常会有回缩,但是异常回缩的婴儿在吮吸时,下颌的机械优势会减少。上颌与下颌相对位置偏移得多,会减少乳汁移出。婴儿下颌突出是不正常的。张口时下颌不对称可能提示了先天性斜颈(Wall & Glass, 2006)(图1-21)。斜颈的其他迹象包括婴儿的头转向一侧,该侧枕骨扁平(斜头),而脸朝向对侧倾斜,颈部缩短且活动范围受限。婴儿颈部后侧的皮肤皱褶也是不对称的。其他迹象包括了眼睛和耳朵的位置不对称,一只眼睛看起来比另一只大(图1-22)。受压侧耳朵通常向外蜷曲,对侧耳朵平贴到颅骨。斜颈婴儿下颌和牙槽嵴的单侧向上倾斜可导致喂养困难。严重的斜颈还可能导致张力增加且身体转向受影响的一侧。患有斜颈的婴儿需要立即转诊进行作业疗法、物理治疗或其他有效的身体治疗。有关先天性斜颈的更多信息,请参阅第八章。

下颚偏移较宽的婴儿,下颌小范围的活动存在问题,会影响到含乳或咬合。吸吮能力不成熟的婴儿可能会出现下颌运动不连贯、运动节律失常或运动启动困难(图1-23)。

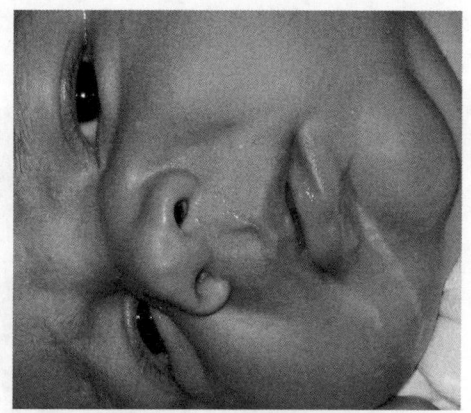

图1-20 口及鼻同时反流

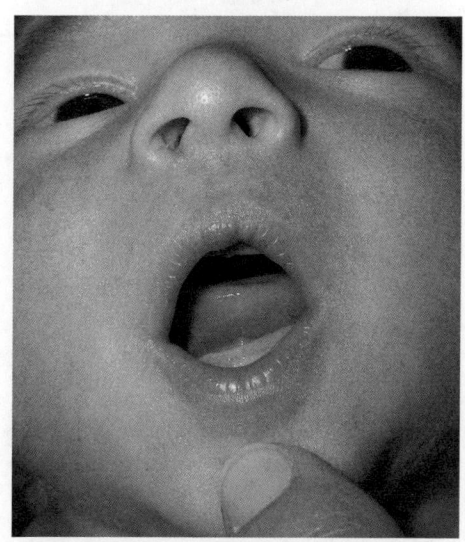

图1-21 先天性肌性斜颈导致的下颌不对称

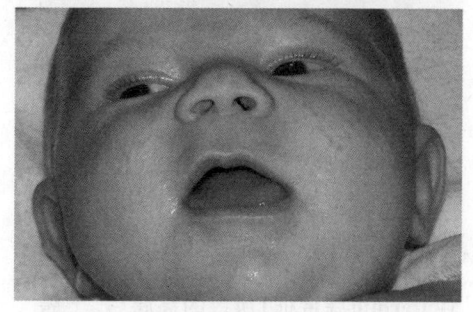

图1-22 喂养困难婴儿的细微不对称

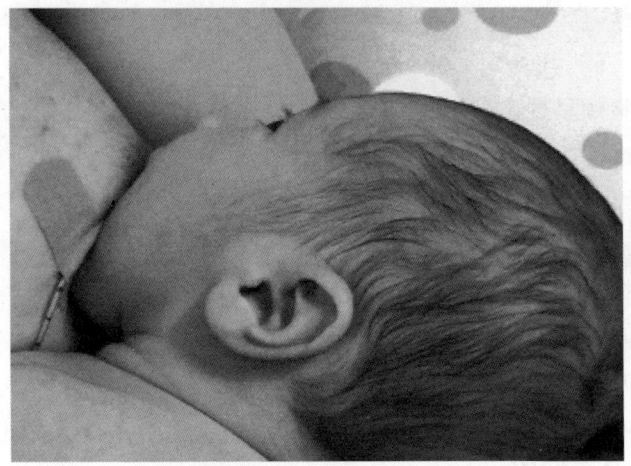

图1-23 下颌过度偏移导致婴儿失去舌和上唇接触母亲乳房的能力

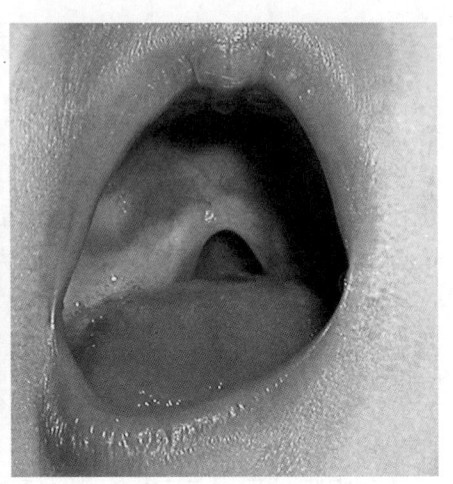

图1-24 软腭裂

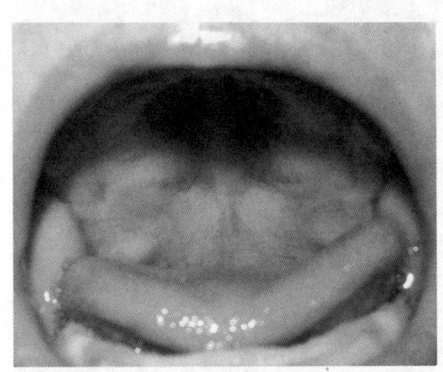

图1-25 舌系带导致高腭弓及窄上腭

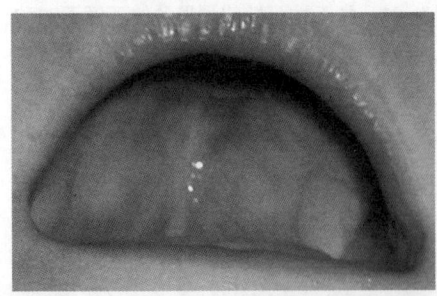

图1-26 基因缺陷综合征(Phelan-McDermid综合征)所致的高腭弓，上腭形状不正常

硬腭与软腭

硬腭前部与牙槽(牙龈)嵴相连，其后部为软腭(可动部分)。如果引发呕吐反射或婴儿哭泣，可以注意到软腭的运动。唇腭裂对腭部的影响最明显(**图1-24**)。即使是黏膜下裂，也可能影响婴儿有效吸吮和母乳哺育的能力(见第八章)。婴儿的软腭很难被看到，因为舌头充满了口腔。可以更好地观察后腭的可视化检查包括了数码成像，使用压舌板，以及用棉签刺激软腭引发呕吐反射。软腭运动的不对称(就像舌头一样)可以表明神经缺陷。

高腭弓或窄上腭是舌头运动异常或受限的指征(**图1-25和图1-26**)。正常来说，舌头塑造了上腭，使其变宽为宽阔的U形。目前尚不清楚高腭弓是否会导致母乳哺育困难，在研究中发现，由于舌系带问题而引起的婴儿窄上腭，在舌系带切除术后的几周内会自然变宽。由于在宫内缺乏舌头的接触，高而窄的上腭可能对刺激很敏感。由此产生的过度活跃的呕吐反射可能使婴儿不愿意接受将乳头深深地含入口腔中，还可能干扰其接受更坚硬的物体。

第一章 母乳哺育：正常的吸吮与吞咽

有过插管或口胃管喂养经历的早产儿或患病婴儿可能会因导管的压力形成颚部的沟壑。反复经历侵入性口腔操作的婴儿，口腔可能会高度敏感甚至产生厌恶，这可能会影响婴儿接受任何物体进入口腔。需要重症监护的婴儿也可能害怕被触碰，他们可能需要温和的脱敏，应该从他们可以接受的方式开始（可能婴儿背对着母亲）逐渐向母乳哺乳的姿势转换。

母亲的乳房评估

本章的重点是婴儿，但是母乳哺育需要母亲和婴儿双方的配合。母亲和婴儿之间解剖学上的不匹配会影响婴儿的进食能力。观察母亲的乳房，来看看能如何来适应婴儿的局限性。

乳房特征

相比有哺乳困难的婴儿，轻度乳房发育不全给强健的婴儿所带来的问题更少。乳房间距增大（超过3.81 cm）会增加对乳房腺体发育不良的怀疑指数，乳房不对称也提示了乳房腺体可能发育不良（**图1-27～图1-29**）。母亲乳房Tanner4级（球状乳晕）可能会改善某些婴儿的进食能力，而对其他婴儿不利。乳头扁平或凹陷（**图1-30和图1-31**）对于有舌系带短或低肌张力的婴儿来说含乳更具挑战性；而对于有过度活跃的呕吐反射的孩子来说，乳头较长对他们来说可能很困难。宽而无弹性的乳头组织可能会导致嘴小的婴儿的无效喂养，直到他们的嘴长到足够大时才会得到改善。乳头在乳房上的位置决定了哪个姿势对于这一对母婴的配合最为有效。母亲运动技能和之前对母乳哺育的了解以及亲身经历，都将有助于母亲为自己的婴儿提供支持。

母乳哺育评估

工具

当存在吸吮问题时，需要使用用于称重的敏感性

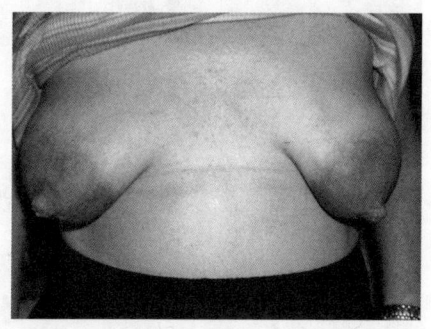

图1-27 乳房轻度发育不良，乳内间距宽、乳腺下皱褶高

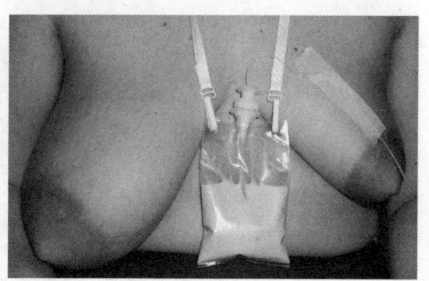

图1-28 乳房不对称，较小侧乳房因泌乳量较少而使用Lact-Aid乳旁加奶装置

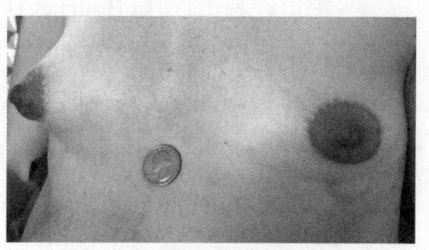

图1-29 重度乳腺发育不良

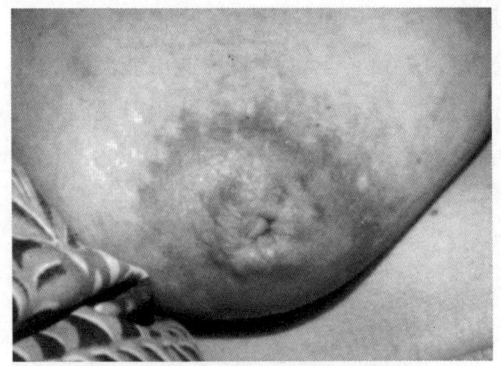

图1-30 乳头内陷

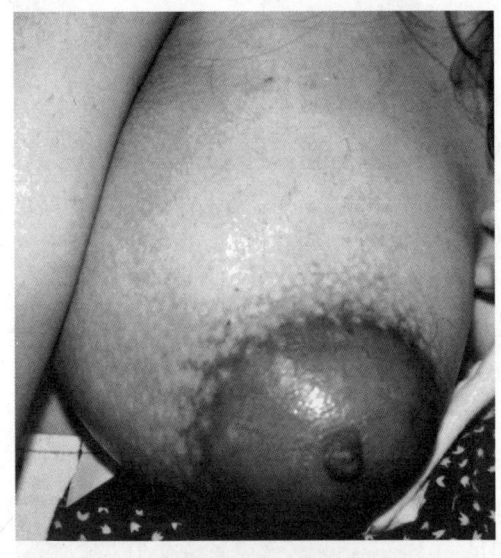

图1-31 乳房肿胀使乳头扁平,导致含乳困难

高的数字秤来测量婴儿进食前后的体重,婴儿需要穿着同样的衣服。手电筒或耳镜有助于口腔结构的视诊。可用新生儿听诊器进行颈部听诊(在颈部或下颌下方听),评估吞咽声音以及吞咽与呼吸的协调性(**方框1-6**)。数码相机或便携式摄像机有助于保存信息,以便将来重新评估,照片或视频可作为教学工具提供给母亲,也可作为记录提供给婴儿的医生。即使是经验丰富的临床医生在重新查看此类文档时,也可能会发现最初检查时遗漏的重要细节。

补偿策略

根据评估结果,鉴于母亲和/或婴儿的解剖学限制,可采用以下技术来促进母乳哺育:

- 调整姿势以加强支撑和最大程度地促进含乳
- 使用乳盾,使乳头或乳晕更易于含乳
- 反式按压软化(Cotterman, 2004)、治疗性乳房按摩(Bolman, Saju, Oganesyan, Kondrashova & Witt, 2013)或喂奶前泵出少量乳汁,以软化乳头和乳晕区域,使其更有弹性
- 在哺乳之前使用乳头外翻装置,例如Supple Cup(www.supplecups.com),使乳头更突出并利于含乳(Bouchet Horwitz, 2011)
- 挤压或按摩乳房以增加乳汁流量
- 用注射器或连接在注射器上的管子,在乳盾前端注入乳汁以刺激吸吮
- 乳旁贴管装置以改善乳汁的移出

观察

含乳和哺乳姿势对婴儿在乳房上的表现至关重要。观察婴儿的支撑和体位;母亲的

身体与婴儿的下颌、胸部、躯干和腹部的贴合度；髋关节朝向母亲一侧；符合母亲人体工学及保证舒适度(**图1-32和图1-33**)。注意母亲需要多少协助才能为她的婴儿提供最佳支撑。母亲采用生物滋养位(后躺或半躺位)改善了双方的人体工学、重力支持和反射行为(Colson, 2007a; Colson, 2007b)。

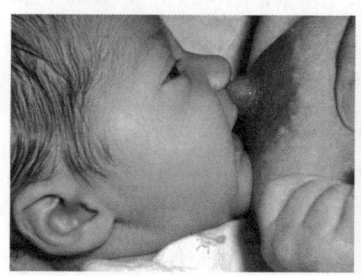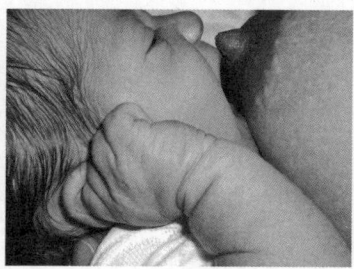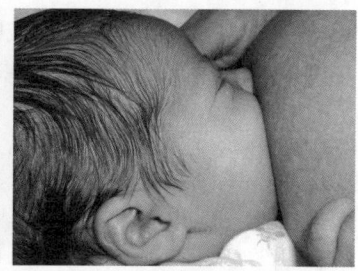

图1-32　贴合良好使婴儿可以自己含乳

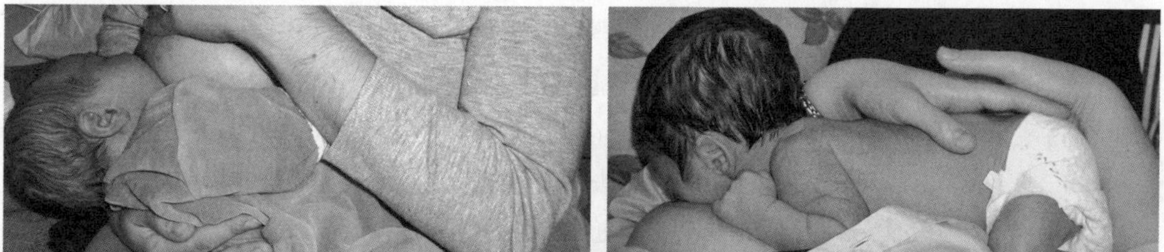

图1-33　将婴儿放在母亲乳房自然下垂的位置，并让其面对母亲身体并给予支撑，通常对于母亲来说更符合人体工学，并且能给予婴儿最佳的稳定性

婴儿含乳吸吮的理论与实务

最能引发人类婴儿先天性神经行为的进食刺激包括与母亲肌肤接触，下颌与乳房接触，乳头与人中接触（上唇和鼻子之间的嵴）。当给出这些提示时，饥饿的婴儿会张大口，伸出并下压舌头，含入乳头并用舌头和嘴唇密封起来，然后开始吸吮。

舌头

接近乳房时婴儿舌头的位置是成功含乳的最重要因素之一。舌下降到下牙龈或下嘴唇上方。含乳时，乳房组织被吸入口腔中后，舌的前部向上抬起以接触乳房。最佳的贴合对于乳房组织能填满口腔及舌的稳定至关重要，这样才能使舌头尽可能地发挥作用。

舌系带过短（舌系带）通常会对喂养产生负面影响，在受影响的婴儿中，有一半需要进行切开术（Todd & Hogan, 2015）。尽管部分舌系带过短的婴儿能够含乳和吸吮乳汁（Geddes, Kent et al., 2010），但大多数此类患儿的舌头运动效率低于同龄人（Geddes, Langton et al., 2008; Ramsay, Langton, Jacobs, Gollow & Simmer, 2004），还有一些婴儿根本无法含乳（图1-34）。部分婴儿可以含乳但不能移出足够的乳汁来维持生长及刺激母亲的泌乳，或者由于舌异常运动造成的反复压力，可能会导致母亲乳头或乳房损伤。询问母亲在哺乳时的感受：被捏或咬的感觉可能是由于舌或下颚制造的过度正压而

> **如果婴儿在含乳前开始吸吮且无法含乳**
>
> 促进策略：让母亲将婴儿从乳房上移开，等到婴儿停止吸吮后再重新开始。因为在最初的几个月里，吸吮是反射行为，所以婴儿能在没有母亲帮助的情况下持续这种模式。

导致的；摩擦（通常被描述为感觉像砂纸磨或猫的舌头在乳头上）可能是由于舌头的补偿性进出（滑动）运动；感觉到对乳头的撞击运动可能是由于后舌的过度抬高（形成驼峰状；见第八章）引起的；没有损伤迹象的疼痛可能来自乳头底部受压（Geddes, Langton et

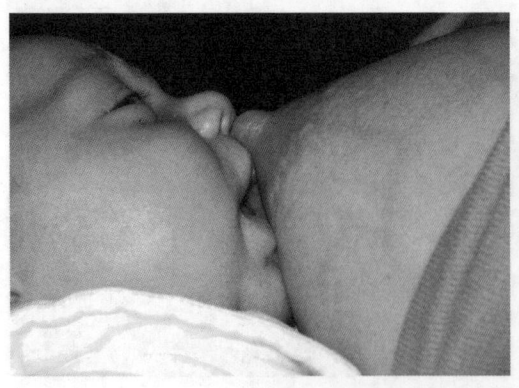
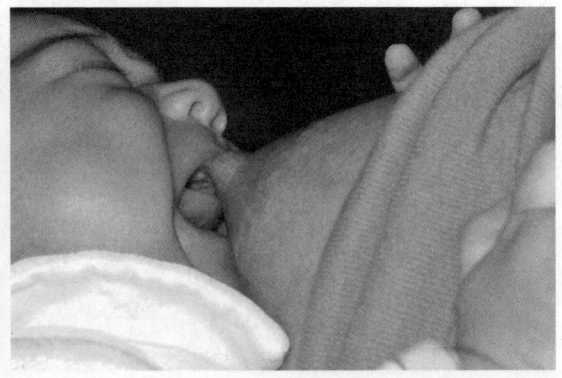

图1-34　舌系带过短的婴儿因未得到预期的提示（舌尖触到乳房）而表现出焦急哭闹，导致舌部上抬并堵塞口腔

> **如果舌尖上抬阻碍了含乳**
>
> 婴儿不能放低舌尖,可尝试以下策略来鼓励婴儿将舌头放下。
>
> 促进策略:
>
> - 给婴儿更多的时间来组织口腔运动并放下舌头,再开始触碰和舔乳房;
> - 在婴儿尝试含乳之前,成人先用手指向下捋舌尖,这可能对于不会自主放下舌头的婴儿有帮助;
> - 用少量挤出的乳汁进行指喂,指喂对舌尖会习惯性抬高的婴儿来说很有用;
> - 观察是否有快速呼吸来确定婴儿是否能够进食。婴儿需要在呼吸周期中腾出时间来关闭气道以便安全吞咽。快速呼吸意味着休息时的氧气需求难以被满足。进食期间需氧量更大,协助婴儿应付,从而降低他们的呼吸频率(摇晃、拥抱、减少环境噪声和光线),喂养时的姿势改变(俯卧并使头部伸展)也可以帮助婴儿打开呼吸道并缓和呼吸。
>
> 补偿策略:
>
> - 硅胶乳盾可提供更强的触觉输入并刺激婴儿在乳头下方滑动舌头;
> - 在喂养期间,为舌尖上抬继发快速呼吸的婴儿补充给氧(例如由鼻导管提供)。

al., 2008)或吸吮时的过度负(吸)压(McClellan et al., 2008)。可使用乳盾(D. T. Geddes, 2007)或使用一条细的补充管来排出口腔压力,从而改善吸吮过程中的过度负压(R. Noble, 2013)。

唇部

胡弗(1996)发现,如果婴儿的嘴唇张开角度为130°～160°,母乳哺育是无痛的。对于较小的婴儿来说,嘴唇的角度通常会被脸颊遮住,脸颊接触乳房并保持圆润。鼻唇沟褶皱应该保持平滑,上唇应该是呈中正位贴在乳房上并稍稍外翻,并且在吸吮时相对固定。年龄较大的婴儿和幼儿在哺乳期间通常不会用脸颊接触乳房。他们的唇部角度至少应为130°,以保证母亲的舒适度。无效含乳的示例请见**图1-35**,含乳良好的示例请见**图1-36**。

过度使用上唇会导致较大的吸吮水泡,在进食期间容易看到婴儿唇部的扫动。这与唇部在乳房上的前后运动有关。

婴儿含乳吸吮的理论与实务

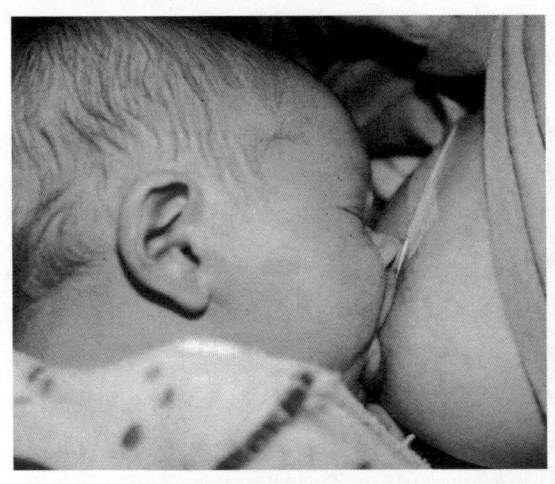

图1-35 上唇过度外翻是含乳较浅或用唇部来补偿舌活动度不佳的标志。婴儿的头部弯曲，鼻子埋入乳房，下颌远离乳房，削弱了机械优势

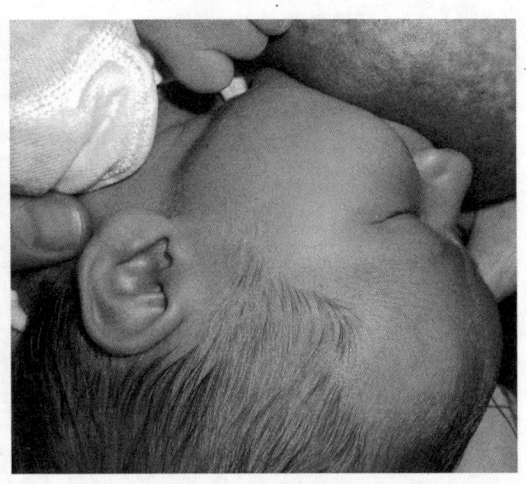

图1-36 婴儿最佳的含乳上唇位置中立位，脸颊圆润，头稍稍伸展，下颌贴在乳房上，鼻子不接触乳房

如果舌后缩或无法裹住乳房

促进策略：用指尖按摩舌头，直到它伸展到下牙龈上。做一次或多次指喂。

如果舌尖隆起或阻塞婴儿口腔

促进策略：按摩舌后部，在宝宝的嘴里轻轻向前拉。轻轻按压舌隆起部位并进行指喂。

如果舌尖上抬或阻塞婴儿口腔

促进策略：轻推舌尖以使舌下降，以及安抚婴儿。

促进策略：增加含乳深度，尝试稍微增加头部后仰，检查舌系带，并加强舌头运动。

下颌

婴儿含乳需要张大嘴以裹住足够多的乳房组织来有效移出乳汁。下颌运动应该是连贯的，呈轻微的向下脉冲式，当口腔充满乳汁时，下颌打开并略微停顿。下颌打开和关闭的变化应该是连贯的。婴儿含乳时出现频繁抖动，颞下颌关节塌陷，下颌侧向或圆唇运动障碍，应转诊进行言语治疗。根据不同的病因，物理治疗可能会有所帮助。

促进策略：按压耳前区可以使下颌运动平稳，提高患有关节盘脱位（下颌撞击）婴儿的吮吸效率（图1-37）。

面颊

新生儿的脸颊应压在乳房上，使完全外翻的下唇隐藏。吸吮时脸颊应保持圆润光滑。含乳较浅会导致上唇过度外翻，上唇过度活动时鼻唇沟皱褶明显，吮吸时面颊凹陷（图1-38和图1-39）。面颊的凹陷还提示可能有颊肌无力和不稳定，或舌前部不能抬升和形成凹槽以将乳房固定在口腔内。

第一章　母乳哺育：正常的吸吮与吞咽

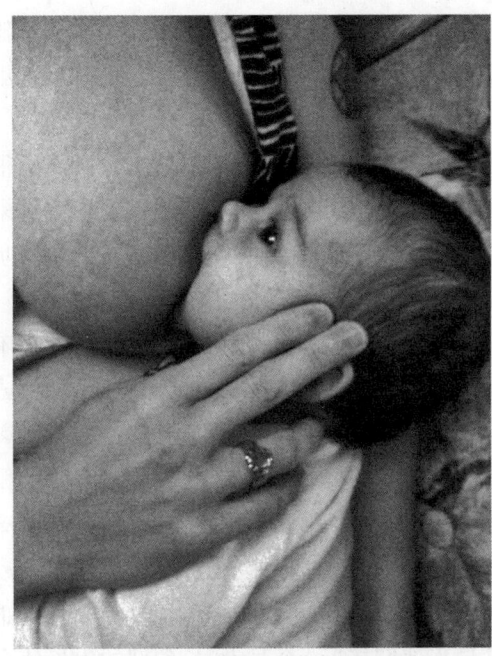

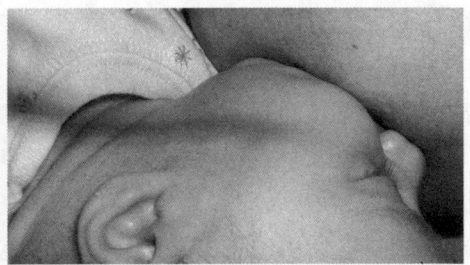

图1-38　含乳浅导致脸颊形成酒窝，此时婴儿的肩部转离母亲

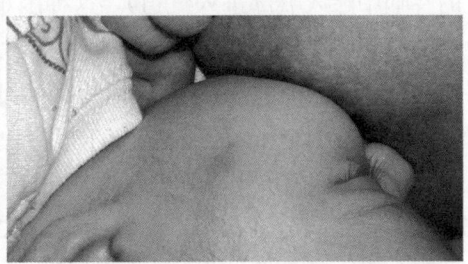

图1-37　耳屏（耳瓣）旁的反压力有助于关节盘脱位及下颌撞击婴儿的颞下颌关节正常滑动

图1-39　同一个婴儿，贴合和含乳更好

促进策略：对于早产或面颊张力较低或吸吮垫不足的婴儿，提供面颊的支撑（用拇指和指尖按压脸颊并拉向乳房，保持轻柔的牵引力）。

乳房亲喂

吸吮速度与乳汁流速成反比。在排乳反射（milk ejection reflex，MER）之前，婴儿可能会快速吸吮，每秒两次吸吮并且不经常吞咽。MER后的吸吮较浅，下颌移动较小。乳汁流速较快时，婴儿通常每秒吸吮1次，吸吮-吞咽-呼吸的比例为1∶1∶1。乳汁流速较慢但仍显著时，该比例可以是2∶1∶1。比例为3∶1∶1时被认为是一个持平点，此时进食所消耗的能量等于摄入的热量。吞咽之间的大量吮吸通常表明乳汁移出很少。然而，在正常喂养结束时，婴儿可能想继续吃一点"甜点"，摄取脂肪含量高的乳汁，这种情况下最好不要将婴儿移开乳房。当婴儿感到满足时会自己松开乳房，并在母亲的身体上休息。如果婴儿放开乳房并动来动去，通常是希望从另一侧乳房获得更快的乳汁流量。

正常的一连串吸吮的发生包括了10～30个吸吮-吞咽-呼吸周期，然后是3～5秒的呼吸间隙。呼吸间隙，最初的呼吸很快，当恢复到基线时，婴儿恢复吸吮。吞咽声音通常是轻微的，有一个安静的"卡-哈"的声音代表软腭闭合了鼻咽，以防止乳汁进入鼻腔。随着宝宝适应新一轮的排乳，吞咽声可能会稍微大一些。"嗝"的一声（比较硬而干脆的吞咽声）代表了吞咽受阻或难以吞咽，也可能正好相反，与小食团有关系。

观察到婴儿突然的吸吮暂停揭示了心肺功能不稳定。通常表现为一连串爆发式的很短的吸吮，由3～5次吸吮组成并且伴随长时间的呼吸暂停，期间呼吸快速、响亮或有压力。未成熟的婴儿可能会使用过渡性吸吮模式，其中包括5～8次吸吮和吞咽，其中呼吸主要在吸吮之间（Palmer, 1993）。吸吮、吞咽和呼吸协调困难可能表现为来不及咽、咳嗽、肤色变化、吞气症（吞下气体）和短暂的喘鸣（呼吸音调高，在这种情况下，声带骤然关闭以防止乳汁在一次不合时宜的吞咽中渗入喉部进入气道）。这种困难可能源于母亲泌乳过度和乳汁流量过快，或者更常见的是婴儿无法控制正常的流量。应付起来稍有困难的婴儿通常可以让其暂时离开乳房来获得呼吸的间隙，或采用俯卧位或侧卧位进食（图1-40）。在第一次、也是最强的排乳反射期间，母亲可以用手通过从侧方向乳房稳定施压，以阻塞一部分导管来控制和减缓流速（图1-41）。母亲的手应尽可能靠近乳晕边缘，但不影响婴儿含乳，因为许多大的导管是浅表的，分支靠近乳头（D. T. Geddes, 个人通信, 2007; Geddes, 2009）。对控制流速有严重困难的婴儿可能会拒绝喂养或在进食时变得烦躁，尤其是当他们接近3个月大时，颈部的生长使会厌和软腭分离，舌头的位置在口腔中下降，削弱了解剖学上对误吸的保护。

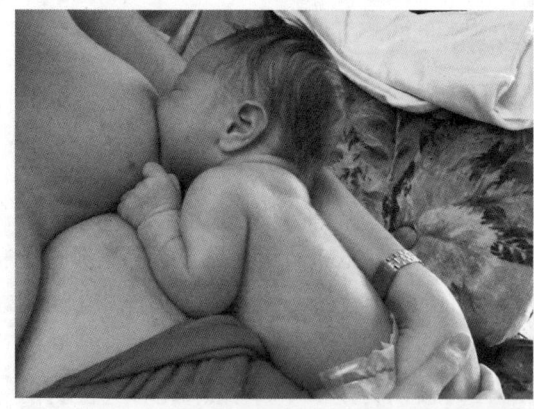 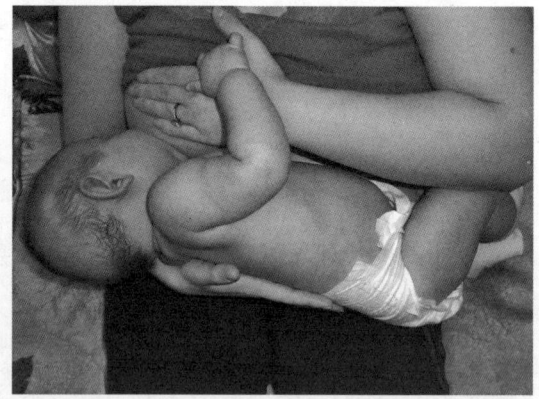

图1-40　婴儿俯卧在半躺位母亲身上，这种符合人体工学的姿势提高了稳定性和控制乳汁流速的能力

图1-41　母亲按压乳房以阻塞部分导管，从而减缓乳汁流速

是无效吸吮，还是乳汁流量低？

让母亲挤奶几分钟。如果几分钟内能获得数十毫升的奶水，问题可能出在婴儿身上。

第一章 母乳哺育：正常的吸吮与吞咽

如果只获得几毫升，问题可能在于母亲，或者是因为婴儿没有能力有效刺激母亲乳房而获得相应的乳汁供给。仔细收集母乳史有助于梳理导致喂养不良或泌乳量低的原因。

在这种情况下，可以在乳房上使用牙周膜（尖端弯曲）注射器，或注射器和饲管的组合进行诊断，以观察婴儿在获得良好乳汁流量时的吸吮状况。如果宝宝在添加了额外奶水时表现良好，在乳房亲喂的同时保持乳旁加奶，直至泌乳机制重新建立。

如果婴儿仍然无法吸出乳汁，而挤奶达不到每天八次左右，则泌乳量会降低（Hill, Aldag & Chatterton, 2001）。

泌乳量极低的母亲可以尝试一下超频繁挤奶或powerpumping追奶法，可能会有作用。如果婴儿的进食技能特别差，那么，给婴儿哺喂挤出的母乳加上短暂的亲喂练习，可能是利用母婴双方能量的最佳方式。

呼吸模式

只要婴儿能够控制乳汁的流速，他们就会在需要时停下来呼吸，以维持正常的血氧水平。有人曾经认为，由于软腭和会厌在解剖学位置上较接近，婴儿可以同时吞咽和呼吸。尽管这种安排确实有助于保护他们免于误吸，但吞咽和呼吸之间仍然需要复杂的协调，因为食物和空气进入的路径在咽部交叉。因此，吞咽需要短暂的呼吸中断。母乳哺育的婴儿经常在吸气或呼气完成后进行吞咽（Kelly et al., 2007; Mizuno & Ueda, 2006; Prieto et al., 1996），这减少了误吸的可能性。

初乳是黏稠的，并且产量相对较低，可以让婴儿在生后早期的尝试阶段，更安全地实现喂养协调。韦伯等人（1986）指出，母乳哺育婴儿的呼吸和喂养协调会在出生后头5天内就得到改善。

吸吮间隙的呼吸应该是平静的、不费力的，并且通常比吸吮期间的呼吸稍微快一些。呼吸频率基线高或呼吸较费力的婴儿可能无法承受频繁吞咽而引发的呼吸暂停。

通常这些婴儿的爆发性吸吮时间较短，且停下来呼吸的时间较长，从而来分别满足他们对营养和氧气需求的冲突。不应该试图刺激婴儿。当呼吸频率恢复到基线时，婴儿将再次开始吮吸。这种自我调节能力是母乳哺育婴儿生理稳定性高于瓶喂婴儿的原因之一。氧合能力降低的婴儿通常需要更频繁地喂养，以弥补停顿时间较长和较低的进食能力。

呼吸困难的迹象包括以下内容：

- 吸吮间隙快速、喘气样的呼吸
- 不正常的呼吸声：
  - 哮鸣音（气流通过狭窄气道引起的高音调声音），常见于：
    - 如果喉部水平气道不稳定，发生在吸气相

- ○ 如果狭窄位于声门下，发生在双相（吸气相及呼气相）
- ○ 如果呼吸道塌陷处于气管水平，则出现在呼气相
- 鼾声（来自鼻咽阻塞的打鼾声）
- 喘鸣（支气管狭窄或炎症，毛细支气管炎）
- 咕噜声（呼气时部分声门闭合，试图增加氧合作用；如果出生后持续超过60～120分钟，应引起关注）（Yost, Young & Buchi, 2001）
- 金属音及湿啰音（可能是由于鼻咽反流、腭咽功能不全或误吸所致）
- 胸骨上切迹、肋骨间（肋间）或肋骨下方（肋下）的凹陷；辅助肌群用力，费力呼吸
- 用嘴呼吸（鼻塞或鼻中隔偏曲）（图1-42）
- 爆发式的一连串较短的吸吮
- 从嘴唇（溢出）或鼻子（鼻腔反流或鼻咽反流）漏奶
- 呼吸暂停，心动过缓和氧饱度下降
- 肤色变化
- 气促或咕噜声（心脏问题导致肺动脉高压）

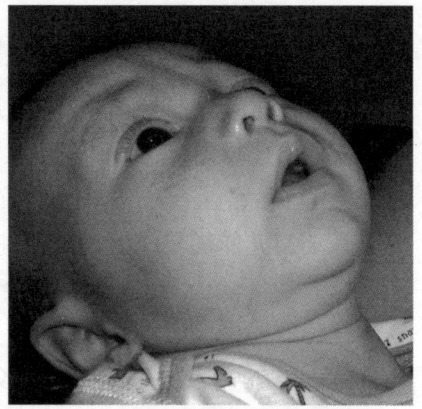

图1-42 患有上呼吸道阻塞的婴儿表现为用嘴呼吸及发愁的面部表情

如果婴儿在母乳哺育时没有满足自身氧合需要的能力，则需要及时进行医学评估。随着出生后最初几天动脉导管的关闭，不断发展的心脏问题（主动脉瓣狭窄、大血管转位）可能会演化为危及生命的问题。异常的心-肺血管问题在最初的6～12周内会变为肺血管阻力变化的症状（见第八章）。

吃饱的迹象

除了进食前后的体重变化，对于婴儿肢体语言的观察将提供婴儿是否摄取足够乳汁的线索。当获得满足时，小婴儿会放开乳房，将他的脸贴在母亲乳房上，然后进入睡眠状态（图1-43）。另外，当婴儿满足时，手的姿势通常从蜷缩放松为手指轻柔的弯曲。大一些的婴儿会放开乳房，和妈妈有所交流。在注意力更加分散的发育阶段（4～6个月），婴儿可能会不断

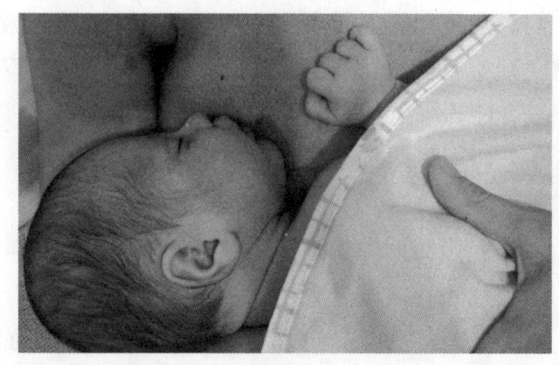

图1-43 吃饱后婴儿放开乳房

地含上或放开乳房以吸引母亲的注意力或注意环境中其他引起他兴趣的事情。

经常含着乳房睡着而不会松开乳房的婴儿可能没有获得足够的乳汁，特别是在试图把他们从乳房移开或放下他们时，会表现出抗议或再次开始吸吮。一次母乳哺育的持续时间超过40分钟表明婴儿的进食效率较低。

与母亲一起制订喂养计划

仔细评估婴儿的生理结构和功能，目前的进食技能以及尚未发展出的进食技能，为干预措施的选择提供了框架。喂养计划要提供补偿和促进措施，在确保婴儿目前所需营养的同时，培养将来的进食技能。

通过孕产妇教育和实践，改善姿势和含乳，可以轻松解决基本的问题。更复杂的喂养问题需要多步骤计划，该计划一些可能的组成部分包括：

- 如果怀疑有解剖学或神经学问题，请转诊给医生
- 在向纯母乳哺育过渡期间，采用其他替代喂养方法
- 通过使用双边的可供多人使用的吸乳器，每天泵奶至少八次以维持或增加奶量
- 当婴儿不饿但对母乳哺育仍然有兴趣时，鼓励肌肤接触并舒适地吸吮乳房
- 基于评估结果改善哺乳姿势和含乳技术
- 确定口腔练习是否合适。选择特定的口腔练习以减少适应不良的运动，并鼓励正确的运动

如果是新的技术，应该向父母演示，并让父母有机会回顾演示，以确保他们理解新技术。应提供书面说明。应制定好后续的措施。如果母婴双方在家中进行练习，可用电话对话或安全的视频会议、短信或电子邮件（通过某种特定应用程序）充分随访。如果护理计划没有达到预期效果或家庭难以实施，则需要回访。

要解决婴儿吸吮困难的泌乳顾问需要在正常喂养的单一领域和整体方面均有扎实的背景。提供关于理想哺乳姿势和与母亲肌肤接触的正常提示，是促进正常喂养的第一步。接下来，尝试运用补偿性策略和促进性策略。如果一项策略对于母亲和婴儿都有效且耐受良好，则将其添加到喂养计划中。如果这些干预措施无法实现正常喂养，则应将婴儿转诊至喂养团队进行进一步评估。

参考资料

Altschuler, S. M. (2001). Laryngeal and respiratory protective reflexes. American Journal of Medicine, Supplement 8A, 90S–94S.

Arvedson, J. C. (2006). Interpretation of videofluoroscopic swallow studies of infants and children: A study guide to improve diagnostic skills and treatment planning. Gaylord, MI: Northern Speech Services.

Arvedson, J. C., & Brodsky, L. (2002). Pediatric swallowing and feeding: Assessment and management (2nd ed.). Albany, NY: Singular Thomson Learning.

Arvedson, J. C., & Lefton-Greif, M. A. (1998). Pediatric videofluoroscopic swallow studies: A professional manual with caregiver guidelines. San Antonio, TX: Therapy Skill Builders (Harcourt).

Barlow, S. M., & Estep, M. (2006). Central pattern generation and the motor infrastructure for suck, respiration, and speech. Journal of Communication Disorders, 39(5), 366–380.

Becker, L. E., Zhang, W., & Pereyra, P. M. (1993). Delayed maturation of the vagus nerve in sudden infant death syndrome. Acta Neuropathologica (Berlin), 86(6), 617–622.

Bolman, M., Saju, L., Oganesyan, K., Kondrashova, T., & Witt, A. M. (2013). Recapturing the art of therapeutic breast massage during breastfeeding. Journal of Human Lactation, 29(3), 328–331.

Bosma, J. F. (1986). Development of feeding. Clinical Nutrition, 5, 210–218.

Bosma, J. F., Hepburn, L. G., Josell, S. D., & Baker, K. (1990). Ultrasound demonstration of tongue motions during suckle feeding. Developmental Medicine & Child Neurology, 32(3), 223–229.

Bouchet-Horwitz, J. (2011). The use of supple cups for flat, retracting, and inverted nipples. Clinical Lactation, 2(3), 30–33.

Burton, P., Deng, J., McDonald, D., & Fewtrell, M. S. (2013). Real-time 3D ultrasound imaging of infant tongue movements during breast-feeding. Early human development, 89(9), 635–641.

Bystrova, K., Widström, A. M., Matthiesen, A.-S., Ransjö-Arvidson, A., Welles-Nyström, Vorontsov, I., & Uvnäs-Moberg, K. (2007). Early lactation performance in primiparous and multiparous women in relation to different maternity home practices: A randomised trial in St. Petersburg. International Breastfeeding Journal, 2(9). Retrieved from http://internationalbreastfeedingjournal.biomedcentral.com/articles/10.1186/1746-4358-2-9

Chantry, C. J., Nommsen-Rivers, L. A., Peerson, J. M., Cohen, R. J., & Dewey, K. G. (2011). Excess weight loss in first-born breastfed newborns relates to maternal intrapartum fluid balance. Pediatrics, 127, e171–e179.

Chen, D. C., Nommsen-Rivers, L., Dewey, K. G., & Lonnerdal, B. (1998). Stress during labor and delivery and early lactation performance. American Journal of Clinical Nutrition, 68, 335–344.

Cichero, J. (2007, May). Suck-swallow mechanisms: Listening to swallowing sounds and suck-swallow-breathe coordination: Case studies. Talk given at Seeking Suckling Success: Recent Research, Proven Practice, sponsored by the College of Lactation Consultants of Western Australia, Freemantle, Australia.

Cichero, J. A., & Murdoch, B. E. (2002). Acoustic signature of the normal swallow: Characterization by age, gender, and bolus volume. Annals of Otology, Rhinology, & Laryngology, 111, 623–632.

Cichero, J. A. Y., & Murdoch, B. E. (2006). Dysphagia: Foundation, theory and practice. Chichester, England: John Wiley & Sons.

Colson, S. (2007a). Biological nurturing (1). A non-prescriptive recipe for breastfeeding. Practicing Midwife, 10(9), 42, 44, 46–47.

Colson, S. (2007b). Biological nurturing (2). The physiology of lactation revisited. Practicing Midwife,

10(10), 14–19.

Colson, S. D., Meek, J. H., & Hawdon, J. M. (2008). Optimal positions for the release of primitive neonatal reflexes stimulating breastfeeding. Early Human Development, 84, 441–449.

Cotterman, K. J. (2004). Reverse pressure softening: A simple tool to prepare areola for easier latching during engorgement. Journal of Human Lactation, 20(2), 227–237.

Doucet, S., Soussignan, R., Sagot, P., & Schaal, B. (2009). The secretion of areolar (Montgomery's) glands from lactating women elicits selective, unconditional responses in neonates. PLOS ONE, 4(10), e7579.

Doucet, S., Soussignan, R., Sagot, P., & Schaal, B. (2012). An overlooked aspect of the human breast: Areolar glands in relation with breastfeeding pattern, neonatal weight gain, and the dynamics of lactation. Early Human Development, 88(2), 119–128.

Elad, D., Kozlovsky, P., Blum, O., Laine, A. F., Po, M. J., Botzer, E., ... Sira, L. B. (2014). Biomechanics of milk extraction during breast-feeding. Proceedings of the National Academy of Sciences, 111(14), 5230–5235.

Geddes, D. T. (2007). Inside the lactating breast: The latest anatomy research. Journal of Midwifery & Women's Health, 52, 556–563.

Geddes, D. T. (2009). Ultrasound imaging of the lactating breast: Methodology and application. International Breastfeeding Journal, 4(4). Retrieved from http://www.internationalfeedingjournal.com/content/4/1/4

Geddes, D. T., Chadwick, L. M., Kent, J. C., Garbin, C. P., & Hartmann, P. E. (2010). Ultrasound imaging of infant swallowing during breast-feeding. Dysphagia, 25, 183–191.

Geddes, D. T., Kent, J. C., McClellan, H. L., Garbin, C. P., Chadwick, L. M., & Hartmann, P. E. (2010). Sucking characteristics of successfully breastfeeding infants with ankyloglossia: A case series. Acta Paediatrica, 99(2), 301–303.

Geddes, D. T., Kent, J. C., Mitoulas, L. R., & Hartmann, P. E. (2008). Tongue movement and intra-oral vacuum in breastfeeding infants. Early Human Development, 84, 471–477.

Geddes, D. T., Langton, D. B., Gollow, I., Jacobs, L. A., Hartmann, P. E., & Simmer, K. (2008). Frenulotomy for breastfeeding infants with ankyloglossia: Effect on milk removal and sucking mechanism as imaged by ultrasound. Pediatrics, 122, e188–e194.

Genna, C. W., & Barak, D. (2010). Facilitating autonomous infant hand use during breastfeeding. Clinical Lactation, 1, 15–21.

Gomes, C. F., Trezza, E. M., Murade, E. C., & Padovani, C. R. (2006). Surface electromyography of facial muscles during natural and artificial feeding of infants. Jornal de Pediatria, 82(2), 103–109.

Gosa, M. M., Suiter, D. M., & Kahane, J. C. (2015). Reliability for identification of a select set of temporal and physiologic features of infant swallows. Dysphagia, 1–8.

Gosselin, J. (2005). The Amiel-Tison neurological assessment at term: Conceptual and methodological continuity in the course of follow-up. Mental Retardation & Developmental Disabilities Research Review, 11(1), 34–51.

Grassi, R., Farina, R., Floriani, I., Amodio, F., & Romano, S. (2005). Assessment of fetal swallowing with gray-scale and color Doppler sonography. American Journal of Roentgenology, 185, 1322–1327.

Grillner, S. (1991). Recombination of motor pattern generators. Current Biology, 1(4), 231–233.

Grillner, S. (2003). The motor infrastructure: From ion channels to neuronal networks. Nature Reviews Neuroscience, 7, 573–586.

Hall, K. D. (2001). Pediatric dysphagia resource guide. San Diego, CA: Singular.

Hayashi, Y., Hoashi, E., & Nara, T. (1997). Ultrasonographic analysis of sucking behavior of newborn infants: The driving force of sucking pressure. Early Human Development, 49(1), 33–38.

Hiiemae, K. M., & Palmer, J. B. (2003). Tongue movements in feeding and speech. Critical Reviews in Oral Biology & Medicine, 14(6), 413−429.

Hill, P. D., Aldag, J. C., & Chatterton, R. T. (2001). Initiation and frequency of pumping and milk production in mothers of non-nursing preterm infants. Journal of Human Lactation, 17(1), 9−13.

Hoover, K. (1996). Visual assessment of the baby's wide open mouth. Journal of Human Lactation, 12(1), 9.

Inoue, N., Sakashita, R., & Kamegai, T. (1995). Reduction of masseter muscle activity in bottle-fed babies. Early Human Development, 42(3), 185−193.

Iwayama, K., & Eishima, M. (1997). Neonatal sucking behaviour and its development until 14 months. Early Human Development, 47(1), 1−9.

Jacobs, L. A., Dickinson, J. E., Hart, P. D., Doherty, D. A., & Faulkner, S. J. (2007). Normal nipple position in term infants measured on breastfeeding ultrasound. Journal of Human Lactation, 23, 52−59.

Jean, A. (2001). Brainstem control of swallowing: Neuronal network and cellular mechanisms. Physiological Reviews. 81, 2, 929−969.

Kelly, B. N., Huckabee, M. L., Jones, R. D., & Frampton, C. M. (2007). The first year of human life: Coordinating respiration and nutritive swallowing. Dysphagia, 22, 37−43.

Kennedy, D., Kieser, J., Bolter, C., Swain, M., Singh, B., & Waddell, J. N. (2010). Tongue pressure patterns during water swallowing. Dysphagia, 25, 11−19.

Korfage, J. A., Koolstra, J. H., Langenbach, G. E., & van Eijden, T. M. (2005a). Fiber-type composition of the human jaw muscles — (Part 1) origin and functional significance of fiber-type diversity. Journal of Dental Research, 84, 774−783.

Korfage, J. A., Koolstra, J. H., Langenbach, G. E., & van Eijden, T. M. (2005b). Fiber-type composition of the human jaw muscles — (Part 2) role of hybrid fibers and factors responsible for inter-individual variation. Journal of Dental Research, 84, 784−793.

Logemann, J. A. (1998). Evaluation & treatment of swallowing disorders (2nd ed.). Austin, TX: Pro-Ed.

Malandraki, G. A., Sutton, B. P., Perlman, A. L., Karampinos, D. C., & Conway, C. (2009). Neural activation of swallowing and swallowing-related tasks in healthy young adults: An attempt to separate the components of deglutition. Human Brain Mapping, 30, 3209−3226.

Martin-Harris, B. (2015). Standardized training in swallowing physiology — Evidence-Based Assessment using the Modified Barium Swallow Impairment Profile (MBSImPTM) approach. Gaylord, MI: Northern Speech Services.

Martin-Harris, B., Brodsky, M. B., Michel, Y., Castell, D. O., Schleicher, M., Sandidge, J., Maxwell, R., & Blair, J. (2008). MBS measurement tool for swallow impairment — MBSImp: Establishing a standard. Dysphagia, 23(4), 392−405.

Martin-Harris, B., & Jones, B. (2008). The videofluorographic swallowing study. Physical Medicine & Rehabilitation Clinics of North America, 19(4), 769−785.

Martin, R. E. (2009). Neuroplasticity and swallowing. Dysphagia. 24, 218−229.

Matias, S. L., Nommsen-Rivers, L. A., Creed-Kanashiro, H., & Dewey, K. G. (2010). Risk factors for early lactation problems among Peruvian primiparous mothers. Maternal & Child Nutrition, 6, 120−133.

McClellan, H. L., Kent, J. C., Hepworth, A. R., Hartmann, P. E., & Geddes, D. T. (2015). Persistent nipple pain in breastfeeding mothers associated with abnormal infant tongue movement. International Journal of Environmental Research & Public Health, 12(9), 10833−10845.

McClellan, H., Geddes, D., Kent, J., Garbin, C., Mitoulas, L., & Hartmann, P. (2008). Infants of mothers with persistent nipple pain exert strong sucking vacuums. Acta Paediatrica, 97, 1205−1209.

Mendell, D. A., & Logemann, J. A. (2007). Temporal sequence of swallow events during the oropharyngeal swallow. Journal of Speech, Language, & Hearing Research, 50, 1256−1271.

Miller, A. J. (1999). The neuroscientific principles of swallowing and dysphagia. San Diego, CA: Singular Publishing Group, Inc.

Miller, J. L., & Kang, S. M. (2007). Preliminary ultrasound observation of lingual movement patterns during nutritive versus non-nutritive sucking in a premature infant. Dysphagia, 22, 150−160.

Miller, J. L., Sonies, B. C., & Macedonia, C. (2003). Emergence of oropharyngeal, laryngeal and swallowing activity in the developing fetal upper aerodigestive tract: An ultrasound evaluation. Early Human Development 711, 61−87.

Miller, M. J., & Kiatchoosakun, P. (2004). Relationship between respiratory control and feeding in the developing infant. Seminars in Neonatology 3, 221−227.

Michou, E., & Hamdy, S. (2009). Cortical input in control of swallowing. Current Opinion in Otolaryngology & Head Neck Surgery. 17, 166−171.

Mizuno, K., & Ueda, A. (2006). Changes in sucking performance from nonnutritive sucking to nutritive sucking during breast- and bottle-feeding. Pediatric Research, 59, 728−731.

Monaci, G., & Woolridge, M. (2011, September). Ultrasound video analysis for understanding infant breastfeeding. In Image Processing (ICIP), 2011 18th IEEE International Conference (pp. 1765−1768).

Moriniere, S., Boiron, M., Alison, D., Makris, P., & Beutter, P. (2008). Origin of the sound components during pharyngeal swallowing in normal subjects. Dysphagia, 23, 267−273.

Morris, S. E., & Klein, M. D. (2000). Prefeeding skills (2nd ed.). San Antonio, TX: Therapy Skill Builders.

Morton, J., Hall, J. Y., Wong, R. J., Thairu, L., Benitz, W. E., & Rhine, W. D. (2009). Combining hand techniques with electric pumping increases milk production in mothers of preterm infants. Journal of Perinatology, 29, 757−764.

Nakao, Y., Moji, K., Honda, S., & Oishi, K. (2008). Initiation of breastfeeding within 120 minutes after birth is associated with breastfeeding at four months among Japanese women: A self-administered questionnaire survey. International Breastfeeding Journal, 3(1). doi:10.1186/1746-4358-3-1

Newman, L. A. (1996). Infant swallowing and dysphagia. Current Opinion in Otolaryngology and Head & Neck Surgery, 4, 182−186.

Nommsen-Rivers, L. A., Chantry, C. J., Peerson, J. M., Cohen, R. J., & Dewey, K. G. (2010). Delayed onset of lactogenesis among first-time mothers is related to maternal obesity and factors associated with ineffective breastfeeding. American Journal of Clinical Nutrition, 92, 574−584.

Nyqvist, K. H. (2001). Early oral behaviour in preterm infants during breastfeeding: An electromyographic study. Acta Paediatrica, 90(6), 658−663.

Nyqvist, K. H., Rubertsson, C., Ewald, U., & Sjöden, P.O. (1996). Development of the Preterm Infant Breastfeeding Behavior Scale (PIBBS): A study of nurse−mother agreement. Journal of Human Lactation, 12(3), 207−219.

Palmer, M. M. (1993). Identification and management of the transitional suck pattern in premature infants. Journal of Perinatal & Neonatal Nursing, 7(1), 66−75.

Palmer, M. M. (1998). A closer look at neonatal sucking. Neonatal Network, 17(2), 77−79.

Palmer, M. M. (2006, January). NOMAS? certification course. Raleigh, NC.

Porter, R. H., & Winberg, J. (1999). Unique salience of maternal breast odors for newborn infants. Neuroscience & Biobehavioral Reviews, 23, 439−449.

Prieto, C. R., Cardenas, H., Salvatierra, A. M., Boza, C., Montes, C. G., & Croxatto, H. B. (1996). Sucking pressure and its relationship to milk transfer during breastfeeding in humans. Journal of Reproduction & Fertility, 108, 69−74.

Ramsay, D. T., & Hartmann, P. E. (2005). Milk removal from the breast. Breastfeeding Review, 13(1), 5−7.

Ramsay, D. T., Langton, D., Jacobs, L., Gollow, I., & Simmer, K. (2004). Ultrasound imaging of the effect of frenulotomy on breastfeeding infants with ankyloglossia. Abstracts of the Proceedings of the 2004 International Society for Research in Human Milk and Lactation Conference.

Ransjö-Arvidson, A. B., Matthiesen, A.-S., Lilja, G., Nissen, E., Widström, A. M., & Uvnäs-Moberg, K. (2001). Maternal analgesia during labor disturbs newborn behavior: Effects on breastfeeding, temperature, and crying. Birth, 28(1), 5−12.

Ratnovsky, A., Carmeli, Y. N., Elad, D., Zaretsky, U., Dollberg, S., & Mandel, D. (2012). Analysis of facial and inspiratory muscles performance during breastfeeding. Technology & Health Care: Official Journal of the European Society for Engineering & Medicine, 21(5), 511−520.

Righard, L., & Alade, M. O. (1990). Effect of delivery room routines on success of first breast-feed. Lancet, 336(8723), 1105−1107.

Sakalidis, V. S., Kent, J. C., Garbin, C. P., Hepworth, A. R., Hartmann, P. E., & Geddes, D. T. (2013). Longitudinal changes in suck-swallow-breathe, oxygen saturation, and heart rate patterns in term breastfeeding infants. Journal of Human Lactation, 29(2), 236−245.

Schafer, R., & Genna, C. W. (2015). Physiologic breastfeeding: A contemporary approach to breastfeeding initiation. Journal of Midwifery & Women's Health, 60(5), 546−553.

Stal, P., Marklund, S., Thornell, L. E., De Paul, R., & Eriksson, P. O. (2003). Fibre composition of human intrinsic tongue muscles. Cells, Tissues & Organs, 173(3), 147−161.

Stal, S. (1998). Classic and occult submucous cleft palates: A histopathologic analysis. Cleft Palate-Craniofacial Journal, 35(4), 351−358.

Stevenson, R. D., & Allaire, J. H. (1991). The development of normal feeding and swallowing. Pediatric Clinics of North America, 38(6), 1439−1453.

Takemoto, H. (2001). Morphological analyses of the human tongue musculature for three-dimensional modeling. Journal of Speech Language & Hearing Research, 44(1), 95−107.

Tamura, Y., Matsushita, S., Shinoda, K., & Yoshida, S. (1998). Development of perioral muscle activity during suckling in infants: A cross-sectional and follow-up study. Developmental Medicine & Child Neurology, 40(5), 344−348.

Thach, B. T. (2001). Maturation and transformation of reflexes that protect the laryngeal airway from liquid aspiration from fetal to adult life. American Journal of Medicine, 111(8), 69−77.

Thach, B. T. (2007). Maturation of cough and other reflexes that protect the fetal and neonatal airway. Pulmonary Pharmacology & Therapeutics, 20(4), 365−370.

Thoyre, S. M., Shaker, C. S., & Pridham, K. F. (2005). The early feeding skills assessment for preterm infants. Neonatal Network, 24(3), 7−16.

Todd, D. A., & Hogan, M. J. (2015). Tongue-tie in the newborn: Early diagnosis and division prevents poor breastfeeding outcomes. Breastfeeding Review: Professional Publication of the Nursing Mothers' Association of Australia, 23(1), 11−16.

van den Engel-Hoek, L., Erasmus, C. E., van Hulst, K. C., Arvedson, J. C., de Groot, I. J., & de Swart, B. J. (2014). Children with central and peripheral neurologic disorders have distinguishable patterns of dysphagia on videofluoroscopic swallow study. Journal of Child Neurology, 29(5), 646−653.

Vice, F. L., Bamford, O., Heinz, J. M., & Bosma, J. F. (1995). Correlation of cervical auscultation with physiological recording during suckle-feeding in newborn infants. Developmental Medicine and Child Neurology, 37, 167−179.

Vice, F. L., Heinz, J. M., Giuriati, G., Hood, M., & Bosma, J. F. (1990). Cervical auscultation of suckle feeding in newborn infants. Developmental Medicine & Child Neurology, 32, 760−768.

Walker, M. (2006). Breastfeeding management for the clinician: Using the evidence. Sudbury, MA: Jones and Bartlett Publishers.

Wall, V., & Glass, R. (2006). Mandibular asymmetry and breastfeeding problems: Experience from 11 cases. Journal of Human Lactation, 22(3), 328−334.

Weber, F., Woolridge, M. W., & Baum, J. D. (1986). An ultrasonographic study of the organisation of sucking and swallowing by newborn infants. Developmental Medicine & Child Neurology, 28(1), 19−24.

Weckmueller, J., Easterling, C., & Arvedson, J. (2011). Preliminary temporal measurement analysis of normal oropharyngeal swallowing in infants and young children. Dysphagia, 26(2), 135−143.

Widström, A. M., Lilja, G., Aaltomaa-Michalias, P., Dahllöf, A., Lintula, M., & Nissen, E. (2011). Newborn behaviour to locate the breast when skin-to-skin: A possible method for enabling early self-regulation. Acta Paediatrica, 100(1), 79−85.

Willette, S., Molinaro, L. H., Thompson, D. M., & Schroeder, J. W. (2015). Fiberoptic examination of swallowing in the breastfeeding infant. Laryngoscope. doi:10.1002/lary.25641

Yang, W. T., Loveday, E. J., Metreweli, C., & Sullivan, P. B. (1997). Ultrasound assessment of swallowing in malnourished disabled children. British Journal of Radiology, 70, 992−994.

Yost, G. C., Young, P. C., & Buchi, K. F. (2001). Significance of grunting respirations in infants admitted to a well-baby nursery. Archives of Pediatrics & Adolescent Medicine, 155(3), 372−375.

Zanardo, V., & Straface, G. (2015). The higher temperature in the areola supports the natural progression of the birth to breastfeeding continuum. PLOS ONE, 10(3), e0118774.

Zarem, C., Kidokoro, H., Neil, J., Wallendorf, M., Inder, T., & Pineda, R. (2013). Psychometrics of the neonatal oral motor assessment scale. Developmental Medicine & Child Neurology, 55(12), 1115−1120.

第二章

母乳哺育与围生期神经科学

尼尔斯·伯格曼

母乳哺育是新生儿的一种基于大脑的行为,是由大脑边缘系统调节的先天能力。新生儿天生具有母乳哺育的行为能力。只是这种能力不强,需要母亲不间断的参与,在早期的关键阶段通过特定的刺激强化这种先天能力。这种行为很容易修正、调整或丧失。新生儿第一天就在母亲乳房上发展并成熟的正常的先天行为,就是母乳哺育。吸吮并移出乳汁是母乳哺育的组成部分之一,但它远不只如此:它是新生儿的全部使命。本书作者的目的是向读者呈现这种行为的全貌。

我将用哺乳(suckle)或喂哺(suckling)来指婴儿在乳房上的躯体行为。单纯使用"吸吮(sucking)"这个词作为母乳哺育的一种活动,可能会引起混淆,这将强化奶瓶喂养和母乳哺育是等效的文化迷思。没有科学或研究支持奶瓶喂养的安全性,它只是被简单地假定为正常的行为。

同样,许多产房的日常工作和医院实践并无科学研究或循证医学的依据(Smith & Kroeger, 2010)。大量关于胎儿和新生儿大脑发育的假设一直被用来证明实践的正确性,但最近的神经科学发生了巨大的变化,使得我们的大多数做法变得毫无根据。这些做法会导致婴儿出现大量行为问题,尤其是母乳哺育问题,以及新生儿和婴儿无法正常哺乳的问题。

我将在这一章中总结新兴神经科学的主要观点。

早期发育机制

基因和DNA

受孕后,胎儿大脑的分化和发育非常迅速。在最初的10~14周,大脑发育由遗传和胎儿DNA的基因表达所决定。在怀孕20周时，大脑所有的解剖结构都已成形，DNA让发育成为可能的模板就位，就像一个未格式化的硬盘。在这之后发育的主要因素是来自外部经历。

令人惊讶的是，控制人类大脑发育的基因很少，但每一个都有许多表观基因，这些基因起着启动、关闭和调控基因的作用。环境与表观基因相互作用，以决定该基因将如何表达。发育变异性几乎总是基因-环境的交互作用（gene and environmental interaction, GXE）的一种功能。从短期来看，是为了"适应"环境，并假设是为了使个体更好；但从长期来看，它可能会更好，也可能会更糟（Morgan, 2014）。

神经细胞

实现大脑功能的细胞是神经元。神经元于孕28周在大脑中形成，一般不会晚于孕28周（少数例外）。在形成之后，它们会迁移到大脑的其他部分，并在期间与感觉器官发生连接。神经元是敏感的细胞，当它们被激动时，会触发动作电位或放电。不同的感觉会使不同的细胞放电。放电首先导致出芽，然后一端形成轴突，另一端形成树突。持续的放电会产生更多的分支，并在分支末端形成突触。反复放电最终就形成了稳定的突触或连接。因此，沙茨（1992）用一种简洁方式将其总结为"一起激活，一起连接"。最终，几乎大脑中所有的神经元都将在同一个网络中相互连接，所有这些可能网络的总和被称为"连接组学"（Crossley et al., 2014）。

神经可塑性

基因决定了发育进程在孕14周后仍会继续，但它的重要性被两个更重要的过程所取代，其中第一个过程刚刚已被描述了，第二个可以描述为*"用进废退"*。

从怀孕早期开始，程序性细胞的死亡和消除或修剪冗余的过程就是并存的。到怀孕40周时，这些珍贵的已形成的神经元已丢失过半。一些神经元经历程序性细胞死亡，被分解和清除，称为凋亡。一个次优水平的刺激会导致剩余神经元分支的减少和连接变差。神经元需要一定的关键性重复放电来稳定突触，这样突触才不会被清除。这一过程贯穿了整个发育过程（McCain & Mustard, 1999）。

因此，神经可塑性与神经元放电和连接之间的相互作用，以及与清除不使用的神经元有关（Teicher, 2002）。从孕28周开始，神经元数量最多；从孕40周到出生后1年，突触数量达到峰值。此后，神经可塑性指的是修剪和清除神经元及其突触（也被称为"雕刻"，因为最终的结果是清除不需要的部分)。等到了这个阶段，大脑捕获到刺激的那部分成为通路，它们可能有或无髓鞘，而髓鞘会使得通路更快且更复杂。这个过程的最终结果使我们的大脑如同通电了一般。过去人们认为大脑可以再生和修复，因为在许多病例中能够观察到大脑功能出现惊人的恢复。然而，这是一种误解。虽然一个十分年轻的大脑可以将新的通路与残存的神经细胞连接起来，但这种能力会随着大脑的发育成熟而快速丧失。脑干(控制呼吸和心率等)在出生时已定型。大脑的边缘系统控制着基本的自主功能、情绪、情感和自我控制，到3岁时定型。大脑皮层和小脑会保持一定程度的神经可塑性直到成年，并且会根据需要继续形成皮质突触(McCain & Mustard, 1999)。

从本质上讲，这些基因启动了大脑结构的搭建过程，但最终哪些细胞被保留，以及细胞之间如何连接，是由日常经验决定的，这便是神经可塑性的结果(Teicher, 2002)。这与大多数医学专业人员从他们的培训中获得的信念形成了鲜明的对比：如果大脑发育是遗传的，那么后来经验的匮乏便不再重要。虽然出生后大脑绝对大小的增长是显而易见的，但是会产生新的神经元的假设却是错误的。

发育能力

在整个发育过程中，从生物学的角度来看，无论是胚胎、胎儿、新生儿还是婴儿，生物体都应被视为在完成此阶段的发育目标(Alberts, 1994; Als et al., 1994)。子宫是胎儿成功发育的地方，在子宫内，胎儿的行为保证了胎儿的健康和发育。这些行为实际上是神经行为，因为它们受发育中胎儿的中脑和边缘系统所控制。胎儿在子宫外是不能成功发育的，这似乎是不用强调的常识，但这里的关键原则是每个发展阶段都完全取决于其是否处在正确的位置。

发育能力需要成功地完成每个阶段的需求，以便能够发展下一个水平的能力(National Reasearch Council Institute of Medicine, 2000)。在许多学校中，一个人必须通过当前年级的考试，才具备学习下一个年级课程的技能。同样，生物体在任何阶段发育欠佳，都会对发育轨迹产生负面影响。美国国家儿童发展科学委员会是这样总结的："处理基本信息的神经回路比处理更复杂信息的神经回路连接得更早。较高级别的神经回路建立在较低级别的神经回路的基础上，如果较低级别的神经回路没有正确连接，较高级别的技能发育就更加困难。"(Shonkoff, 2010)

在整个发育过程中，正是生物体的经验推动了发育。这种经验转化为感觉刺激传送到大脑，所以它首先就是一个感觉器官。胎儿有非凡的感觉辨别力，各种感觉系统在孕中期被激活，到孕晚期开始时，胎儿对于动觉、气味和声音的辨别力比一生中任何时间都要强

(Graven, 2004; Philbin, 2004; Schaal, Hummel & Soussignan, 2004)。大脑能够产生对于感觉的感知，但大脑主要是一个社会器官，对其经验的感知是通过学习而习得的。

神经行为功能

新生儿的行为源于边缘系统，并通过三个主要系统表达这些行为：自主神经系统、内分泌系统和躯体（或肌肉）系统。虽然这些系统可以单独研究，并且每一个系统的一些部分可以进行更为详细的研究，但重要的是，要理解有一个集成了自主、激素和体细胞表达的机制，并且这个机制整体作用，实现了所需的内环境稳定、健康和发育。术语"稳态"是指顺应发育轨迹的内环境的和谐稳定，仅仅是内环境稳定会使发育停滞。

体内有三种这样的机制，它们是相互排斥的，这意味着身体不能一次开启一种以上的机制。每一种都有自己的一套激素、自主神经连接，以及自主的肌肉或躯体功能（Despopopulos & Silbernagl, 1986）。这与计算机软件类似，计算机一次只能在一个环境中运行，不管是文字处理、电子表格还是数据库。

营养机制（*nutrition*）是一个预设的机制。这主要由副交感神经或迷走神经系统（具有交感平衡）控制，并确保身体保持平衡和内环境稳态、食物消化和温度控制。这涉及多种激素，包括胰岛素和生长激素。

防御机制（*defense*）会立即主动关闭其他机制。它主要由交感神经系统控制，其激素包括肾上腺素和皮质醇，其躯体表现概括为熟悉的短语"战斗或逃跑"。然而，这可能会被抑制，然后由一个更原始的副交感神经机制控制，表现为冻结然后分裂。

生殖机制（*reproduction*）是敏感的，利用自主神经系统的全部两个部分，并有许多受环境影响的激素，包括雌激素和催产素。

场所或生活环境将决定启动哪种机制，理解这一点至关重要。与场所决定启动机制同步的是，大脑总是对场所或环境是否安全进行评估，波格斯称之为"神经感知"（Porges, 2004）。生物学家用"生活环境"这个词来表示场所，而生活环境决定了生物体的神经行为，这种行为的重点是通过满足基本的生物需要来确保健康。生物体所处的生活环境提供了这些需求，因此生态位指的是适合生活环境的行为（Alberts, 1994）。如此，胎儿在子宫内能成功地确保平衡和内环境稳态，并实现氧合、温暖、营养和保护，这些被称为基本的生物需要。

哺乳动物在出生时经历了生活环境变化。从生物学研究中可以明显看出，新生儿掌控着自己的命运，而这种掌控完全取决于是否处于正确的生活环境。新生大鼠在没有母亲帮助的情况下,会向母亲的腹部移动,以寻找温暖、吸吮和获得保护(Alberts, 1994)。在这一过程中,它们会唤起或引发母亲的关怀行为。

时间表

另一个决定大脑发育的重要因素是时间和时机。母亲的持续存在是发育生物体基本经验的一部分。母亲心跳的声音能够使其不断意识到时间问题(Rivkees, 2004)。母亲的日常生活节奏和规律深深地印在发育中的大脑里。母体的生物节律会影响发育中的胎儿(Browne, 2004)。婴儿的大脑在母亲怀孕晚期形成睡眠周期,周期为60~90分钟。这些在出生后变得更加分化和发育成熟,对大脑神经网络的发展很重要(Rivkees, 2004)。最后,DNA和基因开始发育,经验也将其延续,但这也有一个潜在的时间表。大脑发育的时机是嵌入在先天或遗传时间表中的,是一种生物钟,它创造了一个发育日程表(McCain & Mustard, 1999)。这些也被描述为"大脑预期"(Schaal et al., 2004)。

关键期

这一发育日程或时间表具有关键期,这些关键期被定义为早期生命中的机会窗口,这时候儿童的大脑可精心准备好接受感官输入,以发育出更高级的神经系统(Shore, 1997)。时间表按照特定顺序启动大脑的特定部分,以实现更高水平的功能和结构。在这段时间里,大脑"非常容易受到不利因素的影响",这些因素都会"对大脑的结构组织产生积极和消极的影响"(Schore, 2001a)。事实上,神经科学家已通过研究成人大脑的病理学并及时追溯确认了这一点,他们得出的结论是"人类大脑功能组织的改变……与缺乏早期学习经验有关。社会压力比非社会性有害刺激更有害"(Schore, 2001b)。婴儿不成熟的大脑"极易受早期不良经验的影响,包括不良的社会经历"(Schore, 2001b; Teicher, 2002)。

在对这些早期经验和关键期的研究中,通常会有一个显著的刺激,它是一个需要在特定时期内,沿着特定的通路进行发电和连接的特殊刺激(McCain & Mustard, 1999)。然而,"当几条通路能同时整合高质量的感觉输入时,大脑的神经连接将得到最好的支持,尤其是在发育的关键期"。(McCain & Mustard, 1999)

许多医生和研究人员并不接受将动物中所描述的关键期的概念用于人类。在低等动物中,这个时期可能非常短暂并转瞬即逝,而人类的发育要慢得多,因此不适用。然而,这个假设只是一个没有证据支持的假设。

出生的关键期

对于任何哺乳动物来说，从子宫内到子宫外的生命转变在很多方面都是一个关键期。胎儿突然从液体中的胎盘营养环境，转变为空气环境中的一种新营养方式。生物体必须实现一些关键的适应，对于许多物种来说，在这一过程中会发生较高的死亡率。然而，从神经学上来说，出生是最为关键的时期。内在生物钟一直在整合生物体内的变化，来为出生做准备。从进化的角度来看，这是一个极其危险的事件，并且一系列极其精确的步骤和事件必须迅速完成才能确保生存。出生时，新生儿的所有感官都已精心准备好接受新的刺激，并能最大限度地感受到一切而不对刺激进行筛选（对刺激进行筛选是一种早期的学习形式，随着突触的修剪而迅速发育形成）。每个感官都有一个关键的作用，以确保激活通路，从而使随后更高的功能水平成为可能。

肌肤接触和气味

新生儿时间表在出生时要求的重要刺激是母亲的气味（或许可以保持连续提供）和皮肤的亲密接触，这将提供触摸、温暖、稳定的生命体征和运动。从本质上讲，皮肤丰富的副交感神经和交感神经支配让母婴双方的自主神经系统直接沟通。婴儿可以通过这种方式，了解正常状态，并调节生理设定点。此外，嗅觉和触觉的神经纤维直接通向杏仁核（情感记忆和条件性恐惧的所在地）（Schore, 2001a），然后杏仁核启动并连接一条通往左额叶的通路，激活接近大脑中心的位置（前额眶束）（Amodio, Master, Yee & Taylor, 2008; Schore, 2001a）。先前的默认设置是右侧的一个回避中心，而现在杏仁核可以适当地发出一个信号，表示对良好情绪的接近和对奖赏的期望，以及对坏情绪的回避，从而避免被惩罚。这是未来情绪和社交智力的平台，需要8周时间使神经连接最优化（Schore, 2001a）。母亲的持续存在是实现最佳通路的必要条件。请注意，正是这种皮肤的亲密接触实现了新生儿体内的调节，也成就了情绪智力和社交智力。然而，所有的感官都会"同时通过几种通路进行高质量的感觉输入"（McCain & Mustard, 1999, 第27页），强化通路并将其与其他通路联系起来。这些刺激激发大脑并连接大脑，从而创造了生命关键通路的最初的开端，当然，这刺激需要持续来进行建立和连接。显然，这套系统只存在于一个地方：母亲。在出生时，婴儿需要在不需要对这些刺激进行筛选的情况下，充分接触这些刺激。

自我依附（Self-attachment）

所有哺乳动物在出生时的行为都有非常特殊的固定模式，这是此物种独有的，包括了向母亲和乳头移动，随后吸吮。在许多哺乳动物中，这一点在出生时就立刻会出现。人是哺乳动物，在这方面与其他哺乳动物没有区别。由于生物的相对不成熟，人类新生儿在开始自主哺乳前，需要大约1小时的不受干扰的时间（Widström et al., 1987），也有其他一些哺乳动物可能需要更长的时间。

第二章 母乳哺育与围生期神经科学

在这个关键时刻,无论是母亲还是新生儿,生殖程序均被启动。在关键时期特定通路所需的强烈刺激物刺激了边缘系统的特定区域。这使得自主神经系统调整或调节以达到体内稳态,产生所需的激素,并进行适当的躯体或身体运动。只有后者我们可以观察到并视为行为,但这种行为事实上取决于自主神经和激素活动。

考虑到过去100年来产房例行程序的发展,直到20世纪70年代后期,温伯格、温斯特罗姆、理查德和其他人发表的著作,才让我们知道了以上这一点(Righard & Alade, 1990),这在近代被称为"九个步骤"(Widström et al., 2010)。观察到的行为通常被称为"自我依附"。在自我依附结束时观察到的吸吮现象表明已经达到了特定关键时期的要求。

然而,这并不是这套系统的全部,它更为复杂。下一阶段紧随其后。神经元需要反复放电,从而实现稳定并积极形成通路。新生儿应该持续接受这些重要的刺激。在成功实现自我依附后,新生儿将进入睡眠周期。睡眠循环现在被认为是大脑健康发育的绝对要求。它参与神经元发育、通路形成,以及记忆和学习回路维持的所有阶段(Peirano, 2003)。睡眠周期的一个重要组成部分是安静睡眠,这时候短期感觉记忆通过杏仁核被激发,而长期记忆通过海马体被启动(Graven, 2006)。另一个重要部分是在睡眠周期结束时,可以观察到新的突触连接。健康的睡眠循环只有在母亲确保一直在婴儿身边的这种强烈刺激下才会发生。肌肤接触中的新生儿平均3~6小时后会自动醒来。而在母婴分离的婴儿中,产后睡眠可能长达12小时或更久。与母亲分离的婴儿会出现混乱的睡眠模式,可能无法在神经元放电时,形成神经通路的连接。

我们已经注意到了,场所决定了行为的发生。刺激发生,然后激活自主神经系统和激素,使肌肉开始发生正确的行为。这些行为的目的是确保生物体的基本生物学需求(Alberts, 1994):

- 氧合
- 温暖
- 营养
- 保护

当这些需求得到满足时,婴儿将继续发挥功能(母乳哺育),以确保这些需求继续得到满足,这将进一步确保大脑结构持续发育,从而更好地实现母乳哺育和在更复杂水平上发挥功能的能力。

然而,这还将涉及更多。例如,其他关键通路已经被激活,但这可能不会表现为明显的、可被观察到的肌肉行为。实现心肺平衡、热调节和其他体内稳态的代谢(自主和激素)

调节通常需要母婴在分娩后，持续进行6小时的肌肤亲密接触（Bergman, Linley & Fawcus, 2004）。关于关键期敏感性的其他证据是，新生儿出生后3小时给予单剂量葡萄糖，对3个月大时的母乳哺育率有负面影响（Martin-Calama et al., 1997）。心理免疫轴会在早期阶段被激活，而出生后第一天的肌肤亲密接触将会提高婴儿出生后第一年的免疫力（Sloan, Camacho, Rojas & Stern, 1994; Syfrett & Anderson, 1993）。用奶瓶喂养配方奶粉的美国婴儿在出生后第一周增加的体重可准确预测他们在30岁时的肥胖程度（Stettler et al., 2005）。这一时期也可能是婴儿微生物群的基础，这些微生物是由母亲分享给婴儿的，并对其免疫力和发育具有深远影响（Dominguez Bello et al., 2010; Douglas-Escobar, Elliott & Neu, 2013）。

母婴联结（Bonding）

克劳斯和柯尼尔（1976）描述了早期持续的母婴接触后母性行为的主要差异。在早期阶段，安德森（1989）将母婴二人描述为"相互的照顾者"（第196页）。哺乳动物的研究清楚地表明，新生儿对母亲的影响巨大，反之亦然。两者应被视为一个统一的心理生物体。哺乳动物的研究也阐明了这一关键期的目的——建立母乳哺育程序。在这个关键期受到干扰的哺乳动物不能做到母乳哺育并死亡。哺乳动物的幼崽（尤其是灵长类动物）通常是靠自己的意愿断奶的。西方文化是很早就断奶，并且没有意识到有必要母乳哺育2年或更长时间，研究人员也没有想到会是如此。

基于比较哺乳动物生物学和神经科学，笔者相信先前描述的自我依附带来的神经协同过程，就相当于哺乳动物的术语"母婴联结"。这里涉及的大脑过程是在嵌入边缘系统和中脑的古老哺乳动物大脑的水平上的。此外，笔者认为这与依恋非常不同（Hofer, 2006），依恋在神经学上与大脑皮质通路有关，可能是人类独一无二的。母婴联结大大提高了依恋的质量，也会形成长期的行为差异，如母乳哺育时间的延长。这些效应是由边缘系统决定的。

如果缺少早期接触，关键期的亲子联结则不会发生，但依恋可对此进行补偿。依恋将成为塑造大脑的关键因素，它更多的是大脑皮质的行为，而不是边缘系统的行为。如果没有最佳的边缘系统连接，这种依恋对于母婴二分体来说，可能不是最佳的。依恋可能是非常好的和最佳的，但母乳哺育的神经通路不是皮质的，而是边缘系统的。依恋不能延长母乳哺育时间，但母婴联结可以。显然，大脑皮质的抉择和外部环境有很大的影响，这使得梳理出相关的影响因素很困难。

人类的行为一般不认为是按本能行事，因为动物的行为被认为是不受控制的。我们是独一无二的人类，因为我们能够做出大脑皮层的有意识的选择。然而，古老的哺乳动物的大脑与我们的生物行为和健康是一致和同步的，它有着无可挑剔的进化记录。当大脑的选择与古老的哺乳动物大脑相抵触时,我们可能正在"使母婴二分体承担超出其适应能力的极限"(Lozoff, Brittenham, Trause, Kennell & Klaus, 1977),并且很有可能在制造伤害。

关于母亲和新生儿出生后应该待在一起多久,目前仍有争论。世界卫生组织(WHO)和联合国儿童基金会在爱婴医院倡议(BFHI)中,最初的建议是30分钟,随后将其延长至60分钟。事实上,这个问题应该反过来看,争论的焦点应该是什么时候可以进行母婴分离了。从神经学的角度来看,根本不应该实行母婴分离。这纯粹是源于西方文化和根深蒂固的医院实践,认为分离是必需的或正常的,但其实没有任何科学或研究支持。

后期发育机制

在生命的最初几周,许多新的神经行为过程对于了解新生儿,以及支持其发育和母乳哺育都很重要。

婴儿的状态组织

婴儿的状态组织是指婴儿恰当控制睡眠和觉醒水平的能力(Ludington-Hoe & Swinth, 1996),这也与睡眠循环有关。生物体在各种状态中循环,每种状态都有特定的目的和风险(Graven, 2006)。在生命最初的90分钟内,一个健康的、未经干预的新生儿将处于活跃清醒状态,这与关键期相对应:清醒而有意识地接受感官的刺激。此后,规律的循环可以促进发育(Lehtonen & Martin, 2004),而且应避免深度睡眠和剧烈哭闹的极端情况(Schore, 2001b)。

注意力

阿勒斯及其同事(1989)将实现注意力控制确定为生命最初几周的关键能力或目标。人首先是一个社会性的人,并且相关能力都始于这种能力。这是对形成依恋的重要支持。

依恋

母亲(和其他家庭成员)以特殊的行为方式与新生儿互动,例如,他们会以某种特定的声音说话并寻求婴儿的眼神交流。而婴儿的反应就好像是产生了一种回响,或者说这是一种双向的互动，其结果就是依恋。它从第一天开始，并在生命的最初几年以更加复杂和多变的形式持续发生。

在生命最初的几个月，依恋是将婴儿的大脑塑造成"最终配置"的主要驱动力（Teicher, 2002）。

通过神经可塑性的过程，确定了右脑发育的最佳途径（Schore, 2001a）。母乳哺育是确保连续性和幸福感的基本和基础的活动或行为，由此可以优化大脑塑造的结果。它还提供了大脑生长提供特定物种和独特的营养需求。

触摸和接触有助于"让来自婴儿的情感信息……向母亲传递。母亲和婴儿的语言由双方自主神经系统产生的信号组成"（Schore, 2001a）。人类发育的一个特点是，自主神经系统（调节心率和呼吸以及所有体内稳态）与脑神经相连。因此，母亲的面部、动作和情感表情会通过婴儿的脑神经进入到婴儿的自主神经和激素稳态平衡中，反之亦然（Porges, 2001）。

经过多年的研究，米伦·霍夫总结道：

> 母亲的存在不仅会确保婴儿的健康，还将创造一种供婴儿发展的无形的温室。这是一个由母婴通过无数微妙的交流而建立的感官刺激的私人领地。对于婴儿来说，环境就是母亲。那些似乎是单一的身体功能，如梳洗或哺乳，实际上是一种涵盖触觉、平衡觉、嗅觉、听觉和视觉刺激的保护伞，每种刺激对婴儿都有特定的影响。通过"隐藏的母体调节器"，母亲精确地控制婴儿生理机能的每一个要素，从心率到激素的释放，从食欲到活动强度。（Gallagher, 1992）

维持"隐形温室"的关键发育机制是被称为哺乳的神经行为。这种行为取决于发生的地点，在生命最初的几周，它需要母婴间持续的肌肤亲密接触。

> **结论**
>
> "哺乳动物的大脑通过早期经验的影响，塑造成最终的构型"（Teicher, 2002，第397页），这些经验将在依恋关系中发生。

分离行为

抗议-绝望反应（Protest-Despair Response）

本章的第一节描述了三个边缘系统机制，介绍了生存环境和神经感受决定了哪些机制控制着身体。生殖和营养机制已经被描述过,引发它们的环境是母亲的胸部,或母婴肌肤的亲密接触。在出生时以及之后的几周内,人类生物体只能识别出两种生存环境:母亲或其他。

离开母亲到任何其他生存环境都将立即引发防御机制的发生。自20世纪50年代以来,这种机制已经在动物中得到了广泛的研究(Bowby, 1969; Harlow, 1958),并被描述为"抗议-绝望(protest-despair)"。生物体知道它的生命和生存取决于正确的生存环境,而且第一反应就是交感神经介导的抗议,表现为哭泣和伸肌活动。哭泣的目的是提醒主要看护人,自己受到了生命及健康的危机和威胁。抗议本身并不一定有害,甚至可能对适应力的最佳发育是必要的,除非它反复而持久(Schore, 2001b)。当抗议没有达到预期的效果时,副交感神经介导的绝望阶段随之而来。这种顺序被认为是单一的神经行为或机制。在绝望中,生物体关闭所有的代谢系统以延长生命,通过降低体温和心率来保存热量,表现出哭泣抑制和静止不动,假装死亡。

出生时很容易观察到抗议-绝望行为。在笔者的研究中,在生命的第一个小时内分离,会导致非常短暂的抗议反应,然后是一个强烈的副交感神经性的绝望反应,表现为心率减慢以及核心温度在5分钟内下降1或2℃(速度可能比蒸发和辐射冷却更快)。

其原因可能是自主神经系统处于发育阶段(Porges, 1998)。出生时,人类只发育了自主神经系统的第一部分,即无髓鞘或原始迷走神经,它为人体提供副交感神经系统通路。在营养模式下,它支配身体的新陈代谢;在防御模式下,它完全关闭新陈代谢,导致解离或制动。第二部分,即交感神经系统,在8周龄时变得活跃。当它激活时,该系统产生肌肉反应,即众所周知的战斗或逃跑反应。在6个月大时,出现第三个阶段,即迷走神经完成髓鞘化。这是与脑神经和高级大脑中枢相连的部分,能让生物体做出社会性选择并在冻结、战斗和逃跑之间做出选择,或者它通过判断压力情境中的社会关系,在复杂的方案中做出选择。

过度觉醒分离

多年来,医学界认为人类在自然界中是最高级和独特的,在哺乳动物研究中没有描绘或研究与抗议-绝望类似的理论。具有讽刺意味的是,哈洛在对二战后德国的孤儿进行观察后,开始了对猴子的研究(Bowlby, 1969)。

在20世纪90年代,人类大脑的主要研究在多个学科中进行,包括了精神病学和精神病理学(Schore, 2001a, 2001b)。在没有参考哺乳动物研究的情况下,结果却惊人得相似,只不过一些用词不同而已。抗议被称为过度觉醒(hyperarousal),而绝望被称为分离

(dissociation)。研究表明，在过度觉醒的状态下，大脑代谢亢进，伴有大量交感神经系统的激活。在分离过程中，交感神经系统保持最高激活状态，但副交感神经系统同样被大量激活，并试图使大脑的代谢减弱。这就造成了"发育中大脑的混乱生物化学"和"毒性神经化学"（Schore, 2001b）。压力神经通路的大规模放电使它们不断得到强化直到某一个点，在这个点上会让它们避免被消除，而最终形成固有模式。结果是，更多的适应性和替代性通路没有机会发展，并且生物体留下了对压力的原始、单调和简单的反应，以及低效调节的右脑，这些都会影响未来整个生命期间的精神和身体健康。在关键期被等待激活的有利于健康的潜在通路现在将萎缩，并可能完全被消除。肖尔（2001b）将婴儿的心理健康定义为对压力做出不同反应的能力，而这取决于高效调节的右脑。过度觉醒－分离会阻碍这种能力的发育和发展。

已有研究描述了发生这种情况的确切生化机制。米尼、斯基夫和他们的同事首次描述了前面提到的表观基因。他们证明了幼鼠在母鼠照顾不佳时，这样的早期逆境是如何导致幼鼠海马皮质醇受体的甲基化，从而使海马体停止工作的（Meaney & Szyf, 2005）。通常，皮质醇会刺激这些受体，激活下丘脑－垂体－肾上腺轴的负反馈回路。短期的适应是，这些幼鼠遇到逆境时会兴奋，但长期而言，高水平的皮质醇会增加自主控制系统的"损耗"，产生一种非稳态的负荷（allostatic load），进而导致身体健康状况度差（McEwen, 1998）。这种通过非稳态负荷发生表观遗传变化的机制在所有系统的发育过程中都会起作用（Hochberg et al., 2011）。

现代神经科学也强调了关键期的重要性。在这个时候，缺乏积极的刺激可能和消极的刺激一样有害。由于负面的经历会导致成年后的神经通路持续存在，神经科学家得出结论，负面的社会经历比如缺氧、颅内出血和化学物质等这类"令人厌恶的非社会刺激"的效果更糟糕（Schore, 2001b）。在早期发育的大脑中，神经前体细胞能够在某种程度上替代受损的细胞，其长期结果可能比在生命后期遭受同等损伤的结果要好。当不良的通路被固定，好的通路就会被破坏和移除，从而导致长期的永久性问题。

肖尔写道："神经科学目前正在探索成人大脑病理学的早期开端……（并显示）人脑功能组织的改变……与缺乏早期学习经验相关。"（2001b）

胎儿代谢程序化，或巴克假说（Barker, Eriksson, Forsen & Osmond, 2002），来源于出生到成年的流行病学研究，提供了进一步支持。如果子宫环境在任何方面都不理想，这会使脑干和边缘系统产生对整个生命周期的健康产生不利影响的固有模式。世界卫生组织（WHO）确认了一种新型流行病，称为X综合征或代谢综合征，是高血压、肥胖和糖尿病的组合。在围生期的应激条件下，用于血压的自主控制，以及脂肪细胞和葡萄糖代谢的激素控制的早期通路有可能已经建立。而这些将持续存在，并会使人在成年后对新陈代谢的边缘系统调节减弱，而大量压力的环境就会导致X综合征（Hochberg et al., 2011）。

实践建议

这个新知识的含义是什么？医学界的基本原则之一是"首先，不要造成伤害"或者"首要原则是不伤害患者"，我们真正想做的是从一开始就做好预防，不要出错。母婴不应该分离而受到伤害；他们的母婴联结和依恋应得到支持。随后将出现本章所描述的行为，我们可根据不同情况对这些行为予以支持和鼓励。

如果的确出现了一些严重的情况，并且由于某些充分的理由需要母婴分离时，那么我们应该用神经科学的知识来指导母婴恢复哺乳的神经行为，并且让婴儿尽快回到母亲或其他主要护理者的身边。

正如本书所述，在出现问题后，需要非常具体的管理和技能。但是，如果想激发母乳哺育的边缘神经行为确实需要一些基本的基础，所以我们必须恢复婴儿的生存环境。

由于篇幅所限，我们不能对这个主题进行详细的讨论，但是本书的下一章总结了对当前产房常规所做的研究，并提出了与更好地理解现代神经科学相一致的建议。分离会给母亲和婴儿带来压力。母亲的焦虑会产生不良影响，包括可能降低泌乳量。但是母亲的压力对婴儿来说也是显而易见的，它强化了婴儿的过度觉醒和分离。第三章将包含有关分娩干预对婴儿神经行为影响的更多信息。

目前的现实是，大多数新生儿经历了长时间的母婴分离。我们需要思考以下问题：

- 新生儿能忍受多大程度的分离？
- 新生生物体从母婴分离中恢复需要多长时间？

当新生儿与母亲分离时，自主神经和激素系统迅速出现分离。特别值得一提的是一种叫作生长抑素的激素（Uvnäs-Moberg, 1989）。这种激素是生长激素的拮抗剂，它直接作用于肠道，对20种或更多的调节肠道各个方面功能的激素具有强烈的抑制作用。其自身的直接作用是抑制胃肠道的分泌物，抑制肠道蠕动，减少肠道血供和削弱肠道吸收能力。其结果是胃潴留、呕吐和便秘。即使母乳进入肠道，也会发生这种情况。

生长抑素相对容易测量。研究发现，在恢复了合适的生存环境后，从系统中清除生长抑素需要至少20分钟甚至30分钟。其他解离激素也可能以同样的方式作用，但它们还有待测量。自主神经效应可能恢复得更快。因此，对于任何干预或处理的建议是，除了把婴儿放在母亲的胸前并使他们都感到舒适之外,前30分钟应该完全不做任何事情。如果母婴双方在30分钟后都在睡觉,应该等他们自主醒来后再进行。

有报道称温水浴对恢复有积极作用。这可以很好地提高母婴环境恢复后的质量,唤起孩子的记忆。如果婴儿已经几周大,并且适应了状态转换和注意力行为,可以更直接地参与,这可能更有效。在恢复母婴关系和培养依恋方面,可能还有其他的措施。

"社会以对待婴儿和儿童的方式收获它播种的东西。在婴儿的早期生活中尽量减少压力和虐待,可能对医疗和精神健康产生深远的影响,并可能减少后代的攻击性、多疑和不良压力。"(Teicher, 2002)

参考资料

Alberts, J. R. (1994). Learning as adaptation of the infant. Acta Paediatrica, 397(Suppl.), 77–85.

Als, H. (1989). Self-regulation and motor development in preterm infants. In J. L. Lockman & N. L. Hazen (Eds.), Action in social context: Perspectives on early development (pp. 65–97). Boston, MA: Springer US.

Als, H., Lawhon, G., Duffy, F. H., McAnulty, G. B., Gibes-Grossman, R., & Blickman, J. G. (1994). Individualized developmental care for the very low-birth-weight preterm infant. Medical and neurofunctional effects. Journal of the American Medical Association, 272(11), 853–858.

Amodio, D. M., Master, S. L., Yee, C. M., & Taylor, S. E. (2008). Neurocognitive components of the behavioral inhibition and activation systems: Implications for theories of self-regulation. Psychophysiology, 45, 11–19.

Anderson, G. C. (1989). Risk in mother-infant separation postbirth. Journal of Nursing Scholarship, 21(4), 196–199.

Barker, D. J., Eriksson, J. G., Forsen, T., & Osmond, C. (2002). Fetal origins of adult disease: Strength of effects and biological basis. International Journal of Epidemiology, 31(6), 1235–1239.

Bergman, N. J., Linley, L. L., & Fawcus, S. R. (2004). Randomized controlled trial of skin-to-skin contact from birth versus conventional incubator for physiological stabilization in 1200- to 2199-gram newborns. Acta Paediatrica, 93(6), 779–785.

Bowlby, J. (1969). Attachment & loss. Vol. 1: Attachment. New York, NY: Basic Books.

Browne, J. V. (2004). Early relationship environments: Physiology of skin-to-skin contact for parents and their preterm infants. Clinics in Perinatology, 31(2), 287–298.

Crossley, N. A., Mechelli, A., Scott, J., Carletti, F., Fox, P. T., McGuire, P., & Bullmore, E. T. (2014). The hubs of the human connectome are generally implicated in the anatomy of brain disorders. Brain, 137 (Part 8), 2382–2395.

Despopoulos, A., & Silbernagl, S. (1986). Color atlas of physiology (3rd rev. ed.). Stuttgart, Germany: Georg Thieme Verlag.

Dominguez-Bello, M. G., Costello, E. K., Contreras, M., Magris, M., Hidalgo, G., Fierer, N., & Knight, R. (2010). Delivery mode shapes the acquisition and structure of the initial microbiota across multiple body habitats in newborns. Proceedings of the National Academy of Sciences of the United States of America, 107(26), 11971−11975.

Douglas-Escobar, M., Elliott, E., & Neu, J. (2013). Effect of intestinal microbial ecology on the developing brain. Journal of the American Medical Association Pediatrics, 167(4), 374−379.

Gallagher, W. (1992, July/August). Motherless child. Sciences, 32(4), 12−15.

Graven, S. (2006). Sleep and brain development. Clinics in Perinatology, 33, 693−706.

Graven, S. N. (2004). Early neurosensory visual development of the fetus and newborn. Clinics in Perinatology, 31(2), 199−216.

Harlow, H. F. (1958). The nature of love. American Psychologist, 13, 673−685.

Hochberg, Z., Feil, R., Constancia, M., Fraga, M., Junien, C., Carel, J. C., ... Albertsson-Wikland, K. (2011). Child health, developmental plasticity, and epigenetic programming. Endocrine Reviews, 32(2), 159−224.

Hofer, M. A. (2006). Psychobiological roots of early attachment. Current Directions in Psychological Science, 15(2), 84−88.

Klaus, M. H., & Kennell, J. H. (1976). Maternal−infant bonding. St Louis, MO: C. V. Mosby.

Lehtonen, L., & Martin, R. J. (2004). Ontogeny of sleep and awake states in relation to breathing in preterm infants. Seminars in Neonatology, 9(3), 229−238.

Lozoff, B., Brittenham, G. M., Trause, M. A., Kennell, J. H., & Klaus, M. H. (1977). The mother-newborn relationship: Limits of adaptability. Journal of Pediatrics, 91(1), 1−12.

Ludington-Hoe, S. M., & Swinth, J. Y. (1996). Developmental aspects of kangaroo care. Journal of Obstetric, Gynecologic, & Neonatal Nursing, 25(8), 691−703.

Martin-Calama, J., Buuel, J., Valero, M., Labay, M., Lasarte, J., Valle, F., & de Miguel, C. (1997). The effect of feeding glucose water to breastfeeding newborns on weight, body temperature, blood glucose and breastfeeding duration. Journal of Human Lactation, 13(3), 209−213.

McCain, M. N., & Mustard, J. F. (1999). Reversing the real brain drain: Early years study final report. Toronto, Canada: Ontario Children's Secretariat.

McEwen, B. S. (1998). Protective and damaging effects of stress mediators. New England Journal of Medicine, 338(3), 171−179.

Meaney, M. J., & Szyf, M. (2005). Maternal care as a model for experience-dependent chromatin plasticity? Trends in Neurosciences, 28(9), 456−463.

Morgan, B. (2013). Biological embedding of early childhood adversity: Toxic stress and the vicious cycle of poverty in South Africa. Research & Policy Brief Series, 2(November), 11.

National Research Council Institute of Medicine. (2000). From neurons to neighborhoods. Washington, DC: National Academy Press.

Peirano, P., Algar, C., & Uauy, R. (2003). Sleep-wake states and their regulatory mechanisms throughout early human development. Journal of Pediatrics, 143(4), S70−S79.

Philbin, M. K. (2004). Planning the acoustic environment of a neonatal intensive care unit. Clinics in Perinatology, 31(2), viii, 331−352.

Porges, S. W. (1998). Love: An emergent property of the mammalian autonomic nervous system. Psychoneuroendocrinology, 23(8), 837−861.

Porges, S. W. (2001). The polyvagal theory: Phylogenetic substrates of a social nervous system. International Journal of Psychophysiology, 42(2), 123−146.

Porges, S. W. (2004, May). Neuroception: A subconscious system for detecting threats and safety. Zero to Three, 19−24.

Righard, L., & Alade, M. O. (1990). Effect of delivery room routines on success of first breast-feed. Lancet,

336(8723), 1105−1107.

Rivkees, S. A. (2004). Emergence and influences of circadian rhythmicity in infants. Clinics in Perinatology, 31(2), 217−228.

Schaal, B., Hummel, T., & Soussignan, R. (2004). Olfaction in the fetal and premature infant: Functional status and clinical implications. Clinics in Perinatology, 31(2), 261−285, vi−vii.

Schore, A. N. (2001a). Effects of a secure attachment relationship on right brain development, affect regulation, and infant mental health. Infant Mental Health Journal, 22(1−2), 7−66.

Schore, A. N. (2001b). The effects of early relational trauma on right brain development, affect regulation, and infant mental health. Infant Mental Health Journal, 22(1−2), 201−269.

Shatz, C. (1992). The developing brain. Scientific American, 267(3), 60−67.

Shonkoff, J. P. (2010). Building a new biodevelopmental framework to guide the future of early childhood policy. Child Development, 81(1), 357−367.

Shore, R. (1997). Rethinking the brain: New insights into early development. New York, NY: Families and Work Institute.

Sloan, N. L., Camacho, L. W., Rojas, E. P., & Stern, C. (1994). Kangaroo mother method: Randomised controlled trial of an alternative method of care for stabilised low-birthweight infants. Maternidad Isidro Ayora Study Team. Lancet, 344(8925), 782−785.

Smith, L. J., & Kroeger, M. (2010). Impact of birthing practices on breastfeeding (2nd ed.). Sudbury, MA: Jones and Bartlett.

Stettler, N., Stallings, V. A., Troxel, A. B., Zhao, J., Schinnar, R., Nelson, S. E., ... Strom, B. L. (2005). Weight gain in the first week of life and overweight in adulthood. Circulation, 111, 1897−1903.

Syfrett, E. B., & Anderson, G. C. (1993, November). Early and virtually continuous kangaroo care for lower-risk preterm infants: Effect on temperature, breastfeeding, supplementation & weight. Paper presented at the Biennial Conference of the Council of Nurse Researchers, American Nurses Association, Washington, DC.

Teicher, M. H., Andersen, S. L., Polcari, A., Anderson, C. M., & Navalta, C. P. (2002). Developmental neurobiology of childhood stress and trauma. The Psychiatric Clinics of North America, 25(2), 397−426.

Uvnäs-Moberg, K. (1989). Gastrointestinal hormones in mother and infant. Acta Paediatrica Scandinavica, 351(Suppl.), 88−93.

Widström, A. M., Lilja, G., Aaltomaa-Michalias, P., Dahllof, A., Lintula, M., & Nissen, E. (2010). Newborn behaviour to locate the breast when skin-to-skin: A possible method for enabling early self-regulation. Acta Paediatrica, 100(1), 79−85.

Widström, A. M., Ransjö-Arvidson, A. B., Christensson, K., Matthiesen, A. S., Winberg, J., & Uvnäs-Moberg, K. (1987). Gastric suction in healthy newborn infants. Effects on circulation and developing feeding behaviour. Acta Paediatrica Scandinavica, 76(4), 566−572.

第三章

分娩实践对婴儿吸吮的影响

琳达·J.史密斯

为了使母乳哺育成功，婴儿必须具备进食的能力（表现觅食信号、找到乳房、含乳、吸吮、吞咽、呼吸顺畅）；母亲必须正常泌乳，并且愿意昼夜多次将孩子抱在怀中哺乳。母乳哺育必须使双方都舒适，周围的环境也必须支持母婴二人。如果新生儿不能接受母乳哺育，泌乳会延迟或者受损；如果母亲不愿意频繁地进行亲喂，那么婴儿将采用人乳替代品喂养，这些都会增加疾病和死亡的风险，并破坏母亲的目标。任何有意或无意地导致或致使婴儿不成熟、出生创伤、药物影响、中枢神经系统功能、神经肌肉功能、延迟泌乳或乳房条件不良，和/或母婴联结和关心受损的行为，都会让母亲和婴儿的健康状况面临更高的风险。

不成熟、医学和机械干预的影响会互相积累，并且协同。目前很少有研究来探讨分娩实践与母乳哺育结局之间的直接关系。2002年一项关于无痛分娩意外影响的系统综述仅包括2篇专门讨论母乳哺育结果的文章（Lieberman & O'Donoghue, 2002）。乔丹、艾默里、布拉德肖、沃特金斯和弗瑞思威（2005）描述了建立因果关系的困境：

> 由于没有认识到"母乳哺育失败"可能是由医疗行为造成的有害影响，因此在这方面也少有方法证实。"改用奶瓶喂养"过渡和这种做法的"常规性"使得识别不良药物反应的解释机制不充分、不适用，甚至是不相关的。轻易采用奶瓶喂养通常被认为是由社会文化因素所决定的。

尽管"母亲和婴儿形成了一个不可分割的生物和社会单元"（WHO & UNICEF, 2003），但专业细分是准确评估与母乳哺育有关的分娩实践的主要障碍。在怀孕和哺乳期间，专科医生往往只关注母亲或者婴儿某一方，而很少同时关注两者（Smith & Kroeger, 2010）。在帮助母亲在产后即刻和产后几天内成功建立母乳哺育的过程中，产科医生和麻醉师很少参与。而儿科医生很少参与分娩过程的管理，甚至可能对影响母乳哺育的妊娠相关并发症并不知情。麻醉师比产科医生更加远离产后和儿科的情况。许多国家的助产士会提供持续的护理，但可能普遍缺乏关于母乳哺育，特别是婴儿吸吮问题的深入教育（Marzalik，2004）。在许多地方，产前和产后护理人员之间的沟通不足，导致母乳哺育的建立受到忽视。而很多时候，即使产前和产后护理提供者之间存在有效的沟通渠道，但识别婴儿吸吮问题的工具应用也并不一致。世界卫生组织在2014年世界卫生大会（WHO，2014）通过的《每一个新生儿行动计划和消除可预防的孕产妇死亡率》中也提出了这一护理的细分问题。

婴儿成熟度

婴儿成熟度是分娩发动的一个指标或触发因素（Vidaeff & Ramin, 2008; Nommsen-Rivers, Dolan, & Huang, 2012）。简单地说，当婴儿准备好离开子宫生活时，分娩就开始了。除非有充足依据的医学原因表明人工引产具有显著优势，否则*理论上*，此时婴儿不太可能完全成熟。在孕41周前的选择性引产增加了母亲和婴儿不良结局的风险（Beebe, Beaty & Rayburn, 2007; Glantz, 2005）。早产本身及引产导致的并发症会影响婴儿的进食能力。众所周知，早产也是干扰婴儿和母亲开始母乳哺育的一个复杂情况（更多关于早产的信息见第七章）。

引产，尤其是在妊娠39周之前，与婴儿死亡（Kramer et al., 2000）和其他并发症风险的增加相关。引产的医学原因包括长时间的胎膜早破而没有宫缩、过期产（超过42周的妊娠期）以及妊娠期高血压，还有孕妇健康问题，如糖尿病、绒毛膜羊膜炎（宫内感染），以及宫内生长受限。选择性引产可能增加剖宫产手术的风险。引产可通过药物（如催产素）、激素（如多种形式的前列腺素）、机械刺激（如剥离或人工破膜）或摄入物（如蓖麻油）进行。人工破膜引产或催产只是略微缩短了产程，却增加了宫内感染的风险，这是导致脑瘫和其他一系列后果的危险因素之一。催产素的诱导会增加婴儿黄疸的风险，并与越来越多的婴儿出现核黄疸或胆红素脑病有关，从而导致严重的神经损伤甚至死亡（Lawrence & Lawrence, 2016）。布塔尼、唐和约翰逊在研究了一群患有核黄疸的婴儿后，发现了五种常见的危险因素（Bhuanl et al., 2005; Johnson, Bhutanl, Karp, Sivieri & Shapiro, 2009）：

- 用于引产而使用催产素
- 分娩时用真空吸引器
- 怀孕不足38周
- 大于胎龄儿（LGA）

- 母亲希望纯母乳哺育

纯母乳哺育不会造成这些婴儿的伤害，但是，当不成熟或者分娩时受伤的婴儿无法进行有效的母乳哺育时，哺乳方面的支持不足则会导致这些脆弱的婴儿严重喂养不足。

引产有时没有充分的医疗依据，导致了晚期早产儿或者早期足月婴儿喂养能力不成熟的发生，从而增加了再入院的风险（Boies, Chantry, Howard & Vaucher, 2004; Wang, Dorer, Fleming & Catlin, 2004）。一些泌乳专家已经表明了，在长时间的引产之后，母亲的排乳反射会减弱。使用前列腺素E1（PGE1，米索前列醇，Cytotec）进行选择性引产，通常用于在引产过程中软化宫颈，但其安全性研究不足，并与子宫过度刺激和子宫破裂的风险增加相关（Hofmeyr, Gulmezoglu & Pileggi, 2010）。在分娩过程中母亲接受过催产素的婴儿，在出生后的第一个小时和前几天内出现吸吮问题的可能性是母亲未接受催产素的婴儿的两倍（Wiklund, Norman, Uvnas-Moberg, Ransjo-Arvidson & Andolf, 2009），且在出生后的第一个小时内获得有效吸吮的可能性较小（Brimdyr et al., 2015）。

当决定引产时，不管什么原因，都会引发一系列的医学干预，通常包括以下内容：

- 强度大而不规律的、间隔紧密的子宫收缩会增加婴儿头部（先露部分）的压力，使婴儿在2次宫缩之间的恢复时间更短
- 增加了产妇的痛苦，可能促使其使用更多的止痛药
- 较早及连续的硬膜外麻醉，导致产妇不能活动，静脉补液甚至过度补液，产程更长更慢，母婴发热增加，母婴内啡肽减少
- 使用产钳助产或真空吸引的可能性更高，会造成婴儿疼痛、瘀伤、损伤，并可能导致中枢神经系统组织损伤
- 增加剖宫产手术的风险（Kaul et al., 2004）

因此，引产时婴儿很可能还不成熟，使用麻醉、受到产伤的可能性更高，并可能在出生时与母亲分离。这些因素无论是单独的还是共同的，都会损害母婴二分体的平衡，影响母乳哺育的开始，并让婴儿过渡至宫外生活更具挑战（Montagu, 1986）。

化学药品：对吸吮、吞咽和/或呼吸的直接影响

孕妇或临产女性服用的所有药物均可到达胎儿。这不是一个新问题。50年前，维吉

尼亚·阿普加开发了一套新生儿状况评分系统，以评估分娩女性的麻醉治疗，并敦促谨慎使用分娩麻醉剂（Apgar, 1953年）。Apgar评分测量活动（肌张力）、脉搏（心率）、面部表情（反射性刺激）、外貌（肤色）和呼吸表现（呼吸）。Apgar评分不能衡量婴儿的进食能力，但5分钟时Apgar分数低与婴儿神经系统的显著损害相关，而这会影响进食能力。

分娩过程中使用的药物在几秒钟到几分钟内会出现在脐带血中（Loftus, Hill & Cohen, 1995）。人们选择分娩麻醉药和麻醉用品是因为它们作用于感觉神经，同时也会努力寻找尽量不影响运动神经且对婴儿影响最小的药物。"一种理想的分娩麻醉剂应只阻断那些对疼痛起辅助作用的神经，而其他所有功能都完好无损，但目前没有任何药物或技术具备这种选择性。然而，在可选用的方法中，处理得当的硬膜外麻醉最接近。"（Caton, Frolich & Euliano, 2002, p. 3）虽然已经做了很多联合用药的研究，但没有一种单一的或联合用药的方案始终被采用、被报道，或来评估母乳哺育的结果。

通过静脉注射给药的麻醉剂和麻醉药一直都被认为会抑制呼吸功能，从而影响婴儿协调吸吮、吞咽和呼吸的能力（Nissen et al., 1995）。无论是何种给药途径，对婴儿的影响都与剂量有关。与静脉注射（IV）相比，硬膜外注射的药物需要更大的绝对剂量。某些麻醉剂在儿童体内的半衰期远远长于产妇的半衰期，因此，这些药物在母亲代谢药物后的很长一段时间内，会继续对婴儿产生影响。例如，布比卡因和甲哌卡因在婴儿体内的半衰期分别为8.1小时和9小时。芬太尼的半衰期与剂量有关，最长可达18小时或更长。婴儿通过新陈代谢清除药物，而大约97%的药物需要大约5个半衰期才能被清除。科斯基、兰斯特、奥斯特海默和布雷泽尔顿（1992）使用新生儿行为评估量表记录了布比卡因的作用，报告了运动统合（吸吮）和定向缺陷（觅食行为）与剂量相关，并会持续至少30天。由于测量在30天的时候终止了，因此潜在的负面影响的持续时间仍然未知。

麻醉镇痛时通常也会同时使用其他药物，特别是通过硬膜外注射。人工合成的催产素常常用于增加宫缩和加速分娩，它会干扰母亲和婴儿产后天然互动行为的出现（Jonas et al., 2009; Jonas, Nissen, Ransjo-Arvidson, Matthiesen & Uvnas-Moberg, 2008）。

越来越多的证据表明，麻醉剂，尤其是那些被注入硬膜外腔的麻醉剂，会影响婴儿的神经行为，包括协调吸吮、吞咽和呼吸的能力。兰森－阿维德森等人（2001）的研究发现，"分娩过程中给予母亲的几种镇痛方式可能会干扰新生儿自发的寻乳和母乳哺育的行为，并增加新生儿的体温和哭闹"。雷兹敏斯基（2005）认为较低的神经行为得分与较差的哺乳行为是相联系的。鲍姆加德、梅尔、菲舍尔和普里贝诺夫（2003）表示，"尽管硬膜外麻醉的无痛分娩并没有抑制婴儿在出生后1小时内尝试母乳哺育的比例，但对婴儿在出生后24小时内的母乳哺育仍然有负面影响"。换句话说，也就是婴儿有机会进行母乳哺育，却没有能力含乳和吸吮。

麻醉药危害母乳哺育的直接证据越来越多。乔丹等人(2005)曾报道"产时使用芬太尼将可能阻碍母乳哺育的建立,特别是在大剂量使用时"。贝林等人(2005)认为,在有经验的母乳哺育母亲中,芬太尼给药的剂量管理与6周前停止母乳哺育是相关的。维柯兰德等人(2009)报告说,暴露在硬膜外麻醉中的婴儿,在出生后4小时内有效吸吮乳房的可能性比未接受硬膜外麻醉的婴儿减少了近3/4,并且出院时是纯母乳哺育的可能性减少了近一半。布里姆迪尔和他的同事(2015)在加州洛马林达医疗中心(Loma Linda Medical Center)进行了一项严格的人种学视频研究。洛马林达医疗中心是一家荣获爱婴医院资格认证的医院。他们的报告显示,与未接触芬太尼的婴儿相比,接触过芬太尼的婴儿在出生后1小时内达成吸吮的可能性要低得多。作者的结论是,合成催产素和芬太尼的联合作用显著降低了婴儿出生后第一个小时内,在肌肤接触时实现母乳哺育的可能性。这一发现非常重要,因为在第一个小时内的吸吮是新生儿正常神经肌肉行为的核心指标(Dumas et al., 2013; Widstrom et al., 2011)。

分娩止痛药也会影响母亲的泌乳状况。林德、佩林和李(2014)报道说,"无论采用何种分娩方式,接受分娩止痛药的母亲更有可能经历泌乳延迟(delayed onset of lactation, DOL)"。在2 586名女性的样本中,23.4%的人有DOL的经历。DOL指的是产后乳汁开始大量分泌的时间晚于产后3天。DOL发生率最高的是在硬膜外麻醉和其他药物使用后实施紧急剖宫产的女性。这组女性中有一半以上的人在产后3天(72小时)之后才开始"下奶",她们担心没有足够的奶水是有道理的。

在分娩期间使用硬膜外麻醉时,在计划剖宫产前,或在出现某些分娩并发症时,都会使用静脉输液来预防仰卧位低血压。长期以来,人们推测给母亲静脉输液与乳房水肿有关,这导致了母乳哺育的困难(Cotterman, 2004)。哺乳期乳房的水肿会压迫乳腺导管,从而减少了乳汁流动,而水肿引起的肿胀使得新生儿含乳和转移初乳更困难(Wambach & Riordan, 2016)。库家哇-米尔斯、诺埃尔-魏斯、邓恩、彼得森和科特曼(2015)进行了一项前瞻性、纵向观察性队列试点研究,采用重复测量和受试者内设计,并得出结论:"研究结果表明,母亲……那些在分娩和产后接受了静脉输液使乳房水肿程度更严重,静脉补液与新生儿体重减轻过度相关,并导致了过量补充配方奶(Chantry et al., 2010)。"这种联系也被诺埃尔-魏斯、伍登德、彼得森、吉布和格罗尔(2011)证实,他们报道说"母体静脉输液的时间和数量与新生儿的排出量和新生儿体重减轻相关"。他们建议将婴儿的体重基线测量推迟到出生后24小时(Noel-Weiss et al., 2011)。母体静脉水合作用也与婴儿低血糖、低钠血症和黄疸有关(Singhi, 1988; Singhi, Chookang, Hall & Kalghatgi 1985)。

当母亲后背有硬膜外导管时,由于活动受限,需要保持仰卧位,进而阻碍了分娩的进展,并与胎儿先露异常的增加有关,从而导致婴儿骨骼的压力异常和延长分娩(Lieberman,

Davidson, Lee-Parritz & Shearer, 2005)。器械使用和剖宫产手术的风险增加(Cheng, Shaffer & Caughey, 2006),导致了婴儿承受异常机械压力和损伤的风险增加。

硬膜外麻醉会降低婴儿应付疼痛的能力。硬膜外药物会抑制母体内β-脑内啡的分泌(Goland, Wardlaw, Stark & Frantz, 1981),以及初乳和乳汁中的β-脑内啡水平(Zanardo et al., 2001)。肌肤的亲密接触和母乳哺育是舒适的(Gray, Miller, Philipp & Blass, 2002; Gray, Watt & Blass, 2000),而母乳本身具有镇痛作用(Shah, Aliwalas & Shah, 2006)。因此,婴儿的吸吮能力受到硬膜外麻醉药物的损害,乳汁中的镇痛成分减少,以及婴儿更有可能因喂养不当与母亲分离,可能的结果就是婴儿会遭受更多的痛苦,而无法通过正常的母乳哺育来缓解这种痛苦。

物理和力学机制:分娩实践和操作对吸吮的机械性影响

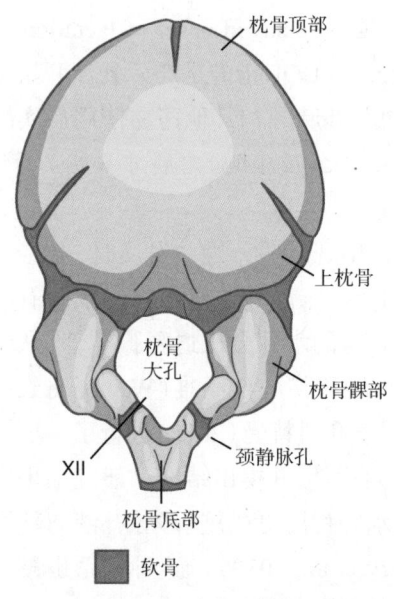

图3-1 出生时枕骨的外观

正常的分娩需要胎儿头骨的塑形,枕骨的四个部分、两块顶骨和每一块颞骨的三个部分的移动(Netter, 1989)。顶骨覆盖了枕骨的基底部和额骨的两半,允许胎儿的头部旋转并向下穿过母亲的骨盆(图3-1)。

舌下神经(XII)控制舌的运动,包括了含乳和吸吮所需的模式。在婴儿时期,脑神经XII位于枕骨各节段之间的空间中,成年后融合形成舌下神经管。枕骨的损伤可能会压迫舌下神经,进而可能导致舌头肌肉群的收缩模式无效、模式错误和/或紊乱。在剖宫产术中,医生的手向上提起髁突节段,可能会破坏颅底,改变舌下神经的排列和功能,影响乳汁的吸吮(Evans, Evans, Royal, Esterman & James, 2003)。

三条脑神经和颈静脉穿过位于枕节和颞骨之间的颈静脉孔:

- 舌咽神经(IX),感觉纤维位于舌根部,除了其他功能外,还能引发呕吐反应
- 迷走神经(X),具有通向心、肺、气管、支气管、喉、咽、胃肠道、外耳的感觉纤维,以及通向喉部、心脏、肺、气管、肝脏和胃肠道的运动纤维
- 脊髓副神经(XI),支配斜方肌和胸锁乳突肌(SCM),其功能是稳定婴儿头部和保持

气道通畅
- 颈静脉，影响静脉回流和颅骨内液体平衡

分娩对胎儿颅骨的力学分析证实了临床医生对塑形效果的观察（Lapeer & Prager, 2001）。出生后，吸吮和哭泣有助于扩大颅顶，并使骨骼在出生后的1～2周内慢慢重新对齐（Ward, 2003）。

枕骨、颞骨和/或顶骨的颅骨不对称常伴有颅底排列紊乱（Frymann, 1966）。在出生后1～3天内，颅骨不对称与初产、辅助分娩和产程长有关。早期后颅扁平或其他不寻常的头部形状会发展为斜头畸形（不对称，无缝合线融合）。颅骨不对称在男婴、双胞胎和右侧更为常见，而且可能与斜颈（SCM肌肉缩短）有关。头血肿是后侧斜头畸形的危险因素之一。多胎和子宫生长受限已被报道为斜头畸形的危险因素，但不是真正的合并症（骨缝过早融合）的危险因素（Peitsch, Keefer, LaBrie & Mulliken, 2002）。

胎儿头部的过度压力，可能来自子宫强直收缩、产钳分娩、子宫底外部施加的过强压力，这些都会增加胎儿的颅内压（Amiel-Tison, Sureau & Shnider, 1988）。胎头真空吸引器的使用大大增加了对枕部施加的力量，并增加了并发症的风险。霍尔等人（2002）报道说，"已有数据强有力地表明，母乳哺育的不成功与生命最初两周的不良事件相关，而不仅仅是最初的3～5天"。真空助产是早期停止母乳哺育的有力预测因素（Hall et al., 2002）。美国食品药品监督管理局（FDA）在1998年的公众健康忠告中提出警告，表示胎头真空吸引会增加两种主要的危及生命的并发症风险，它们是帽状腱膜下血肿（腱膜下血肿）和颅内出血（脑出血）（U.S. FDA, 1998）。

吸吮不好的婴儿可能会有头部、姿势和/或下颌不对称。沃尔和格拉斯（2006）在西雅图的一家泌乳诊所发现了11名下颌不对称和斜颈的婴儿，"11名母亲中有10名有分娩并发症，包括6例延长分娩，导致其中1例辅助产钳分娩和4例剖宫产"。

需要对机械（物理）力对婴儿吸吮、吞咽和呼吸能力的影响进行更确切的研究。婴儿身体任何部位的不对称，尤其是头部和颈部，都可能是导致吸吮不良的重要异常迹象之一。

产伤和损害

婴儿头部、面部或上半身的受伤会影响婴儿吸吮、吞咽和舒适呼吸的能力。在使用产钳或剖宫产手术时可能会引起撕裂伤；产钳或胎吸会造成明显的瘀伤甚至伤口；机械分娩困难与颅面不对称有关。斯泰尔瓦根、哈伯德、钱伯斯和琼斯（2008）研究了新生儿的面部

不对称,报告称"中度的面部不对称是与第二产程较长、产钳分娩、婴儿较大和产伤相关。中度的颅骨和下颌不对称与产伤有关。在10%的新生儿中,发现了不止一个明显的不对称"。霍尔和格拉斯认为,面部不对称和斜颈,与新生儿的吸吮能力受损有关(2006)。

器械分娩时使用产钳会造成顶骨和颞骨三段的侧压。使用产钳可能会造成婴儿颅骨两侧的瘀伤和神经损伤,导致张嘴时下颌向麻痹的一侧偏移(Tappero & Honeyfield, 1993)。产钳造成的瘀伤会增加黄疸的风险,甚至会增加患心脏病的风险。治疗黄疸会导致与母亲分离,而补充配方奶又往往会干扰母乳哺育。头部有瘀青或伤口的婴儿可能无法在受伤部位有压力的体位和位置下进食。

对正常的足月新生儿进行气道吸引,会引起孩子口腔不适、咽后壁损伤、过度清除正常的具有重要免疫功能的黏液,也不能预防胎粪吸入性肺炎,即便是羊水受到胎粪污染的新生儿(Vain et al., 2004)。目前的研究强烈建议用擦拭新生儿的鼻子和嘴来代替气道吸引(Kelleher et al., 2013),即使羊水被胎粪污染(American Congress of Obstetricians & Gynecologists, 2007)。然而,如果气道吸引在医学上是必要的,这个过程可能会影响早期吸吮。

包皮环切术,尤其是在没有镇痛和/或母乳哺育之前实施,会引起婴儿明显的疼痛,并干扰母婴互动(Howard, Howard & Weitzman, 1994; Marshall et al., 1982)。目前尚无专门关于接受了包皮环切术婴儿的母乳哺育结果的研究。

臂丛神经损伤会引起婴儿明显的疼痛,尤其是在哺乳期间,母亲可能在不知情的情况下采用了某些让婴儿感到疼痛的体位和姿势(Blair & Smith, 2007; Mollberg, Hagberg, Bager, Lilja & Ladfors, 2005)。头颅血肿;头部、肩膀、手臂或面部骨折;鼻中隔三角软骨脱位;神经损伤;帽状腱膜下出血;颅内出血;对婴儿的其他身体伤害在机械性难产、器械辅助分娩和剖宫产中更为常见。喂养困难可能提示了有颅内出血的情况(Avrahami, Frishman & Minz, 1993)。

母婴分离的后果

在子宫里,胎儿实际上从内到外都沉浸在母亲的身体中,接受食物、氧气、家庭对食物的选择和偏好、家庭特有的免疫系统、舒适的触摸、随意的被动运动、声音甚至视觉刺激。母亲是婴儿的全部环境。婴儿在羊水中吞咽和呼吸,羊水使肺部发育成熟,并在肠道中提供蛋白质和触觉体验。一些婴儿吸吮他们的手指,这可能就是在进行吸吮、吞咽和呼吸模式的协调练习。

分娩让婴儿的内部和外部环境产生了急剧和永久的变化。刹那间,声音和光没有了阻挡；婴儿必须协调吸吮、吞咽和呼吸以获得食物和空气；全部的皮肤表面都被崭新的，但往往是剧烈的感觉所冲击着。在大脑的感觉皮质中，皮肤元素最主要的代表是手，尤其是拇指、嘴唇、舌、咽和脚——确切地说是婴儿出生后爬向到乳房并实现含乳所涉及的那些身体部分（Montagu, 1986）。现在婴儿处于"外部妊娠"的状态（Montagu, 1986）——要在子宫外成熟。外部环境与内部环境越接近，婴儿就越稳定，并能将注意力专注于成长和发展。刚出生后与母亲肌肤接触的正常婴儿，可以在短至5分钟里，或至少在大概1个小时内爬向乳房并开始母乳哺育的行为（Bullough, Msuku & Karonde, 1989）。婴儿在出生后的最初几个小时内会经历九个不同的阶段（Widstrom et al., 2011）。如果在这一过程中，婴儿和母亲被分开，那么向吸吮的平稳过渡可能会被中断（Crenshaw et al., 2012）。

立即和持续的肌肤接触对建立母乳哺育至关重要，因此爱婴医院倡议（BFHI）的第4项和第7项都包含了亲密的身体接触（WHO & UNICEF, 2009）。2003年的一篇Cochrane综述发现，早期亲密的肌肤接触对以下因素具有统计学意义和积极影响：出生后1~3个月的母乳哺育（优势比2.15）；母乳哺育时间（平均加权差41.99）；让婴儿体温稳定在中性温度范围内（优势比12.18）；婴儿的血糖（平均加权差11.07）；（减少）婴儿哭闹（优势比21.89）；在产后几天内观察到的母乳哺育期间，母亲充满深情的爱抚的得分（标准化均数差0.73）（Moore, Anderson & Bergman, 2007）。

没有研究证明让健康的母亲和婴儿分开是正确的，但这是一种非常普遍的做法。将婴儿与母亲分开，即使是像称重和测量这些所谓的良性操作，也会破坏婴儿的吸吮反应（Righard & Alade, 1990, 1992）。产后分离对母亲和婴儿都会产生压力（Almeida et al., 2010; Bergman, Linley & Fawcus, 2004; Meaney et al., 1995），而且实际上对于婴儿来说是很痛苦的（Jacobson & Bygdeman, 1998）。立即和永久的分离会增加压力激素，包括唾液皮质醇。被分离的婴儿同时会经历过度觉醒和分离（抗议-绝望）的创伤（Bergman et al., 2004）。因此，被分离的婴儿压力会越大，而被分离的母亲压力也会更大。母乳哺育对母亲和婴儿都是一种安慰。

除了母婴分离时口腔运动功能会发生改变以外，被分离的婴儿也更爱哭（Christensson, Cabrera, Christensson, Uvnas-Moberg & Winberg, 1995）。哭泣会增加产后婴儿颅内出血的风险（Anderson, 1989）。足月新生儿颅内出血的症状包括低张力或高张力、吞咽障碍、吸吮障碍、暂时性呼吸暂停，以及震颤或抽搐（Avrahami, Amzel, Katz, Frishman & Osviatzov, 1996）。根据萨克斯顿、费伊、罗尔夫、斯金纳和黑斯蒂（2015）的报道，分离也增加了母亲产后出血的风险。

电子辐射保暖台将婴儿与母亲分开，干扰了婴儿的温度调节，使婴儿暴露于医院传播的病原体，使婴儿不稳定（Bergman et al., 2004），在维持婴儿体温方面不如直接与母亲身体的肌肤接触有效。此外，当婴儿在电子辐射保暖台上时，他无法进行母乳亲喂。

母婴分离对母亲和婴儿双方都有害,也会妨碍母乳哺育。婴儿需要在身体上靠近母亲才能进行哺乳。身体上的接触,尤其是皮肤与皮肤的亲密接触,会促进更多的母乳哺育,母亲对婴儿表现出的喂养线索更快做出反应,正常的吸吮模式,热协同调节,对婴儿的免疫保护等。为了母乳哺育,婴儿的嘴和母亲的乳头需要每天有频繁的物理接触的机会。

莫泊斯(2015)详细记录了母亲乳头对婴儿进化的重要性,也就是术语 mother in the mouth 所指的口腔-触觉印记促进情感发展。他们报道说,"出生印刻和随后的含乳是情绪和神经行为发展的初级阶段。在这个阶段,婴儿通过口腔触觉记忆来识别母亲,以继续进化生存"。而母婴分离破坏了这种关键的印刻现象。所有其他的口腔物品("诱饵")显然与母亲的乳头不一样,即使其他物品也可以提供乳汁。真正意义的母乳哺育是同时包含了婴儿的嘴和母亲的乳房的参与。

鲍尔、沃德-帕莱特、赫斯特、里奇和布朗(2006)在产后病房进行了一项婴儿睡眠位置的随机试验,得出的结论是"产后早期的哺乳频率是母乳哺育成功的一个众所周知的预测因素。与仅是同房的母婴相比,睡在母亲身边的新生儿更容易得到频繁的喂养"。安全的母婴同床有助于母亲休息(Quillin & Glenn, 2004; Doan, Gardiner, Gay & Lee, 2007; Doan, Gay, Kennedy, Newman & Lee, 2014)、婴儿的休息和恢复(Christensson et al., 1992),和母乳哺育(Blair, Heron & Fleming, 2010; McKenna, Ball & Gettler, 2007)。相反,分离会给母亲和婴儿带来压力,并影响母乳哺育。分离还会损害大脑发育和早期亲子互动,并带来长期后果(Swain, Lorberbaum, Kose & Strathearn, 2007)。母乳哺育与母婴同床睡眠紧密相关,麦肯纳和盖特尔甚至提出了"母乳安眠(breastsleeping)"这个新术语来描述母乳哺育中母婴二人独特的生理、生物学和情感上相互强化的行为(McKenna & Gettler, 2015)。

与分娩有关的婴儿问题的恢复和解决

帮助婴儿从分娩相关的伤害中恢复的三个最重要和有效的策略是:① 肌肤接触;② 肌肤接触;③ 更多的肌肤接触。婴儿与母亲之间的肌肤接触并不妨碍或替代任何针对伤害的治疗。"健康的婴儿在分娩后应立即放置并保持与母亲的直接的肌肤接触,直到第一次喂养完成……延迟称重、测量、洗澡、扎针和眼部问题预防,应到完成第一次喂养之后再进行"(Gartner et. al., 2005)。实际上,所有非紧急情况下的治疗都可以在婴儿在母亲身上休息或躺在母亲身边的同时完成。不间断地让母亲和婴儿互相熟悉对方(Morrison, Ludington-Hoe & Anderson, 2006)。工作人员和家人应该完全支持母亲关于隐私或陪伴、食物和饮料、保暖等方面的暗示和要求。护理人员应该特别劝阻除母亲以外的任何人(包括医院的其他工作人员)不要抚摸、抱起、喂养或以其他方式将婴儿从母亲怀里或床上带走。当然,可以近距离地不引起母婴注意地仔细观察,来确保母亲和婴儿的安全。在婴儿第一次有效的母乳哺育后的几周内——最好是之后的6个月内——除了母亲的乳房,任何东西都不应该进入婴儿的嘴里。BFHI的第4、第6、第7、第8和第9项都详细说明了这些策略(表3-1)。

表3-1 《成功促进母乳哺育十项措施》(BFHI)

1. 制订书面的母乳哺育政策,并定期告知所有医护人员。
2. 对所有医护人员进行必要的技能培训,以实施这一政策。
3. 向所有孕妇宣传母乳哺育的优点和管理方法。
4. 帮助母亲在出生后半小时内开始母乳哺育。
5. 向母亲们展示如何做母乳哺育和维持泌乳,即使她们应该与婴儿分开。
6. 除非有医学上的指征,不要给新生婴儿喂母乳以外的食物或饮料。
7. 实行母婴同室,允许母亲和婴儿24小时待在一起。
8. 鼓励按需哺乳。
9. 母乳哺育的婴儿不要使用人造乳头或奶嘴。
10. 鼓励成立母乳哺育支持小组,并在母亲出院时转介她们至支持小组。

Reproduced from World Health Organization & UNICEF. (2009). Baby-friendly hospital initiative: Revised, updated and expanded for integrated care. Geneva, Switzerland: Author.

即使在剖宫产手术或其他手术之后,母亲和婴儿也应在整个恢复期间在一起,以便实现24小时按需哺乳(BFHI第4、第7、第8和第9项)。婴儿出生后的第一次深度睡眠将持续约60分钟(Bergman, 2013),接着是清醒和睡眠交替进行,然后在接下来的1~2天内进行高频次的母乳哺育。在出生之前,婴儿通过脐带不断地获得营养,并断断续续地吸吮和吞咽羊水。初乳的质地浓稠,几乎像凝胶,而且量也相对较小,这让婴儿在最初几天内可以较容易地处理吸吮、吞咽和呼吸的协调。随着母亲和宝宝通过频繁的、不受限制的母乳哺育而适应宫外环境,母婴二人母乳哺育相互配合的步伐也不断完善和成熟。

然而,有些婴儿因为太不成熟、创伤、药物影响,或者其他方面有问题,不能有效地进食。在这种情况下,请遵循以下三条规则:

1. 哺喂婴儿。
2. 维持母亲的泌乳。
3. 在识别和解决婴儿问题的同时,让母婴双方在一起。

史密斯的ABC程序可能会是有帮助的(图3-2)。第一条原则永远是"哺喂婴儿";第

婴儿含乳吸吮的理论与实务

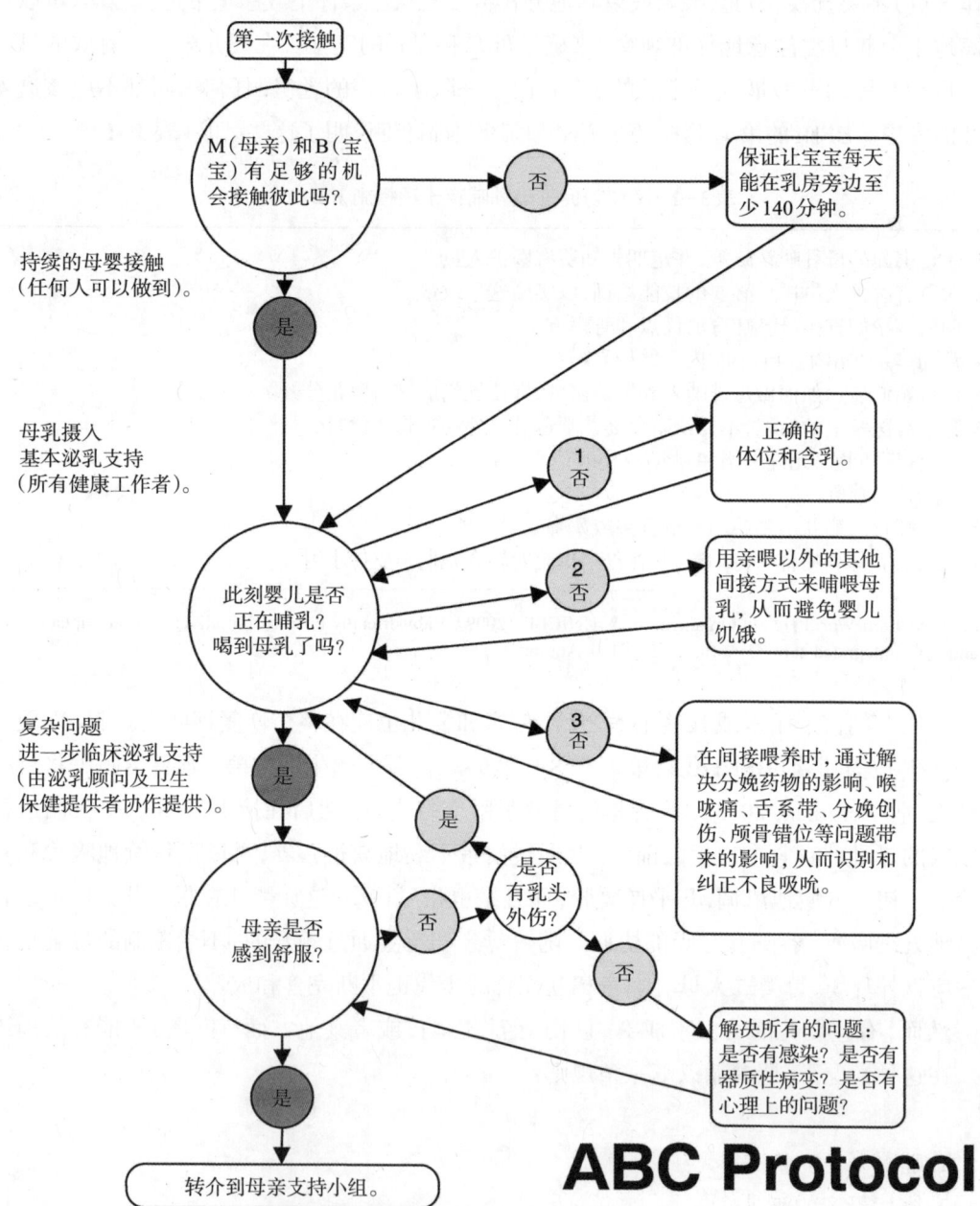

图3-2　史密斯的ABC程序

Reprinted with permission of Linda J. Smith and Dennis Smith.

二条原则是"先尝试不涉及辅具的简单解决方案"。以下的三步策略是一个循序渐进的,当母亲和婴儿认为成功的母乳哺育已经达成时就停止。我们的目标是停留或回到第一步,也就是让婴儿直接在乳房上进行有效的喂哺。BFHI《成功促进母乳哺育十项措施》中的很多内容都被整合到了这个程序中。

第一步:乳房亲喂(1~3天)

目标:排除行为问题,及微小的机械性问题。第一步是与母亲和婴儿一起工作。

首先,确保婴儿有足够的时间接触乳房(BFHI的第4、第7和第8项)。如果婴儿不在食物附近,他是无法进食的!为了获得足够的热量,婴儿每24小时应该在乳房上停留至少140分钟,或者平均每小时停留11分钟(De Carvalho, Robertson, Friedman & Klaus 1983; Kentet et al., 2006)。许多婴儿每隔1~2个小时就会进行10~30分钟的乳房亲喂,可能是单侧乳房,也可能是双侧(Bergman, 2013)。在出生后的6个月内,不要期望婴儿一次的睡眠时长要超过1~2个小时(La Leche League International, Wiessinger, West, Smith & Pittman, 2014)。采用其他的模式也很常见,总之保证婴儿在乳房上的总时间很重要。

预警信号:

- 每24小时母乳哺育次数始终少于8次
- 每次喂奶都少于5~10分钟
- 母亲在预定的时间上将婴儿从乳房上移开
- 使用安抚奶嘴
- 母亲担心婴儿吃不到足够的母乳

如何做:让宝宝待在乳房上!

- 让母亲和宝宝保持几乎24~48小时的肌肤接触
- 最大限度地延长婴儿能接近乳房的时长,越长越好
- 停止所有奶嘴和奶瓶(人造奶嘴)的使用。奶嘴会让婴儿远离乳房。所有的吸吮都应该在乳房上进行

警告:如果母亲出于任何原因不愿或无法经常让婴儿进行亲喂,婴儿将面临热量摄入不足的直接风险。遵循第一原则:在解决这个问题的同时,用任何合理的营养来源和方法

喂养婴儿。没有频繁的乳房接触，要达成母乳哺育是不可能的。这就是为什么在英文中的母乳哺育（breastfeeding）是乳房（breast）和喂养（feeding）两个单词的组合。

第二，确保有足够的乳汁移出。婴儿可能是在母亲乳房上尝试，但实际上并没有吃到奶。在一次喂养的大部分时间里，应以大约每秒1次的速度听到吞咽声，并在几次吞咽之间有停顿（Riordan, Gill-Hopple & Angeron, 2005）。

预警信号：

- 每24小时喂奶次数始终少于8次或多于16次
- 喂养时间总是短于5分钟或长于30分钟（Kent et al., 2006）
- 大部分时间是快速吸吮，很少或没有吞咽
- 婴儿吸吮3～4次就会入睡，而且一离开乳房就醒，此模式一直重复
- 母亲的乳头在哺乳后会皱起、破裂、被压扁或感到疼痛
- 乳房充盈的情况没有因为哺乳而改变（变软）

如何做：确保婴儿从母亲乳房充分移出乳汁！

- 确保良好的含乳
- 确保婴儿身体呈直线，与母亲贴合良好
- 确保婴儿吸吮和吞咽正常

何时进行第二步：

- 正确的体位无法获得明显的吞咽声
- 正确的体位无法消除乳头的压迫或疼痛
- 婴儿推开乳房、尖叫，或不能保持含乳
- 婴儿没有表现出明显的饱腹感，不会自主离开乳房

第二步：给婴儿间接哺喂挤出的乳汁（不是乳房亲喂；1～3天）（BFHI第5项和第6项）

目标：在纠正短期吸吮问题的同时，继续哺喂宝宝。

由于母乳亲喂的效果不佳，下一步是在维持母亲泌乳的同时，用间接方式给婴儿哺喂

母亲自身分泌的乳汁。不良的吸吮会导致婴儿的母乳摄入不足,并导致奶水留在乳房中、乳房涨奶,进而降低母亲的泌乳量。饥饿可能导致不良或无序的吸吮,从而导致自身的恶性循环。第二个步骤就通过保证婴儿摄入足够的热量,同时又能维持或增加母亲的泌乳量来打破了这个循环。第二步中使用的喂养方法应纠正早期的干扰和/或避免损害将来的母乳亲喂。如果能完全避免人工乳头的使用,并且保证足够热量的摄入,由饥饿引起的无规律吸吮可能能在2～5天内解决,母乳亲喂在那时就可以重新开始。

1. 获得乳汁。为了增加泌乳,要更频繁、更充分地将母乳从乳房中移出。手挤奶是在婴儿出生后最初的48小时内最有效的挤奶方式;在此之后,建议使用医用级电动双边吸乳器,并在使用前后手挤奶(Morton et al., 2009; Ohyama, Watabe & Hayasaka, 2010)。用正常新生儿相似的喂养模式来收集母乳:从出生后的第一小时内开始,或在每个24小时内,婴儿明显没有达到有效喂养至少140分钟时开始,或母亲在白天大约每2小时挤奶1次,晚上也要至少挤奶1～2次。当感到乳房开始充盈时,母亲可以再次进行挤奶。每一次收集乳汁要充分,要持续到母乳几乎停止流出时,或至少收集2次或2次以上的排乳反射排出的奶水(Meier et al., 2008)。如果母亲感到有母乳从乳房中溢出或流出,应立即收集母乳。

预警信号:

- 在积极用吸乳器吸乳或手挤奶的2～5天里,奶量没有增加
- 乳头或乳房感到疼痛或疼痛持续存在
- 母亲正在服用激素避孕药
- 母亲做了乳房手术

什么是不重要的(对于泌乳量来说):

- 母亲的液体摄入量,食物的质量,或食物的量
- 告诉母亲应该多休息和放松

2. 用开口杯子或除了人造乳头(奶嘴)以外的任何东西来哺喂婴儿。其目的是在提供热量的同时,允许或鼓励舌头正常的波浪状运动。用开口的小杯子、汤匙或滴管喂婴儿(Collins et al., 2004; Howard et al., 2003)。在第二步中,使用放置在乳房上的喂食管装置是无效的,因为放置在乳房上的喂食管装置不能将母乳从乳房中移出。如果一个婴儿不能从充满乳汁的乳房中移出奶液,那么他就不可能从放置在乳房的管中吸出奶液。

79

3. 坚持母乳哺育。用另一种方法喂30~60 mL的奶液（3天以内的婴儿5~15 mL）后，尝试母乳哺育。让母亲呈半躺姿势，婴儿的皮肤与母亲裸露的上半身相贴进行肌肤接触，这样的做法往往可以引发婴儿的寻乳行为和自我依附。帮助母亲和婴儿实现精准的含乳和亲喂的姿势，但最好不要触碰母亲或婴儿（Colson, Meek & Hawdon, 2008; Fletcher & Harris, 2000）。母乳哺育应该是舒适和令人期待的，即便在亲喂中获得的热量很有限。用精确的设备监测婴儿的体重、大便和尿液。

何时进入第三步：

- 母乳哺育会引起乳头疼痛、挤压或损伤
- 婴儿一直不能保持含乳并从乳房上获得乳汁
- 2~5天的热量摄入增加后，婴儿的吸吮情况没有改善
- 婴儿很难通过其他设备进食

第三步：找出婴儿无法从乳房获得乳汁的原因

目标：确定并修复潜在吸吮问题的原因。

使用任何能实现有效的、无压力喂养的设备，来继续给婴儿哺喂母乳。遵循第一原则：哺喂婴儿。首先考虑奶量，然后是奶的*种类*，最后是喂养方式。不给婴儿食物来改善吸吮是不合理的。在解决口腔运动问题时，婴儿必须得到足够和适当的热量支持。同时帮助母亲以最有效的方式维持泌乳。尽管之前已经采取了一些策略来改善，但婴儿的喂养问题仍然存在，所以需要进一步的调查来确定婴儿的吸吮是否紊乱或是功能失调。紊乱或功能失调的吸吮模式无法通过使用人造乳头来纠正。人造乳头（奶嘴）只能作为喂养最后的无可奈何的选择。如果第三步是必要的，那么许多父母已经处于迫不得已的求助阶段了。

第三步包括由婴儿的初级保健提供者进行全面而仔细的医学评估和密切的随访。母乳哺育不会引起吸吮问题。然而，吸吮问题会危及婴儿的营养状况。几乎所有的婴儿问题，包括不良的口腔运动反应，都会因营养不足而加剧。无效或不适当的喂养方式都可能进一步加重营养不良婴儿的喂养问题。几乎在所有情况下，人类的乳汁是最好的，即使母乳亲喂无法实现，或必须调整。维持母亲的泌乳量通常是处理第三步问题的最简单的部分。泌乳顾问可以继续帮助母亲保持良好的泌乳，以及尽可能地保留和加强母乳亲喂。

关于健康婴儿吸吮反应不理想的原因和补救措施的研究甚少。不良吸吮模式的潜在原因可能对婴儿产生喂养以外的长期影响。以下是整个医疗团队需要合作探索的领域。

1. **分娩药物的影响**：麻醉镇痛、硬膜外麻醉和全身麻醉可影响婴儿出生后数小时至数周的吸吮和觉醒状态。
   (1) *识别*：产妇存在分娩镇痛药物史（Smith & Kroeger, 2010）。
   (2) *补救措施*：时间。如果宝宝不能很好地吸吮，在出生后6小时内，要用手挤奶或有效的吸乳器吸奶来维持泌乳。用另一种不是人造奶嘴的方法喂养婴儿，直到药物的影响消失。即便需要较长的时间才能完全解决这个问题，但1周内应该会有明显的改善。如果没有改善，寻求进一步的评估。
   (3) *费用*：需要租赁吸乳器，以及需要耐心。
2. **吸痰或插管引起的喉咙痛**：较强的吸痰或插管操作可能导致口腔和/或咽喉肿痛。一些婴儿的反应是会出现咬的动作、紧咬他们的牙龈，或者用强有力的舌尖抬高来保护气道。
   (1) *识别*：有吸痰或插管史。
   (2) *补救措施*：需要时间，以及温和的口腔体验。这样的婴儿可能在一段时间内不想让任何东西进入他的嘴里，甚至是乳房。杯喂通常是首选的策略。在这种情况下，不要使用奶嘴、指喂或人工乳头。
   (3) *费用*：需要租赁吸乳器，以及需要耐心。
3. **头部受压或损伤**：使用产钳或胎头吸引术、长时间的宫缩对头部的推力、过度或持续的头部在产道中由于挤压而塑形，或头部血肿可能导致头部疼痛和运动障碍。
   (1) *识别*：分娩过程中和紧随分娩后发生的事件史。
   (2) *补救措施*：需要时间、温和的耐心和体位的改变。对待婴儿时，就好像他或她有严重的头痛。让疼痛侧或疼痛部位高于婴儿的心脏。通过减少噪声、音乐、光线、触碰和过多的运动来减少感官输入。在一个安静、较暗的地方，让婴儿趴在母亲裸露的胸前，让皮肤与皮肤实现最大化的接触。如果宝宝能在一个姿势下有效地哺乳，那就频繁地使用它，不要试图尝试其他的姿势！给婴儿裹上凉的毛巾可能会有帮助。一些临床医生建议合理地使用婴儿止痛药。对婴儿来说，杯喂母乳可能比直接乳房亲喂更舒服。
   (3) *费用*：需要租赁吸乳器，以及需要耐心。
4. **口腔结构问题，特别是舌系带问题**：有关舌系带的更多信息见第八章。
   (1) *识别*：使用经过验证的评估工具。视觉线索包括心形或是方形舌，或是舌不能向外伸超过下唇，也不能蜷曲或形成凹陷。功能方面的线索包括舌头蠕动缺失或反向蠕动，舌尖无法上抬到上腭，母亲的乳头顶部有皱褶裂缝或有未愈合的伤口，或者婴儿无法从乳房获得乳汁。

(2) 补救措施：需要由合格的医疗专业人员进行评估和治疗。专业人员将用无菌剪刀剪开系带（详见第九章的系带切开术），并立即将婴儿放到乳房上。胎儿出生后几小时内可以做舌系带切开术。产妇的舒适感和婴儿的吸吮效果往往会立即得到改善，并在几天内继续发展。

(3) 费用：需要医疗或牙科门诊手术治疗。

5. 分娩期间引发的颅骨错位在1~2周内不会自行恢复（Frymann, 1966）：分娩中机械压力失衡可能会对穿过婴儿颅骨间空隙的颅感觉神经和运动神经造成压力，进而影响吸吮、吞咽和消化。迷走神经也会受到影响。

(1) 识别：体征：包括呕吐、吸吮弱、舌头异常运动、面部不对称（Wall & Glass, 2006）、姿势不对称、产道挤压而产生的头部塑形持续1周以上、身体呈弓形、泪道堵塞、婴儿不能轻易左右转动头部、沿颅缝可摸到脊线。

(2) 治疗方法：需要由骨科医生、理疗师、儿科脊椎指压治疗师、颅骶骨治疗师或其他受过培训合格的提供者给婴儿评估和治疗。这些治疗模式是细微的、温和的，并有明显效果的（Fraval, 1998）（见第十三章）。

(3) 费用：费用各不相同，有的医疗保险可以报销。

6. 婴儿的其他医疗或健康问题：其他医疗或健康问题，可能包括心脏异常、神经系统问题、严重过敏、真菌或其他口腔感染、代谢异常和其他先天性问题。一些医护人员认为，当婴儿出现严重问题时，首先会出现问题的就是喂养行为。当第三步不得不执行时，请始终与婴儿的初级保健提供者保持密切合作。

以下是对《成功促进母乳哺育十项措施》的总结：

第一步：直接母乳亲喂，让母亲和婴儿在一起（第4、第6、第7、第8和第9项）。
- 确保婴儿有足够的时间接触乳房（量的问题）
- 确保在乳房获得的是有效喂养（质的问题）

第二步：间接哺喂亲母母乳，让母亲和婴儿待在一起（第5和第6项）。
- 维持或增加母亲的泌乳量
- 用一种可以鼓励恰当的舌头运动的方式喂养婴儿
- 继续尝试母乳亲喂

第三步：找出婴儿无法进行乳房亲喂的原因；让妈妈和宝宝在一起。
- 继续用母乳间接喂养，同时查找原因和补救措施
- 为母亲的泌乳、她的努力和初衷提供支持

- 与其他医疗保健人员进行合作

与婴儿出生有关的问题改善和解决的总结

很显然,婴儿必然会出生。而预防分娩并发症的最佳方法是尽量减少干预措施的使用。正常的分娩通常会让正常的母乳哺育发生。怀孕和分娩期间确实会发生并发症,正确使用干预措施可以挽救母亲和/或婴儿的生命。但即使干预措施是必要的和适当的,也会对婴儿、母亲和母乳哺育过程产生深远的负面影响。我们要重点关注的是干预措施的使用率,而不是干预措施本身。世界卫生组织和其他卫生政策机构都已经发布了基于研究的数据,这些数据是关于医学上必要干预措施的推荐使用率。在许多地方,局部地区的引产率、剖宫产手术和硬膜外麻醉的使用率远远超过了医学上的必要比例。

世界卫生组织于2014年启动的《每一个新生儿行动计划》包含了10条利于女性分娩的设置的标准,该设置标准目前正在开发和试点:

1. 为所有正在分娩的女性提供吃、喝、走、站、动的机会,以及配合她喜欢的分娩姿势。
2. 对艾滋病毒阳性的女性,以及计划生育和青年的服务有明确的非歧视性政策。
3. 在分娩过程中提供隐私保护。
4. 可选择分娩时的陪产人员。
5. 提供尊重产妇文化的护理。
6. 禁止身体、语言、情感或经济上的虐待。
7. 能负担得起费用。如有可能,提供免费的产科护理。费用应该合理并公布。无力支付不是拒绝医疗的理由。
8. 不做常规实践操作,如常规的会阴切开术、引产等。
9. 鼓励、指导和教育工作人员提供非药物和药物镇痛的支持。
10. 促进母婴肌肤接触,鼓励母亲尽早抱起婴儿和进行母乳哺育,并提供综合护理(World Health Organization, 2014)。

美国拉玛泽国际组织开发了6种拉玛泽健康分娩实践,每一种方法都得到大量研究的充分支持。该组织认为,改编自世界卫生组织的这些做法是可以促进、支持和保护自然的生育计划的:

1. 分娩是自发的。

2. 分娩过程中的行动自由。

3. 分娩中的连续支持。

4. 没有常规的干预措施。

5. 非仰卧的分娩姿势（如直立或侧卧）。

6. 出生后母婴不分离，给予无限制的母乳哺育的机会（Lamaze International, 2015）。

不管在分娩期间发生了什么，泌乳顾问在帮助母亲和婴儿实现母乳哺育方面起着关键作用。泌乳顾问是在观察、协助和监测母婴二人从子宫内妊娠到"子宫外妊娠"的连续过程中，经过培训，并有熟练技能的人。泌乳顾问将发挥着举足轻重的作用，她们不仅记录和见证了可能受到生育干预影响的母亲和婴儿的结局，还将帮助母婴双方克服生育实践的早期和/或负面的后果。

参考资料

Almeida, N. D., Loucks, E. B., Kubzansky, L., Pruessner, J., Maselko, J., Meaney, M. J., & Buka, S. L. (2010). Quality of parental emotional care and calculated risk for coronary heart disease. Psychosomatic Medicine, 72(2), 148–155.

American Congress of Obstetricians and Gynecologists. (2007). ACOG Committee Opinion No. 379: Management of delivery of a newborn with meconium-stained amniotic fluid. Obstetrics & Gynecology, 110(3), 739. doi:10.1097/01.AOG.0000263928.82639.7f

Amiel-Tison, C., Sureau, C., & Shnider, S. M. (1988). Cerebral handicap in full-term neonates related to the mechanical forces of labour. Baillieres Clinical Obstetrics and Gynaecology, 2(1), 145–165.

Anderson, G. C. (1989). Risk in mother-infant separation postbirth. Image—The Journal of Nursing Scholarship, 21(4), 196–199.

Apgar, V. (1953). A proposal for a new method of evaluation of the newborn infant. Current Researches in Anesthesia and Analgesia, 32(4), 260–267.

Avrahami, E., Amzel, S., Katz, R., Frishman, E., & Osviatzov, I. (1996). CT demonstration of intracranial bleeding in term newborns with mild clinical symptoms. Clinical Radiology, 51(1), 31–34.

Avrahami, E., Frishman, E., & Minz, M. (1993). CT demonstration of intracranial haemorrhage in term newborn following vacuum extractor delivery. Neuroradiology, 35(2), 107–108.

Ball, H. L., Ward-Platt, M. P., Heslop, E., Leech, S. J., & Brown, K. A. (2006). Randomised trial of infant sleep location on the postnatal ward. Archives of Disease in Childhood, 91(12), 1005–1010.

Baumgarder, D. J., Muehl, P., Fischer, M., & Pribbenow, B. (2003). Effect of labor epidural anesthesia on breast-feeding of healthy full-term newborns delivered vaginally. Journal of the American Board of Family Practice, 16(1), 7–13.

Beebe, L., Beaty, C., & Rayburn, W. (2007). Immediate neonatal outcomes after elective induction of labor. Journal of Reproductive Medicine, 52(3), 173–175.

Beilin, Y., Bodian, C. A., Weiser, J., Hossain, S., Arnold, I., Feierman, D. E., ... Holzman, I. (2005). Effect of labor epidural analgesia with and without fentanyl on infant breast-feeding: A prospective, randomized, double-blind study. Anesthesiology, 103(6), 1211−1217.

Bergman, N. J. (2013). Neonatal stomach volume and physiology suggest feeding at 1-h intervals. Acta Paediatrica. doi:10.1111/apa.12291

Bergman, N. J., Linley, L. L., & Fawcus, S. R. (2004). Randomized controlled trial of skin-to-skin contact from birth versus conventional incubator for physiological stabilization in 1200- to 2199-gram newborns. Acta Paediatrica, 93(6), 779−785.

Bhutani, V. K., Donn, S. M., & Johnson, L. H. (2005). Risk management of severe neonatal hyperbilirubinemia to prevent kernicterus. Clinics in Perinatology, 32(1), 125−139, vii.

Blair, A. C., & Smith, L. J. (2007). Birth injuries that affect breastfeeding. Paper presented at the International Conference on the Theory and Practice of Human Lactation Research and Breastfeeding Management, Orlando, FL.

Blair, P. S., Heron, J., & Fleming, P. J. (2010). Relationship between bed sharing and breastfeeding: Longitudinal, population-based analysis. Pediatrics, 126(5) e1119−e1126. Advance online publication. doi:10.1542/peds.2010−1277

Boies, E., Chantry, C. J., Howard, C. R., & Vaucher, Y. (2004). Clinical protocol # 10: Breastfeeding the nearterm infant (35 to 37 weeks gestation). New Rochelle, NY: Academy of Breastfeeding Medicine.

Brimdyr, K., Cadwell, K., Widström, A. M., Svensson, K., Neumann, M., Hart, E. A., ... Phillips, R. (2015). The association between common labor drugs and suckling when skin-to-skin during the first hour after birth. Birth. doi:10.1111/birt.12186

Bullough, C. H., Msuku, R. S., & Karonde, L. (1989). Early suckling and postpartum haemorrhage: Controlled trial in deliveries by traditional birth attendants. Lancet, 2(8662), 522−525.

Caton, D., Frolich, M. A., & Euliano, T. Y. (2002). Anesthesia for childbirth: Controversy and change. American Journal of Obstetrics & Gynecology, 186(5 Suppl. Nature), S25−S30.

Chantry, C. J., Nommsen-Rivers, L. A., Peerson, J. M., Cohen, R. J., & Dewey, K. G. (2010). Excess weight loss in first-born breastfed newborns relates to maternal intrapartum fluid balance. Pediatrics, 127(1), e171−e179. Advance online publication. doi:10.1542/peds.2009−2663

Cheng, Y. W., Shaffer, B. L., & Caughey, A. B. (2006). The association between persistent occiput posterior position and neonatal outcomes. Obstetrics & Gynecology, 107(4), 837−844.

Christensson, K., Cabrera, T., Christensson, E., Uvnäs-Moberg, K., & Winberg, J. (1995). Separation distress call in the human neonate in the absence of maternal body contact. Acta Paediatrica, 84(5), 468−473.

Christensson, K., Siles, C., Moreno, L., Belaustequi, A., De La Fuente, P., Lagercrantz, H., ... Winberg, J. (1992). Temperature, metabolic adaptation and crying in healthy full-term newborns cared for skin-toskin or in a cot. Acta Paediatrica, 81(6−7), 488−493.

Collins, C. T., Ryan, P., Crowther, C. A., McPhee, A. J., Paterson, S., & Hiller, J. E. (2004). Effect of bottles, cups, and dummies on breast feeding in preterm infants: A randomised controlled trial. British Medical Journal, 329(7459), 193−198.

Colson, S. D., Meek, J. H., & Hawdon, J. M. (2008). Optimal positions for the release of primitive neonatal reflexes stimulating breastfeeding. Early Human Development, 84(7), 441−449.

Cotterman, K. J. (2004). Reverse pressure softening: A simple tool to prepare areola for easier latching during engorgement. Journal of Human Lactation, 20(2), 227−237.

Crenshaw, J. T., Cadwell, K., Brimdyr, K., Widström, A. M., Svensson, K., Champion, J. D., ... Winslow, E. H. (2012). Use of a video-ethnographic intervention (PRECESS Immersion Method) to improve skin-to-skin care and breastfeeding rates. Breastfeeding Medicine, 7(2), 69−78. doi:10.1089/bfm.2011.0040

De Carvalho, M., Robertson, S., Friedman, A., & Klaus, M. (1983). Effect of frequent breast-feeding on early milk production and infant weight gain. Pediatrics, 72(3), 307−311.

Doan, T., Gardiner, A., Gay, C. L., & Lee, K. A. (2007). Breast-feeding increases sleep duration of new parents. Journal of Perinatal & Neonatal Nursing, 21(3), 200−206.

Doan, T., Gay, C. L., Kennedy, H. P., Newman, J., & Lee, K. A. (2014). Nighttime breastfeeding behavior is associated with more nocturnal sleep among first-time mothers at one month postpartum. Journal of Clinical Sleep Medicine, 10(3), 313−319. doi:10.5664/jcsm.3538

Dumas, L., Lepage, M., Bystrova, K., Matthiesen, A. S., Welles-Nystrom, B., & Widström, A. M. (2013). Influence of skin-to-skin contact and rooming-in on early mother-infant interaction: A randomized controlled trial. Clinical Nursing Research, 22(3):310−336. doi:10.1177/1054773812468316

Emde, R. N., Swedberg, J., & Suzuki, B. (1975). Human wakefulness and biological rhythms after birth. Archives of General Psychiatry, 32(6), 780−783.

Evans, K. C., Evans, R. G., Royal, R., Esterman, A. J., & James, S. L. (2003). Effect of caesarean section on breast milk transfer to the normal term newborn over the first week of life. Archives of Disease in Childhood. Fetal and Neonatal Edition, 88(5), F380−F382.

Fletcher, D., & Harris, H. (2000). The implementation of the HOT program at the Royal Women's Hospital. Breastfeeding Review, 8(1), 19−23.

Fraval, M. M. (1998). A pilot study: Osteopathic treatment of infants with a sucking dysfunction. Journal of the American Academy of Osteopathy, 8(2), 25−33.

Frymann, V. (1966). Relation of disturbances of craniosacral mechanisms to symptomatology of the newborn: Study of 1,250 infants. Journal of the American Osteopathic Association, 65(10), 1059−1075.

Gartner, L. M., Morton, J., Lawrence, R. A., Naylor, A. J., O'Hare, D., Schanler, R. J., ... American Academy of Pediatrics. (2005). Breastfeeding and the use of human milk. Pediatrics, 115, 496−506.

Glantz, J. C. (2005). Elective induction vs. spontaneous labor associations and outcomes. Journal of Reproductive Medicine, 50(4), 235−240.

Goland, R. S., Wardlaw, S. L., Stark, R. I., & Frantz, A. G. (1981). Human plasma beta-endorphin during pregnancy, labor, and delivery. Journal of Clinical Endocrinology and Metabolism, 52(1), 74−78.

Gray, L., Miller, L. W., Philipp, B. L., & Blass, E. M. (2002). Breastfeeding is analgesic in healthy newborns. Pediatrics, 109(4), 590−593.

Gray, L., Watt, L., & Blass, E. M. (2000). Skin-to-skin contact is analgesic in healthy newborns. Pediatrics, 105(1), e14.

Hall, R. T., Mercer, A. M., Teasley, S. L., McPherson, D. M., Simon, S. D., Santos, S. R., ... Hipsh, N. E. (2002). A breast-feeding assessment score to evaluate the risk for cessation of breast-feeding by 7 to 10 days of age. Journal of Pediatrics, 141(5), 659−664.

Hofmeyr, G. J., Gulmezoglu, A. M., & Pileggi, C. (2010). Vaginal misoprostol for cervical ripening and induction of labour. Cochrane Database of Systematic Review, (10). doi:CD000941

Howard, C. R., Howard, F. M., & Weitzman, M. L. (1994). Acetaminophen analgesia in neonatal circumcision: The effect on pain. Pediatrics, 93(4), 641−646.

Howard, C. R., Howard, F. M., Lanphear, B., Eberly, S., deBlieck, E. A., Oakes, D., & Lawrence, R. A. (2003). Randomized clinical trial of pacifier use and bottle-feeding or cupfeeding and their effect on breastfeeding. Pediatrics, 111(3), 511−518.

Jacobson, B., & Bygdeman, M. (1998). Obstetric care and proneness of offspring to suicide as adults: Case-control study. British Medical Journal, 317(7169), 1346−1349.

Johnson, L., Bhutani, V. K., Karp, K., Sivieri, E. M., & Shapiro, S. M. (2009). Clinical report from the pilot USA Kernicterus Registry (1992 to 2004). Journal of Perinatology, 29(Suppl. 1), S25-S45.

Jonas, W., Johansson, L. M., Nissen, E., Ejdeback, M., Ransjö-Arvidson, A. B., & Uvnäs-Moberg, K. (2009). Effects of intrapartum oxytocin administration and epidural analgesia on the concentration of plasma oxytocin and prolactin, in response to suckling during the second day postpartum. Breastfeeding Medicine, 4(2), 71-82.

Jonas, W., Nissen, E., Ransjö-Arvidson, A. B., Matthiesen, A. S., & Uvnäs-Moberg, K. (2008). Influence of oxytocin or epidural analgesia on personality profile in breastfeeding women: A comparative study. Archive of Women's Mental Health, 11(5-6), 335-345.

Jordan, S., Emery, S., Bradshaw, C., Watkins, A., & Friswell, W. (2005). The impact of intrapartum analgesia on infant feeding. BJOG: An International Journal of Obstetrics & Gynaecology: 112(7), 927-934.

Kaul, B., Vallejo, M. C., Ramanathan, S., Mandell, G., Phelps, A. L., & Daftary, A. R. (2004). Induction of labor with oxytocin increases cesarean section rate as compared with oxytocin for augmentation of spontaneous labor in nulliparous parturients controlled for lumbar epidural analgesia. Journal of Clinical Anesthesia, 16(6), 411-414.

Kelleher, J., Bhat, R., Salas, A. A., Addis, D., Mills, E. C., Mallick, H., ... Carlo, W. A. (2013). Oronasopharyngeal suction versus wiping of the mouth and nose at birth: A randomised equivalency trial. Lancet, 382(9889), 326-330. doi:10.1016/s0140-6736(13)60775-8

Kent, J. C., Mitoulas, L. R., Cregan, M. D., Ramsay, D. T., Doherty, D. A., & Hartmann, P. E. (2006). Volume and frequency of breastfeedings and fat content of breast milk throughout the day. Pediatrics, 117(3), e387-e395.

Kramer, M. S., Demissie, K., Yang, H., Platt, R. W., Sauve, R., & Liston, R. (2000). The contribution of mild and moderate preterm birth to infant mortality. Fetal and Infant Health Study Group of the Canadian Perinatal Surveillance System. Journal of the American Medical Association, 284(7), 843-849.

Kujawa-Myles, S., Noel-Weiss, J., Dunn, S., Peterson, W., & Cotterman, K. (2015). Maternal intravenous fluids and postpartum breast changes: A pilot observational study. International Breastfeeding Journal, 10(1), 18.

La Leche League International, Wiessinger, D., West, D., Smith, L. J., & Pittman, T. (2014). Sweet sleep: Nighttime and naptime strategies for the breastfeeding family. New York, NY: Random House, Ballantine Books.

Lamaze International. (2015). Lamaze healthy birth practices. Retrieved from http://www.lamaze.org/Default.aspx?tabid=90

Lapeer, R. J., & Prager, R. W. (2001). Fetal head moulding: Finite element analysis of a fetal skull subjected to uterine pressures during the first stage of labour. Journal of Biomechanics, 34(9), 1125-1133.

Lawrence, R. A., & Lawrence, R. M. (2016). Breastfeeding: A guide for the medical profession (8th ed.). Philadelphia, PA: Elsevier.

Lieberman, E., & O'Donoghue, C. (2002). Unintended effects of epidural analgesia during labor: A systematic review. American Journal of Obstetrics & Gynecology, 186(5 Suppl. Nature), S31-S68.

Lieberman, E., Davidson, K., Lee-Parritz, A., & Shearer, E. (2005). Changes in fetal position during labor and their association with epidural analgesia. Obstetrics & Gynecology, 105(5 Part 1), 974-982.

Lind, J. N., Perrine, C. G., & Li, R. (2014). Relationship between Use of Labor Pain Medications and Delayed Onset of Lactation. Journal of Human Lactation, 30(2), 167-173. doi:10.1177/0890334413520189

Loftus, J. R., Hill, H., & Cohen, S. E. (1995). Placental transfer and neonatal effects of epidural sufentanil and fentanyl administered with bupivacaine during labor. Anesthesiology, 83(2), 300-308.

Marshall, R. E., Porter, F. L., Rogers, A. G., Moore, J., Anderson, B., & Boxerman, S. B. (1982). Circumcision: II. Effects upon mother-infant interaction. Early Human Development, 7(4), 367−374.

Marzalik, P. R. (2004). Breastfeeding education in university nursing programs. Chicago, IL: University of Illinois.

McKenna, J. J., Ball, H. L., & Gettler, L. T. (2007). Mother-infant cosleeping, breastfeeding and sudden infant death syndrome: What biological anthropology has discovered about normal infant sleep and pediatric sleep medicine. American Journal of Physical Anthropology, 134(Suppl. 45), 133−161.

McKenna, J. J., & Gettler, L. T. (2015). There is no such thing as infant sleep, there is no such thing as breastfeeding, there is only breastsleeping. Acta Paediatrica. doi:10.1111/apa.13161

Meaney, M. J., O'Donnell, D., Rowe, W., Tannenbaum, B., Steverman, A., Walker, M., ... Lupien, S. (1995). Individual differences in hypothalamic-pituitary-adrenal activity in later life and hippocampal aging. Experimental Gerontology, 30(3−4), 229−251.

Meier, P. P., Engstrom, J. L., Hurst, N. M., Ackerman, B., Allen, M., Motykowski, J. E., ... Jegier, B. J. (2008). A comparison of the efficiency, efficacy, comfort, and convenience of two hospital-grade electric breast pumps for mothers of very low birthweight infants. Breastfeeding Medicine, 3(3), 141−150. doi:10.1089/bfm.2007.0021

Mobbs, E. J., Mobbs, G. A., & Mobbs, A. E. D. (2015). Imprinting, latchment and displacement: A mini review of early instinctual behaviour in newborn infants influencing breastfeeding success. Acta Paediatrica, 105(1), 24−30. doi:10.1111/apa.13034

Mollberg, M., Hagberg, H., Bager, B., Lilja, H., & Ladfors, L. (2005). Risk factors for obstetric brachial plexus palsy among neonates delivered by vacuum extraction. Obstetrics & Gynecology, 106(5 Part 1), 913−918.

Montagu, A. (1986). Touching: The human significance of the skin (3rd ed.). New York, NY: Harper and Row.

Moore, E., Anderson, G., & Bergman, N. (2007). Early skin-to-skin contact for mothers and their healthy newborn infants. Cochrane Database System Review, (3). doi:CD003519

Morrison, B., Ludington-Hoe, S., & Anderson, G. C. (2006). Interruptions to breastfeeding dyads on postpartum day 1 in a university hospital. Journal of Obstetric, Gynecologic, & Neonatal Nursing, 35(6), 709−716.

Morton, J., Hall, J. Y., Wong, R. J., Thairu, L., Benitz, W. E., & Rhine, W. D. (2009). Combining hand techniques with electric pumping increases milk production in mothers of preterm infants. Journal of Perinatology, 29(11), 757−764. doi:10.1038/jp.2009.87

Netter, F. (1989). Atlas of human anatomy. Summit, NJ: CIBA-Geigy.

Nissen, E., Lilja, G., Matthiesen, A. S., Ransjö-Arvidsson, A. B., Uvnäs-Moberg, K., & Widström, A. M. (1995). Effects of maternal pethidine on infants' developing breast feeding behaviour. Acta Paediatrica, 84(2), 140−145.

Noel-Weiss, J., Woodend, A. K., Peterson, W. E., Gibb, W., & Groll, D. L. (2011). An observational study of associations among maternal fluids during parturition, neonatal output, and breastfed newborn weight loss. International Breastfeeding Journal, 6(1), 9. doi:10.1186/1746-4358-6-9

Nommsen-Rivers, L. A., Dolan, L. M., & Huang, B. (2012). Timing of stage II lactogenesis is predicted by antenatal metabolic health in a cohort of primiparas. Breastfeeding Medicine, 7(1), 43−49. doi:10.1089/bfm.2011.0007

Ohyama, M., Watabe, H., & Hayasaka, Y. (2010). Manual expression and electric breast pumping in the first 48 h after delivery. Pediatrics International, 52(1), 39−43.

Peitsch, W. K., Keefer, C. H., LaBrie, R. A., & Mulliken, J. B. (2002). Incidence of cranial asymmetry in healthy newborns. Pediatrics, 110(6), e72.

Quillin, S. I., & Glenn, L. L. (2004). Interaction between feeding method and co-sleeping on maternal-newborn sleep. Journal of Obstetric, Gynecologic, & Neonatal Nursing, 33(5), 580–588.

Radzyminski, S. (2005). Neurobehavioral functioning and breastfeeding behavior in the newborn. Journal of Obstetric, Gynecologic, & Neonatal Nursing, 34(3), 335–341.

Ransjö-Arvidson, A., Matthiesen, A., Lilja, G., Nissen, E., Widström, A., & Uvnäs-Moberg, K. (2001). Maternal analgesia during labor disturbs newborn behavior. Birth, 28, 5–12.

Righard, L., & Alade, M. O. (1990). Effect of delivery room routines on success of first breast-feed. Lancet, 336(8723), 1105–1107.

Righard, L., & Alade, M. O. (1992). Sucking technique and its effect on success of breastfeeding. Birth, 19(4), 185–189.

Riordan, J., Gill-Hopple, K., & Angeron, J. (2005). Indicators of effective breastfeeding and estimates of breast milk intake. Journal of Human Lactation, 21(4), 406–412.

Saxton, A., Fahy, K., Rolfe, M., Skinner, V., & Hastie, C. (2015). Does skin-to-skin contact and breast feeding at birth affect the rate of primary postpartum haemorrhage: Results of a cohort study. Midwifery. doi:10.1016/j.midw.2015.07.008

Sepkoski, C. M., Lester, B. M., Ostheimer, G. W., & Brazelton, T. B. (1992). The effects of maternal epidural anesthesia on neonatal behavior during the first month. Developmental Medicine & Child Neurology, 34(12), 1072–1080.

Shah, P. S., Aliwalas, L. I., & Shah, V. (2006). Breastfeeding or breast milk for procedural pain in neonates. Cochrane Database System Review, (3). doi:CD004950

Singhi, S. (1988). Effect of maternal intrapartum glucose therapy on neonatal blood glucose levels and neurobehavioral status of hypoglycemic term newborn infants. Journal of Perinatal Medicine, 16(3), 217–224.

Singhi, S., Chookang, E., Hall, J. S., & Kalghatgi, S. (1985). Iatrogenic neonatal and maternal hyponatraemia following oxytocin and aqueous glucose infusion during labour. British Journal of Obstetrics & Gynaecology, 92(4), 356–363.

Smith, L. J., & Kroeger, M. (2010). Impact of birthing practices on breastfeeding (2nd ed.). Sudbury, MA: Jones and Bartlett.

Stellwagen, L., Hubbard, E., Chambers, C., & Jones, K. L. (2008). Torticollis, facial asymmetry and plagiocephaly in normal newborns. Archives of Disease in Childhood, 93(10), 827–831.

Swain, J. E., Lorberbaum, J. P., Kose, S., & Strathearn, L. (2007). Brain basis of early parent-infant interactions: Psychology, physiology, and in vivo functional neuroimaging studies. Journal of Child Psychology and Psychiatry, 48(3–4), 262–287. doi:10.1111/j.1469-7610.2007.01731.x

Tappero, E., & Honeyfield, M. (1993). Physical assessment of the newborn. Petaluma, CA: NICULink.

US Food and Drug Administration. (1998). Need for caution when using vacuum assisted delivery devices. Retrieved from http://www.fda.gov/MedicalDevices/Safety/AlertsandNotices/PublicHealthNotifications/ucm062295.htm

Vain, N. E., Szyld, E. G., Prudent, L. M., Wiswell, T. E., Aguilar, A. M., & Vivas, N. I. (2004). Oropharyngeal and nasopharyngeal suctioning of meconium-stained neonates before delivery of their shoulders: Multicentre, randomised controlled trial. Lancet, 364(9434), 597–602.

Vidaeff, A. C., & Ramin, S. M. (2008). Potential biochemical events associated with initiation of labor. Current Medicinal Chemistry, 15(6), 614–619.

Wall, V., & Glass, R. (2006). Mandibular asymmetry and breastfeeding problems: Experience from 11 cases. Journal of Human Lactation, 22(3), 328−334.

Wambach, K. A., & Riordan, J. (2016). Breastfeeding and human lactation (5th ed.). Burlington, MA: Jones & Bartlett Learning.

Wang, M. L., Dorer, D. J., Fleming, M. P., & Catlin, E. A. (2004). Clinical outcomes of near-term infants. Pediatrics, 114(2), 372−376.

Ward, R. C. (2003). Foundations for osteopathic medicine (2nd ed.). Philadelphia, PA: Lippincott Williams and Wilkins.

Widström, A. M., Lilja, G., Aaltomaa-Michalias, P., Dahllöf, A., Lintula, M., & Nissen, E. (2011). Newborn behaviour to locate the breast when skin-to-skin: A possible method for enabling early self-regulation. Acta Paediatr, 100(1), 79−85. doi:10.1111/j.1651-2227.2010.01983.x

Wiklund, I., Norman, M., Uvnäs-Moberg, K., Ransjö-Arvidson, A. B., & Andolf, E. (2009). Epidural analgesia: Breast-feeding success and related factors. Midwifery, 25(2), e31−e38.

World Health Organization & UNICEF. (2003). Global strategy for infant and young child feeding. Retrieved from http://www.who.int/nutrition/publications/infantfeeding/9241562218/en/index.html

World Health Organization & UNICEF. (2009). Baby-friendly hospital initiative: Revised, updated and expanded for integrated care. Geneva, Switzerland: Author.

World Health Organization. (2014). Every Newborn Action Plan. Retreived from http://apps.who.int/iris/bitstream/10665/127938/1/9789241507448_eng.pdf?ua=1

Zanardo, V., Nicolussi, S., Carlo, G., Marzari, F., Faggian, D., Favaro, F., & Plebani, M. (2001). Beta endorphin concentrations in human milk. Journal of Pediatric Gastroenterology and Nutrition, 33(2), 160−164.

第四章

婴儿如何学习进食：一个神经行为模型

克里斯蒂娜·M.斯米利

当一个健康的、饥饿的人类婴儿与母亲在一起的时候，无论是在她的腹部、怀里、胸前，还在她的肩膀上，婴儿都会开始做一系列运动：不断点头，张开嘴巴找来找去，移动头部和颈部，弯曲胳膊和腿，试图将自己推向乳房。

这种行为会有很多不同的表现，父母或专业人士都见过，不仅仅是在出生仅半小时的新生儿身上看到过；还有几天、几周或几个月大的婴儿，甚至1岁或更大的婴儿也会表现出这样的行为。我们在亲喂经验丰富的婴儿、从未进行过乳房亲喂的新生儿，甚至是那些一看到乳房就会哭就会闹的、喂养困难的不幸婴儿身上都能看到。我们甚至在一些完全没有乳房亲喂经验的、人工喂养的较大婴儿身上也能看到，当他们饥饿时以及在母亲或父亲的怀抱中，也会出现这种找来找去和身体扭来扭去的行为。

然而，我们并不会在熟睡的婴儿或疯狂哭泣的婴儿身上看到这种寻乳行为。这种头点来点去、找来找去和扭动着的完整行为序列只出现在处于警觉和饥饿状态的婴儿身上，偶尔也会出现在轻度嗜睡但轻度饥饿的婴儿身上。

这种行为通常被称为觅食反应或喂养信号。一位没有经验的、被宝宝的头点来点去的行为弄糊涂的新妈妈可能会问："我的宝宝在做什么？"但许多母亲很快就学会并认识到，这种行为至少是一种饥饿的表现。有些母亲对自己孩子的能力很有信心，甚至会解释说，"他想找到乳房。"

这些母亲当然都是对的。这些行为不仅仅是条件反射或是饥饿的迹象，它们是成熟的和有目的的进食行为。如果这些行为被认可，并且不受到阻挠，就可以启动一连串天生、本能的行为，这不仅能引领宝宝向乳房靠近，还可以让婴儿找到乳头并开始吸吮。如果母亲对婴儿的动作做出回应，提供支持而非控制孩子的动作，那么，即使是刚刚出生的、没有经验的婴儿也会头点来点去、试图在母亲身上弹起身体、往上爬或往下扭、轻轻掉落，或者甚至把身体撞在母亲胸前。一旦那样，在本章后面我们将要描述的各种特定的便利条件下，

婴儿含乳吸吮的理论与实务

婴儿就有机会开始进食,将他嘴张开越过乳房,通过口腔裹住乳房并开始吸吮。

然而,西方文化并没有让母亲或专业人士有机会去期待婴儿的这种能力。相反,新生儿通常会被认为是能力远远不够,他的行为是受到了不可预测的和干扰性的反射、想吃奶但能力不够,以及神经行为紊乱的限制。事实上,使用药物参与的分娩往往会让母亲和婴儿都昏昏沉沉,无法组织出这些行为。

从这个角度看,如果婴儿开始表现出随机地点头和扭动,他的母亲可能会阻止婴儿,想要来保护他的头部和颈部,并干扰他的运动。如果没有对婴儿能力的期望,她可能看不到婴儿正在尝试做什么。

正是对人类婴儿抱有能力不足的预期,我们就看不到婴儿身上这种普通的哺乳动物行为,这种行为与我们对其他哺乳动物幼崽的了解,以及对动物适应性行为进化根源的了解是一致的。

哺乳动物天生的喂养行为

生物学家早就认识到,哺乳动物的行为既有基因上的特征,也有环境上的适应性。人类新生儿,就像所有哺乳动物的幼崽一样,是一种独特的生物有机体,他们会适应于特定的发育环境,而进化的力量已经为他们准备好了这种环境——由母亲照料的互动环境。

这种进化的准备包括了一个丰富的先天性的生理和神经行为反应,使婴儿能去适应、相互作用、学习甚至改变他的环境,以满足婴儿生存和成长的首要任务。这在第二章中已进行了更详细的讨论。

非人类哺乳动物天生的婴儿喂养行为

从一个物种到另一个物种,所有哺乳动物新生儿在出生后即刻的行为都非常相似。在短暂的恢复之后,每个物种的新生儿在神经感觉线索的引导下,寻找并能独立找到母亲的乳头,用嘴裹住并开始进食。刚出生的小猫咪也许还闭着眼睛,但用鼻子蹭了蹭,找到了一个乳头,就能开始进食。身上还湿漉漉的小鹿挣扎着站起来去找母鹿身上一块柔软的、没有毛的地方闻着味道走就找到了乳头,然后开始进食(Wiessinger, 2003)。幼鼠扭动着身体,使自己能够顺着母亲的腹部爬行,寻找乳头、抓住它、含上它,并开始吸吮(Eilam & Smotherman, 1998)。澳大利亚的有袋动物,小的比如塔玛尔沙袋鼠,大的比如红袋鼠,在很短的妊娠期后就出生了,它们看起来更像胚胎而不是胎儿,只有一两厘米长,表皮是半透明的红色,眼

第四章 婴儿如何学习进食：一个神经行为模型

睛也是紧闭的。然而，每一个小动物都要从母亲的会阴爬上腹部，进入母亲的育儿袋，然后再往下爬够到乳头，乳头和新生儿本身是一样大的（Bergman, 2003a）。所有这些哺乳动物的新生儿在没有母亲帮助的情况下，都完成了这项重要的任务。非灵长类哺乳动物没有手臂，所以大多数哺乳动物的母亲也无法轻易地帮助她们的孩子完成出生后的第一个任务，即使母亲的神经内分泌已经做好启动的准备。

然而，即使是在我们的灵长类近亲中，新生儿在寻找第一餐时也不会得到母亲的帮助。当母猕猴用手把婴儿从产道拉出来之后，就把它放在肚子上，自己开始休息。从那开始，新生儿就必须完全独立并在没有母亲的帮助下，爬过母亲的腹部到她的胸部，寻找并找到乳头，用嘴裹住它，开始第一次吸吮（Rosenblum & Youngstein, 1974）。

人类婴儿天生的喂养行为

直到最近在西方医学文献中，这种与生俱来的哺乳动物的新生儿行为序列才在人类新生儿中被描述出来。1977年，法国产科医生米歇尔·奥顿特率先描述了人类新生儿在出生后第一个小时内利用觅食反射来寻找和发现乳房的能力，从而实现重要的"第一口先天的吸吮"（Odent, 1977）。奥顿特说，寻乳反射不仅仅是一种反射。他称之为"一种非常复杂的行为模式，显示了母婴之间的特定协调"。通过分析促进这种复杂行为的必要条件，奥顿特解释说，"一个人只需要记住寻乳反射就可以涉及所有的特殊感觉"，具体来说是肌肤触摸时"爱抚的刺激"，母亲的气味和母亲的声音。有趣的是，让他印象深刻的却是后者是主要的刺激，尽管他指出这与"科学家告诉我们的"相矛盾。他没有将视觉作为对乳房的初始刺激之一，但观察到婴儿在吸吮时睁开眼睛。他提醒说，不要在产房的环境中出现干扰婴儿使用这些感官的情况，并指出母亲的辅助行为也会受到周围事物的影响。他提醒我们："任何催产药或止痛药都会干扰促成第一次吸吮的复杂神经内分泌反应。"

10年后，在奥顿特的观察基础上，瑞典研究人员安妮-玛丽-维德斯姆，欧瓦斯-莫布吉和他们在斯德哥尔摩卡罗林斯卡学院的团队在一项开创性的研究中描述了出生时常规的胃吸引是如何干扰这种先天性的新生儿行为的（Widström et al., 1987）。

几年后，在另一个瑞典研究小组里，儿科医生李纳特-理查德和助产士玛嘉里特-雅拉德，描述了其他医院的日常工作是如何干扰这种神经行为的（1990）。随后，该研究中的一些录像带（Righard & Frantz, 1995）戏剧性地说明了这种新生行为，并扩大了这一信息的受众范围。那盘录像带展示了两个婴儿在生命最初的几个小时里，先是用踏步反射爬上母亲的腹部寻找乳房，然后是寻乳反射找到乳头，用嘴裹住并贴合乳头，最后开始吸吮。在这条视频中，这些婴儿的良好行为与第三个新生儿的无组织和无效的行为形成了对比，而第三个新生儿的行为因为母亲使用镇痛药和中途洗澡而受到了阻碍。

这种复杂的、有能力的、不受阻碍的行为在生命的最初几个小时内被记录下来，最初被称为乳爬（breast crawl）（widstrom et al., 1987）或婴儿的自我依附（righard & frantz, 1995）。

最近，维斯德姆和她的同事（2011）用录像带记录了新生儿可预测的、天生而熟练的行为，描述了婴儿从出生到第一次完全达成母乳哺育的九个本能阶段。从婴儿啼哭（*birth cry*）开始，在醒来（*awakening*）前几分钟的放松（*relaxation*），然后将婴儿带到乳房，再到第一次实现乳房亲喂的高潮，最终进入睡眠。维斯德姆对于这些阶段的术语描述是，在进行实际的吸吮之前将婴儿带到乳房的阶段，即*活跃*（*active*）、*爬行*（*crawling*）和*熟悉*（*familiarization*）阶段。在这些阶段，婴儿对听觉、嗅觉、视觉和感官线索做出反应，寻找、靠近，然后熟悉乳晕和乳头。*活跃*阶段包括寻乳行为和没有实际产生四肢推动的运动，而在*爬行*阶段，婴儿把自己推向乳晕。一旦找到乳晕，婴儿不是立即开始吸吮，而是先让自己熟悉乳头，用手和嘴蹭、按摩、舔乳头。在活跃、爬行和熟悉阶段中，作者注意到婴儿可能会在任何时候暂停休息，即*休息*（*resting*）阶段。只有在婴儿熟悉了乳头后，他才会用嘴裹住乳头和乳晕进入第八阶段，即吸吮，最终，他会进入睡眠这个阶段。虽然不同的婴儿这一顺序非常相似，但值得注意的是，在28名被研究的婴儿中，有13名婴儿在完成整个过程并实现真正吸吮之前就睡着了。作者指出，那些先用手反复触摸乳头，然后把手放进嘴的婴儿更有可能在睡觉前实现乳房上的吸吮。维斯德姆和同事注意到，当母亲发出声音时，婴儿会看着母亲的眼睛，他们可能注意到母亲的声音是子宫内和子宫外生活之间的"连接"，就如奥顿特假设的一致。

他们的方案包含了一个小小的干预：在婴儿出生之后，就立即被擦干并放在母亲胸前，准确来说是放在可以看见母亲乳房的位置。这可能改变了婴儿啼哭和放松阶段的持续时间，也可能影响了那些最初对于婴儿来说更重要的神经感觉线索，从而可能影响了婴儿在随后阶段的神经行为。

联合委员会是美国医院和其他分娩机构的认证机构，最近将医院内的纯母乳哺育列为一项核心指标，并引用了多项研究表明，尽早开始母乳哺育，会让母乳哺育更容易、持续时间更长，以及实现更多的纯母乳哺育，这对母婴健康有诸多好处（美国联合委员会，2014年）。史察夫尔和基纳（2015）描述了在当前实践下的"体位和母婴接触"方法，很难实现这种早期的启动喂养的过程；同时回顾了文献，建议对首次喂养采用更多生理的方法，可能会对母乳哺育的持续时间和纯母乳哺育率、母亲的能力以及母亲和孩子的长期关系产生深远的影响。菲利普斯（2013）很好地描述了针对进化史上哺乳动物行为的研究和刚出生后的"神圣1小时（或2小时）"的重要性，也就是要在出生后立即把健康的母亲和婴儿放在一起，直到婴儿经历了整个过程，完成了所有步骤，达成了第一次的母乳亲喂，最后自主

第四章　婴儿如何学习进食：一个神经行为模型

入睡。

婴儿的自主进食行为：生命最初的坚持

在生命最初几天内，特别是在生命最初的一小时内，早日实现母乳哺育与更好的母乳哺育和健康状况之间有很大的联系，这一点已经得到了充分证明。然而，有许多婴儿，无论是由于不可避免的还是医源性的原因，都不能达成这一早期的里程碑。在这一章中，我们要来看一看，母亲和婴儿关于学习母乳哺育的显著行为将持续多久，以及我们如何使用这些本能的行为来帮助那些无法从关键的第一个小时受益的家庭开始母乳哺育。

维斯德姆等人，以及理查德和雅拉德最初都强调了这种行为是转瞬即逝的，仅限于生命的最初几个小时，而且很容易被西方常见的产房常规程序打乱。在随后发布的材料中，理查德认为这种行为至少在几周内可以观察到，或者只要爬行或踏步反射持续存在，这种行为就会存在（Righard & Frantz, 2005）。事实上，这种行为在1个月大的婴儿身上也被记录到了（Colson, Meek & Hawdon, 2008），而且在3个月大的婴儿中也有录像记录（Smillie, 2010）。

在瑞典开创性研究的几年后，澳大利亚助产士和泌乳顾问希瑟·哈里斯描写了几名还没有学会吃母乳的几周大的婴儿，他们之前在母乳哺乳上都碰到过严重的麻烦（1994）。她发现，当母亲和婴儿一起在浴缸里的时候，母亲将温水淋在婴儿的背上，这些婴儿会向乳房移动，开始自己吃奶。哈里斯称这种共浴（cobathing）是让婴儿和母亲平静和放松的方式，以促进婴儿的行为顺序。然而，在那个时候，这种技术是作为再生疗法（rebirthing）而流行起来的。这个术语可能是源于一种误解，即洗澡水可以唤起婴儿在羊水里的早期行为，这意味着婴儿最初24小时的行为可能是被重新创造的。然而，哈里斯并不认为水是必不可少的，她见过在不同情况下不同年龄的婴儿，当他们平静下来后，都能够向乳房移动，抓住乳头并将张大嘴将乳头含在嘴里，最终开始进食（Harris, 2003）。不过，水可能会让婴儿回忆起分娩前的感觉体验，这可能会提供一种神经感觉联系，类似于维德斯姆小组提出的在子宫内和子宫外生活之间的听觉联系。

凯瑟琳·梅耶是吉恩·克兰斯顿·安德森旗下凯斯西储大学的一名护理专业学生，她在1999年意外发现了袋鼠护理对足月婴儿的价值，这些婴儿在出生后的前几天经历了喂养困难。当她在产房里转来转去时，她发现，仅仅是让新生儿独自一人在母亲的胸前与母亲做肌肤接触，过一会儿她回来时，就看到婴儿会自己找到乳房，并且吃奶吃得很舒服（Meyer & Anderson, 1999）。

科尔森的研究小组录下了产后第一个月共93个母乳哺育的片段，其中包括了40对母乳哺育的母婴二人组，并观察了母亲的姿势和婴儿的身体姿势是如何促进这种新生儿行为的。在研究每一对母婴二人组呈现的符合"最佳"母乳哺育定义的情景时，他们假设母亲半躺位会促进新生儿的行为。事实上，几乎一半的母婴二分体中，当婴儿"最佳的"母乳哺育情景被影像记录时，母亲们都是半躺、平躺或者侧躺着的。然而，在40对母婴二人组中有21对，在婴儿达到"最佳"母乳哺育阶段时，母亲采用了更传统的直立坐姿。作者发现，婴儿的身体姿势比母亲的姿势更重要。在所有"最佳"记录的片段中，婴儿的身体与母亲的身体位置接近，无论母亲是直立、仰卧还是半躺着。这种近距离的身体接触都帮助证实了维德斯姆和他的同事先前描述的触觉促进作用。

在母乳哺育医学实践中，足月和早产儿都证明了这种本能并不局限于生命的最初几周。事实上，临床经验表明，这种天生的能力可能会持续至少一年，或者更久（Smillie, 2001）。

澳大利亚研究人员卡仑-格伯勒收集了32例（Gribble, 2005）来自养母的案例，这些养母表示，他们收养的孩子在一年多的时间里自发地开始了寻求亲喂的行为，而且每个案例都不是母亲主动发起的母乳哺育。这种自发的行为发生在8个月到12岁不等的不同年龄段的儿童身上。此外，许多母亲、护士和泌乳顾问都曾描述过不同年龄的大婴儿和蹒跚学步的幼儿具有这种天生行为的趣闻和看似偶然的经历。

尽管有这么多有趣的观察，但我们还没有发现神经学方面的文献描述在婴儿出生后的第一个月以后，这些由婴儿引发的普遍且持久的行为的正常性。接下来的描述是我们在过去几十年里在母乳哺育医学实践中看到的情况，我们也试图从文献中寻找对这些观察的解释。

至少在西方科学文献中，这种非凡的天赋能力一直未被发现，这使得许多人认为它是一种不寻常的、不可预测的现象。然而，我们的观察（Smellier, 2001）和其他人的观察（Bergman, 2003b; Colson et al., 2008; Frantz, 2005; Harris, 2003）都表明，当被理解和支持时，这些婴儿的能力是相当强健、持久、普遍的，并且具有重要的临床意义。奈琪维斯特（2008）研究表明，即使胎龄是29周的早产儿也具有这些能力。实际上，我们的临床经验已经证明，这种奇妙的新生儿能力不仅会出现在出生后24小时内，也不限于在浴缸里，而且，如果认识到这一点，这种天生的能力可以帮助婴儿避免或克服在学习母乳哺育时遇到的各种困难。

婴儿主导的学习

我们描述了这种以婴儿为主导的开始母乳哺育的方法，并且更倾向于使用诸如以婴儿

第四章 婴儿如何学习进食：一个神经行为模型

为主导的学习（baby-led learning）或以婴儿为主导的喂养（baby-led feeding）之类的术语，而不是用婴儿的自我依附来描述自然的互动的过程，因为这个过程还包括了母亲对婴儿状态调节的支持（Schore, 2001），读懂婴儿的讯息交流，以及顺应婴儿给出的各种线索。

从实践中观察：神经行为级联

婴儿在出生后的最初几周通常会采用仰卧位，但当婴儿采用仰卧位时，他们常常会乱动，表现得很不舒服，就像一只被翻转过来的乌龟。在我们的临床经验中，当婴儿依偎在母亲乳房的中间，就能安静并放松下来。身体纵向的位置像俯卧位置一样，稳定了婴儿的前庭系统，而用腹部实现贴合的中线位提供了一个稳定的对称姿势，最大限度地减少了侵入性姿势反射（Morris & Klein, 2000; Wolf & Glass, 1992）。当宝宝依偎在母亲胸前时，即使是一个非常没有安全感和不知所措的母亲也会开始抚摸她的宝宝，显然这是出于本能，母亲会发出声音并尝试与宝宝进行眼神交流。眼神交流和母亲的声音帮助婴儿保持平静和专注，并增强了运动控制。如果婴儿是竖直的姿势，颈部支撑有助于防止侵入性反射运动。在这种情况下，一系列神经感觉线索将引导婴儿向乳房移动，其方式与维德斯姆小组对于出生后第一个小时的行为描述很相似。乳汁的气味有助于婴儿定位（Doucet, Soussignan, Sagot & Schaal, 2009; Porter and Winberg, 1999; Varendi & Porter, 2001; Varendi, Porter & Winberg, 2002），引导婴儿从母亲的腹部向上，或者从母亲的肩膀或上胸部向下，向乳房方向爬行。婴儿的上胸部接触母亲的皮肤对皮肤的感觉，似乎促进了稳定、饥饿、安静、警觉的婴儿的搜索反应。如果婴儿蜷缩着，他的胸部就不再与母亲的皮肤接触，就不太可能向乳房移动，但只要母亲帮助他展开躯干，允许他的胸部与自己的胸部进行肌肤接触，婴儿就会开始或继续对乳房的搜索。

理查德和雅拉德（1990）所描述的踏步或爬行反射只是婴儿将自己带向乳房的众多方式之一。我们观察到，当母亲把婴儿抱成竖直的姿势时，婴儿也会找到乳房，用手臂和躯干来摆动、轻轻撞在母亲身上、将自己大幅度或轻轻地向乳房移动。生物学家将所有这些天生的大运动行为与经典的寻乳行为（主要涉及头部和颈部）进行了区分，并将这些行为统称为搜索反应（searching response）（图4-1和图4-2）。

看来，至少一部分刺激婴儿继续喂养的行为开始的动力是这种搜寻行为本身。如果正在搜寻乳房的婴儿被打扰、停止、睡着或变得烦躁，这种驱动力可能就会被扰乱，婴儿也可能会停止尝试寻乳。然而，如果他的母亲进行本能地干预，可能会把他带回到中线位置，或者以其他方式改变他的身体姿势和行为状态，婴儿可能会突然重新开始寻找，找到乳房并开始进食。

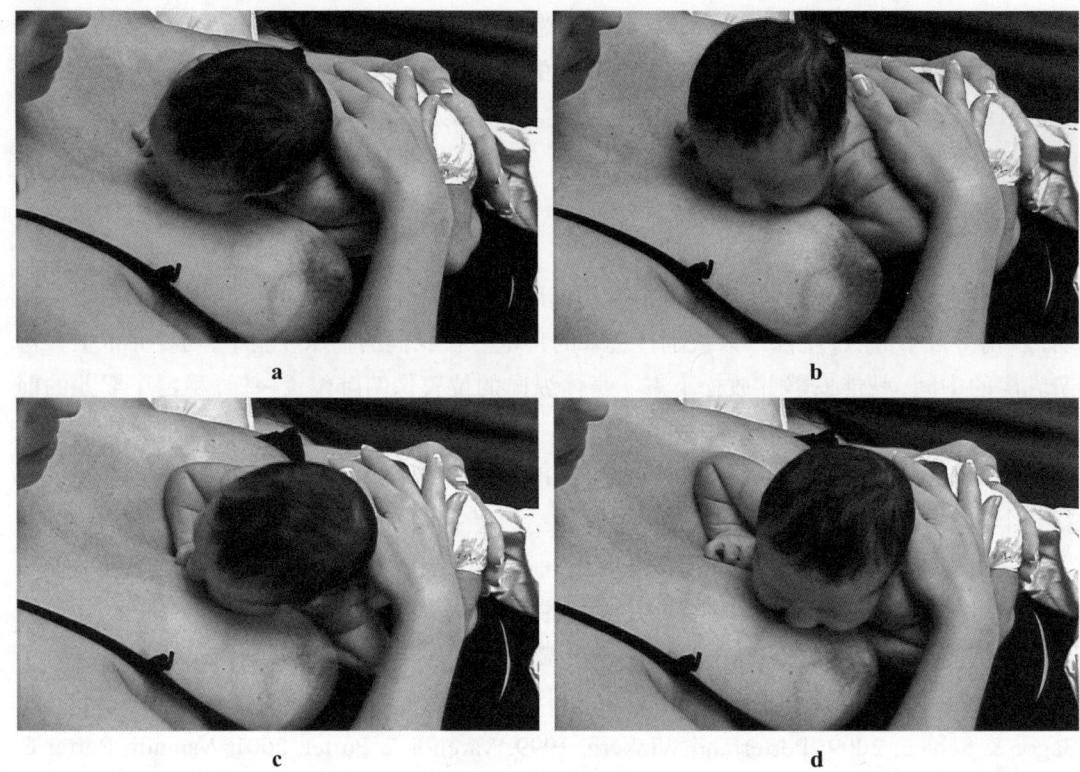

图4-1 搜索反应

这个8秒的顺序图片（a、b、c和d）显示了一个10天大的女婴朝着她的目的地颠动着身体前进。依靠着寻乳反应，她用自己的方式用脸颊摸索着，迅速地从一边扫到另一边。

Modified from Smillie, C. M. (Writer). (2010). *Baby-led breastfeeding: The mother–baby dance* [DVD]. Available from http://www.geddesproduction.com/breast-feeding-baby-led.php.

过去被称为"寻乳反射（rooting reflex）"的现象，现在被称为"寻乳反应（rooting response）"，以认可这种神经行为的复杂性。我们的观察强化了这样一种观点，即寻乳反应和进食相关的其他神经行为不是简单的刻板反射，而是复杂的行为，随着婴儿的状态、身体位置和接收到的感觉线索的不同而变化。

一旦婴儿靠近乳头并过渡到喂养姿势，母亲出于直觉对婴儿骨盆与身体提供的支持就可以为喂养所需的神经行为组织提供所需的位置稳定性（Glover, 2004; Morris & Klein, 2000; Wolf & Glass, 1992）。对于婴儿的盆骨、躯干和颈部的舒适和放松的支持，给婴儿的位置稳定提供了所必需的最佳运动控制。母亲的半躺位可以促进这种稳定性（Colson et al., 2008）。

当婴儿靠近乳房时，脖子稍微伸长，头稍微向后仰，下颌抬起，而不是嘴或鼻子朝上，这种姿势能让婴儿张大嘴。这样，宝宝的鼻子以嗅闻的状态在乳头上方浮动，他的下颌、下唇

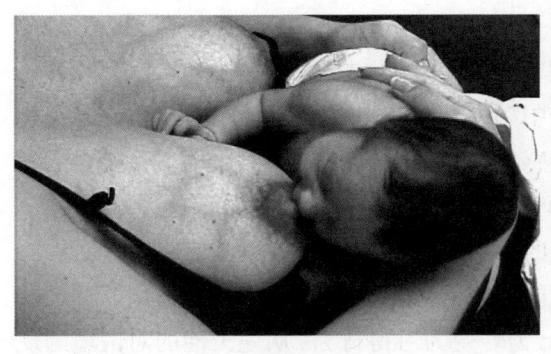 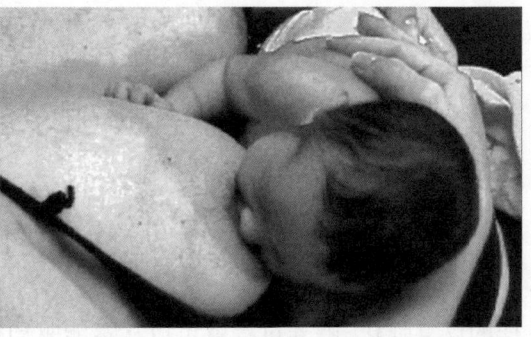

a　　　　　　　　　　　　　　b

图 4-2　搜索反应

图 4-1 所示的婴儿，时间为几秒钟后。一旦找到了乳头，下颌贴在乳房上的感觉触发了寻乳反应的另一个方面，婴儿张开嘴，并接触到乳头下方，大口含上乳房（a）并开始进食（b）。
Modified from Smillie, C. M. (Writer). (2010). *Baby-led breastfeeding: The mother–baby dance* [DVD]. Available from http://www.geddesproduction.com/breast-feeding-baby-led.php.

　　和舌头会紧贴乳房但远离乳头，这时下颌对乳房的压力刺激婴儿上唇向上越过乳头，用嘴裹住一大口乳房并开始吸吮。肯查理、克里迪、库克和迪克斯（2014）发现，如果是新生儿的下颌与母亲乳房下面的部分接触，他们进行深层次、有节奏吸吮的可能性要高出四倍。

　　然而，如果婴儿在完成这个步骤之前，他的脸没有接触到母亲的皮肤，我们观察到婴儿的行为是这样的：如果他一直与母亲分离，则变得紧张和痛苦，他的肌肉紧张，而且可能拱背，让他进一步远离母亲的身体。他的嘴可能离乳头只有半厘米远，眼睛可能是闭着的或睁着的，但如果脸没有接触到母亲的皮肤，婴儿会表现得好像乳房被移走了一样。因为这样一个非常痛苦的婴儿经常会将背部拱起，母亲就可能会把这种混乱的行为误认为是婴儿试图离开乳房。然而，实际上，拱起并不是有目的的，而是压力状态下的反射性信号。感觉到分离使婴儿处于交感或肾上腺素能状态，扰乱了他的行为并让自主运动无法进行（见第二章）。如果母亲能使他平静下来，当她帮助婴儿的脸或嘴重新与她的乳房接触时（不是把嘴贴在乳头上，而是允许他的脸完全与乳房接触），婴儿可能就会放松下来，恢复他的寻乳行为。如果他的神经行为状态已经完全被打乱了，母亲可能需要使用特定的安慰措施，例如在和婴儿说话时，让婴儿吸吮母亲的手指或者自己的手指，或让他先离开乳头，甚至是先回到中线位置，然后再重组和恢复这一系列的顺序行为。

　　一旦接触到了乳房，婴儿的手可能会摩擦乳头，让乳头勃起。婴儿的脸与母亲的皮肤接触，随着乳头和乳晕气味的方向转过去，接下来就可以观察到经典的觅食行为。柯森等人（2008）和肯查理等人（2014）的工作证实了我们的观察：正是下颌对乳房的坚实压力促使婴儿张嘴，并刺激婴儿张大嘴巴，用舌头舔乳头，并将乳头含在口中。然后，乳头充满婴儿口腔的感觉——上腭、颊面和舌面与乳房完全贴合——刺激婴儿开始乳房上的吸吮（Ardran, Kemp & Lind 1958; Frantz, 2006）。虽然一些婴儿嘴里只有很少的乳房，或者根本没有乳房，在开始吸吮母乳时也会表现得非常积极主动，但口腔中如果没有足够的乳房组织，许多婴儿就会松口。当婴儿的手或嘴接触到乳头，而后婴儿又感觉到乳头紧贴在上腭时，此时乳头提供的神经感觉刺激就会来帮助婴儿维持吸吮（Weber, Woolridge & Baum, 1986; Woolridge, 1986）。

所有这些都很可能是在特定环境下发生的本能的、固有的行为序列。感觉运动反馈、乳汁供应和母亲放松的行为之间的联系很可能为婴儿的学习提供了积极的强化。有了这样的反复强化，喂养过程就可以从本能驱动行为转变为习得行为，从先天性的对情境的反应转变为习得性联想，从而使母乳哺育变得容易。

为什么我们之前没有注意到呢？

对读者来说，这里描述的大多数搜索乳房的行为可能是非常熟悉的。我们这些从事母乳哺育工作的人经常把这些行为称为喂养线索（feeding cues）。然而，我认为它们不仅仅是一种母婴交流的行为形式。如果没有受到阻碍，这些动作会引发一系列行为，促成婴儿进食。当我们把这些行为仅仅看作是线索时，我们并不会给婴儿机会去顺着这些动作完成整个过程。

当一个身体竖直状态的婴儿试图向下弯曲身体转向乳房时，我观察到，不熟悉婴儿能力的父母和医疗专业人员通常会做出限制婴儿的反应。这种限制和保护新生儿头部运动的行为使我们很多人都没有注意到或利用婴儿的这种能力。这种对婴儿能力忽视的文化已经打破了这种自然的喂养规律。父母或专业人士从干扰哺乳类动物摄食序列的母婴先天行为开始，然后用成人的想法试图将未准备好的婴儿直接逼到该顺序的最后一步（用口腔裹住乳房组织，通常被称为"含乳"），实际上这会干扰婴儿对于母乳哺育的尝试。当婴儿的固有行为"短路"时，他可能无法在平静的状态下接触到乳头，从而使他在口腔还未裹住乳晕前就放松了舌头（Widström, 1993）。这样一来，婴儿就显得能力不够，从而加深了认知上的误解，而实际上，是婴儿的能力受到了阻碍。如果这些强迫婴儿进食的相反的尝试是有害的，并且重复进行，由此产生的压力和神经行为紊乱就有可能会导致婴儿将痛苦的感觉与乳房的感觉相关联，从而引发婴儿的厌恶行为（Widström, 1993），也就是常说的"拒奶"。

解释婴儿的能力：神经行为学文献

为了了解婴儿的这种能力的神经学基础和这种行为的不同形式，我们需要查阅婴儿和动物的神经行为学文献。

反射性反应

理查德和雅拉德（1990）证明，踏步或爬行反应不仅仅是一种残留的、无用的原始反射，这是一种重要的行为，就像觅食反应一样。虽然儿科神经学文献没有提到婴儿的其他反射可能也有助于喂养婴儿，但对于动物的研究描述了类似的初始喂养行为，统称为哺乳类动物摄食序列（*mammalian feeding sequence*）。

我们知道母亲本身也有促进婴儿喂养的反射。乳头勃起是对婴儿的触摸，以及对特定的感觉和社会心理信号的反应（Widström et al., 1990）。当婴儿被皮肤贴着皮肤抱着时，母体乳房的皮肤温度通过血管舒张或收缩而迅速变化，对婴儿的皮肤温度迅速做出反应，使其保持在狭窄的恒温范围内（Ludington-Hoe et al., 2006；Ludington-Hoe, Nguyen, Swinth & Satyshur, 2000）。体感刺激引起母亲垂体后叶催产素的释放，从而引发排乳反射，同时会促进母婴双方的多种胃肠激素的释放（Uvnäs-Moberg, Widström, Marchini & Winberg, 1987；Widström et al., 1990）。催产素的反射性释放引发了多种复杂的母亲生理、情感和行为反应（Matthiesen, Ransjö-Arvidson, Nissen & Uvnäs-Moberg, 2001；Uvnäs-Moberg & Eriksson, 1996；Uvnäs-Moberg, Johansson, Lupoli & Svennersten-Sjaunja, 2001）。

本能或天生行为的神经内分泌程序

除了简单的反射行为外，母亲和婴儿本能的行为模式要复杂得多。柯森等人（2008）将这些先天性行为称为新生儿原始反射（*primitive neonatal reflexes*），这个术语不仅用来描述"先天性的非条件反射性反应"，而且更广泛地用来描述"对内源性或环境刺激的自发行为和反应"。事实上，在过去的几十年里，神经科学的快速发展（Guzzetta, 2009；Schore, 2005）使我们不再把婴儿看作仅仅是神经反射的被动机器人，而是一个有能力的个体，能够使用复杂的、高度分化的运动和感觉能力来与周围的社会环境互动。

血糖的轻微下降可能会让婴儿开始搜索反应（Marchini, Persson & Uvnäs-Moberg, 1993），但在这种情况下，会出现各种不同的搜索行为。这些行为太复杂了，不可能仅仅是反射，但它们是天生的行为。这种本能的行为模式可以理解为行为的神经内分泌程序，它会在特定环境（自主、神经感觉和社会）的情况下发生（Marchini et al., 1993）。如果一个饥饿的婴儿依偎在平静的母亲怀里，他就会处于一种平静的副交感神经状态，这种状态会让他寻找乳房，同时促进学习和进食。如果与母亲分开，饥饿的婴儿会感到压力，并进入一种交感神经或肾上腺素能状态，其特征是儿茶酚胺和血清皮质醇升高。这使他烦躁和哭泣，想通过这些行为的表现来帮助他回到母亲身边（Bergman, 2003b; Christensson, Cabrera, Christensson, Uvnäs-Moberg & Winberg, 1995）。

将婴儿带到乳房的本能行为可能会被打扰。在母亲在场的情况下，婴儿的状态调节对于其有组织的喂养反应也非常重要。即使当婴儿在母亲的怀抱里，胸部与母亲胸部紧贴时，如果他过于饥饿和烦躁，而母亲无法帮助他恢复平静、安静的觉醒状态，婴儿也可能无法组织自己的进食行为。婴儿自身的饥饿感、进食的本能，以及来自母亲胸部的持续的感官暗示可能会过度刺激他，在饥饿的痛苦和需要缓解这种痛苦而达成的自身状态调节的能力之间产生冲突。而一旦通过某些方式让婴儿平静下来，例如，让他吸吮父亲的手指，婴儿就有可能实现必要的状态调节，从而组织他的运动行为来寻找乳房。维德斯姆和芬吉斯姆-保罗逊（1993）证明，当新生儿被允许开始自主进食时，他会靠近乳房进行舔的动作，并让舌头放下来，从而很容易包裹住乳房。然而，当婴儿哭泣时，他们会把舌头抬向上腭，这样就不可能包裹乳房。被迫吃奶的婴儿同样也不会放下舌头。

母亲还有天生的神经内分泌行为模式。她的母性本能，就像她孩子的本能一样，如果不能实现自己的状态调节，这种天生的神经内分泌行为模式就会被打乱。在婴儿面前，自信的母亲会表现出各种可以预见的本能行为，她会试图让婴儿平静下来，并与孩子进行交流。通常，即使是没有经验的母亲也会主动自发地寻求与婴儿的眼神接触，以特定的方式爱抚和抚摸婴儿，发出声音，并对婴儿的行为表现出可预见的反应（Kjellmer & Winberg, 1994; Uvnäs-Moberg, 1994; Uvnäs-Moberg, Johansson, Lupoli & Svennersten-Sjaunja, 2001）。这些催产素介导的行为模式可以使婴儿平静下来，允许婴儿跟随自己的本能。

社交互动对婴儿状态调节的重要性

50多年前，英国儿科医生、精神分析学家唐纳德·温尼科特曾说过，"世界上没有婴儿这个独立的个体，只有一个婴儿和另一个人"（1958）。他解释说，只有在成年人"足够好的照顾"的情况下，尤其是在母婴互动良好的环境中，婴儿才能被理解。此后，美国儿科医生贝勒-布里斯顿、约翰-肯纳、马苏尔-柯罗斯和心理治疗师菲利斯-柯罗斯（Brazelton, 1979; Klaus, Kennell & Klaus, 1995; Klaus & Klaus, 1998）和其他人观察并记录了婴儿的神经行为能力，这是通过与母亲或检查人员的互动来实现的。

在过去的几十年里，各种学科的研究帮助我们更好地理解这些新生儿行为的神经生理学基础。美国神经心理学家和心理治疗师艾伦-苏拉在整合神经学、心理学、行为儿科

第四章 婴儿如何学习进食：一个神经行为模型

学和精神病学的研究成果中，提供了一个令人信服的理论模型，该模型描述了母亲和婴儿之间右脑的沟通对婴儿的心理生理状态调节和他持续的心理神经发育至关重要（Schore, 2001）。在与母亲处于"情感共鸣"的阶段时，包含了婴儿和母亲的杏仁核、边缘系统和右脑之间发生的互动共振，这让婴儿实现了维持生命的重要功能，例如，进食和所必需的状态调节。

母亲和婴儿之间的神经系统的共鸣是通过眼神接触、肌肤接触，以及声音-听觉的交流等这些直接的感官交流来实现的。因此，这让母婴二分体作为一个单一的心理神经生物有机体而存在。在这种情况下，母亲通过右脑与婴儿相连，母亲能够帮助婴儿进行状态调节，首先是右脑与婴儿的共振，然后是这种依恋的经验帮助婴儿发展自己的状态调节、自主调节和情绪调节的能力。

母亲为了和婴儿交流，也必须让右脑来引导她。当母亲自己处于平静和放松的状态时，她会启动与新生儿的微妙的交流，她对婴儿的行为做出反应和联结，这种反应则会迁移成为婴儿平静的状态。

据说，在产后阶段，女性往往表现出"认知缺陷"（Eidelman, Hoffmann & Kaitz, 1993）。她们可能会害怕做一些任务，比如遵循口头指令、记住日期或婴儿的体重、注意时间安排，或者数尿布。与其说这是一个整体的认知缺陷，不如说是相对于右脑，左脑退居二线了，因为母亲的右脑在产后会非常活跃。卡特滋和艾德曼早前曾与其他同事证明，在没有视觉、听觉或嗅觉等感官帮助的情况下，产后母亲仅通过抚摸婴儿的手背（Kaitz, Lapidot, Bronner & Eidelman, 1992）就可以在两个不同的婴儿中识别出自己的孩子。这种从左脑到右脑的重点转移很可能是由于产妇在产后较高的内啡肽和催产素水平调节而引起的，并因为婴儿反复的神经感觉刺激而加强（Matthiesen et al., 2001; Uvnäs-Moberg & Eriksson, 1996; Widström et al., 1990）。当一个母亲可以让她的左脑少工作一些时，就可以腾出更多的空间来让右脑进行整体的、直觉的、专注的、即时的、基于情感的思考。允许母亲可以像她的孩子一样思考并理解她的宝贝。正如肖尔所说，进行右脑与右脑之间的交流，这能够让母亲更好地理解婴儿时时刻刻的需求，并留意她每时每刻与婴儿的沟通。

笔者认为，这些新生儿的能力在西方世界被长期忽视的原因可能是长久以来，人们很少会让母亲和婴儿仅仅是为了放松和交流而待在一起，不给母亲或婴儿应该做什么而去制订一个左脑的计划。只有在出生后的第一个小时内，或者之后让母亲和婴儿一起在温暖的浴缸里，他们才能放松和享受彼此在一起的快乐，而不是喂养。只有当母亲将左脑的工作抛在脑后，并遵循右脑的本能来使婴儿平静并放松时，她的感觉才能与婴儿的感觉相吻合，从而使两个右脑开始产生共鸣。因此，我相信，我们所看到的婴儿会搜寻乳房并开始进食的关键，是通过这种从右脑到右脑的母婴沟通让状态调节成为可能，而肖尔对此也做了完美的解释。

在肖尔提出他的模型的近20年前,法国儿科神经学家克劳丁-艾曼-丁森和她的同事,儿科医生阿伯特-格力尼(1983),描述了一种与皮兰察的"安静觉醒"的状态区分开来的新生儿的觉醒状态,他们称其为交流状态(communicative state)。这些医生指出,在婴儿出生后的前几个月内进行检查时,如果婴儿已经处于这种更具社会互动性的觉醒状态,他们就能够诱发出比该年龄段其他婴儿更高级、更有组织的婴儿神经行为。意识到这一观察结果可能对小婴儿的神经学检查非常有用,他们开发了一种技术,通过短暂地"解放"新生儿,使其从通常会抑制婴儿自主运动的侵入性反射运动中解脱出来,从而促进这种觉醒的行为状态。假设颈部不稳是触发这些侵入新生儿原始运动反应的主要诱因,他们注意到当检查者扶着婴儿的颈部和肩膀,摇晃婴儿的同时与婴儿进行眼神和口头上的交流,几分钟后,婴儿会"看起来很喜悦",会一直盯着检查者的眼睛,做出社交性的面部表情,并试图发出声音做出回应。在这种"交流"状态下,2～3周大的婴儿可以暂时从侵入性的强制性反射性运动中"解放"出来,甚至可以在检查人员最少的干预下支撑自己的头部和颈部(Amiel-Tison & Grenier, 1983)。

尽管艾曼-丁森和格力尼将注意力放在稳定颈部上,但他们的专著描述了眼神交流、轻轻摇晃婴儿和发出社交功能的声音的辅助使用。这些与婴儿的互动恰恰创造了右脑的交互作用,肖尔(2001)后来将其形成了婴儿状态调节的关键的概念。

这两位法国医生专门设计了这项技术,以帮助对新生儿进行神经学检查,但没有发现更广泛的运用。尽管如此,他们的方法证明了新手父母是如何了解他们的新生儿的——通过眼神交流和社交语言来"吸引"婴儿,从而来稳定婴儿的自主调节和获得更好的运动控制。难怪这么多母亲告诉我们,她们的孩子在出生后前几天就会自己抬起头来,可发育评估却告诉我们,这得几个月以后才会发生!当然,我也相信正是这种解放了的运动控制让婴儿能够跟随他的嗅觉寻找乳房,找到乳头,用嘴包裹住乳头并开始吸吮。

与行为相关的神经内分泌系统

在过去的几十年里,大量的文献表明肌肤的亲密接触是如何促进新生儿自主神经的稳定和母乳哺育行为的(Bergman, Linley & Fawcus, 2004; Moore, Anderson & Bergman, 2007)。与此同时,世界各地的许多研究都进一步帮助我们了解了母亲(Matthiesen et al., 2001; Pedersen, 1997; Rosenblatt, 1994; Uvnäs-Moberg, 1994; Uvnäs-Moberg & Eriksson, 1996; Uvnäs-Moberg et al., 2001)和婴儿(Christensson et al., 1992, 1995; Ludington-Hoe, Cong &

Hashemi, 2002; Marchini et al., 1993)的行为和相互作用的神经内分泌的相关性(Kjellmer & Winberg, 1994; Nelson & Panksepp, 1998; Rosenblatt, 1994; Swain, Lorberbaum, Kose & Strathearn, 2007)。生理性的血糖下降会引起饥饿(Marchini et al., 1993),而血清渗透压的轻微升高会触发加压素的释放(Marchini & Stock, 1997),以上任何一种情况都会让婴儿开始喂养行为。在饥饿的情况下,各种各样的触觉、视觉、嗅觉和听觉的感觉线索会引导婴儿向乳房靠近并开始乳房上的吸吮。

婴儿学习

许多研究表明,婴儿通过在某些躯体感觉的体验之间建立关联来快速学习(Klaus & Klaus, 1998)。当婴儿将乳汁流动与特定的口腔运动感觉模式和特定的自主状态联系起来时,乳汁的移出可以迅速强化并教会婴儿如何在乳房上进行有效吸吮。

母婴互动

母婴之间的互动行为由一个连续的神经心理和神经行为构成。多种神经感觉介质参与这些相互加强的母婴神经内分泌反应,从而影响母亲和婴儿的状态调节,以及婴儿生存所必需的生理和社交过程。

这些相互作用可能是积极的,也可能是消极的,相互的强化可能促进,也可能会干扰体内平衡。婴儿平静、反应灵敏的行为可能有助于母亲的学习,就像母亲的状态调节有助于婴儿的学习一样。相反,婴儿的痛苦会引起母亲的痛苦,引起身体上的紧张,这反过来又会干扰母亲安抚婴儿、听从自己直觉或使用口头指示的能力。

另一方面,当母亲们能够看到自己的宝宝寻找乳房时,她们通常会对婴儿的自发运动印象深刻。母亲看到婴儿很棒的行为时的积极反应有助于让母亲和婴儿进一步平静下来,因此母亲紧张的手臂往往就会开始放松,而她的肢体语言也会鼓励婴儿执行他的任务,让婴儿保持必要的神经行为组织,以应对启动进食所需的复杂行为。

要做到这一点,婴儿不仅需要母亲的情感支持,还需要她的身体支持。要做到这一点并非只有一种正确的方法,任何开放的、没有评判的、支持性的环境都能促进身体和状态的稳定。母亲放松、半躺位的姿势(Colson et al., 2008)提供了一种既能实现婴儿位置的稳定性,又能让母亲的情绪状态放松下来的方法,这都能让母亲对婴儿的状态调节提供支持。如果母亲不能舒适地给予婴儿所需的身体支持,她可能就没有机会看到她的孩子能做什么(Nyqvist, 2008)。

婴儿主导的学习：从理论到实践

我们在此描述的婴儿进食行为并不罕见，也不特殊。从1996年我们开始使用这种方法以来，我们发现一个健康的饥饿的婴儿寻找乳房的这种基本倾向没有任何例外。可预见的因素影响着婴儿维持有组织的神经行为状态的能力，这种状态使得一系列先天行为的级联触发而最终实现进食的动作。婴儿保持有序组织的能力，母亲促进婴儿神经行为有序组织的能力，以及过去哺乳的经历——所有这些都会影响在实际的喂养中，搜索行为是否会终止。然而，无论婴儿是否能够完成这种行为，这种搜寻行为本身似乎是相当普遍的，而且它和简单的碰到下颌就开始的觅食反射有很大不同，也更为复杂。

婴儿如何学习进食：另一种方法

对母亲和婴儿而言，母乳哺育是一项由右脑运作而介导的运动感觉程序任务。就像一个人不能通过阅读手册来学习骑自行车一样，一步一步的指导会让母亲感到困惑，让她感到尴尬，让这个过程更加困难。以技能为基础的母乳哺育教学方法可能会干扰母亲的直觉学习（Colson, 2008; Schafer & Genna, 2015）。

1. 首先，我们从一个安静的婴儿开始

无论婴儿出生后是几分钟、几天，还是几个月大，看到这些婴儿主动寻找和进食行为的关键是让母亲和婴儿在相互交流时保持平静和放松，没有其他的事情要做。可以通过保护母亲和婴儿免受压力和让婴儿主导这一行为来促进学习进食的过程。如果有指令，也应该是最少的，并确保是简单的。因为催产素会让母亲对婴儿产生本能的反应（Uvnäs-Moberg, 1994; Uvnäs-Moberg & Eriksson, 1996; Uvnäs-Moberg et al., 2001），所以我们只需要鼓励母亲跟随婴儿的引导，让她自己的本能、直觉和冲动（例如，她的右脑）来引导她。

2. 在任何舒适的姿势下的肌肤接触（如果不舒服就不接触！）

在婴儿出生后的第一周左右，母亲一开始只是抱着宝宝进行肌肤之间的接触，或者是在婴儿习惯了穿着衣服时穿一件薄薄的小衫，妈妈以同样的姿势与婴儿的躯干进行持续的接触。母亲可能会在她和宝贝都舒适和想抱着对方的姿势下，从让宝宝的胸部贴在自己的

胸前开始。母亲可能是坐着的、半躺着的,甚至是站着的,婴儿的脸不一定靠近乳房。科尔森的研究小组注意到,当母亲处于半躺位时,母亲的身体是打开的,婴儿可以更好地接触到乳房,而重力会使婴儿安全地、舒适地与母亲保持稳定而持续的身体接触,这有助于婴儿的搜索行为。母亲可能会本能地开始爱抚或抚摸婴儿,或者可能会开始和婴儿说话。如果可能的话,母亲还会试着与婴儿进行眼神交流,这样他们就可以在"婴儿时间"放松和享受彼此的陪伴,而没有其他事务的干扰(图4-3)。

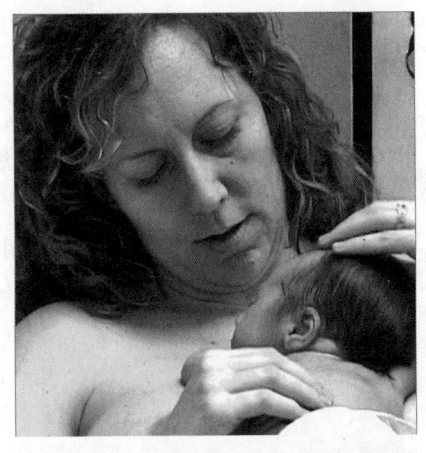

图4-3 母亲以任何舒适的姿势怀抱婴儿。注意这位母亲的手:在没有指导的情况下,当她享受宝宝的陪伴时,她会本能地抚摸和爱抚她的宝宝,让宝宝平静和放松

Modified from Smillie, C. M. (Writer). (2010). *Baby-led breastfeeding: The mother–baby dance* [DVD]. Available from http://www.geddesproduction.com/breast-feeding-baby-led.php.

3. 母亲让婴儿保持平静,并跟随婴儿的引导

当她的婴儿开始向一侧乳房移动时(如图4-1所示),母亲会跟随婴儿的方向;当婴儿朝着一侧乳房或另一侧乳房移动时,如果需要,母亲会本能地提供帮助。如果她坐着,她可能会把宝宝的臀部固定在自己腰间。如果宝宝坐在母亲大腿上,他的身体可能会有一个45度的角度,臀部紧贴在母亲对侧乳房下方。如果母亲把孩子抱在胳膊下,他的身体可能会围在母亲的腰上,而臀部靠近母亲的背部。如果母亲站着,大腿提供的支撑就会消失,所以她本能地会加强对宝宝臀部和肩膀的支持。而如果她半躺着,手就可以被释放出来,根据宝宝的动作而做出反应。

如果母亲能本能地用平静和鼓励的方式说话、抚摸婴儿,甚至与婴儿进行眼神交流,母亲就能帮助到她的婴儿。重要的是她要跟随自己的直觉,让宝宝保持平静和快乐。如果宝宝表现出紧张,有必要的话她可能会想要把宝宝从乳房或乳头上移开,让宝宝平静下来。当婴儿移向一侧乳房时,母亲可以跟随他的引导,帮助他与乳房保持生理性的接触,让他的脸颊接触乳房。如果母亲坐着或站着,她对婴儿臀部的支持可以使他的身体维持稳定,允许他开始搜索,她对婴儿肩膀的支持会使他的头向后倾斜,下颌紧紧地贴着乳房。

当婴儿从乳房下方接近乳房时,头部自然向后倾斜,这样下颌就能和下方的乳房完全接触,从而鼓励婴儿张大嘴巴。

尽管许多父母和专业人士经常抱怨婴儿的手会妨碍婴儿,但婴儿的手部动作是天生的、可预测的,并且是新生儿喂养过程中重要且有目的的一部分(Genna & Barak, 2010; Klaus & Klaus, 1998; Matthiesen et al., 2001)。婴儿的手在乳房上按摩和按压,增加了母亲

的催产素释放（Matthiesen et al., 2001）。让婴儿吸吮他自己的手通常会让他平静下来，继续搜寻，特别是如果母亲可以用声音和肢体语言来安慰他。事实上，往往是成人的手妨碍了婴儿。母亲的手在乳房下握住乳房可能会干扰婴儿的动作，尤其是如果握住乳房是一种指导性的手法，而不是一种不需要思考的、短暂的、片刻的本能动作。依据直觉，如果是必要的，母亲常常会在无意识的情况下，将手掌打开朝下放在乳房上，从上方按压或滑动皮肤，来简单地提起乳房（以类似于**图4-5**所示的方法），乳房仍然会舒舒服服地垂着，不会被她的手压变形，从而使婴儿的下颌可以充分地接触着乳房下方的完整曲线。丰满的乳房组织贴合宝宝下颌而产生的感觉会刺激宝宝张开嘴巴，然后上唇向上延伸越过乳头上方，宝宝就可以含住一大口乳房组织开始吸吮（**图4-4**）。

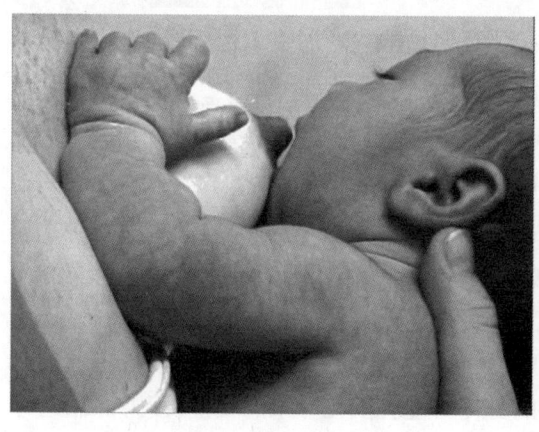
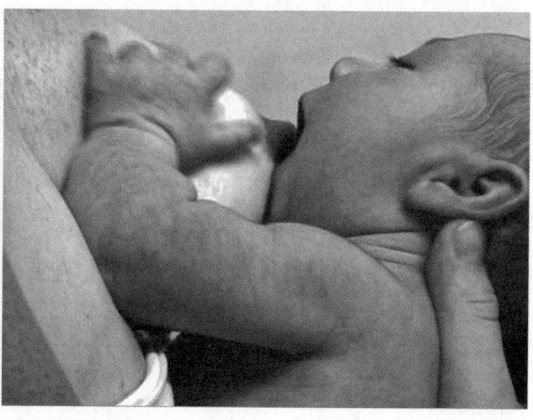

a　　　　　　　　　　　　　　　　b

图4-4　这个婴儿的下颌紧紧地贴在乳房上（a），当他要用嘴包裹住乳房时，他会本能地向上抬起上唇（b）。注意，因为他们处于相对竖直的位置，母亲的手支撑着他的背部，但是她没有主导婴儿的行为。在另一种情况下，她可能会本能地暂时性地用手来帮助，对婴儿的某些行为做出细微的反应

Modified from Smillie, C. M. (Writer). (2010). *Baby-led breastfeeding: The mother–baby dance* [DVD]. Available from http://www.geddesproduction.com/breast-feeding-baby-led.php.

并非只有一种正确的方法

关于如何做到这一点会有许多不同的方法（**图4-2**），因为不同的婴儿和母亲的体型和性格都不同。女性的躯干可以短或长，乳房可以大或小，婴儿可以小或大，长或短。因此，母亲和婴儿不会以同样的方式贴合彼此。乳头朝下的大乳房的女性可能会发现，她的宝宝会向下移动到乳房自然下垂的地方，最后几乎是仰卧着的，他的眼睛和脸会向上看着母亲，下颌在乳房下面。或者，她可能会本能地把乳房从上面提起来，把乳头抬高到刚好能让她

第四章 婴儿如何学习进食：一个神经行为模型

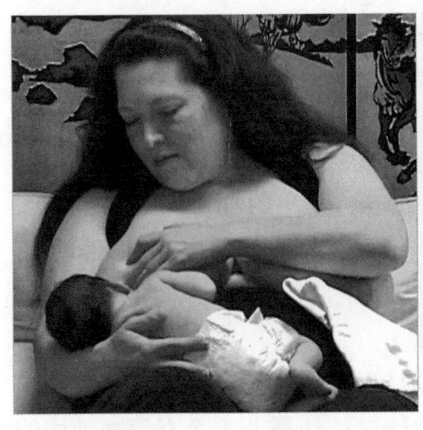
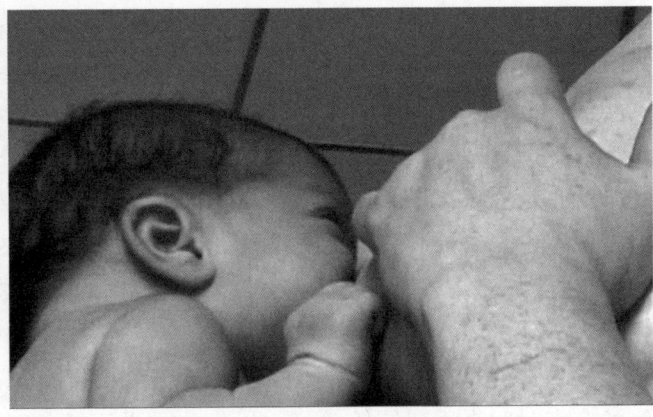

a   b

图4-5 母亲用她的手从上面抬起乳房（a），使婴儿很容易在腿上吃奶（b）。在另一种情况下，婴儿即将开始哺乳，母亲可能会本能地用她的手掌以类似的方式，但可能只是短暂地协助婴儿含乳。这是许多母亲本能的简单选择，无须指导。它也很容易教，通常是单一的，几乎不需要特别用语言来描述

Modified from Smillie, C. M. (Writer). (2010). *Baby-led breastfeeding: The mother–baby dance* [DVD]. Available from http://www.geddesproduction.com/breast-feeding-baby-led.php.

的婴儿轻松进食的高度（图4-5）。如果她愿意，她可能会发现躺着有助于打开她的身体，让宝宝吃奶的"旅行"更顺利。另一方面，乳头向外突出的小乳房的女性很可能会发现自己的宝宝会在肚子对肚子的姿势下吃奶，而另一种稍微垂直的姿势给宝宝哺乳可能会更舒服，当然也可能不会。当宝宝抬头看母亲时，他的臀部会在母亲的腰部以下。

当我们不再给母亲具体的规则，告诉她应该做什么时，她就可以自由地遵循自己与生俱来的母性本能，通过观察婴儿成功吃奶的表现而获得自信。

婴儿如何重新学习进食：一种解决乳房上不良行为的方法

在我们的实践中，这种由婴儿主导的方法不仅会被用于出生后最初的母婴学习，还可以解决这些先天行为启动过程受阻时而导致的各种喂养问题。那些长期与母亲分离的早产儿或生病的婴儿在准备学习之前可能需要很长一段时间的肌肤接触。

那些多次被强行推到乳房上的婴儿，绕过了他们的本能，所以可能会将痛苦与乳房联系起来。因此，当肌肤接触时，这些婴儿通常还是会寻找乳房，并朝向乳头移动，但当他们靠近乳晕时会突然变得紊乱，舌头会顶向上腭（Widström，1993），变得紧张和痛苦，以至于无法含乳。他们甚至会拱起身体、哭泣，或者推开乳房。尽管许多人将这种现象称为"拒

109

奶（breast refusal）"，但不清楚婴儿是真正在拒绝乳房喂养，还是仅仅因为太过混乱以至于无法进食而感到痛苦。幸运的是，理解婴儿的神经行为和条件性学习的基本原理会让这个问题很容易解决。

这样的婴儿只是需要机会来重新获得信任和与乳房的积极联系。这可以通过暂时停止给婴儿亲喂来实现。婴儿需要通过一种替代喂养方法来获得泵出的母乳，通常1～2天，但是偶尔也需要长达一个星期或者更长时间，这将取决于很多因素，包括最初的负面经历的严重程度、婴儿和母亲的痛苦程度、这种负面的体验被强化的时间长短，以及他们的家庭环境。

在这段完全替代喂养的时间里，母亲和婴儿可以通过不断重复安全、安静、肌肤接触的亲密时间来重建信任，也就是说，在婴儿不饿的时候进行，让婴儿不会有寻找乳房的冲动。

在双方重新建立了信任之后，婴儿会忘记那些负面的联想，就可以保持足够的冷静，以便能够再次跟随引导自己靠近乳房的天然本能。我们通常会建议母亲，让她允许婴儿在最初几次接触乳房时，不应按计划、日历或时钟进行。相反，这些最初的第一次（通常非连续的）只在她母性的本能（右脑的）冲动下才会启动。只有当婴儿处于特定的觉醒状态或者社交时刻，并对母亲表现出更多的互动和回应时，才给了婴儿搜寻乳房的机会，也就是说，此时的婴儿正处在艾曼-丁森和詹尼所说的"交流状态"。

即使是从未哺乳过的大一点的婴儿也可以用这种方式学习吃奶。虽然我们知道一些10个月甚至20个月大的婴儿的奇闻逸事（Wiessinger, 2011），他们之前没有母乳哺育的经验，但是当他们第一次以这种方式独立地开始喂养时，他们的母亲感到非常惊讶，这种情况很少见。婴儿在刚出生的前三个月，母乳哺育要容易得多，但当婴儿长到四五个月大的时候，他们越来越容易分心，好奇心和高度活跃的行为会干扰他们平静和专注的行为状态，而正是这种状态才能让他们能够遵从自己对于乳房的直觉。

我们在帮助母亲和婴儿学习母乳哺育时的角色

作为医疗保健工作者，我们的职责是用一种平静、轻松的方式传达这些信息，让每一位母亲感到舒适和自信，从而帮助她的宝宝感到舒适和成功实现母乳哺育。这通常意味着我们提供的信息更多的是视觉和身体上的展示，而不是口头上的指示。这是在与母亲的右脑对话，而不是使用左脑语言，后者往往比母亲产后的大脑准备处理的信息更复杂、更专业。我们当然不需要使用本章的语言，毕竟一位女性不需要自己成为泌乳顾问才能来喂养她的

第四章　婴儿如何学习进食：一个神经行为模型

孩子。

我们想要用行为与母亲的情感联系来表达的，是我们对她和她的孩子的信心。要让她知道，我们相信她，确信她能够做到，并且让她知道，到目前为止的任何负面经历都不是她的错。通过这种方式，当她开始相信这个过程时，她就可以传达同样的右脑信息来帮助婴儿感到放松、平静和有信心能做到。

当母亲本能地对婴儿说话时，婴儿的反应行为可以使她安心。在不指导母亲如何对婴儿说话的情况下，临床工作者可以通过模仿来提供示范，并以和蔼且有趣的方式与婴儿"交谈"感情，从而来鼓励母亲。当母亲自发地按照平常的方式与婴儿说话时，临床工作者可以告诉母亲，如何说话能让婴儿平静下来，或在婴儿停下来听母亲说话或吸吮加快时，及时指出让母亲知道。

我们希望鼓励母亲享受学习的过程，并认识到这可能需要时间，就像学习走路、跳舞或骑自行车一样。她可能需要得到对她作为母亲能力的肯定。我们想要强调的是，这是做母亲正常的一部分——有问题寻求帮助并不意味着她无能。

这也有助于解释婴儿的行为，向母亲展示宝宝是多么能干。如果刚含上乳房吃奶就马上停下来了，也许宝宝只是为了再试一次，但她可能会感到困惑，以为宝宝哪里做错了。这时候，我们可以告诉她，她的婴儿是多么聪明，他知道自己没有得到足够的奶量，想再试1次。或者，如果婴儿松开乳房并没有继续，也没关系，我们可以对母亲说，婴儿知道自己的极限在哪里，所以需要休息一会儿。

不管发生了什么，都是本能在起作用，所以照护人员可以把母亲的行为重新解释为正常和积极的。随着时间的推移，这些解释和安慰会让她更好地放松。然后，医生也可以指出，她更放松也是在帮助宝宝。

告诉母亲她的工作不是学习母乳哺育，也不是让她的孩子学习。她的工作就是让孩子保持平静、放松和舒适，这样她的宝宝就可以自主学习了。正如尼斯-伯吉曼在他的演讲中反复说的那样，"不是母亲在给婴儿做母乳哺育，而是婴儿自己在乳房上吃奶"。(2001)让母亲知道是孩子在学习，可以减轻她相当大的压力，并鼓励她的自信。

不是只有一种正确的方法才能做到这一点。关键是照护人员要使用右脑技术来给予母亲她需要的信心，来保持婴儿的平静，这反过来又会促进喂养导向的婴儿行为，从而增强母亲的信心。通过建立耐心和平静的示范榜样，医疗保健专业人员可以在母亲身上引导出婴儿所需的自主和情绪的状态来帮助她的孩子。通过帮助，婴儿会放松、保持觉醒、平静，并处于副交感神经状态，母亲就可以让婴儿跟随本能去寻找、觅食、裹住乳房，并学会吃奶。然后，当她观察宝宝天生的行为时，她的自信心就会增强，就这样，他们两个便会互相帮助，开始属于他们的旅程。

参考资料

Amiel-Tison, C., & Grenier, A. (1983). Expression of liberated motor activity (LMA) following manual immobilization of the head. (J. Steichen, P. Steichen-Asch, & C. P. Braun, Trans.). In C. Amiel-Tison & A. Grenier (Eds.), Neurologic evaluation of the newborn and the infant (pp. 87−109). New York, NY: Masson.

Ardran, G. M., Kemp, F. H., & Lind, J. A. (1958). Cineradiographic study of breast feeding. British Journal of Radiology, 31, 156.

Bergman, N. J. (2003a). CSIRO film unit, 1965.

Bergman, N. J. (2003b). Humans and kangaroos — a biological perspective. Conference Syllabus, International Lactation Consultants Association, Sydney, Australia.

Bergman, N. J. (2001, July 7). Kangaroo mother care: Restoring the original paradigm for infant care and breastfeeding. Presentation at La Leche League International Physician's Seminar, Chicago, IL.

Bergman, N. J., Linley, L. L., & Fawcus, S. R. (2004). Randomized controlled trial of skin-to-skin contact from birth versus conventional incubator for physiological stabilization in 1200- to 2199-gram newborns. Acta Paediatrica, 93(6), 779−785.

Brazelton, T. (1979). Behavioral competence of the newborn infant. Seminars in Perinatology, 3(1), 35−44.

Cantrill, R. M., Creedy, D. K., Cooke, M., & Dykes, F. (2014). Effective suckling in relation to naked maternal-infant body contact in the first hour of life: An observation study. BioMed Central Pregnancy and Childbirth, 14, 20.

Christensson, K., Cabrera, T., Christensson, E., Uvnäs-Moberg, K., & Winberg, J. (1995). Separation distress call in the human neonate in the absence of maternal body contact. Acta Paediatrica, 84, 468−473.

Christensson, K., Siles, C., Moreno, L., Belaustequi, A., De La Fuente, P., Lagercrantz, H., ... Winberg J. (1992). Temperature, metabolic adaptation and crying in healthy full-term newborns cared for skin-toskin or in a cot. Acta Paediatrica, 81, 488−493.

Colson, S. D., Meek, J. H., & Hawdon, J. M. (2008). Optimal position for the release of primitive neonatal reflexes stimulation breastfeeding. Early Human Development, 84(7), 441−447.

CSIRO Film Unit and the Division of Wildlife Research, Australia. Birth of the Red Kangaroo (1965). Uploaded to YouTube by CSIRO Publishing, January 7, 2014. Retrieved October 30, 2015 from https://www.youtube.com/watch?v=EkKT6H2SMHU

Doucet, S., Soussignan, R., Sagot, P., & Schaal, B. (2009). The secretion of areolar (Montgomery's) glands from lactating women elicits selective, unconditional responses in neonates. PLOS ONE, 4(10), e7579. doi:10.1371/journal.pone.0007579

Eidelman, A. I., Hoffmann, N. W., & Kaitz, M. (1993). Cognitive deficits in women after childbirth. Obstetrics & Gynecology, 81(5 Part 1), 764−767.

Eilam, D., & Smotherman, W. P. (1998). How the neonatal rat gets to the nipple: Common motor modules and their involvement in the expression of early motor behavior. Developmental Psychobiology, 32, 57−66.

Genna, C. W., & Barak, D. (2010). Facilitating autonomous infant hand use during breastfeeding. Clinical Lactation, 1(1), 15−20.

Glover, R. (2004). Lessons from innate feeding abilities transforms breastfeeding outcomes. Conference Syllabus, International Lactation Consultants Association, Scottsdale, AZ.

Gribble, K. D. (2005). Post-institutionalized adopted children who see breastfeeding from their new mothers. Journal of Prenatal and Perinatal Psychology and Health, 19(3), 217−234.

Guzzetta, F. (2009). Psychomotor development: The beginning of cognition. In F. Guzzetta (Ed.), Neurology of the infant (pp. 37–54). Montrouge, France: John Libbey Eurotext.

Harris, H. (1994). Remedial co-bathing for breastfeeding difficulties. Breastfeeding Review, 11(10), 465–468.

Kaitz, M., Lapidot, P., Bronner, M., & Eidelman, A. I. (1992) Parturient women can recognize their infants by touch. Developmental Psychology, 28(1), 35–39.

Kjellmer, I., & Winberg, J. (1994). The neurobiology of infant-parent interaction in the newborn: An introduction. Acta Paediatrica, 397(Suppl.), 1–2.

Klaus, M., & Klaus, P. (1998). Your amazing newborn. Reading, MA: Perseus Books.

Klaus, M. H., Kennell, J. H., & Klaus, P. H. (1995). Bonding: Building the foundations of secure attachment and independence. New York, NY: Addison-Wesley.

Ludington-Hoe, S. M., Cong, X., & Hashemi, F. (2002). Infant crying: Nature, physiologic consequences, and select interventions. Neonatal Network, 21(2), 29–36.

Ludington-Hoe, S. M., Lewis, T., Morgan, K., Cong, X., Anderson, L., & Reese, S. (2006). Breast and infant temperatures with twins during shared kangaroo care. Journal of Obstetrics Gynecology & Neonatal Nursing, 35(2), 223–231.

Ludington-Hoe, S. M., Nguyen, N., Swinth, J. Y., & Satyshur, R. D. (2000). Kangaroo care compared to incubators in maintaining body warmth in preterm infants. Biological Research for Nursing, 2(1), 60–73.

Marchini, G., Persson, B., & Uvnäs-Moberg, K. (1993). Metabolic correlates of behaviour in the newborn infant. Physiology & Behavior, 54, 1021–1023.

Marchini, G., & Stock, S. (1997). Thirst and vasopressin secretion counteract dehydration in newborn infants. Journal of Pediatrics, 130(5), 736–739.

Matthiesen, A. S., Ransjö-Arvidson, A. B., Nissen, E., & Uvnäs-Moberg, K. (2001). Postpartum maternal oxytocin release by newborns: Effects of infant hand massage and sucking. Birth, 28(1), 13–19.

Meyer, K., & Anderson, G. C. (1999). Using kangaroo care in a clinical setting with fullterm infants having breastfeeding difficulties. The American Journal of Maternal Child Nursing, 24(4), 190–192.

Moore, E. R., Anderson, G. C., & Bergman, N. (2007). Early skin-to-skin contact for mothers and their healthy newborn infants. Cochrane Database of Systematic Reviews, 18(3), CD003519.

Morris, S. E., & Klein, M. D. (2000). Pre-feeding skills: A comprehensive resource for mealtime development (2nd ed.). Tucson, AZ: Therapy Skill Builders.

Nelson, E., & Panksepp, J. (1998). Brain substrates of infant-mother attachment: Contributions of opioids, oxytocin, and norepinephrine. Neuroscience & Biobehavioral Reviews, 22, 437–452.

Nyqvist, K. H. (2008). Early attainment of breastfeeding competence in very preterm infants. Acta Paediatrica, 97(6), 776–781.

Odent, M. (1977). The early expression of the rooting reflex. In: Proceedings of the 5th International Congress of Psychosomatic Obstetrics and Gynaecology, Rome, Italy. London: Academic Press, 1117–1119.

Pedersen, C. (1997). Oxytocin control of maternal behavior: Regulation by sex steroids and offspring stimuli. Annals of the New York Academy of Sciences, 807, 126–145.

Phillips, R. (2013). The Sacred Hour: Uninterrupted skin-to-skin contact immediately after birth. Newborn & Infant Nursing Reviews, 13, 67–72.

Porter, R. H., & Winberg, J. (1999). Unique salience of maternal breast odors for newborn infants. Neuroscience & Biobehavioral Reviews, 23, 439–449.

Righard, L., & Alade, M. (1990). Effect of delivery room routines on success of first breast-feed. Lancet, 336, 1105–1107.

Righard, L., & Frantz, K. (Director). (1995). Delivery self-attachment [VHS tape]. Los Angeles, CA: Geddes Productions [out of print].

Righard, L., & Frantz, K. (2005). Delivery self-attachment [DVD]. Los Angeles, CA: Geddes Productions. Available from http://www.geddesproduction.com/breast-feeding-delivery-selfattachment.php

Rosenblatt, J. S. (1994). Psychobiology of maternal-behavior: Contribution to the clinical understanding of maternal behavior among humans. Acta Paediatrica, 3(Suppl. 397), 3−8.

Rosenblum, L. A., & Youngstein, K. P. (1974). Developmental changes in compensatory dyadic response in mother and infant monkeys. In M. Lewis & L. A. Rosenblum (Eds.), The effect of the infant on its caregiver (pp. 141−161). New York, NY: John Wiley.

Schafer, R., & Genna, C.W. (2015). Physiologic breastfeeding: A contemporary approach to breastfeeding initiation. Journal of Midwifery & Women's Health, 60(5), 546−553.

Schore, A. N. (2001). The effects of a secure attachment relationship on right brain development, affect regulation, and infant mental health. Infant Mental Health Journal, 22, 7−66.

Schore, A. N. (2005). Back to basics: Attachment, affect regulation, and the developing right brain: Linking developmental neuroscience to pediatrics. Pediatric Review, 26, 204−217.

Smillie, C. M. (2001). How newborns learn to latch: A neurobehavioral model for self-attachment in infancy [Abstract PL9]. Academy of Breastfeeding Medicine News and Views, 7, 23.

Smillie, C. M. (Writer). (2010). Baby-led breastfeeding: The mother-baby dance [DVD]. Available from http://www.geddesproduction.com/breast-feeding-baby-led.php

Swain, J. E., Lorberbaum, J. P., Kose, S., & Strathearn, L. (2007). Brain basis of early parent-infant interactions: Psychology, physiology, and in vivo functional neuroimaging studies. Journal of Child Psychology and Psychiatry, 48(3−4), 262−287.

Joint Commission. (2014). Perinatal Care. The Joint Commission website. Retrieved from https://manual.jointcommission.org/releases/TJC2014A/PerinatalCare.html

Uvnäs-Moberg, K. (1994). Oxytocin and behaviour. Annals of Medicine, 26(5), 315−317.

Uvnäs-Moberg, K., & Eriksson, M. (1996). Breastfeeding: Physiological, endocrine and behavioural adaptations caused by oxytocin and local neurogenic activity in the nipple and mammary gland. Acta Paediatrica, 85, 525−530.

Uvnäs-Moberg, K., Johansson, B., Lupoli, B., & Svennersten-Sjaunja, K. (2001). Oxytocin facilitates behavioural, metabolic and physiological adaptations during lactation. Applied Animal Behaviour Science, 72(3), 225−234.

Uvnäs-Moberg, K., Widström, A.-M., Marchini, G., & Winberg, J. (1987). Release of GI hormones in mother and infant by sensory stimulation. Acta Paediatrica Scandinavica, 76, 851−860.

Varendi, H., & Porter, R. H. (2001). Breast odour as the only maternal stimulus elicits crawling towards the odour source. Acta Paediatrica, 90, 372−375.

Varendi, H., Porter, R. H., & Winberg, J. (2002). The effect of labor on olfactory exposure learning within the first postnatal hour. Behavioral Neuroscience, 116(2), 206−211.

Weber, F., Woolridge, M. W., & Baum, J. D. (1986). An ultrasonographic analysis of sucking and swallowing in newborn infants. Developmental Medicine & Child Neurology, 28, 19−24.

Widström, A.-M., Lilja, G., Aaltomaa-Michalias, P., Dahllöf, A., Lintula, M., & Nissen, E. (2011). Newborn behavior to locate the breast when skin-to-skin: A possible method for enabling early self-regulation. Acta Paediatrica, 100, 79−85.

Widström, A.-M., Ransjö-Arvidson, A. B., Christensson, K., Matthiesen, A.-S., Winberg, J., & Uvnäs-Moberg, K. (1987). Gastric suction in healthy newborn infants: Effects on circulation and developing feeding behaviour. Acta Paediatrica Scandinavica, 76, 566−572.

Widström, A.-M., & Thingström-Paulsson, J. (1993). The position of the tongue during rooting reflexes elicited in newborn infants before the first suckle. Acta Paediatrica, 82, 281−283.

Widström, A.-M., Wahlberg, V., Matthiesen, A. S., Eneroth, P., Uvnäs-Moberg, K., Werner, S., & Winberg, J. (1990). Short-term effects of early suckling and touch of the nipple on maternal behavior. Early Human Development, 21, 153−163.

Winnicott, D. W. (1952/1958). Anxiety associated with insecurity. In Collected papers: Through paediatrics to psycho-analysis (pp. 97−100). Oxford, England: Basic Books.

Wolf, L. S., & Glass, R. P. (1992). Feeding and swallowing disorders in infancy: Assessment and management. Tucson, AZ: Therapy Skill Builders.

Woolridge, M. W. (1986). The anatomy of infant sucking. Midwifery, 2(4), 164−171.

第五章

在母亲与帮助者之间建立母乳哺育技巧与信心

丽贝卡·格洛弗 黛安·维辛格

在以前的文化中，我们会在生命的最初几年中接受母乳哺育，并在成长过程中有机会近距离地观察到别人母乳哺育。当成为母亲时，我们就对自己和婴儿的能力有了坚定的信心。但是，在20世纪下半叶，这种记忆和印象在很大程度上消失了。到21世纪初，我们的文化已经不再相信我们能做得到自然分娩和母乳哺育。母亲与婴儿本应遵循分娩到母乳哺育的本能行为程序的管理，但分娩干预和不适当的母乳哺育会破坏这一系列的行为。今天，母亲和帮助者似乎都倾向于希望可以实现母乳哺育，但也确定地知道奶瓶喂养也行得通。

本章是一项正在进行中的工作，一个正在进行的尝试，以重新学习母乳哺育，并重新获得对母婴正常互动的信心，而这些互动使整个人类乃至整个哺乳动物历史上的哺乳都获得了成功。

因为所有的母亲都是女性，为了区分母亲和婴儿，我们将在本章中把所有的婴儿都用"他"来表示，为此，我们向所有女孩的母亲道歉。

自我效能理论与母乳哺育

纵观生命的发展，健康人类的大脑会发展新的联系来回应环境、手头的任务、思想和想象（Doidge, 2010）。这些经验和思想的重复，如钢琴音阶的重复，建立了更强大和更持久的神经通路，使未来的成功更有可能。我们经常忽视这样一个事实：对成功的期望是通过一个叫作自我效能的过程而提供了神经强化。

自我效能是一个人对自己完成任务或应对挑战的能力的信念。它与自尊有很大的不同，自尊与一个人的自我价值感有关。一个人的自我效能越高——他或她认为努力和坚持就会成功——他或她就越有可能做出努力并坚持不懈，而最终获得成功（Noel-Weiss, Bassett & Cragg, 2006; Noel-Weiss, Ruppe, Cragg, Basset & Woodend, 2006）。

自从班杜拉1977年首次发表自我效能理论以来，大量的学术论文和研究表明，个人对成功的期望对其在教育、健康、体育、商业和国际等领域的成就有着巨大的影响（Stajkovic, & Luthans, 1998）。

自我效能强的人：

- 把问题看作是需要掌握的挑战
- 会提高对所参与活动的兴趣和投入
- 容易从挫折和失望中恢复

自我效能弱的人：

- 避免有挑战性的情况，相信他们会失败
- 关注他们的缺点和消极结果
- 面对问题很快失去信心（Bandura, 1994）

对于母乳哺育的强烈的自我效能对那些有早期有母乳哺育问题的母亲有很大的帮助，这是毋庸置疑的。邓恩、戴维斯、麦克·柯力维、爱德华兹和加布里（2006）发现，与补充喂养或支持感相比，母亲的信心是母乳哺育结果的一个更强有力的相关因素。布莱思（2002）、布克斯顿（1991）、克里迪（2003）、丹尼斯（1999、2006）、奥坎波、法登、吉伦和王（1992）、帕钦扎克和特纳（2000）、金斯顿、丹尼斯和剑（2007）以及许多其他人已经证明或讨论了母亲自我效能的重要性。丹尼斯对于在众多种族和社会群体中促进母乳哺育的自我效能发挥了重要作用（2010），但自我效能仍然是母乳哺育支持中经常被忽视的一部分。

母乳哺育自我效能的途径

建立自我效能的主要途径有4条：

1. 获得成就或达成任务。
2. 通过他人的经验感同身受。
3. 通过语言说服。

4. 掌握情绪和生理状态。

获得成就，如果是与母乳哺育有关，意味着每一次成功的经历都会增加母亲对母乳哺育能力的信心。成功孕育成功，这就突显出我们最初应该集中精力的地方。支持最少干预措施和最少母婴分离的生育实践，促进产后长期的肌肤接触，鼓励本章中描述的生物滋养法，母婴共同形成一个整体，有助于让母亲相信自己和婴儿的能力以及可以成功的能力。不过，由于"成功的经验提高了自我效能，[并且]反复的失败降低了自我效能"(Dennis, 1999)，本章后半部分将讨论如果先前描述的经验没有达成，形成自我效能的其余来源如何能最终达成母乳哺育的最终成功。

迁移他人经验是母亲们看到其他女性哺乳后获得的。"许多人类行为是通过建模来发展的：观察他人"(Bandura, 1977)。对于经验有限或不确定自己能力的人来说，建模尤其重要(Pajares, 2002)。重复的错误会降低自我效能，所以为母亲们树立成功的行为榜样可以帮助她们避免过多的尝试和错误。

迁移他人经验是爱婴医院(BFHI)第10步的基本概念。"鼓励建立母乳哺育支持小组，并在出院后将母亲推荐给它们"(WHO & UNICEF, 1989)。它在爱婴医院实施步骤中的位置是不恰当的(最后一步)，因为母亲们需要在婴儿出生前就对成功的母乳哺育反复建模。产前和产后母亲参与互助团体值得我们大力、及早、热情和反复地支持。我们需要了解，除非母亲观察到成功的母乳哺育行为，否则她们会自动转向我们的文化所认为的成功的婴儿喂养，即无处不在的奶瓶喂养模式(**图5-1**)。

反复建模成功的经验，将复杂的行为分解为简单的步骤，已经被证明可以提高自我效能(Bandura, 1977)。考虑到21世纪母亲面临的诸多障碍，母乳哺育的成功并不总是立竿见影，但是，当我们能够准确地向母亲展示母乳哺育行为的天性时，我们就可以一步步地做到这一点。使用视频和DVD、图片、图形和模型演示等视觉媒体，可以为母亲提供有效的替代学习体验。在本章后面会更详细地讨论参与式建模，这是迁移他人经验的一种特别有效的形式。

通过语言说服包括鼓励和其他相关的语言信息，这些信息来自母亲认为的可信的来源，并明显有助于提高成功率。它对我们来说是一个很有价值的工具，但是语言上贬低一个人比语言上建立其自我效能更容易。在提供不了促进成功条件的情况下提高期望"极有可能导致失败，使说服者丧失信誉，并进一步削弱接受者的自我效能(Bandura, 1977)"。帮助者轻描淡写地说一句"你看起来很好，只要继续努力就行了"，并不会让一个在疼痛中哺乳的女性建立自信，太多这样的评论可能会促使她去其他地方寻求帮助，或者让她觉得根本做不到母乳哺育。不恰当的语言说服也许会是最无效的帮助方式。适当的语言说服和参与式建模相结合是提供帮助的最佳方式之一。

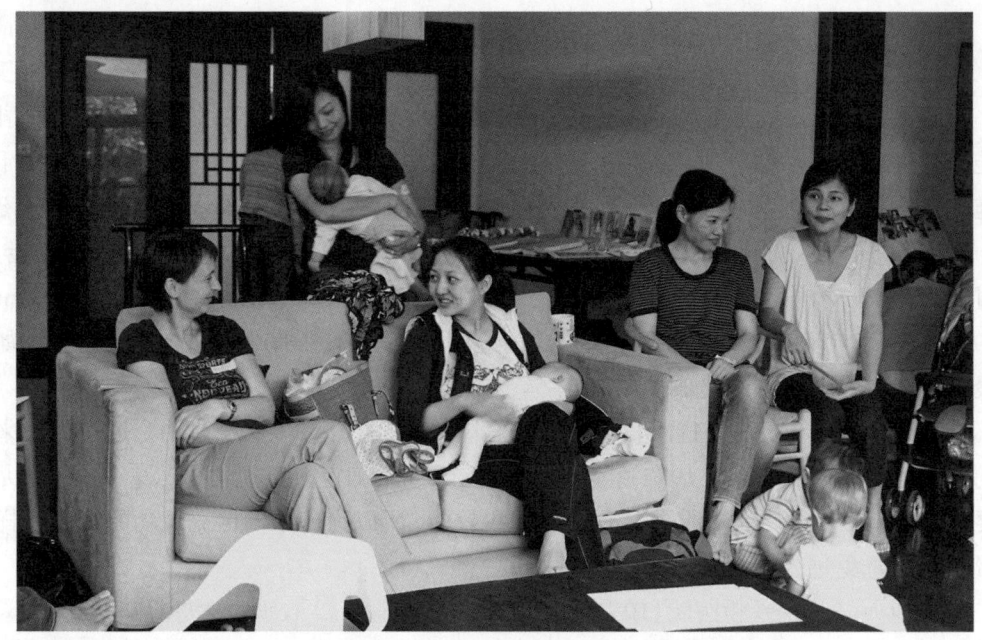

图5-1　母亲帮助母亲的团体增强母乳哺育自我效能

掌握情绪和生理状态，包括负面情绪，如疼痛、压力、疲劳、焦虑和恐惧，这些一定会影响新母亲，降低她的自我效能。只要减轻一位新母亲的痛苦或压力，让她在身体和情感上感到舒适，就可以提高她对母乳哺育能力的信心。当我们帮助母亲进行母乳哺育时，她的情感和身体上的舒适感应该总是第一位的。

参与式建模提高自我效能

对你最有帮助的伙伴可能会是一个柔软的新生儿大小的娃娃，因为身边不总是会有一群成功母乳哺育的母亲。通常情况下，母乳哺育帮助者会试图单独使用口头说服的技巧。例如，"你需要拉近你和孩子之间的距离"。（"拉近距离？"一位疲惫沮丧的新母亲会想，"我完全没有听懂拉近什么距离！"）但是，带着娃娃的帮助者可以一步步地演示如何确保婴儿紧贴着母亲的身体，同时解释她在做什么以及为什么这么做。一个带着娃娃的帮助者代表了一种很高效的与口头说服相结合的替代性体验的形式。在每一步中，新母亲也会自己尝试（用她自己的婴儿重复帮助者的动作）。这样，在课程结束时，母亲和帮助者都有信心，至少这一阶段的母乳哺育经验已经很好地整合了。无论是母乳哺育的母亲和她的帮助者，还是运动员和他的教练，参与式建模都被证明能够促进强烈的自我效能。示范、重复和小成功的不断出现是获得成功的非常有效的途径。即使在母乳哺育本身成功之前，能达成或促成一系列较小成功的参与式建模也都能增强母亲的自我效能，这会使她保持达成母乳哺育目标的渴望。想象一下，一个没有母乳亲喂的婴儿的母亲，仅仅是知道如何让自己与孩子舒适地待在一起，就能获得快乐，是多么美好的一件事。

自我效能与母乳哺育帮助者

　　帮助母亲学会母乳哺育的过程实际上是在帮助母亲建立成功的神经通路。正如婴儿早期的压力水平可能会对他处理压力的能力产生终身影响一样（Teicher, Andersen, Polcari, Anderson, Navalta, 2002），母亲从你那里得到的支持，也会影响她母乳哺育的努力是自信还是失败。但是为了帮助她获得自信，你自己也需要表现出自信。重新阅读高自我效能感和低自我效能感的特点，明确自己是一个协助和帮助的角色，这一切都将成为现实。

　　这本书通过提供一个解决母乳哺育问题的大容量工具箱，来增强你自己的自我效能感。你将学会如何识别和鼓励母亲和婴儿与生俱来的能力，以及当出现问题时，如何极大地提高母乳哺育成功的可能性。在意识到你可以建立一位母亲的自信时，我们希望你也能建立自己的自信。

只在需要时使用你的专业知识

　　随着当今医疗高度发展、生育能力下降和反生育文化的现象日益增多，除了帮助出现异常问题的母亲和婴儿外，母乳哺育从业者也需要运用专业知识来帮助正常的母婴哺乳。在任何一种情况下，都要记住，不必要和过度的干预、坚持特定的喂养方法以及严格遵守喂养指南，都会迫使母亲脱离正常的围生期的右脑学习模式，并已经造成了近几十年来大量失败的母乳哺育。解释（有些是不可避免的左脑模式）应该保持在最低程度，它们应该被简单地描述，并伴随丰富的类比、游戏、示范和对母乳哺育成功的信心。类比的例子和有趣的示范将会在本章接下来的小方框中不断出现，并且以你可能和母亲说话的措辞方式呈现。每个类比和演示的标题所支持的概念如括号所示。

　　把你自己想象成一个翻译。你需要知道尽可能多的母乳哺育语言。从大量的词汇中，你只需要选择这个母亲和这个婴儿在*他们的*情况下如何进行到下一步所需要的那些词汇。你有很多选择，但*谨慎使用*。

生物滋养法或半躺式哺乳法

一天下午，一位剖宫产术后的新妈妈放松地坐在沙发的枕头上，她乳头受损，而且她刚满月的宝宝很难含乳。这位母亲刚刚挣扎着喂完一次奶，她知道孩子喜欢趴在她的乳房之间，脸颊贴着她的皮肤打盹儿。过了一会儿，宝宝动了动，抬起头，开始迷迷糊糊地寻找乳房。她太累了，无法再一次坐起来，她挪动了一下乳房，用上臂托住孩子的头。在她半睡半醒地为孩子哺乳的过程中，宝贝很轻松地含住了乳房，母亲为发现孩子发明的这种可笑的姿势而咯咯地笑起来。但是因为这打破了所有的规则，而且因为她缺乏进一步的强化，在他们的下一次哺乳时，她又回到了被教导的僵硬、无效但"正确"的方法。她的乳头疼痛在接下来的两个月内都没有缓解。

这位母亲靠在椅背上的经历，充分体现了科尔森所说的"生物滋养法（biological nurturing，2008年）"或"半躺式哺乳法（laid-back breastfeeding）"的优点。母亲很放松和舒适，既不完全直立也不完全仰卧，她的孩子有足够的活动空间，他可以利用强大的觅食反射和许多其他反射来含乳，重力对他们两个都有帮助，她发现这样的经验是非常愉快的，他们完全没有规则，可以一次性解决所有问题（图5-2）。

母亲需要舒适

上面描述的母亲得到了充分的支撑——头、颈、肩膀、背部、手臂、腿都处于一个放松且有支撑的位置，这是一个理想的，实际上是必要的母婴成功的起点。

婴儿属于直立物种

大猩猩、黑猩猩和其他直立的猿类把它们的婴儿直立着靠在胸口喂养。现代人或许也要这么做，坐着会形成身体折叠，使躯干变短，但一个几乎直立的婴儿坐在缩短的躯干上是没有空间的。几个世纪前的一些绘画显示，母亲一只脚放在一个矮凳子上，而她的孩子则斜放在膝盖上。经验丰富的母亲通常会把一条腿跨在另一条腿上形成一个斜坡，把婴儿的臀部放在大腿上，使婴儿的身体进一步倾斜。

相比之下，目前的教育，以及现代的哺乳凳和哺乳枕，是在鼓励一个有能力吃奶的婴儿在他的腿不受支撑的情况下完全侧躺，而他的母亲则是完全直立状态的——这种安排在其他灵长类动物中并不常见，可能也不是母亲的本能选择。事实上，那些被要求将婴儿放在与自己的躯干，与自己的身体成直角位置的母亲可能会抱怨他们看不见婴儿的脸或只能看

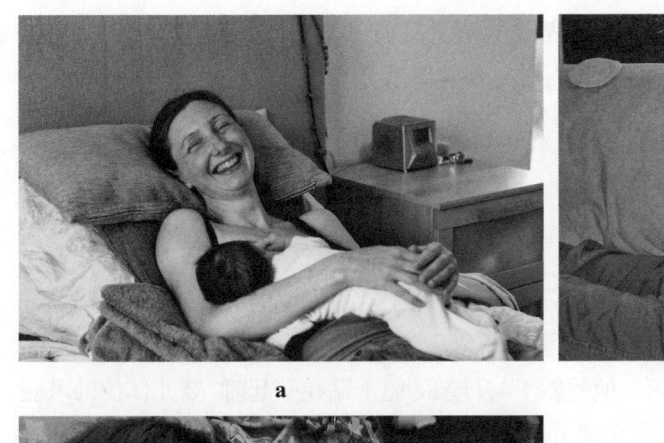
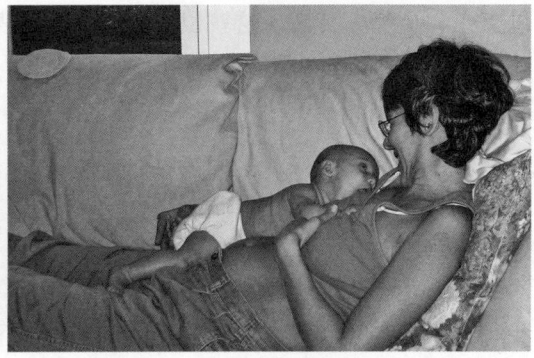
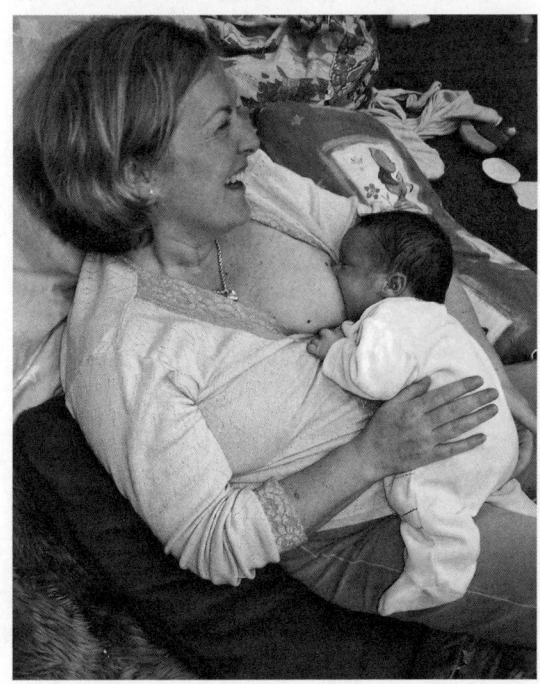

图 5-2　生物滋养法或半躺式哺乳法
注意那些微笑！

到一只眼睛；想要和婴儿*面对面*（母亲们的眼睛和婴儿的眼睛相对视）的欲望是很强烈的（Kashiwagi & Shirataki, 1995）。近年来，母亲们也被指导仰卧，让他们的孩子完成全部的母乳哺育。当然，在没有指导的情况下，没有母亲会这样做；我们不仅是直立的物种，也是需要相互配合的。母乳哺育是母亲和婴儿共同参与的事情。

值得注意的是，处于"生物滋养法"的婴儿会将一只脚掌把自己"黏在"母体身体上，通常是母亲的大腿。另外，母亲们可能会本能地玩弄婴儿的脚，就好像在给婴儿的脚底提供支撑。当我们扩展了这些以更为直立的姿势进行母婴哺育互动的知识时，这些行为可能具有更大的意义。科尔森（2008）将"足抓握"列为有助于喂养的原始新生儿反射（primitive neonatal reflex, PNR）之一（图5-2b）。

向后倾斜打开身体

向后倾斜让半躺着的母亲身体折叠消失了，实际上，她创造了一个更长的躯干，让孩子有相当大的运动自由度，以及为可能的姿势提供了全部空间。事实上，她的宝宝可以躺在她身体的任何地方，就像以乳头为中心的钟面。他的躯干与母亲的躯干贴在一起时，婴儿体位的可能角度是360度的，例如，宝宝的位置要完全避开剖宫产手术切口（Colson, 2010; Colson, Meek, & Hawdon, 2008）。当母亲身体向后躺时，乳头的位置会发生变化。婴儿需要很好地接触乳头下方的乳房部分（从婴儿的角度出发）；展开的躯干会将乳房底部从腹部提起，允许婴儿从母婴选择的任何方向接触乳房。当母亲舒服地躺着时，就自动打开了一个所有体位都有可能的新世界。

与母亲在一起的婴儿会按照他们自己的时间表吃奶

新生儿的喂养不仅仅由饥饿驱动。毫无疑问，激素和觉醒水平的改变以及未被发现的触发因素会促使很多次的哺乳，这对建立好的泌乳机制很重要。当母亲和婴儿不在一起时，这些机会是缺失的。事实上，婴儿在乳房上可能根本不必醒过来就可以吃奶。西方文化中通常计算的早期喂养量用一只或两只手就可以数得过来，而那些用生物滋养法开始哺乳的母亲会很难计算喂养的次数。

寻乳反射并不是一个自然进化的错误

在20世纪80年代早期，我们这个刚刚起步的职业——泌乳顾问，意识到乳头疼痛的一个常见原因是婴儿仰卧在坐位母亲怀抱中哺乳。当一个仰卧的婴儿的面颊轻触母亲的乳头时，婴儿强有力的寻乳反射（rooting reflex）会使他朝着那个方向转动，嘴巴张大、寻找乳头，但是拉扯与含乳浅往往会引起母亲的疼痛。泌乳顾问就推测，让婴儿面对着乳房开始，不让头部转动，也就没有对乳头的任何扭转。接下来，已经面对着乳房的婴儿应该稍稍离开乳头，直到他的嘴完全张开，这样乳房会填满他的口腔，但新生儿通常是通过感觉和气味而不是视觉来含接乳房的，首先将下颌深深地固定在乳房上，并以他们选择的时机进行含乳——而不是母亲的选择。

将婴儿与乳房间留有一条空隙，通常是为了避免不成熟的含乳，但也会让婴儿无法理解他的位置或无法将下颌固定在乳房上，导致含乳困难，可能还会使他更容易紧咬或牵拉乳房。毫无疑问，当发生含乳的时刻不由婴儿决定，而是其他人时，婴儿会感觉比较诧异。健康婴儿无法含乳的现象就开始了。

与此相反，当婴儿的脸靠在斜躺的母亲的胸部时，他的脸是完全朝向乳房并被完全支撑着的。面颊接触到母亲的皮肤促使他抬起头来，并调整位置——这一动作既使他的头和身体呈一直线，也触发了他张大嘴巴和寻乳。寻乳是几十年来一直被回避的一种强大的反射，它在生物滋养法中如此容易地发挥作用。婴儿可以在没有完全清醒的情况下哺乳，正如先前的这位女性描述的那样，在她违反"规则"与婴儿一起躺下时发现。事实上，许多处于更警觉状态下的难以含乳和哺乳的婴儿，如果在浅睡眠时以生物滋养法的姿势进行哺乳，母亲可以更轻松、更舒适地做到这一点。

生物滋养法往往会触发更多的反射，而不仅仅是寻乳反射。其中，一些反射以前没有与哺乳联系起来，还有一些被认为会干扰哺乳（因为婴儿被抱得很奇怪或不稳定）。但是正如科尔森（2010）所指出的，为什么婴儿会轻易地释放出与自己最大利益背道而驰的反射？重力作用至少能部分解答这样的问题。

> **很难吃到的冰激凌（寻找）**
>
> 想象你被蒙住了眼睛。现在，有人把冰激凌勺碰到了你的嘴，但它又消失了，你会多么沮丧。如果你终于想出那是"冰激凌勺"，当你想要含到它的时候，很可能就会用嘴去咬住它。同样的，婴儿靠感觉找到乳房，在开始吸吮之前，他们会先将下颌放在乳房上。过去推荐的轻触嘴唇往往会导致嘴唇往前伸——基本没张开嘴巴，因为婴儿要尝试理解发生了什么以及为什么，而如果他能成功含上，他会紧紧用嘴拽住并试图拉住不放。

重力的帮助

坐得笔直并展开折叠身体的母亲，每一步都在与重力对抗。为了使自己保持直立，并一直抱住她的孩子，她必须保持完全清醒（她可能会抱怨"母乳哺育让我筋疲力尽"）。她可能需要施加额外的压力来保证自己稳定地保持直立（"我的胳膊好累啊"）。如果婴儿感觉到任何不稳定，他可能会开始挣扎，试图让自己稳定下来，而母亲可能会用襁褓或手臂抱住他来回应他（"这需要三只手了！"）。如果婴儿开始正常的头部摆动来寻找乳头，重力会把他的头拉开而不是拉向母亲（"我觉得他不喜欢母乳哺育"）。虽然这些垂直坐位的母亲的困难大多数可以通过指导来解决，但需要指导本身就是个问题。重力给她造成了困难。

然而，如果母亲舒适地靠在枕头上或床上，这些枕头或床上用品能够支撑着她的头、脖子、肩膀、背部和身体，婴儿俯卧在她的身上，重力维持着她的体位，也维持着婴儿的体位。

这使婴儿牢固、稳定地靠在母亲身上，身体紧贴着母亲。每一次婴儿头部的摆动会把婴儿的头拉向母亲，一旦他含住乳房就会帮助他维持含接。其持续、持久、全身的支持有助于释放婴儿的至少20种反射，其中一些反射以前并未与哺乳联系在一起（Colson, 2008）。例如，当一位直立坐着的母亲松松地抱着婴儿时，婴儿通常会表现出手臂环抱或挣扎行为，而当母亲稍微向后躺下时，婴儿会恢复一系列的本能行为来实现有效的哺乳。重力在帮助他们。

激素面容

前面提到的那位正在使用半躺式哺乳的母亲，可能已经对高水平的催产素有所反应并开心地笑出来，而这种高水平的催产素是基于随意的、本能的生物滋养法所引发的。当母亲们有一个轻松的、与重力为友的哺乳时，科尔森（2008）有时会形容这是一种"激素面容（hormonal complexion）"——脸红扑扑的、眼睑低垂、温柔的微笑或半微笑，甚至是高催产素的作用好像让母亲脱离了现实世界。图5-2中的母亲毫无疑问表现出了相当的愉悦，当母亲遵循步骤列表时，这种愉悦并不常见。

规则？什么规则？

科尔森（2010）描述了生物滋养法，但这不是规定，母亲和婴儿设定的生物滋养法体位是：母亲与婴儿保持长轴平行的纵向的躺位，以及母亲与婴儿大致呈正确角度的横躺式。最常见的位置是选择斜向，婴儿斜靠在母亲身上，例如，从左乳房到她的右臀。当一个位置无效时，或是由于他们自己的其他原因，母亲或婴儿可能会自发地调整。一些母亲会托住或控制她们的乳房，另一些母亲不会。一些母亲会等待婴儿自己含乳，而另一些母亲会直接把乳房塞入宝宝的嘴巴里。大多数人都选择给自己和孩子穿轻便的衣服。在帮助者介入之前，耐心的观察一会儿是有益的！生物滋养法不是规则，而是母婴创造属于他们自己的成功的母乳哺育。

摸索哺乳技巧的重要性

不遵循泌乳顾问的母亲往往会做许多小的动作来帮助孩子含乳。虽然这本书的第一版描述了婴儿找到乳房和含乳的先天能力，但重要的是要记住，婴儿通常不会独自完成。婴儿主导不应该意味着母亲完全不管。一位母亲自己和宝宝待着时，会从头到脚地抚摸婴儿，改变他的姿势或头或四肢，改变她自己的姿势和乳房，玩他的手或脚，也许还会再重复一遍。旁观者可能会认为她的行为是在拖延含乳。仔细观察可能会发现它们是有帮助的。新母亲的摸索给婴儿进行了一连串的安排，通常是回应婴儿自发的动作而做出的。因为婴儿时刻准备着抓住时机，母亲的调整和再调整往往会缩短他找到最有效的方法的时间，并增加成功

第五章　在母亲与帮助者之间建立母乳哺育技巧与信心

的可能性。随着时间的推移，母亲的动作会逐渐减少，只剩她习得并且有效的那几个动作。

生物滋养法（半躺式哺乳法）总结

无论母亲使用什么喂养姿势，都需要保持身心放松、适当地让婴儿容易接触乳房、灵活性，以及婴儿身体与母亲身体的紧密贴合。生物滋养法，虽然不是唯一符合这些标准的方法，但对于大多数新手母亲来说，是一种非常简单、灵活的方法，而且不管她们选择如何喂养，对所有的母婴双方来说，它都是值得鼓励的方法，因为它为母婴双方提供了快乐。母亲可以选择自己的倾斜角度、孩子的位置、他们是否和如何穿着，以及是否和如何握住或移动她的乳房和孩子。她是对婴儿自发性反应做出安排与调整的组织者和智囊团。重力帮助母亲和婴儿在一定程度上以他们选择和重新选择的方式贴合在一起，没有间隙或压力。生物滋养法对母亲和婴儿来说都是放松的，以及在激素方面是有利的，当母亲们想起带有强烈的自我效能的母乳哺育经验，并且能够不受干扰地度过分娩到哺乳的过程，毫无疑问会使他们拥有一种和千百年前所享受的很相似的自由。

一些母亲在数月的时间里继续使用生物滋养法的一些变体。其他人在仰卧几天或几周后很快开始用更直立的姿势来母乳哺育，但坐在普通椅子上时展开的躯干仍然对许多母亲有帮助。科尔森（2010）用"骶骨坐"一词来形容骶骨而不是主要以坐骨结节与椅子接触，通常母亲的肩胛骨会靠在椅背上（图5-3）。任何情况下，生物滋养法都可以被认为是母乳哺育的一种辅助方式——当他们都在熟悉自己角色的同时，提供了一种可以给予母亲额外休息、婴儿稳定的基础以及丰富的哺乳刺激源的方法。

在找到一个舒适的躺着的姿势的帮助下，让母亲和婴儿找到自己的路径，被证明是成功母乳哺育的一个非常有效的起点。一家医院（Taubman, 2009）现在在每个产房都贴着一张照片——母亲半躺在医院的床上，一只手臂轻松地抱着正在哺乳的新生儿，同时轻轻地握着婴儿的手。"这太简单了！"海报上引用了母亲的话。大多数时候，确实是这样！

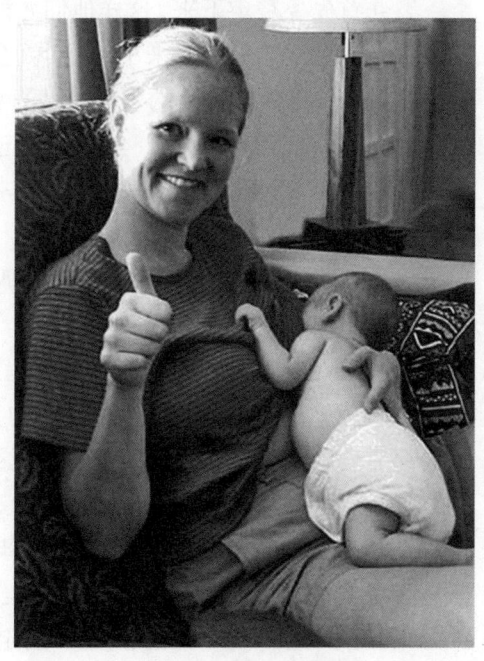

图5-3　骶骨坐

打破旧方法

当一位母亲和她的婴儿做不到时怎么办呢？自我效能的研究告诉我们，把一项新技能分解为几个小步骤是有帮助的。然而，许多母亲今天学到的方法却事与愿违。母亲们从网站、书籍和"专家"那里学习到的是这些步骤——婴儿侧卧位、抬起乳房、轻触嘴唇、将婴儿拉上来哺乳。当他们应该快乐地用右脑思考的时候，却在尽自己最大的努力去遵循左脑的步骤列表。一位母亲解释说："我没有母乳哺育，因为护士从来没有来教我怎么做。"与母乳哺育的正常开始方法非常不同，这种步骤列表式的方法也导致了另一位母亲这样说："我们这一代的母亲深信自己做不到母乳哺育。"你有没有听到她在说"自我效能低下"？

生物滋养法的好处就是它的与众不同。一位母亲不能应用她从书、网站和"专家"那里学到的规则，因为形势改变了。随着这一变化，她要开始接受以新的方式解释的一套新思想。

吸吮前行为：更仔细地观察

婴儿首先要稳定下来，这样他们才能集中精力进食，并且有一个安全的体位以及移动的力量。一旦他们稳定下来了，他们就会开始寻找乳房的行为，使用一种本能的头部往前探的姿势和头部晃来晃去的姿势，而这两种姿势都需要他们的头部可以自由移动。当感觉到靠近乳头了，他们会找到一个可以固定下颌的地方，然后做一个勺状上唇的动作，把足够的乳房和乳头带到嘴里。这一系列动作带来的吸吮结果是本书其他章节的重点。

稳定：身体面对面，展开并紧密相贴

所有新生的哺乳动物如果被平躺放下都会感到不安。它们挣扎着调整自己的姿势——来感知地面、巢穴或感受母亲的身体贴着它们的胸部和腹部。当人类婴儿的胸部和腹部靠着一个稳固的支撑物时，婴儿会更平静——最好是靠着成人的身体。当婴儿身体的整个前半身牢牢地贴在成人身体上，没有空隙时，不会发生莫罗反射（惊吓反应）。双腿跨在母亲臀部的人类婴儿，紧贴在母亲背上的大猩猩婴儿，袋鼠式护理的早产儿，甚至是飞机抱的婴儿（脸部没有对着成人，但是从胸部到腹部都有来自成人前臂的稳固的压力）都是由他们被怀抱的姿势来固定的。这种外部引发的稳定性被称为*体位稳定性*（*positionalstability*）（Morris 6c Klein, 1987）。为了顺利、平静地进行含乳与哺乳所需的复杂

第五章　在母亲与帮助者之间建立母乳哺育技巧与信心

的连续动作，婴儿最好在稳定的基础上进行。高尔夫球手的脚踩在坚实的地面上自觉确保挥杆的强度和准确性，但一个三四个月以内的婴儿无法独立地提供那种稳定性，重力或成人的手必须帮忙。重力可以在生物滋养法的姿势下为婴儿提供稳定性，一位坐着的母亲通过用手跨过孩子的肩胛骨抱住他，来为趴在身上的婴儿提供稳定性（图5-4）。

成年哺乳动物以及年龄大些的孩子具有自我形成的姿势稳定性（*postural stability*），他们更成熟的神经系统会使他们在各种体位下感觉稳定。然而，"新生儿的稳定性取决于颈肩部位发育的稳定性，而颈肩部的稳定性取决于躯干和骨盆的稳定性"（Morris & Klein，1987）。为了实现真正的稳定，婴儿的整个身体必须转向母亲并靠母亲的身体来支撑。

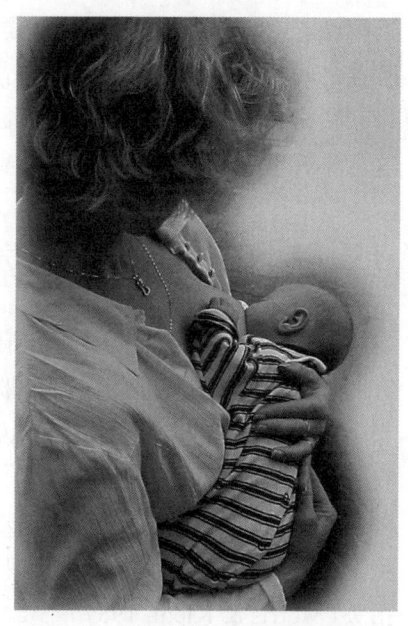

图5-4　打开躯干，体位性稳定的婴儿

为母乳哺育的婴儿建立一个稳定的基础还需要确保中线和近端的稳定性。中线稳定性（*midline stability*）是指沿着婴儿身体中间的假想线提供一个稳定的基础，婴儿可以更有效地移动中线两侧的肌肉。婴儿颈部、头部、下颌、舌头、咽部和喉部肌肉的对称运动使喂养更容易。如果婴儿实现不了中线稳定，这些肌肉将受到同等程度的损害，任何形式的身体不对称的婴儿通常都难以有效喂养。中线稳定性也给婴儿一种"中心感"，帮助他们把注意力集中在他们的嘴巴和面前的乳房上（Morris & Klein，1987）。

一旦婴儿处于或接近母亲的乳房和乳头，中线的稳定性是不够的。婴儿现在需要抬起头和颈来更好地搜索乳房。物理和作业治疗师指出，近端稳定性（*proximal stability*）促进远端灵活性：身体靠近躯干核心部位的稳定可以让我们更熟练地移动离我们较远的相关部位。当我们的前臂放在坚硬的表面上时，我们的手会更准确地移动电脑鼠标。当我们的手腕固定在桌面上时，我们有一只更稳定的手，可以更好地移动光标。同样地，稳定婴儿的肩膀可以使其头部、颈部和口腔区域的近端保持稳定，从而使其具有更好的灵活性和控制力（Morris & Klein，1987）。

处于生物滋养法体位的婴儿几乎自动实现了中线

哺乳动物的婴儿怎么做？（稳定）

想象一个新生哺乳动物，任何物种。想象它后背朝下躺着，它会做什么？它会扭动着，试图让肚子朝下，使它感觉稳定并且处于控制之中。人类新生儿也没有什么不同。婴儿需要抱着母亲的身体，面对面，才能真正感到安全。

近端稳定,坐着的母亲必须帮助婴儿保持稳定,将婴儿紧紧地抱在她展开的躯干上,躯干和膝盖之间的角度应尽可能大。在背部和肩膀后面支撑婴儿有助于打开他的身体,并确保与母亲紧密、无缝隙地接触。允许婴儿的下髋关节向母亲大腿方向倾斜或落在母亲大腿上,这意味着重力有助于婴儿保持全身稳定。

寻乳:脸的下半部分接触乳房,婴儿可以自由活动

为了在头部摆动中探索并最终找到附近的母亲的乳头,婴儿的颈部伸肌需要有相当大的力量。父母们会自豪地说:"他在只有一周大的时候就可以抬头了。"事实上,这种能力从出生起就存在于所有健康的婴儿身上,只要他们有一条稳定的肩胛带以支持抬头(Morris & Klein, 1987)。婴儿将利用这些伸肌来适应一种独特的姿势——头部抬起,后仰,以便婴儿的下颌和嘴巴先接触乳房。这是婴儿的"本能的进食体位"(Glover, 2004)(图5-5)。

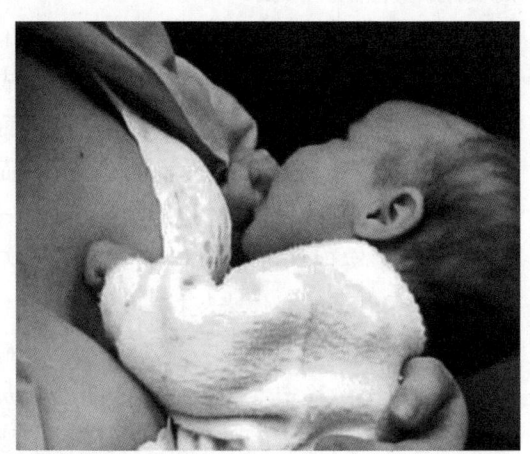

图5-5 本能的体位

> **是的,你具备本能!(自我效能)**
>
> 当你抱起哭泣的婴儿,让他靠在你的肩膀上,摇晃着,拍着他的后背时,你已经本能地使他保持稳定和直立的姿势,这两种姿势都能使他平静下来,并且你也已经"将孩子放在了他的厨房里"。从你的肩膀开始,一个饥饿的婴儿可以惊人地、快速地移动到你的胸前。没有母乳哺育的本能?假设你的乳房是裸露的,你已经做了所有你真正需要做的事情来帮助婴儿进食。你的孩子完全可以自己从你的肩膀移动到乳房。

把头抬到本能的进食位置并不完全是颈部伸肌的工作。舌骨和与之相连的肌肉都起着关键作用(Wolf & Glass, 1992)。舌骨位于颈部,是下颌骨和喉部之间的U形骨,是身体中唯一与其他骨头不相连的骨头。它是一些肌肉的附着点,涉及母乳哺育的各种大小运动技能。其中一些肌肉与锁骨、肩胛骨和颈椎(肩胛带)相连。还有一些肌肉连接到头骨、下颌、咽和喉,以及有一些肌群控制和支持舌头。总的来说,附着在舌骨上的肌群负责婴儿大

部分的寻乳、勺状上舀含乳和吸吮行为，而且婴儿正常的活动能力直接受其头部和颈部位置的影响（图5-6）。婴儿身体的体位稳定性促进其肩胛带的近端稳定性，以及作为寻乳反射的一部分的头部和颈部的有力和可控运动。

如前一章所述，一整套刺激和反应可以被视为寻乳反射的一部分。脸颊或脸的下半部分获得接触对于正在哭闹着寻找"午餐"的婴儿特别有帮助。一个处于生物滋养法体位的婴儿会自动地将脸贴在母亲皮肤上。坐着的母亲可以先让婴儿的脸颊或脸的下半部的任何部分接触到她的乳房，如果婴儿找不到，母亲可以通过将婴儿的脸颊放在靠近乳头的皮肤上来快速帮助婴儿重新定位。这个调整也可以"解开"被反射环套住的婴儿——反复地在乳房上吮吸自己的手，推开，然后又回到吸吮他的手而不是乳房上。母亲在任何一种姿势下，都要把宝宝放在最终需能抬起下颌和嘴巴就能够到乳头的地方，这都是可能引发本能的喂养姿势。

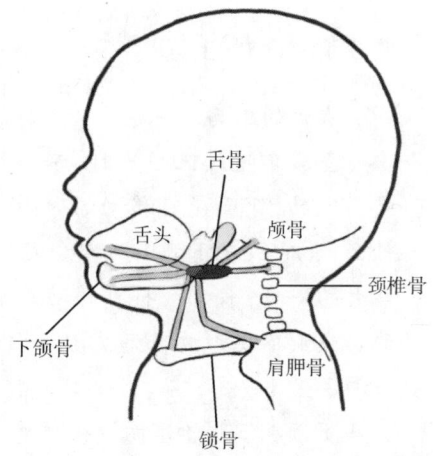

图5-6　舌骨及其他骨骼的肌肉附着的示意图

先稳定，然后进餐（稳定）

想象一下，当你在一条狭窄的横梁上行走时，有人给了你一块三明治。你会说："现在不行，让我先保持平衡。"是的，当你感到不安的时候，很难会去想吃饭。这就不难想象那些感觉自己和支撑面之间有间隙的婴儿手臂会乱动或用脚蹬着——他们没有安全感。请一次做一件事！先保持稳定！

与宝宝一起向后倾斜，即使非常轻微，也要让宝宝俯卧在你胸前并稳定住，不要让你和婴儿之间有任何空隙，然后观察婴儿何时会停止乱动。

当良好地利用重力时，他会不停地抬起、落下、抬起、落下，摆动他的头来找到他想要的确切位置。对于坐在母亲怀里的婴儿来说，要做出这种像啄木鸟一样的正常行为是有困难的，除非她向后倾斜得足够，以便让重力把婴儿的头拉向她的身体。一位完全直立坐着的母亲可能会说，婴儿不想吃奶，因为她看到他把头从乳房上移开。事实上，婴儿表现出的行为是正常的，但他处于一个不正常的姿势。当地心引力成为母亲的盟友时，她可以看到这项行为的本质：婴儿有寻乳的能力。

> **吃三明治（勺状上舀）**
>
> 在你的工具箱中放一个厚厚的玩具三明治，对喂养咨询师和母亲都会更有趣！
>
> 当我们吃厚三明治时，不会把它竖起来拿着。我们的下颌是水平运动的：上面是固定的，下面是可移动的。（看看当咀嚼时，将一根手指放在你的上唇上时会发生什么，把它放在下颌上时又会发生什么。是不是只有下颌上的手指在动？）为了吃到最大的一口，我们会将可移动的下颌——负责工作的下颌——很好地放在三明治下面。我们不担心放在三明治上面的手指，甚至可以用它们帮忙把一些面包塞进上唇下面。
>
> 下颌在三明治下面埋得位置越深，当我们把三明治的顶部咬进嘴里时，就越能咬上很大一口。我们不关注上颌，而是下颌上面需要塞进一大块三明治，并避免咬到放在三明治下面的手指（这里指的是我们的大拇指）。
>
> 如果三明治是悬空的，就像乳房一样，如果我们想咬到一大口，不会直接接近它。我们显然不会从上面接近它，这会要求工作的下颌，也就是下颌移开，结果就是当把头部朝食物倾斜的时候，下颌就会从食物上移开。相反，我们会从稍低的位置接近，头部向后倾斜，下颌朝着三明治的下面抬起。婴儿也喜欢同样的头向后仰的进食姿势。

在本能的进食体位下，婴儿的头部既不完全屈曲也不完全伸展。由于婴儿保持在一个舒适的中位，在他张大嘴巴时，力量和控制力都得到了优化。从本质上讲，婴儿正准备从一个很大的"三明治"上咬下很大一口。

勺状上舀：清除乳房下方的通道让下颌固定

一旦婴儿在乳头附近找到合适的位置，他的下颌就会张开，并将下颌和下唇固定在乳房上。固定只是稳定的另一种说法。尽管婴儿能很好地控制头部，但仍然仅仅是控制了头部，如果没有牢固地贴在在乳房上，婴儿可能会用他的嘴唇或下颌拖住或拉住乳房，以维持他的位置——这可不行！下颌和下唇稳固地固定在乳房上对婴儿和母亲都有好处。

超声研究（Woolridge，1986）表明，当婴儿的下颌能较好地附着在乳房上时，它就会含入足够的乳房组织来填满口腔。乳头将处于靠近软腭和硬腭的交界处，婴儿的下唇、舌头、下颌和下颌会深深地、牢固地置于乳房组织下面。有了这个关键的"一口到位"（图5-7），婴儿就可以舒适有效地吃奶了。"含乳的关键区域"被描述为"乳头下方区域（从婴儿的角度看），靠近婴儿的下颌和舌头"（Woolridge, 1986）。嘴巴是不对称的，下颌尽可能多地含入乳房，上颌的覆盖可能才刚好越过乳头根部。

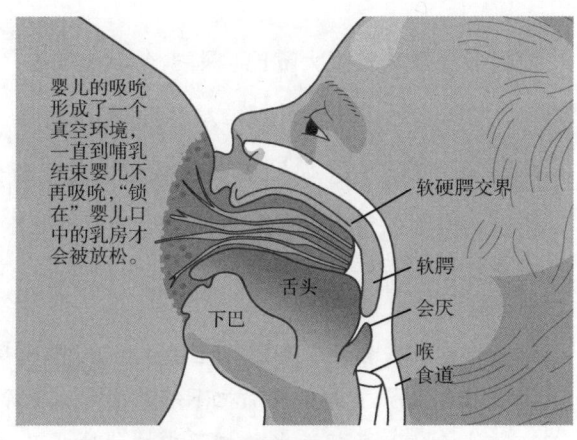

图5-7 关键的"一口到位"

当婴儿准备含入乳房，他的下唇往往离乳头底部为3~4厘米，通常向后翻开并靠在下颌上。婴儿一般不会把下颌固定在乳房，直到乳头靠近他们的鼻子或上唇，也就是触手可及的范围内，但是头要离开一点距离。如果母亲选择握着乳房，她需要记住，婴儿下颌运动方向上的任何手指都要远离她的乳头，以确保乳头下方的乳房有足够的空间，让孩子的下颌和下唇可以附着在乳头下方的乳房上。

如果一个婴儿的位置是让他必须收起下颌才能够到乳头，那么他会发现，至关重要的下颌实际上是在远离乳房的地方摆动，这会使他的下颌不稳定，几乎不可能含接到较短的乳头。虽然他可能在回缩下颌的时候含住较长的乳头，但乳头一定会被拉扯，这样的含乳可能会让母亲产生痛苦，含乳较浅也会影响泌乳量。当婴儿尝试贴在乳房上时，母亲能给予婴儿的最有价值的帮助之一是，如果婴儿越过乳头上方进行含接，就把他带回到乳头下面。婴儿真的很难用回缩的下颌来含乳，尽管他们非常擅长向前爬或向侧边翻，但他们不擅长向后移动。

提供帮助的完整过程

以上描述的基本知识几乎适用于所有从出生到三四个月大，正在学习母乳哺育的婴儿。只要注意婴儿的需求和行为顺序，并通过生物滋养法的母婴互动过程使它们成为可能，这通常就是所需要的全部。帮助母亲识别和回应孩子的吸吮前行为，提示她这些行为是正常的，并确保她有机会接触当地的母亲支持小组。母亲和婴儿将互相学习，从而缩短他们的含乳过程，并在移动过程中大大改变他们的位置。母亲会跳过婴儿不再需要的步骤，婴儿会正确地读出信号，这些信号是随意的、不经意的，或者每一对舒适哺乳的母亲和婴儿只会表现出来一部分。参加一个母乳哺育互助小组，你会看到经验丰富的母亲和婴儿

> **抬起下颌意味着张大嘴巴（探索，勺状上舀）**
>
> 　　按压你的后脑勺，将下颌向胸部回缩，然后张开嘴。你会发现张嘴的大小是受限的。注意在这个运动中，你的舌头后部所处的位置，可能是在软腭处隆起，而乳头的摆放位置通常就会在那里。现在抬起脖子，让头往后仰。你可以大大地张开嘴巴，让舌头躺在口腔的底部，远离乳头的位置，而且几乎不能缩回或隆起。所以按压婴儿的头部会让他含乳更困难。
>
> 　　当你的头部处于本能的进食位置时，呕吐反射也不那么敏感。首先，试着用手指触摸到你的软腭，首先张开嘴把下颌放下来。当你张大嘴时，头部就处于本能的进食位置。
>
> 　　试着从一个装满水的杯子中快速地喝几大口水，首先下颌朝下，然后下颌会轻微地不明显地抬高。而对于成人和婴儿来说，当头部处于本能的进食位置时，嘴巴可以张得更大，吞咽也更舒服。

　　有各种各样的正常含乳行为。**任何一种母婴双方都舒适的，并能有效从乳房中吸出乳汁的技术，都是正确的母乳哺育技术。**

　　然而，有些婴儿可能需要更多的手把手帮助的方法，还有一些可能需要额外的指导或专门的设备。

婴儿主导的自主含乳过程

　　有些婴儿被过度帮助或过度干预，这让他们感到很痛苦，这些婴儿一开始就可能需要完全自由地做所有的事。如果母亲能找到一个生物滋养法的姿势，在这种姿势下，婴儿躺在她的乳房之间，并且位置比较低，能让母亲舒服地看到她的孩子，孩子也不需要蜷曲身体就能够到乳房，这会是有帮助的。在真正以婴儿为主导的自我含乳的过程中，母亲几乎完全保持被动的角色，她的帮助仅限于确保稳定、寻乳和勺状上舀含乳的行为可以自然发生。

　　稳定。如果婴儿把膝盖抬高，形成持续的间隙，母亲可以轻轻地用抚慰和抚摸，恢复婴儿和母亲身体的完全的正面接触。如果你或她感觉到即使是轻便的衣服也是一种障碍，可以与她讨论肌肤接触的价值。

　　寻乳。如果婴儿感到不安，母亲可以让他回到中线位，温柔地调整他的脸颊或脸的下半部分来接触乳房，或者她可以使用其他的安抚方法，包括坐着或站着来让他平静下来。

　　勺状上舀。如果婴儿的嘴滑过了母亲的乳头，越过了目标，母亲可以将婴儿的脸颊放

> **婴儿喂养顺序（寻乳）**
>
> 每一个哺乳动物天生都有本能地向母亲乳头移动的能力。这种婴儿喂养顺序（*infant feeding sequence*），或者以吸吮为结果的一系列可预测和标准化的动作，通常只需要母亲的一点点帮助。
>
> 马妈妈生产后站起来，只会向一个大致的方向轻推它的新生儿；狗妈妈躺下，也会做同样的事情，但是找到乳头并含乳是每个新生哺乳动物自己的任务。对一些哺乳动物来说，婴儿的喂养顺序就是这样预先设定好的，以至于如果他们被直接放在乳头前面，他们就不会含乳。人类婴儿的喂养顺序没有那么严格，但如果允许婴儿从一开始就按照顺序进食，尤其是当母亲处于半躺位时，那些对乳房感到困惑或愤怒的婴儿就可能会做得很好。

在靠近她乳头的位置，或者将婴儿重新放在她的身体上，这样他就必须向前移动才能够到乳房。

一位母亲的孩子需要真正的由婴儿主导的方式开始，然后他会发现自己越来越接受与感激母亲的投入，因为母婴双方在母乳哺育中都获得了自信。随着他们都慢慢放松下来，他们也将开始更得心应手地使用自己发明的技巧。

当需要技巧时：通过母亲助力与母亲主导来实现母乳哺育

有时母亲必须从一开始就扮演更积极的角色。在一系列的帮助情况中，如同生物滋养法一样，都会普遍涵盖稳定、寻乳、勺状上舀含乳和吸吮的部分。然而，这也要求母亲和帮助者更仔细地关注这些方面（**表5-1**）。

母亲助力来实现的母乳哺育

通过母亲的助力来促进宝宝含乳的过程，可能是简单地把婴儿直接带到乳房的位置（几乎所有的母亲和她们的孩子获得一些经验后，她们都会这样做），也可能是母亲们的介入和帮助。分娩药物、母婴分离或轻微的解剖异常，如舌系带短或下颌后缩，都会让婴儿对母亲的体貌以及如何含乳产生不适应。早产、神经系统问题和其他更为严重的异常情况可能需要母亲发挥更积极的作用，一些温和的对母亲的指导可以帮助到任何不能自然含乳的、饥饿的正常婴儿。

当需要母亲主导时，无论是推动含乳过程，还是直接干预，我们都可以通过帮助母亲完成本章自我效能部分所述的过程来发挥最大的作用：建模、参与式建模、通过观察他人经验的学习（视觉图像）和通过语言说服（将相关信息分解为简单的步骤，向母亲展示如何支持和让婴儿的先天反射行为发挥作用）。

母亲主导的母乳哺育

从想象身体的打开到真正实现（稳定）

你，身为帮助者，可以向前弯曲你的身体，向母亲展示这样的姿势是如何让乳房和乳头向腹部倾斜的（产后母亲的乳房通常贴近腹部，尤其是体型较大的女性）。然后，稍微夸张地展开身体。随着你肩膀的向上和向后抬起，母亲会看到这会抬高乳房并让腹部变平坦。此时马上在你的身体上放置一个娃娃（如图5-4所示），模拟一个笔直、未蜷曲状态的上身让母亲的身体打开，为宝宝的身体创造空间。妈妈和宝宝可以"像拼图游戏中的两块拼图一样拼在一起"（Colson, 2008）。

如果可能的话，分享关于婴儿通过感觉寻找、发现和最终实现含乳的视频。如果你手边没有视频，可以用娃娃做道具来演示宝宝会怎么做，你可以描述每项基本行为，是什么刺激触发了它，以及婴儿对刺激可能采取的行动（表5-1）。母亲要跟随婴儿的引导，知道孩子能做什么是了解如何帮助孩子的第一步。

几乎坐直的姿势

当一个后躺的姿势不起作用时，许多母亲会想坐得更直一些。在这种姿势下，即使母亲的手臂和手势在某种程度上取代了重力的作用，身体打开的姿势仍然是所有其他基本行为的基础。母亲坐在什么上面起到很大的作用。带扶手的椅子会限制母亲和婴儿的活动自由，太低、太松软或太深的沙发会让母亲形成蜷曲的身体姿势。在沙发椅下面加一个垫子或一些额外的填充物，并在母亲背后多加一个垫子可以帮助她将身体打开。一个小垫子或卷起的毛巾可以支撑腰部，提高母亲的舒适度并保持上半身打开的状态。

以这种坐着但身体打开的姿势，母亲身体的承重在她的骶骨上，而不是坐骨上，背部呈舒适的直线（虽然稍微向后倾斜），肩膀是打开的，手臂垂在身体两侧。母亲直立的、略微倾斜的背部会让她抬起胸部，并让腹部变得平坦，为婴儿创造了一个更开阔的空间，使其俯卧在她的身体上，手臂和手靠在母亲的身体上，放在乳房的两侧。婴儿的大部分重量都落在了她的身上，而母亲的手和前臂的重量则会落在婴儿身上，而重力再一次成为了他们的盟友（图5-8）。

表5-1 一系列的协助场景：吸吮前行为和方法的总结

这七个基本行为适用于所有的抱法和姿势

基本行为	方法			
	生物滋养法 母亲的行为为刺激但不直接指导（正常婴儿），母亲是积极的伙伴	婴儿主导 母亲几乎完全是被动的，尽管如此，还是能触发婴儿的基本行为（对于不情愿的婴儿有效）	母亲助力 母亲提供积极的引导来触发婴儿寻乳的基本行为（对于不情愿的婴儿、解剖异常问题的婴儿有效）	母亲主导 母亲可能会提供每一步骤的全程引导（对于早产、神经问题的婴儿是有效的）
稳定 触发先天反应并实现母亲和婴儿的释放……	1. 母亲与婴儿面对面实现中线对应稳定	母亲选择向后斜靠，让婴儿俯卧于母亲的胸前/腹部，并靠近她的乳房	母亲提供积极的引导来触发婴儿的基本行为	母亲先让自己处于一个舒适的姿势，再把身体转向她自己的身体
	2. 母亲与婴儿彼此打开身体消除间隙	母亲的半躺卧姿势和婴儿的姿势将他们各自的身体打开		母亲坐着时背部挺直，直立或微微后仰，将婴儿俯卧位放在她打开的身体上
	3. 婴儿紧紧贴合母亲的身体让婴儿平静，给触发反射提供一个稳定的基础	重力作用使婴儿紧贴在母亲的身体上，母亲在她合适的时候给婴儿调整姿势	婴儿的胸部紧紧地贴着母亲乳房底部或一侧，婴儿的身体可以完全支撑在母亲身上	
寻找刺激寻乳，张嘴和顶舌反射，并实现……	4. 婴儿脸的下半部分与母亲的乳房接触触发寻乳行为	防止随机反射出现（手臂围圈，吃手，摇头和拱背）	婴儿的下半部分和母亲的乳房很好地贴合在一起（如上所述因为婴儿是稳定的）	母亲可以把乳头向上倾斜，使其位于婴儿的上唇上方，使婴儿合上更多乳头下方的乳房组织
	5. 婴儿可以向乳房/乳头移动特别是他的头部	婴儿在母亲的腹部自由活动；母亲只要觉得合适就会变换乳房、身体、和婴儿的位置，他觉得合适的时候握住乳房	通过肩膀抱住婴儿，确保婴儿头部可以自由抬起并朝向乳头	在母亲将婴儿的嘴和乳房调整在一条线上时，她可能会在轻轻支撑的体位上轻轻支撑婴儿的头部
勺状上唇合住一大口乳房并实现……	6. 婴儿的嘴可以完全贴近乳头下方的乳房允许大口含乳	婴儿的嘴向上移动到乳房"山"上找到乳头，然后把下颌向下摆动，以固定在乳房上	母亲让婴儿的下颌和下唇"接触"乳房，当婴儿张嘴时，母亲让婴儿合上大口的方式很好地大口含乳	母亲可以让婴儿的下唇和下唇"接触"乳头下面的乳房，把他抱得更近，并在婴儿合乳时带助他固定下颌和下唇
	7. 婴儿将下颌和下唇固定在乳房或乳头的情况下实现嘴不拉扯乳房且乳头的精细运动控制	当婴儿张嘴时，重力使婴儿的胸部保持"接触"，再以勺状上唇的方式很好地大口含乳		
吸吮	婴儿吸吮的详细探讨请见第一章和第八章。			

Courtesy of Rebecca Glover.

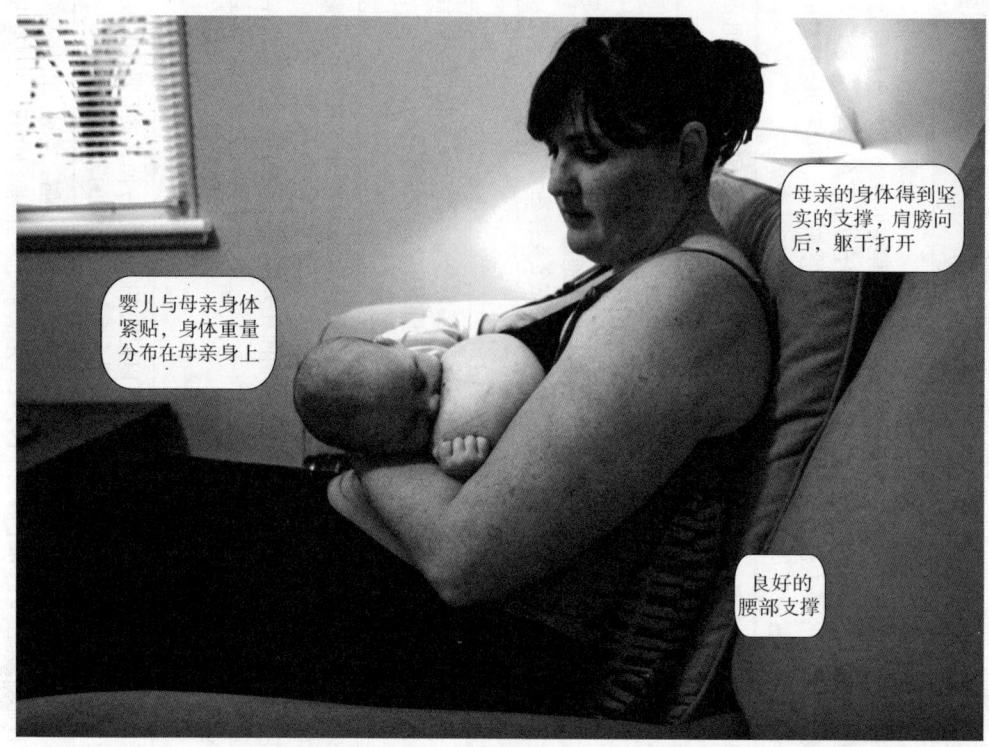

图5-8 母亲坐着但保持身体打开的姿势：坐姿，背部挺直且略微后倾，肩胛骨靠在椅子上，腰部支撑良好

在帮助婴儿实现含乳时，需要或希望完全保持竖直状态的母亲，一旦孩子做到了含乳并喂养情况良好，在良好的支撑下她就可以向后靠而放松下来。前倾的姿势（在西方文化中很常见，用哺乳枕抱着婴儿）很少会有帮助，部分原因是它让母亲和婴儿无法贴合。然而，请记住，很少并不意味着"完全没有"，任何姿势都不应被轻易拒绝。

除了优化婴儿与母亲的接触、婴儿的稳定性以及反射运动的强度和有效性之外，婴儿在母亲身体上的俯卧姿势还可以防止一些会阻碍或分散婴儿进行含乳注意力的反射行为。如果婴儿没有足够贴紧母亲，会表现出挥舞手臂、吃手、摇头以及背部拱起等随机的反射性刺激，母亲就需要处理婴儿的这些行为，这也很常见。

让摇篮式抱法起效

在现代文化中，母亲们往往学会了把婴儿抱在臂弯里，并把手放在婴儿的臀部——这种做法会把婴儿卷成逗号一样的姿势，将婴儿的躯干拉离母亲的身体，限制了婴儿的头部运动，让婴儿的下颌往回收，让母亲而不是婴儿自己，控制接近乳头的方式。将这些与现代的文化习俗如婴儿包、奶瓶喂养以及支撑婴儿头部的做法相结合，这些累积下来的印象会

第五章 在母亲与帮助者之间建立母乳哺育技巧与信心

让母亲把毫无准备的婴儿抱在怀里呈仰卧位，并试着在把乳头伸进婴儿嘴里的同时托住他的头部。

通过参与式的建模，以及使用你自己的身体或者一个乳房模型和一个洋娃娃，你可以很快地帮助母亲理解她抱着孩子的方式会影响孩子的姿势和接近乳房。通过演示和清晰的描述，平静地引导她使用更有效的方法，确保她在每一步都取得成功，你可以根据需要将方法分解为更小的步骤。

> **举起手来！（稳定）**
>
> 想象一下，俯卧着，抬起头来，只用一只手放在胸前，然后各用一只手放在身体两侧靠近肩膀的地方。哪种姿势能给你更大的力量和稳定性？

参与式建模步骤：摇篮式抱法

1. 用一只手越过婴儿肩胛骨从背部抱住婴儿（同一侧手和乳房）。手腕放在中线位位置，紧贴婴儿颈部，肩膀和手臂自然下垂。
2. 用你的手将婴儿展开，让他把平坦、打开的身体转向你，让婴儿以俯卧的姿势放在你的乳房下面，紧贴着你打开的身体。婴儿的前胸会贴着乳房的底部或侧面，他的手臂会环绕着母亲的乳房：就像内衣胸罩一样（见题为"举起手来！"的方框以及图5-9和图5-10）。
3. 将婴儿的胸部和上肩靠在乳房的下内象限（乳沟正下方）。当婴儿伸手去摸乳房时，

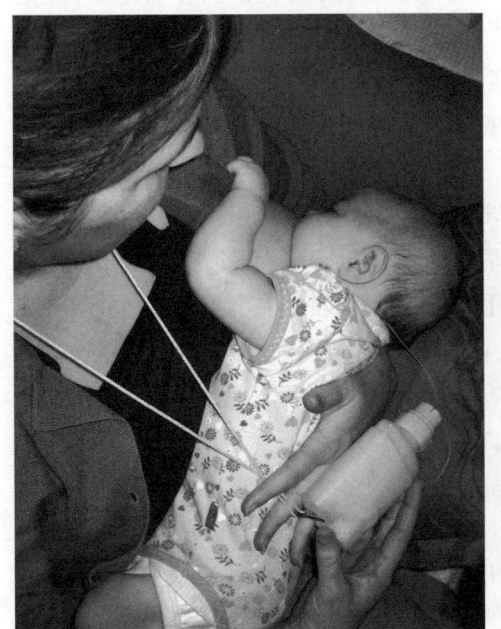

图5-9 （左）婴儿不蜷曲，俯卧，紧贴母亲身体，胸部贴乳房，双臂环绕乳房，头部保持本能的进食位置

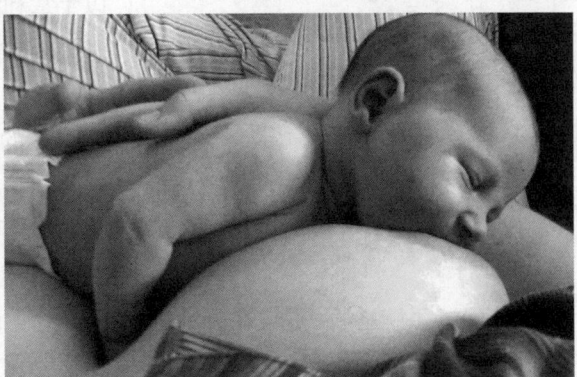

图5-10 婴儿的胸部靠在乳房较大的一侧。注意婴儿打开的身体，头微微后仰，下颌靠近乳房，鼻子远离乳房

婴儿含乳吸吮的理论与实务

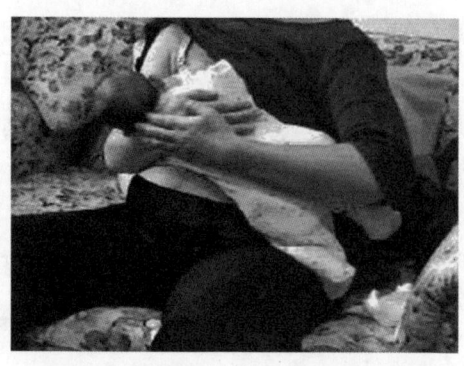

图5-11 摇篮式抱法，婴儿的腿放在母亲的大腿上

下颌和嘴可以在乳头下面找到最佳的位置。

4. 为婴儿的身体选择适当的角度。坐起来，甚至是坐在骶骨上都会减少婴儿身体所能贴合的面积。母亲的乳房大小和长度将决定婴儿必须向一侧摆动的程度。对于乳房很长和体型很大的女性，其变化请参阅后面的讨论。然而，一般来说，婴儿会向下倾斜，他的脚会明显低于他的头部。

5. 当你模拟了每一步之后，教母亲和她的孩子一起成功地做出这种喂养姿势（图5-11）。

交叉摇篮式抱法：另一种辅助选择

交叉摇篮式抱法（左乳房，右手）在某些特定情况下是有帮助的，但它的使用比半躺式哺乳法和摇篮式抱法存在更多潜在的问题。一旦婴儿理解了自己的角色，对母亲和婴儿来说，尝试更轻松、互动的方法很重要。母亲的手最终会放在婴儿的背上，一只手放在另一只手上，在他的中线位处。对于这些母亲和婴儿，无论是摇篮式抱法，还是交叉摇篮式抱法，都变得无关紧要。这就好像把手放在自己的肚子上，一只手放在另一只手上面。现在换另一只手放在上面。这真的有很大区别吗？

参与式建模步骤：交叉摇篮式抱法

1. 以手掌和掌跟支撑婴儿肩膀下面的背部（乳房和手是对侧的），手指伸过下肩，食指和拇指轻轻地放在宝宝耳朵后面，在婴儿脖子的后颈处形成一个摇篮式。
2. 让婴儿的身体从你的胸部到对侧大腿呈斜角垂下。这不仅可以改善宝宝的姿势，而且还可以使你的手腕、前臂和肘部更靠近身体，增加怀抱宝宝的力量和舒适度。你会立刻感觉到不同。
3. 保持手腕伸直，平放在婴儿的背部。记住，肌肉在适中距离运动效果最好，既不弯曲也不伸展。平坦、伸直的手腕可以让婴儿的身体舒展（从胸部到乳房），并优化你手

多近才够近？（稳定）

如果宝宝躺在你怀里，而你没有稍微向后倾斜，那么宝宝的身体和你的身体之间就可能会有一个间隙。宝宝的身体可能与你的身体呈一条漂亮的直线，但他没有你想象得那样，得到了很好的支撑。试着站起来，把宝宝的正面贴在自己的胸前，注意你是如何更紧密地拥抱他的。现在你们两个人的身体就像拼图游戏中的两块拼图一样合二为一，婴儿平坦、打开的身体靠着你平坦、打开的身体。这就是重力在你稍稍后仰地哺乳时对你的作用。现在，请坐下来，但仍然要保持像这样贴合。

第五章　在母亲与帮助者之间建立母乳哺育技巧与信心

和手腕的力量、功能和舒适度。

4. 把宝宝展开的身体转向你，并让他以俯卧的姿势趴在你展开的身体上。如前面摇篮式抱法所述，婴儿的胸部会依偎在你乳房内下象限的底部或侧面，他的下肩紧贴在你的乳房下方，他的上肩刚好在你的乳沟下方。
5. 始终保持身体和肩膀的正常姿势（**图5-12**）。

指导：障碍和提示。常见的情况是，使用交叉摇篮式的母亲通过扭转她的身体，移动肩膀来抱住宝宝，导致乳房远离孩子。接下来是一连串她试图和婴儿同时想要接近乳房的连锁反应。拇指指甲变白表示母亲用拇指和手指抓住婴儿的头部，而不是用掌跟和展开的手腕托住婴儿的肩膀。这种情况通常会伴随着一个翘起的手腕把婴儿的身体向前弯曲，把婴儿的头推到或超过乳头位置。这种对婴儿所有先天反射的压制通常是不成功的。母亲的手和手腕保持在一个中线位的不翘起的位置有助于防止手腕紧张，保持婴儿的胸部对着乳房，并提供了坚实的体位稳定性，而且所有的步骤都可以很流畅。

母亲们可能已经被告知要把宝宝的臀部向上夹在胳膊下面，但是这就转移了她的注意力，让宝宝的臀部贴着自己的身体，而不是让他的胸部和肩膀贴着她的乳房底部或一侧。其实这是一个毫无帮助的障碍。

作为对所有母亲的最后检查，包含了观察母亲的肩膀和手臂是否放松，并下落到一个自然的位置，婴儿是否紧紧地贴在她的身体上没有缝隙，她是否有良好的背部和腰部支撑，是否很放松。

当存在含乳问题时，人类婴儿和其他灵长类动物一样，通常更容易以倾斜的或垂直的（长轴对长轴的）姿势含乳。有一个常见的例外：一个产后母亲的腹部是一个天然的枕头，可能会成为无间隙姿势的障碍。试着将婴儿水平放置，紧紧地贴在母亲胸部

> **交叉摇篮辅助式（稳定）**
>
> 哪个成年人会想骑一辆带辅助轮的自行车？就像那些辅助轮会让你慢下来，或者陷进坑里一样，由母亲控制、婴儿受到限制的交叉摇篮式更累人，甚至会在以后的几个月里引起婴儿的不满。如果你在开始的时候使用交叉摇篮辅助式，一旦你们都知道了自己的角色后，从哺乳开始到结束的整个过程，就可以尝试各种抱宝宝的方式。你们两个都会为你所做的感到高兴！

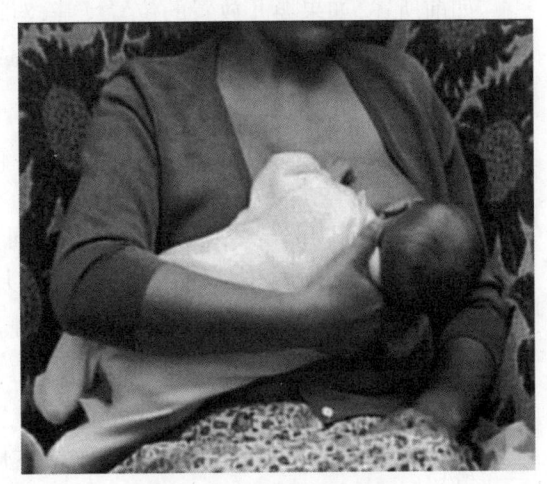

图5-12　交叉摇篮式抱法

婴儿含乳吸吮的理论与实务

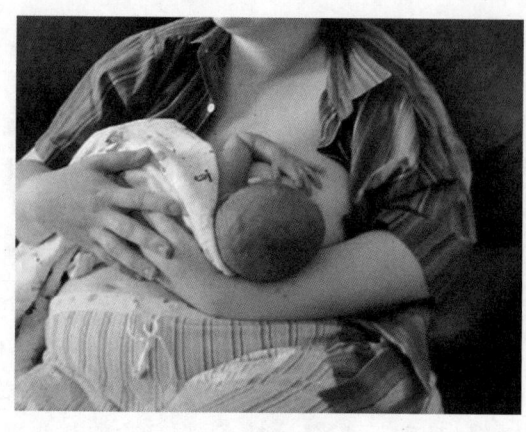
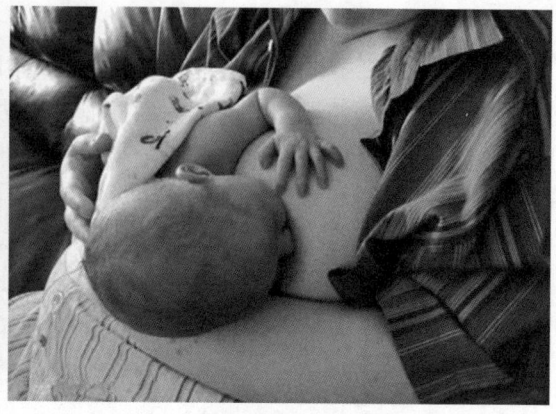

a　　　　　　　　　　　　　　　　　　b

图5-13　婴儿呈水平体位,在母亲的(a)两乳和(b)产后的腹部之间

正下方的身体上,并支撑在产后的肚子上(**图5-13**)。

母亲坐姿时的搜索行为

无论母亲是后躺着还是坐着,她的宝宝都需要来自乳房的感官刺激来刺激他脸的下半部分,以便孩子寻乳并含乳良好。斯迈利的DVD(2007)中提供了一些非常好的,婴儿用他自己的方式以面颊贴着乳头的寻乳画面。然而,没有什么比一位母亲亲眼看到孩子在乳房触碰到他的脸颊后而做出反应更难忘的了。其实这很容易实现:任何一个健康的、分娩时没有受到药物影响的、饥饿的婴儿都能做成这件事。

乳房和嘴对齐

如前所述,如果婴儿放置的位置良好,对许多母婴搭档来说,良好的乳房和嘴的含接几乎浑然天成。然而,如果一个母亲乳房较大或有其他解剖异常,她可能需要一些额外的建模或信息的帮助。

参与式建模步骤:乳房和口腔校准

1. 让宝宝的胸部紧贴乳房的底部或侧面,没有空隙。记住,婴儿最好是先稳定住再移动,身体必须展开,双手靠近头部,将头部抬到本能的进食位置。
2. 让宝宝脸的下部与乳房保持良好接触。记住,最重要的是孩子会感觉到他能以自己的方式在乳房上活动。脸部与乳房的不间断接触将刺激婴儿向上看,并找到乳头。
3. 保持乳头在宝宝上唇或上唇上面的位置,观察宝宝的下颌和下唇是否位于乳头*正下方的乳房上*——这里是宝宝下颌和下唇张开的起始点,用来固定住宝宝的下颌和下唇,让宝宝含住一大口乳房。这可以是婴儿自发的,也可以用母亲的手指或拇指帮助婴儿定位乳头。

4. 要用手指或拇指将乳头向上倾斜,将手指腹(如果使用摇篮抱法)或拇指(如果使用交叉摇篮抱法)放在乳头上方,平行于宝宝的上唇。轻轻按压,使乳头向上倾斜,使乳房顶部好似形成一个适当角度的三明治(参见标题为"吃三明治"的方框)。用你的手指或拇指移动乳头并将其置于宝宝上唇正中央的上方,这样你的指甲、乳头和宝宝的鼻子就是对齐的。在含乳时,你的手指甚至会短暂地放在宝宝的上嘴唇下面(图5-14和图5-15)。

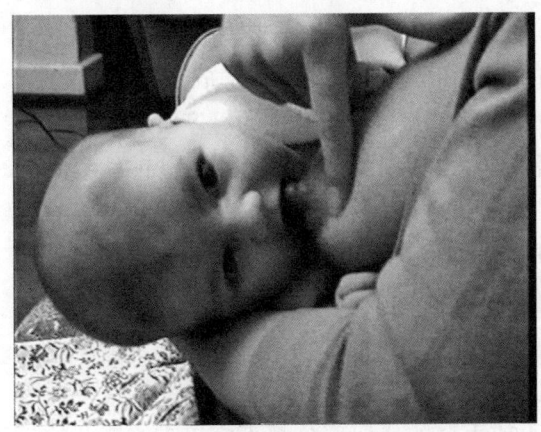

图5-14　放置得当的手指或拇指

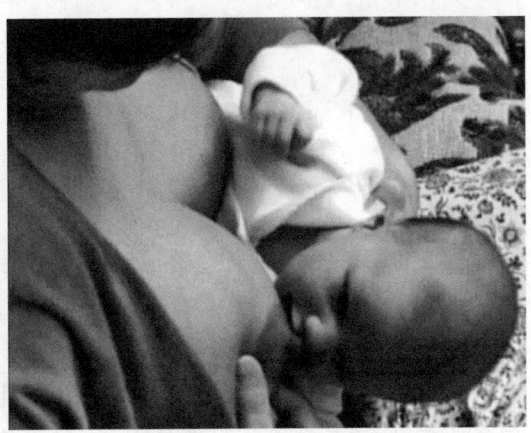

图5-15　将乳头保持在婴儿的上唇上方,让下唇"固定"在乳房下方

指导:障碍和提示。如果婴儿尝试将嘴的正前方或上方去触碰乳头时,必须将下颌向其胸口处蜷曲,他可能会很抓狂,因为当他将下颌抬起到本能的位置时发现嘴碰到的只是空气,他的下颌已经远远超过了乳房和乳头的位置,而在母亲的肘部附近寻乳。向母亲展示婴儿如何寻找乳房,需要将他的整个身体移动成中线位,并使胸部紧靠乳房的内下象限,同时将他的胸部和上肩有效地嵌在母亲的乳沟里。现在,当婴儿向上去够乳头时,乳头就在他鼻子的正前方。

一些婴儿可能已经学会了向下而不是向上寻乳。如果母亲把乳头放在婴儿的上唇上方,而不是用乳头追逐婴儿的嘴巴,他就会开始抬头寻找它。在这短暂的重新学习的过程中,催促婴儿或试图把乳头放到他的嘴里可能会让他感到不知所措。

母亲可能会觉得她的乳头应该在婴儿嘴巴前方(她可能会抱怨,"我看不到乳头是怎么塞进他的嘴里的!")。然而,如果乳头直接对着婴儿的嘴巴,婴儿很可能会做出双唇向前探的反应,而不是一口便能深含乳。题为"抬起下颌意味着张大嘴巴"的方框中描述的练

婴儿含乳吸吮的理论与实务

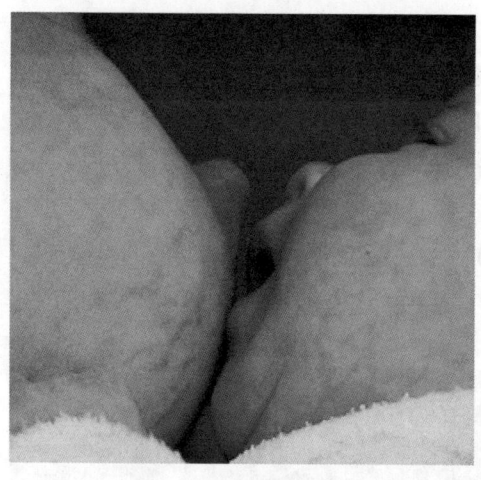

图5-16 乳房和嘴巴对齐良好

习,可以让母亲对乳房和嘴巴对齐良好的价值有最直接的体会。

如果一位母亲抱怨她感到手腕紧张、疼痛,你也许会发现,当她用拇指为婴儿定位乳头时,她会弯曲手腕,使肘部远离婴儿的身体。身体上的疼痛与不适会降低她的自我效能感。教她如何将手掌跟和手腕平放在身体一侧,这会提高她的舒适度,使拇指腹转向宝宝的嘴巴,而不是离开。当用摇篮式抱法以一根手指抬起乳头时,母亲的手腕和手臂应该放松地横放在乳房上方。

使用交叉摇篮式抱法的母亲有时可能会比较沮丧,因为她的宝宝只含乳几秒钟就会从乳房上脱落下来。她可能是在婴儿一含住乳房后就立即将拇指和手从乳房上移开,从而导致乳房从婴儿嘴巴里掉出来。教她如何调整婴儿的身体位置,让乳房稳定在正常的位置,并为婴儿提供相应的支持。吞咽开始后再逐渐放松对乳房的控制,这将帮助她把婴儿和乳房作为一个整体来调整。

抱着婴儿的头或将其向前推会抑制或阻止他的寻乳、张口和舌往外弹的反射,使寻乳和含乳变得困难,甚至不可能。因此,母亲的手或手臂的任何部分都不应该支撑婴儿的后脑勺。将乳头保持在婴儿上唇上方可以帮助他从乳头下方含进更大的一口乳房。行动胜于语言,母亲们会发现在"保持接触"方框中的练习能强化本能喂养姿势的重要性,以及帮助乳头保持在婴儿上唇上方的价值(图5-16)。

良好的充分含乳

有一个有效而有趣的方法来帮助母亲理解婴儿如何尽可能实现深含乳,那就是使用一个非常厚的三明治或汉堡来打比方(在标题为"吃三明治"的方框中有描述)。这个比喻描述了将乳房塑形成与婴儿嘴唇平行的形状的相关性;给婴儿乳头下方的乳房(从婴儿的视角看);以及允许婴儿的头向后倾斜,以便他把下颌和下唇向前伸,固定在离开乳头一点的地方,并尽可能实现大口含乳。母亲可以从这个有趣的类比中亲身体验到所有的一切。

参与式建模步骤:很好的大口含乳

1. 当婴儿的嘴唇和下颌位于起始的位置上,集中精力让母亲乳房离他的下唇最近,乳头就会填满口腔。只要触碰到乳头,其他乳房组织就会跟着进入口腔。如果母亲展现给婴儿的是乳房,而不是乳头,乳头将是乳房进入他口中的最后一部分,它会在口腔深处延展（图5-17）。格洛弗的DVD（2005）包含了这种方法的演示和相关插图。

2. 保持口腔和乳房的连续接触，等待宝宝张开下颌。
3. 等待宝宝的下颌和下唇固定在乳房上，离乳头底部3～4厘米（婴儿的下嘴唇离乳头越远，含进的乳房就越多）。
4. 然后，用手掌跟和手腕把宝宝的身体抱紧。
5. 观察到宝宝的下颌和下唇埋入乳房。
6. 观察到下嘴唇以上的所有乳房向下卷入宝宝的口腔，乳头从宝宝的上嘴唇下面刷过或折叠进入口腔（图5-18）。

> **保持接触（勺状上弯）**
>
> 拇指竖直向上放在你的嘴唇上，拇指指甲放在上唇上。将拇指保持在那个位置，尽可能张大你的嘴巴，同时保持下唇与你的拇指持续接触。
>
> 你的头需要向后倾斜以保持下唇和下颌接触拇指。同样地，在宝宝含乳时，他必须把头向后倾，并让下颌一直接触乳房。

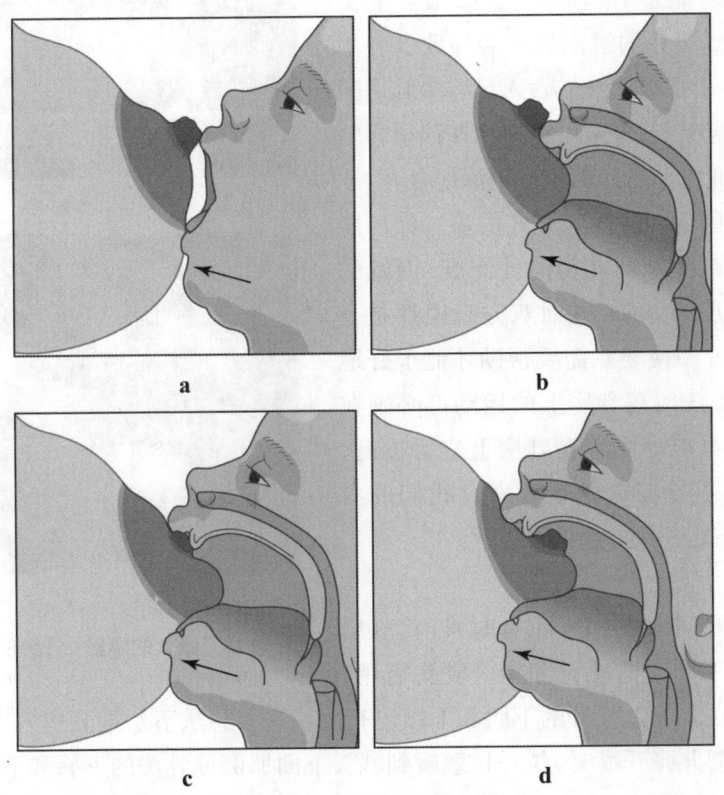

图5-17 触碰到乳头，其他乳房组织就会跟着进入口腔。注意，是婴儿向乳房移动，而不是乳房向婴儿移动

婴儿含乳吸吮的理论与实务

指导：障碍和提示。 婴儿含多大一口乳房取决于当嘴唇靠近乳房时，婴儿的嘴能张多大。嘴唇能接触到乳房的哪个位置，嘴唇之间的乳房和乳头组织就都会进入婴儿的嘴里。如果母亲把婴儿抱得离乳房太远或在婴儿已经准备好的关键时刻犹豫不决，婴儿就会在嘴唇到达乳房之前就开始闭上嘴，只将一小部分乳房含入口腔。含乳过少不仅可能会使母亲疼痛，还无法刺激婴儿开始吮吸，所以等待宝宝张大嘴是值得的。在几次成功的经历之后，母亲通常能够预测并识别宝宝寻找的嘴突然张大和准备好含乳的时刻。

含乳过浅可能是引起疼痛、无效喂养的主要原因。母亲或婴儿的解剖异常会导致含乳困难，因为它们会干扰婴儿一口含入足够多乳房的能力。在这种情况下，母亲可以通过在孩子含乳的瞬间更紧地拥抱他来帮助孩子更深地含乳。

母亲应避免将乳房推向婴儿的嘴。你可能会看到一位母亲把她的乳房向乳沟推，而她的宝宝则朝着相反的方向，这对双方来说都是令人沮丧的结果。即使婴儿需要帮助才能很好地在乳房上含乳，任何在乳房上的运动都必须在下颌和下嘴唇牢牢地固定在乳房上之后进行。大多数由母亲主导的含乳技巧来自我们的右脑，这里有一些想法可能会有所帮助。

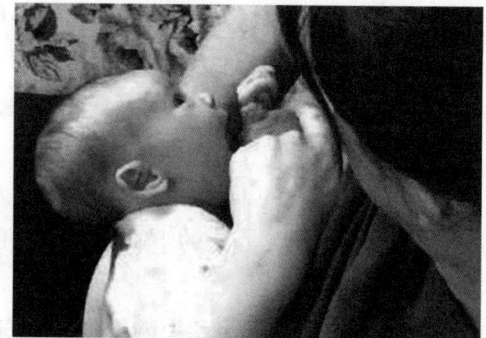

a

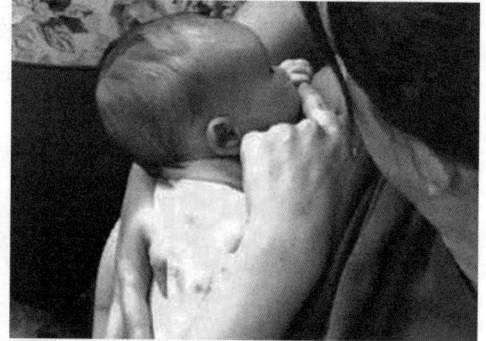

b

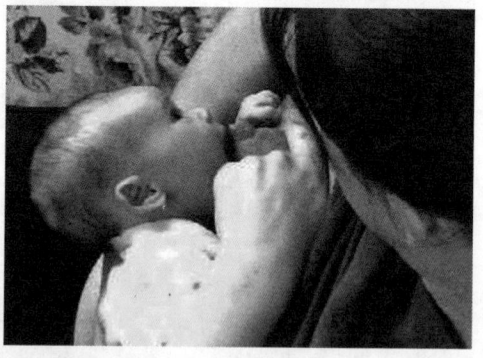

c

图5-18 张大的嘴巴：乳头在上唇或上唇之上

- **如果需要，拉一下下唇：** 有时候，将乳房塑形成三明治的感觉和抬升乳头有用，拉一拉在乳房上张开的下唇和下颌也有用。这个想法不是把乳房放进婴儿的嘴里，而是在婴儿张开嘴时，拉一拉触碰到乳头下面那部分乳房的下唇和下颌。在婴儿靠近乳房的过程中，让婴儿的嘴张开得更长更宽一些。

- **帮助婴儿良好地大口含乳：** 随着母亲将婴儿的肩膀抱得更近，将下颌、下唇和嘴巴推向乳房,她可以帮助孩子含入乳头下方很多的乳房,然后用她的手指或拇指(手指的位置如前所诉)将乳房推进婴儿的嘴里,从而实现深含乳。记住三明治的比喻。在这种变化形式中,母亲不仅把婴儿的下颌放在三明治上,而且还用离婴儿上颌最近的手指往他嘴里多塞一些面包。其目的是用乳房填满婴儿的口腔,以最大限度地增加口腔感官输入,这是对有吸吮问题的婴儿"应用的合适的、侵入性最小的口面部刺激方法"(Bovey, Noble & Noble, 1999)。

- 进一步的乳房塑形:对以上描述的帮助没有正常反应的婴儿来说,这个方法可能有用。通过使乳房紧致和为乳房塑形来增加感官输入。相比之前的方法,母亲不是只用一根手指或拇指来塑形乳房,而是用一只手来压扁"三明治",并像之前描述的那样压住乳头根部使其抬起,同时用她的一只手来塑形所有手指和拇指间的整个乳房。用拇指压在靠近乳头根部婴儿的上唇将要附着的地方,其余手指兜住乳房下部,创造一个三明治形状,平行于婴儿的嘴唇。为了确保婴儿能接触到乳头下方足够的乳房,下面的手指必须远离乳头。母亲的四根手指可能会离上唇很近,但不是离下唇近。如果母亲用左手塑形自己的左胸,或者用右手塑形自己的右胸,她可能会发现这样做最有效。她的手可以从乳房下方伸出,如**图5-19**所示,也可以从乳房上方伸出。

- 为乳房塑形而不是支撑它:对于大多数母婴来说,母亲只需要在乳房自然、放松的状态下稍稍塑形就好了,并在婴儿开始有效吸吮之后移去塑形的手。将乳房从正常位置抬起通常意味着她必须在整个喂养过程中持续地抓住它,因为松开乳房会导致它从婴儿的嘴里掉出来。一些婴儿确实需要在整个喂养过程中抓住乳房,以保持充足的含乳,一个长乳房、乳头朝下的女性也可能需要抬起乳房来保证有效的吸吮。

其他抱法和方式

帮助母亲的唯一规则就是,没有牢不可破的规则。一些母亲发现,盘腿喂奶是最简单的,婴儿的屁股可以放在腿上的"洞"里;另一些人则喜欢站着或躺着,把婴儿裹在身边或跪在身边,或者干脆把乳头直接放进婴儿嘴里。下面介绍几种常见的变化。

侧躺位。当母亲直立位,婴儿很难实现喂养时,她侧躺在一个硬实的平面上会使婴儿更愿意含乳。在一侧卧位的方法中(**图5-20a**),

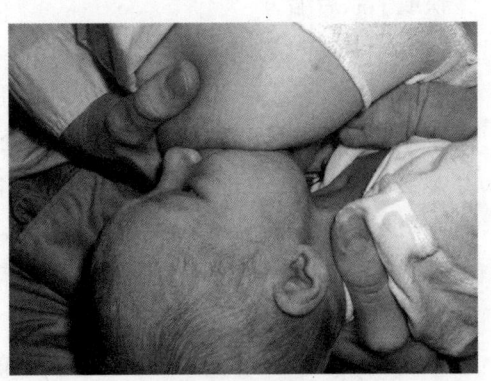

图5-19 进一步的乳房塑形,手在乳房下面

婴儿含乳吸吮的理论与实务

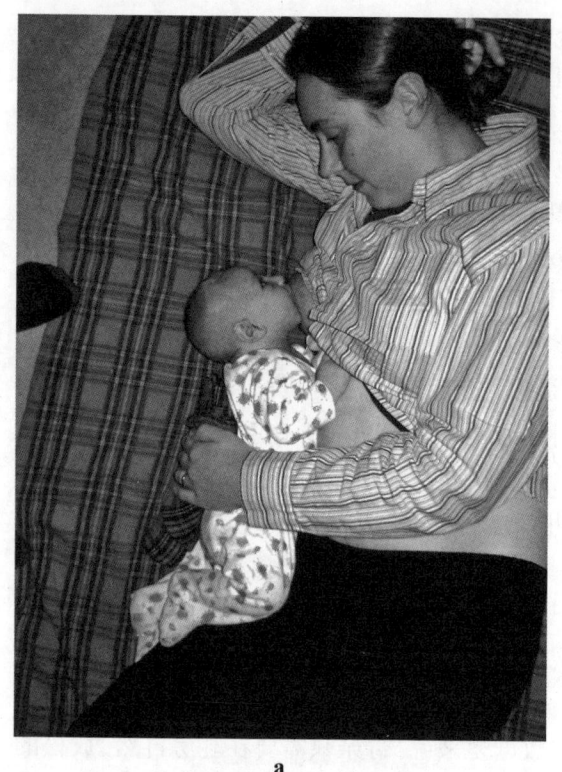

图5-20a 母亲助力的含乳，侧躺位

母亲可以让自己舒服地侧躺并保持平衡。她抬起下面的乳房，因为可能有些已经被压在身下了，然后躺回床上，这样乳头就高于床垫，并和婴儿的脸颊处于同样的高度。她让婴儿侧着身子，面对她，婴儿的下肩低于母亲的乳房，乳头大概在靠近婴儿眼睛的高度。在这种姿势下，如果宝宝把头往后仰，他的嘴通常会很好地覆盖住乳头。这样做的时候，母亲可以从背部中间将婴儿稍微往自己推一点，以帮助他完成含乳。婴儿的身体通常会微微后仰，他会抬头看着母亲的脸。当母亲把婴儿的肩膀压向自己时，婴儿的脸可能会埋进乳房里，无法帮助婴儿形成本能的进食体位。抬起乳头和塑形乳房可能会有帮助，但是如果使用乳房三明治法，应该从地板向天花板的方向，以便使乳房的形状平行于婴儿的嘴唇。

除非婴儿能很快含乳，否则母亲可能会发现他已经从乳头旁扭动着向上爬了过去。由于婴儿不能独立地从床上爬下来，她可以把婴儿拉开再试一次。母亲可能需要做好几次，即使新生儿的爬行能力也非常好。

当母亲躺下时，婴儿的头部稍微伸展是很容易做到的，这可以帮助婴儿应对乳汁流速太快或下颌后缩。

对于某些母婴来说，母亲和婴儿在一些侧躺的姿势下可能会存在间隙，从而造成哺乳问题。如果母亲能将婴儿的腿和下半身移向她，会有些帮助。对于那些在乳房上受过打击的婴儿来说，这种间隙也可能是一种好处，他们更喜欢一开始有一些不被触摸的自由。

当然，一些形式的侧躺是夜间最舒适的母乳哺育方式，值得学习（**图5-20b 和图5-20c**）。

乳房较长的母亲和乳头朝下的母亲。有些乳房太长了，以至于乳房下面没有足够的空间容纳婴儿。乳头可能是向下的，这意味着把婴儿的胸部固定在母亲的身体上时会把婴儿放在错误的位置上。

当母亲的乳房很长或很大时，婴儿的稳定不是来自躯干，而是来自乳房本身。记住，婴儿在任何位置都能感觉到安全，只要他们的胸部和腹部受到坚实的压力，并且位置稳定。

第五章　在母亲与帮助者之间建立母乳哺育技巧与信心

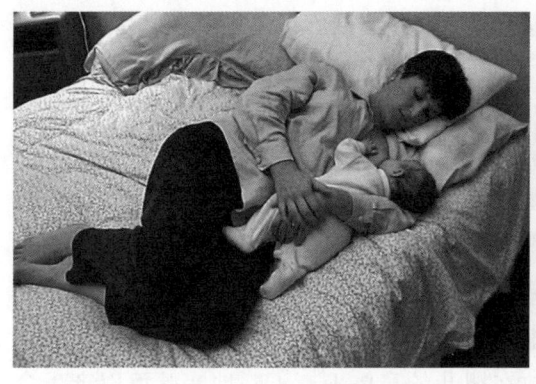 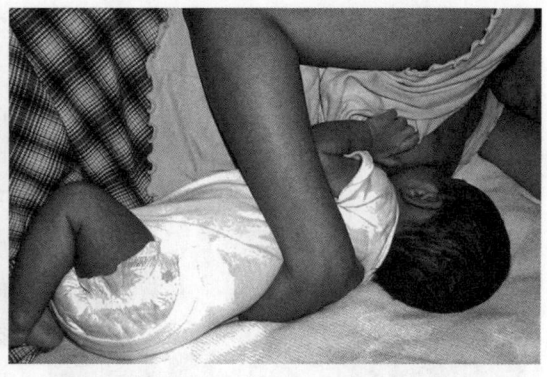

b　　　　　　　　　　　　　　c

图5-20b和图5-20c　展现其他常见的侧躺位

一个很长或胸部很大的母亲可以把她的婴儿抱得比自然时胸部的位置稍高一些，这样乳房的重量就会有一部分轻轻地落在婴儿的胸部上。在摇篮抱法中，将宝宝正面朝上抱在乳房下方，而不是贴着母亲的躯干，母亲的前臂从侧面稳定乳房，使乳房与宝宝成为一个整体，乳房便不太可能从婴儿口中滑落。

这种摇篮抱法的变体可以帮助患有斜颈或其他颈肩问题的婴儿。如果抱住婴儿将他疼痛的一侧靠在母亲的身上，并且双臂交叉在身体中间，身体会比平时更多的仰卧，以及乳房部分放在婴儿胸部上，那么母亲的乳房、婴儿的手臂和婴儿的身体可以相互支撑。

如果母亲的乳房特别长，或者她看不见自己的乳头，她可以用一只手的手掌放在乳房上方的胸部皮肤上，或者放在乳房上，抬起并握住整个乳房，使乳头略微向前倾斜（图5-21）。有些母亲可能更喜欢用手掌（左乳房，左手）托住乳房，或剪刀样握法，即用食指和中指（左乳房，右手）夹住，留出乳头和下方下颌需要接触的足够的乳房组织。有些胸部很长的妈妈会伸展双腿，把宝宝的屁股放在创造出的空间里。

体型较大的女性。体型较大的母亲可能需要帮助才能找到一种姿势，让她的宝宝能够以伸直、打开的身体靠近自己的乳房，同时抬起嘴巴，将头向后倾斜回到本能的姿势。后躺的姿势通常是有效的，也许婴儿能更完全地斜跨在母亲的身体上。

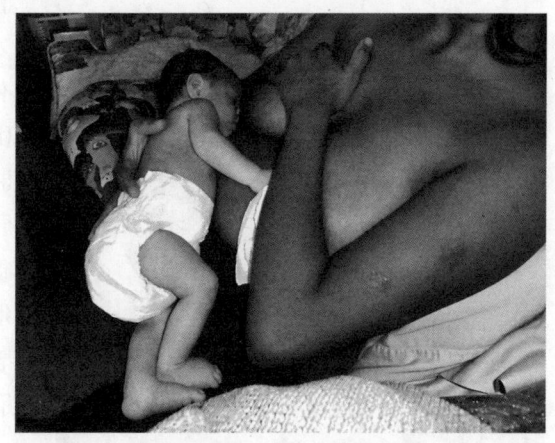

图5-21　母亲轻微按压并滑动胸部皮肤，使乳头向上翻转

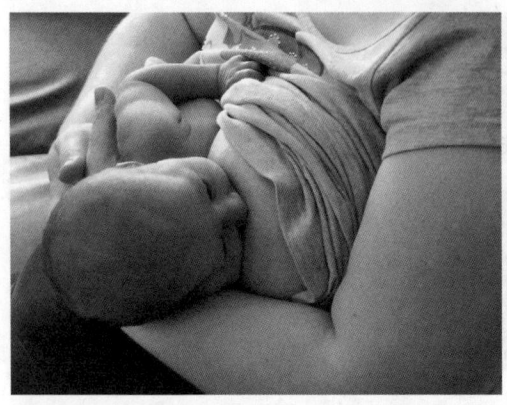

图5-22 较大体型的母亲将婴儿稳定在乳房上,乳房靠在手臂上

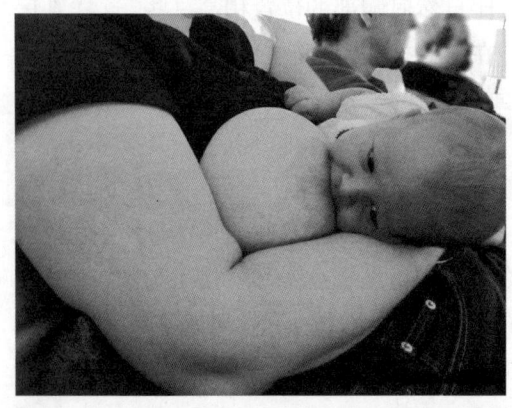

图5-23 胸部较大的骶骨承重的坐姿。注意腰部支撑以及手臂和婴儿如何稳定垂下的乳房

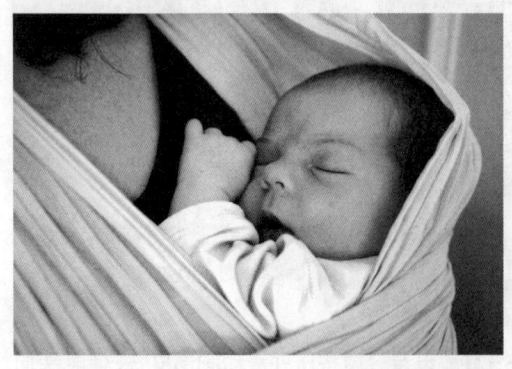

图5-24 婴儿背巾——宝宝们属于这里

这有助于防止婴儿的鼻子被埋在乳房组织里。

正如本章前面所述,一个体型非常大的女性有时会发现,坐得直一些,把宝宝几乎水平地放在胸部下面的"架子"上会更容易些。交叉摇篮式抱法可能没有什么帮助,对于这样的母亲来说,很难用一只手臂横跨她的身体。一位母亲可以用手很好地抱着躺着的婴儿的头,把这只手臂伸直放在身前,把她的乳房轻轻地放在婴儿的身体上。不断地实验可以产生令人惊讶和有效的方法(图5-22和图5-23)。

以母亲为主导的母乳哺育的专门方法

早产,以及神经或生理问题上的挑战在本书的其他章节都有很详细的介绍。然而,需要提醒的是,无论对婴儿自己还是照顾他的母亲来说,基本原则是一样的,而且很重要。当母亲为婴儿提供大面积的支撑时,骶骨坐位对她很有帮助。因此,对早产儿采取袋鼠式护理的母亲的体位既不是竖直的,也不是平躺着的,这并非偶然。

具体细节将根据婴儿不同的需要而有所不同,但记住**表5-1**中的步骤将有助于母亲和她的助手做出合适的选择。当然,吮吸总是需要婴儿有一定的吮吸能力。不过,即使是肌张力很弱的婴儿,母亲也可以为他进行喂养前的准备工作(在这个时刻,母亲抱住婴儿头部,并让婴儿呈合适的体位——这会有帮助的)。然后,针对特殊情况的专门方法就是本书接下来要阐述的内容了。

不过,全部或大部分的婴儿喂养都采用生物滋养法的姿势和使用背巾(图5-24),是实现娴熟的、愉快的母乳哺育最快、最舒适的途径之一。

选择一种方式

在这一系列的协助方法中，没有一个固定的顺序。也不是每种方法对每个母亲和婴儿都起作用，一种方法的某些方面当然也可以与另一种方法相结合。所以，一些特殊的婴儿通过夸张的乳房塑形得到了帮助。一个在亲喂中有过很多不良体验的婴儿，可能最好是直接让他躺着吃奶，从一开始就给他一个全新的体验。如果你知道宝宝已经对乳房产生了反感，可能需要鼓励他至少几天都坚持类似表5-1中的抱法，使用另一种喂养方法，然后再进行下一步。如果你知道其他人曾试图帮助母亲和婴儿，但没有成功，你可能要更快地转向人工辅具的使用——也许就是在下一节中会描述的一种。

有时，面对面的会面就恰好遇到了不凑巧的时机。过度饥饿的婴儿在开始学习之前，可能需要先以某种熟悉的方式至少吃一部分食物。如果宝宝一开始不饿，你和妈妈会有一些时间来讨论和建模。如果宝宝处于深度睡眠状态，你可以利用这段时间来描述和演示她在家里可以使用的技巧（见上文关于自我效能的部分），给予鼓励，并分享你对宝宝和她天生能力的信心（请记住，浅睡眠阶段是将婴儿放在乳房上，尝试生物滋养法姿势的最佳时机）。最重要的是，与母亲保持联系，以及帮助她找到更多获得鼓励的资源。

一位母亲在头两次会面中，根本不愿意听到让她的双胞胎使用生物滋养法的有关内容，她需要以自己的节奏去放弃旧的做法。另一位母亲反馈说，有一天，"我的孩子在我身上看起来不一样了"，从那时起，母乳哺育就进展顺利了。我们可以提供知识和热情，甚至可以提供下一节所介绍的各种工具，但最终让母乳哺育成为可能的，是母亲和婴儿。

> **健康之路（自我效能）**
>
> 替母乳哺育的婴儿做的大部分母乳哺育方面的事情，就好像你生病时，母亲在床上把你扶起来，在你腿上放一个托盘，甚至用勺子给你喂汤，擦干你下颌上的汤水。但喝汤和吞咽都由你做主。母亲所做的一切照顾，都是为了让吸吮和吞咽成为可能——鼓励你吃东西，调整你的姿势，把食物以你能应对的方式送到你的嘴里。你现在给孩子的额外帮助几乎像你母亲的帮助一样——是临时的。它只是帮助孩子以恰当的方式进食，并变得健康的一部分。

当技巧不足以支持时

对一只老虎来说，不是生来就会跳火圈，但它可以多方面通过耐心、相互信任、技巧，

婴儿含乳吸吮的理论与实务

有时还有工具,来学会这样做。母乳哺育对婴儿来说完全是自然的行为。当耐心、信任和技巧不足以帮助正常的婴儿在正常的乳头和乳房上实现亲喂时,一些辅具可能会有所帮助(有关这些和其他辅具的更完整的讨论,请参阅Genna,2009)。

滴落的诱惑——滴几滴乳汁诱惑吸吮

用滴管或注射器在乳头上滴一点初乳或乳汁,有时可以鼓励婴儿开始舔或者尝乳汁,并表现出兴趣。将滴管、注射器或牙周注射器轻轻从婴儿嘴角塞入,在不积极的含乳后,在婴儿吮吸时挤入几滴母乳,可能会诱发婴儿吞咽、含入更多的乳房,甚至开始吮吸。不过,如果婴儿真的饿了,他可能需要摄入很多能量后才能有效地吃奶。

反向施压软化法

最初的生理性乳胀会让婴儿较难含乳。在这种情况下,最好的工具之一就是母亲自己的手指。一只手全部的5个指尖同时在乳头根部按压大约1分钟,或者只要差不多哼一首摇篮曲的时间就行。压力使液体流入乳房更深处,软化和扩大了婴儿需要含乳的区域,就像指尖压入任何凹陷性水肿中,都会造成柔软、暂时的凹陷一样。母亲也可以用两根或两根以上的手指在两侧按压,可以是将食指放在婴儿上唇所在的乳头根部,另一只手的2根手指放在婴儿下颌所在的位置,手指与婴儿嘴唇位置平行(Cotterman, 2004)(图5-25)。

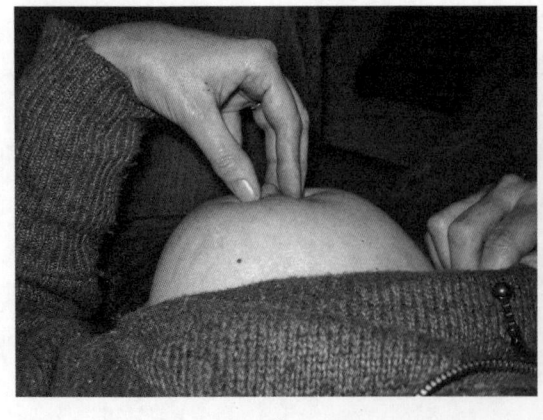
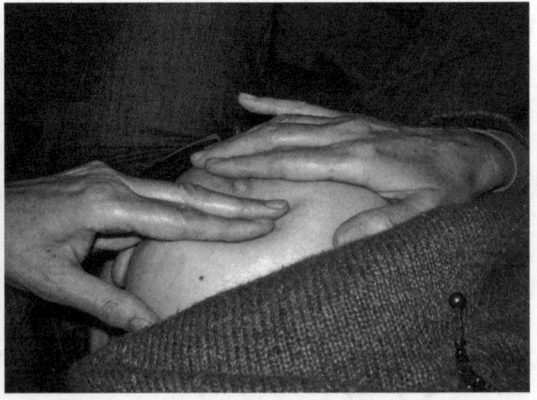

a　　　　　　　　　　　　　　b

图5-25　反向施压软化法

吸引装置

吸力装置体现了一句格言:"需求是发明之源。"如果想要快速、经济实惠地帮助无法在内陷的乳头上含乳的婴儿,可以试试略大于母亲乳头直径的注射器。拆下活塞并切断针端。将活塞从切割的那段塞入,就做成了开口是光滑的一个小的吸引装置。母亲将光滑的那端覆盖在乳头上,并将活塞向后拉,能让乳头外翻即可,不需要一直拉从而引起不适(图5-26)。如果注射器里充满了奶水,失去了吸力,可以向外再拉一些活塞。保持大约一分钟后,母亲通过往回按压活塞来释放吸力,并在乳头再次内陷之前为婴儿哺乳。大多数需要这种临时辅助的婴儿,很快就能学会在母亲不太突出的乳头上含乳,而不需要母亲预先使用吸引装置(Kesaree, Banapurmath, Banapurmath & Shamanur, 1993)。母亲也可以购买到吸引装置的商品,包括一种叫作SuppleCup的产品,可以在产前帮助翻转乳头或在两次哺乳之间使用。

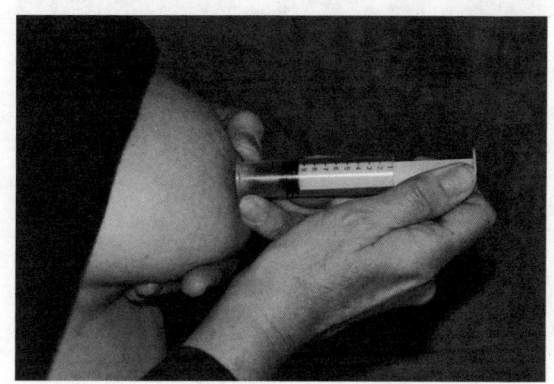

图 5-26　内陷乳头的吸引装置

亲喂前作为前奏的瓶喂

有些婴儿如果先吃到一些食物,可能会更容易接受亲喂。如果母亲愿意,当她坐着的时候,可以把奶瓶塞在她的胳膊下,这样宝宝就可以像亲喂时一样被抱着,让奶瓶的奶嘴靠近她的乳头。

诱导转向法

使用诱导转向法时,母亲用亲喂的姿势抱着婴儿,但她也可以用这种方式进行瓶喂。母亲坐直,并把奶瓶夹在腋下就是这样一种姿势。而母亲坐直抱着婴儿,婴儿靠在她身边,类似于橄榄球式抱姿,并且抬头看着她,是另一种方式。她先瓶喂几口,然后快速撤走瓶子而让乳房替代奶瓶。婴儿可能会拒绝。她立刻再多瓶喂几口,然后再给予乳房亲喂。经过几次这样的反复尝试,婴儿可能已经获得了足够的能量和兴趣,就能在乳房上含乳并开始进行亲喂。撤走奶瓶到给予乳房的间隔时间越短,婴儿越有可能将他的吸吮行为应用到乳

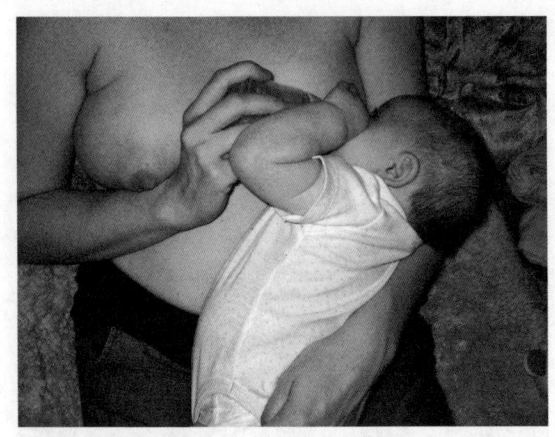

图5-27 诱导转向法

房上(图5-27)。即使到最后他都没能含乳,也会被喂饱。关于回应式奶瓶喂养技巧的完整讨论,请参阅第十二章。

乳盾(乳头保护罩)

人类的乳头是柔软的,如果婴儿在含乳成功前就闭上嘴巴,乳头就会回缩。相比之下,乳盾会非常坚定地留在原位,让宝宝感觉到它、玩耍它、正确或错误地抓住它,甚至用舌头把它推开。对于一个迟疑接受乳房,习惯奶瓶奶嘴,或找不到哭闹原因的婴儿,不会改变形状的乳盾可以成为一个非常有用的实现亲喂的桥梁。事实上,早产儿在乳盾的帮助下可能真的会增加乳汁的摄入量。对于身体较弱、脂肪垫较薄的早产儿在一连串有效吸吮后的短暂间隙时,它能防止乳头从嘴里滑掉(Meier et al., 2000)。

硅胶材质的乳盾有一个较硬的乳头部分和一个非常软的边缘。它们有多种乳头直径和乳头长度供选择。选择的乳盾不仅需要考虑母亲的乳头舒适度,也要适合婴儿的上腭长度。威尔逊·克莱和胡佛(2008)建议根据母亲乳房的特点,选择适合的"乳头最短、基底直径最小"的乳盾。当婴儿在一个合适的乳盾上实现深含乳时,薄而柔韧的边缘通常能让他以接近正常的效率吃到母乳。旧版的乳胶乳盾是无法实现同样程度的效率的。

佩戴乳盾时,母亲可以用拇指和其他手指抓住保护罩的边缘,而乳头部分则背对着母亲。母亲将乳头的底部拉开,就好像要把乳盾从里往外翻转一样,将乳头下面部分的边缘放到乳房上,从她自己的乳头下方开始,并将乳盾完全覆盖在乳上,自己的乳头正好在乳盾乳头的正中间央。这就把乳房和乳头的很大一部分带进了保护罩,乳头下面的组织要稍微多一些,有助于婴儿在乳盾的帮助下,把更多的乳房含进嘴里。因为乳盾乳头部分的底部被拉伸到了乳房上,所以它能抓住乳房,从而不容易脱落。母亲把婴儿抱到乳房和乳盾前,他的头向后仰,嘴张大。当婴儿的下唇和下颌移动到乳盾的乳头下方的边缘时,上唇会覆盖在乳盾的乳头上方,形成一个深且不对称的偏心含乳。一个含乳良好的婴儿可以真正有效地含入大口的乳房并且吸吮,就像乳盾并不存在一样(图5-28)。

一些乳盾的边缘被剪掉了一部分,以消除婴儿鼻子和母亲皮肤之间的屏障,但使用前面描述的方法很难佩戴。一种替代的方法是让母亲用两只手的拇指和食指分别握住乳盾左右两侧的外部边缘,乳头部分背对着母亲,用中指轻轻地在乳盾乳头部分的顶端施压,直

第五章 在母亲与帮助者之间建立母乳哺育技巧与信心

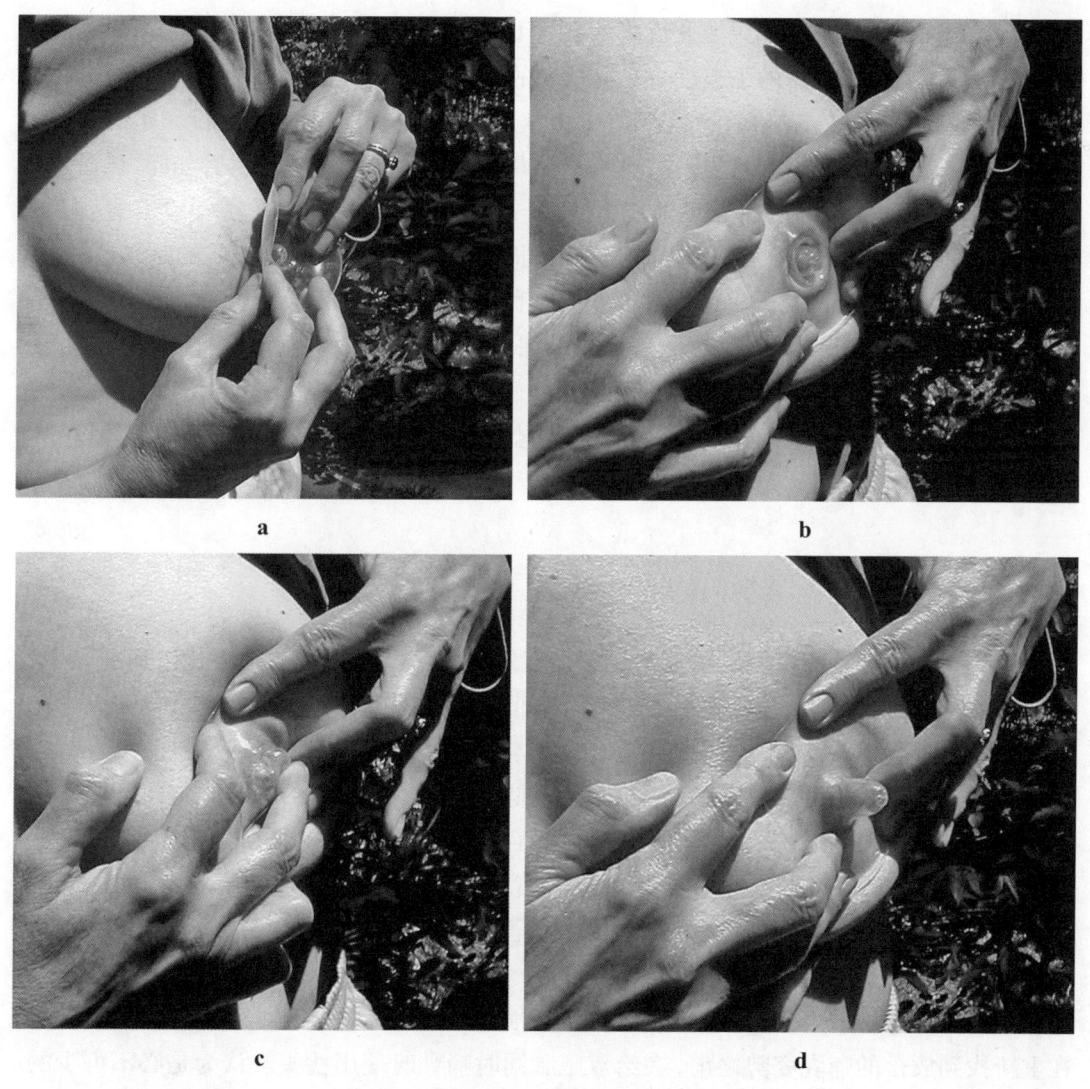

图5-28 佩戴乳盾

到乳盾的乳头部分开始往内凹陷,拉扯到乳头部分只比母亲的乳头略长一点点。把部分翻转的乳盾罩在乳头上,乳盾的边缘在乳房上往外卷。然后,用每只手上食指和中指的指腹滑下乳盾乳头的斜面。当指尖触碰到乳盾周围往外卷形成的凹槽底部,而指腹触碰到凹槽的外缘时,停止滑动手指,用手指把凹槽的边缘拉到乳晕上。当凹槽消失,乳盾翻回来时,乳头就被顺势被拉进了乳盾里(Pohl, 2006)。

当婴儿吃奶时,乳盾的边缘可能会在他的鼻子上卷起,不过乳头部分留在婴儿的嘴里,

155

边缘不会干扰他的呼吸。如果婴儿反复从乳盾上移开，在乳盾边缘贴一圈胶带可以帮助将它固定在原位。湿润乳盾的下表面也是有帮助的。

有时，婴儿无法在有乳盾的情况下有效地吃奶，但他在没有乳盾的情况下也无法有效地吃奶，这些母婴就需要额外的支持，比如挤出母乳和改变喂养方法。尽管如此，乳盾还是帮助了许多婴儿学会含乳，并帮助他们将乳房与食物联系起来，还经常给不会含乳婴儿的母亲一种方式，让母亲在婴儿学习母乳亲喂的同时，享受婴儿在乳房上吸吮的时光。

在使用乳盾的婴儿表现出正常的喂养模式和正常的体重增长模式之前，应该密切关注其生长发育，因为婴儿可能是在无效使用乳盾，在乳房上耗费很长时间而没有摄入相当的量。

大多数婴儿在获得一些能力和信心后会很轻易地脱离乳盾，偶尔，婴儿会继续依赖乳盾几个月，整个母乳哺育期间都依赖乳盾的情况非常少见。佩戴乳盾的母乳哺育仍然是母乳哺育。

枕头

枕头导致的母乳哺育问题可能会比它们能解决的多。如果枕头把婴儿抬到了母亲乳头的自然水平位置以上，或者制造了一个缝隙让婴儿可以滚过去，使他的身体横卧在另一个乳房上面而不是在它下方，或者阻止他的身体紧贴母亲的乳房，那么这些枕头通常是没有用的。枕头让婴儿可以呈水平的体位，而不是像早些年代那样的一个倾斜向下的体位。此外，母亲会变得依赖枕头，无法用简单母乳哺育所需的自发性和适应性来哺乳。虽然一个普通的枕头可以支撑母亲的手臂或背部，但专门的哺乳枕却很少有用。生物性滋养的姿势通常比枕头支撑的姿势更有用。然而，一个坚实、扁平的枕头可以让一个抗拒亲密接触的婴儿保持与母亲一定的距离。它可以作为一个诱导转向法的平台，甚至是戴着乳盾，这样婴儿就可以只用最少的与母亲身体接触的方式接近乳房，这能让他无压力地探索乳盾。在重新找到放松的哺乳姿势之前，在给双胞胎同时哺乳时使用枕头被认为是必不可少的。双胞胎的母亲舒服地往后靠，会发现可以用近乎纵向的姿势以摇篮抱法在两边抱住婴儿，一个婴儿的脸颊放在一侧的乳房上。扭动一侧身体可以让一个婴儿的面颊靠着她的乳房移动，当婴儿转过来含乳的时候，会使乳头朝向他的嘴，扭动另一侧的身体，可以对另一个孩子重复这个过程。

补充喂养工具

通常在给会含乳的婴儿进行补充喂养时使用，补充喂养工具有时可以帮助母亲乳头非

第五章　在母亲与帮助者之间建立母乳哺育技巧与信心

常扁平而有含乳困难的婴儿，为他的努力提供一个支点。通过握住一根导管，或用胶带固定一根导管，导管沿着乳房的底部（在婴儿吮吸时，在他的舌头上方）延伸，并稍稍超出乳头尖，补充喂养设备的额外刺激可以使几乎没有特征的乳房减少混淆。

结论

　　当任何流畅动作被分解成一个个步骤时，例如，舞蹈、网球、散步、骑自行车或哺乳这些右脑主导的身体感觉活动，用左脑的思维方式以步骤分解的形式被教授或执行时，不仅流畅性消失，本能也会屈服于指令。但是，我们从几十年颠覆性的、左脑思考式的母乳哺育分析中学到的许多经验教训可以帮助某些母亲和婴儿。如果我们能通过一个小小的推动或建议来促进流畅、本能、右脑的母乳哺育，大多数情况下，我们就不会陷入这种不恰当的互动情景中。当帮助正常的母亲和婴儿时，要确保这些推动或建议将帮助母亲和婴儿走向正常的关系，最好是以母乳哺育为基础。

　　学习母乳哺育有时候需要时间。简单地鼓励母亲和孩子充分享受在一起的时间，最好是重力作为盟友的时间，以及跟随孩子的指引，这些往往就是最重要的建议。随着时间的推移，随着积极经历的不断重复，有了母亲以及尊重并配合婴儿天生能力的帮助者（必要时），绝大多数正常婴儿最终都会开始正常吃奶。

　　帮助母亲和婴儿实现母乳哺育需要的不仅仅是对姿势、工具和技巧的了解。它需要你了解自身的局限性，以及母亲和孩子现在和未来的限制。这需要获得其他的帮助资源，包括母亲支持小组。而且，这需要对基本的母乳哺育过程充满信心。毕竟，所有哺乳动物的婴儿都是这么进食的。

　　母亲和婴儿很容易因为反复尝试和试验而筋疲力尽，让母乳哺育还没开始就已经失败了。在母亲情绪变得低落之前，应该准备好寻求更有经验的同行的帮助。我们的目标不仅仅是让婴儿完成母乳哺育，而是确保每一对母婴搭档都能快乐地享受母乳哺育。还有其他人能更有效地帮助母亲吗？如果有的话，和她一起去，通过观察来提升你的技能。

　　未来可能会有更好和更简单的桥梁工具，帮助婴儿从奶瓶过渡到乳盾，或从乳盾过渡到乳房。但是干预可以治愈伤害，也可能会造成伤害，而且现在有太多的母亲发现自己连续数月都在挤奶，仅仅是因为她们没有被鼓励参加当地的母亲支持小组，或者没有被告知使用半躺位是多么简单。所以，指导要从基本原则开始，它们会带你走得更远。

　　除了用这本书中的内容来丰富你的辅助技能和自信，一定要花点时间来接触你所在地区的哺乳期母亲互助群体和生育支持人员。当我们能够帮助大多数母亲和婴儿避免母乳哺育问题的发生，而仅在她们遇到问题时不是帮助他们解决，我们就真正履行好了我们的使命。

参考文献

Bandura, A. (1977). Self-efficacy: Toward a unifying theory of behavioural change. Psychology Review, 84(2), 191-215.

Bandura, A. (1994). Self-efficacy. In V. S. Ramachandran (Ed.), Encyclopedia of human behavior (Vol. 4). New York, NY: Academic Press.

Blyth, R., Creedy, D., Dennis, C.-L., Moyle, W., Pratt, J., & De Vries, S. (2002). Effect of maternal confidence on breastfeeding duration: An application of breastfeeding self-efficacy theory. Birth, 29, 278-284.

Bovey A. R., Noble R., & Noble, M. (1999). Orofacial exercises for babies with breastfeeding problems. Breastfeeding Review, 7(1), 23-28.

Buxton, K. E., Gielen, A. C., Faden, R. R., Brown, C. H., Paige, D. M., & Chwalow, A. J. (1991). Women intending to breastfeed: Predictors of early infant feeding experiences. American Journal of Preventive Medicine, 7(2), 101-106.

Colson, S. (2008). Biological Nurturing: Laid-back breastfeeding [DVD]. Available from http://www.biologicalnurturing.com

Colson, S. (2010). An introduction to Biological Nurturing. Amarillo, TX: Hale.

Colson, S. D., Meek, J. H., & Hawdon, J. M. (2008). Optimal positions for the release of primitive neonatal reflexes stimulating breastfeeding. Early Human Development, 84(7), 441-449.

Cotterman, K. J. (2004). Reverse pressure softening: A simple tool to prepare areolae for easier latching during engorgement. Journal of Human Lactation, 20(2), 227-223.

Creedy, D., Dennis, C.-L., Blyth, R., Moyle, W., Pratt, J., & De Vries, S. (2003). Psychometric characteristics of the Breastfeeding Self-Efficacy Scale: Data from an Australian sample. Research in Nursing and Health, 26, 143-152.

Dennis, C. L. (1999). Theoretical underpinnings of breastfeeding confidence: A self-efficacy framework. Journal of Human Lactation, 15, 195-201.

Dennis, C. L. (2006). Identifying predictors of breastfeeding self-efficacy in the immediate postpartum period. Research in Nursing & Health, 29, 256-268.

Dennis, C. L. (2010). Mothering transitions research. Retrieved from http://www.cindyleedennis.ca/research/1-breastfeeding/specific-publications

Dunn, S., Davies, B., McCleary, L., Edwards, N., & Gaboury, I. (2006). The relationship between vulnerability factors and breastfeeding outcome. Journal of Obstetric, Gynecologic & Neonatal Nursing, 35(1), 87-96.

Doidge, N. (2010). The brain that changes itself. New York, NY: Penguin.

Genna, C. W. (2009). Selecting and using breastfeeding tools. Amarillo, TX: Hale.

Glover, R. (2004). Lessons from innate feeding abilities transform breastfeeding outcomes. ILCA Conference Syllabus, Scottsdale, AZ. 87-94.

Glover, R. (2005). Follow me mum: The key to successful breastfeeding [DVD]. Available from http://

rebeccaglover.com.au/video.html

Kashiwagi, H., & Shirataki, S. (1995). Development in mother-infant en face interaction of high-risk newborn infants: A longitudinal follow-up from 0 to 7 months. Early Human Development, 43(3), 245−270.

Kesaree, N., Banapurmath, C. R., Banapurmath, S., & Shamanur, K. (1993). Treatment of inverted nipples using a disposable syringe. Journal of Human Lactation, 9(1), 27−29.

Kingston, D., Dennis, C. L., & Sword, W. (2007). Exploring breastfeeding self-efficacy. Journal of Perinatal & Neonatal Nursing, 21(3), 207−215.

Meier, P. P., Brown, L. P., Hust, N. M., Spatz, D. L., Engstrom, J. L., Borucki, L. C., & Krouse, A. M. (2000). Nipple shields for preterm infants: Effects on milk transfer and duration of breastfeeding. Journal of Human Lactation, 16(2), 106−114.

Morris, E. S., & Klein, M. D. (1987). Pre-feeding skills. San Antonio, TX: Therapy Skills Builders.

Noel-Weiss, J., Bassett, V., & Cragg, B. (2006). Developing a prenatal breastfeeding workshop to support maternal breastfeeding self-efficacy. Journal of Obstetric, Gynecologic, & Neonatal Nursing, 35(3), 349−357.

Noel-Weiss, J., Ruppe, A., Craig, B., Bassett, V., & Woodend, K. A. (2006). Randomized controlled trial to determine effects of prenatal breastfeeding workshop on maternal breastfeeding self-efficacy and breastfeeding duration. Journal of Obstetric, Gynecologic, & Neonatal Nursing, 35(5), 616−624.

O'Campo, P., Faden, R. R., Gielen, A. C., & Wang, M. C. (1992). Prenatal factors associated with breastfeeding duration: Recommendations for prenatal interventions. Birth, 19(4), 195−201.

Pajares, F. (2002). Overview of social cognitive theory and of self-efficacy. Retrieved from http://www.emory.edu/EDUCATION/mfp/eff.html

Papinczak, T. A., & Turner, C. T. (2000). An analysis of personal and social factors influencing initiation and duration of breastfeeding in a large Queensland maternity hospital. Breastfeeding Review, 8, 25−33.

Smillie, C. M. (Writer). (2007). Baby-led breastfeeding: The mother-baby dance [DVD]. Available from http://www.geddesproduction.com

Stajkovic, A. D., & Luthans, F. (1998). Self-efficacy and work-related performances: A meta-analysis. Psychological Bulletin, 124, 240−261.

Teicher, M. H., Andersen, S. L., Polcari, A., Anderson, C. M., & Navalta, C. P. (2002). Developmental neurobiology of childhood stress and trauma. Psychiatric Clinics of North America, 25, 397−426.

Wilson-Clay, B., & Hoover, K. (2008). The breastfeeding atlas (4th ed.). Manchaca, TX: Lactnews Press.

Wolf, L. S., & Glass, R. P. (1992). Feeding and swallowing disorders in infancy: Assessment and management. San Antonio, TX: Therapy Skills Builders.

Woolridge, M. W. (1986). The "anatomy" of infant sucking and aetiology of sore nipples. Midwifery, 2, 164−176.

World Health Organization & UNICEF. (1989). Protecting, promoting, and supporting breastfeeding: The special role of maternity services. A joint WHO/UNICEF statement. Geneva, Switzerland: Author.

第六章

如何调整母乳流速

母乳流速既不能太快,又不能太慢,<u>要刚刚好</u>
或(要像金凤花姑娘喜欢的刚刚好)

林恩·沃尔夫　罗宾·P·格拉斯

　　成功的母乳哺育是新生儿最早的成就之一。在出生后的第一时间,婴儿就可以寻乳、含乳并开始有效吸吮。这样轻松自然的事件使得很多人认为婴儿吃奶是一项简单的技能。然而,婴儿进食是一种非常复杂的行为,它需要充分协调三个基本过程:吸吮、吞咽和呼吸。婴儿进食时,流质食物的流速影响着上述过程的协调以及婴儿是否能成功进食。高流速可能会导致明显的进食失调、误吸和/或拒食。低流速虽然可以帮助有呼吸疾患的婴儿恢复经口喂养,但对于其他婴儿可能会导致体重增长缓慢。本章将探讨吸吮、吞咽与呼吸三者之间的协调,以及流速如何影响母乳哺育的成功或造成哺育的困难。同时,也会讨论母乳哺育过程中乳汁流速的评估以及如何处理与流速相关的喂养问题。

婴儿进食基础:一项三位一体的技能

　　完全了解这项构成婴儿进食基础的技能可以提供辨识喂养问题的框架。这项三位一体的技能包含吸吮、吞咽以及呼吸。了解每一种能力的工作原理以及理解在婴儿进食时这些能力的相互配合是非常重要的。

吸吮

　　母乳哺育中,婴儿通过吸吮完成含乳,并获得乳汁。正如本书所述,成功含乳是成功母乳哺育的基础。含乳之后,持续吸吮是决定乳汁流速以及协调吸吮、吞咽与呼吸的关键。婴儿的吸吮由阵发性吸吮,并伴随吸吮暂停而组成(**图6-1**)。在哺乳的开始阶段,阵

营养性吸吮（NS）

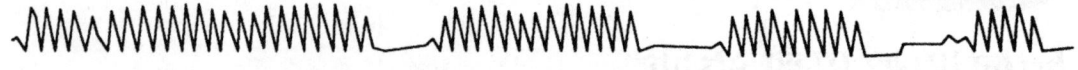

图6-1　营养性吸吮的阵发性吸吮-暂停模式

发性吸吮持续时间长，而吸吮暂停的频率少而短暂。之后阵发性吸吮持续时间变短而吸吮暂停变长，到了哺乳结束时，婴儿只是偶尔吸吮，吸吮暂停的时间变得很长（Chetwynd, Diggle, Drewett & Young, 1998; Lang et al., 2011; Mathew, Clark, Pronske, Luna-Solarzano & Peterson, 1985; Moral et al., 2010）。如果婴儿在两边乳房上都会吃奶（双侧哺乳），虽然在换到对侧乳房后，无论是积极吸吮的持续时间还是乳汁的摄入都会明显减少，但上述吸吮模式会在每一边乳房上重复（Taki et al., 2010; Drewett & Woolridge, 1979, 1981）。阵发性吸吮时的乳汁流速因乳房中的乳汁量、母亲排乳反射（milk ejection reflex, MER）的模式、婴儿吸吮能力与吸吮力度，以及含乳情况的不同而各异。

在一连串的营养性吸吮中（即有真实的乳汁流出时），婴儿大约每秒吸吮1次，而非营养性吸吮时（如吸吮手指或橡胶奶头时）婴儿的吸吮频率更快，大约每秒吸吮2次（Tamilia et al., 2014; Wolff, 1968）。是否有液体流动是两者产生差异的原因。营养性吸吮时，婴儿的吸吮速率更慢，以适应吞咽。

吸吮强度也是影响乳汁流速的因素之一。吸吮强度随婴儿创建的两种压力发展而来：正压（挤压）以及负压（吸）。一个健康的足月婴儿对产生压力的类型与力度都有一定的控制能力（Sameroff, 1968）。在亲喂时，不同压力的相互作用较为复杂。婴儿含乳必须依靠吸吮，把乳房深深含入口中以维持合适的含接。如果婴儿吸吮不充分，他会咬住乳房并且不能有效含乳。如果含乳是合适的，婴儿将通过挤压和吸吮的压力方式吃奶。乳汁可以通过单独的吸吮（就像使用吸奶器）或通过单独挤压（就像手挤奶）从乳房排出。通过使用超声和压力监测仪，人们对于母乳哺育时乳汁流动如何与这些压力相关已经有了进一步了解。格迪斯及其同事（Geddes, Kent, Mitoulas & Hartman, 2008; Ramsay & Hartmann, 2005）证实了乳汁在最大负压或在最强吸力的时候从乳房进入婴儿口中，这说明"吸"在乳汁移出过程中扮演着主要角色。如果在乳汁流量最大时压力最小，说明了乳房和乳头的压力感觉传导可能是在排乳反射的激素调控中起作用。似乎每一个婴儿都会随着时间的推移而逐渐形成独特的吸吮压力平衡，同他的母亲一起决定挤压及吸吮量的相关分配，以形成最佳的乳汁流速（Elad et al., 2014）。母亲的乳房也会"学习"对婴儿个性化的吸吮模式做出反应，并逐渐改变乳汁释放的模式。因此，乳汁的流出与母亲和婴儿因素均相关。母亲和婴儿之间配合同步，从而使得乳汁有效地流出，这经常是母乳哺育初期遇到的挑战之一。如果异常的口腔结构或口腔运动，或者母亲因素阻碍了这一过程，婴儿就有可能出现含乳困难，或看起来含乳良好却不能使足够的乳汁流出。

孕14～16周时就可以发现胎儿有吸吮动作，并且压力种类的构成和协调日益成熟。因此，早产儿的吸吮能力是不成熟的，特别是孕周小于36周的早产儿。劳·阿拉古鲁萨米、夏勒·史密斯和舒尔曼（2000）在出生早期使用奶瓶喂养的婴儿中进行压力监测发现，早产儿虽然最初缺乏阵发性吸吮的能力，但挤压乳晕的能力会最先发展起来。这种挤压的能力在孕34周左右开始变得有节律性。吸吮的能力也在这一时期开始出现，但需要到孕36～38周才能同挤压的能力协调起来。此外，奶瓶喂养的早产儿阵发性吸吮和暂停模式是不成熟的，每次阵发性吸吮的持续时间更短而两次吸吮之间的暂停时间更长，并且节律性更差（**图6-2**）。以上的每一项因素都会影响由婴儿创造的乳汁流速，而且足月儿的吸吮模式对于制造出的乳汁流出显然更有效。这些技能的发展对于在母乳哺育中尝试含乳并保持含乳的早产儿来说具有重要的意义。奈奇维斯特指出，尽管早产儿随着自己的生长规律，吸吮模式会变得成熟，但他们仍可以用不那么成熟的吸吮模式实现纯母乳哺育（Nyqvist, 2013）。

吞咽

吞咽是一项复杂的工作，包括了精确的时机选择和许多肌肉（如口、咽、喉、食道）的协同运动，并受到脑神经的控制。当口腔中存在足够的乳汁使许多口腔后部的感受器受到刺激时，就会产生吞咽动作。吞咽使得乳汁通过咽部进入食道及胃部而不会进入气管。对于小一些的婴儿来说，一旦母亲建立了良好的泌乳，一次营养性吸吮通常会使一定量的乳汁（一团乳汁）充满口腔并启动吞咽动作。这种吸吮与吞咽的比例为1∶1（Lau et al., 2003; Geddes et al., 2008; Bu'Lock, Woolridge & Baum, 1990; Weber, Woolridge & Baum, 1986）。如果乳汁流速非常低，就需要多次吸吮乳汁，使口腔中有足够的乳汁来触发吞咽，因此吸吮和吞咽的比例可能是4次或4次以上的吸吮触发一次吞咽。大一点的婴儿拥有更多的口腔容量，一次吞咽前可能会有2～3次常规容量的吸吮。乳汁流速是决定吸吮和吞咽比例的关键（Cote-Arsenault & McCoy, 2012; Prime, Geddes, Hepworth, Trengove & Hartmann, 2011; Mathew & Bhatia, 1989）。

吞咽过程的一项重要功能是保护气道。在吞咽的开始阶段，软腭上抬关闭鼻通路，液体随着舌的运动流入咽部。为了保护气道，喉部提升，会厌下移紧紧盖住开放的喉部，声门同时关闭。接着，食管括约肌上部放松，食物进入食道。最后，上述结构回到它们的静息位置——软腭回到舌根，鼻通路打开，会厌从喉部移开，食管括约肌上部关闭。以上所有的动作仅在0.1秒内发生（Jadcherla & Shaker, 2012; Tuchman, 1993）。

婴儿含乳吸吮的理论与实务

时 期	图 例		吸吮/挤压的压力范围（mmHg）	描 述
1A 及 1B 期	吸	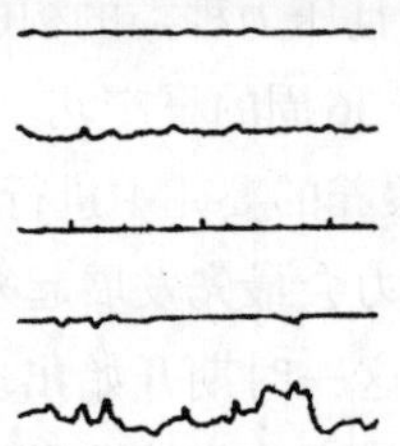	缺失	无吸的动作
	挤压		+0.5～+1.0	无节律性挤压
	时间（s）			
	吸		－2.5～－12.5	以及
	挤压		+0.5～+1.0	吸吮/挤压的无节律性的转换
2A 及 2B 期	吸	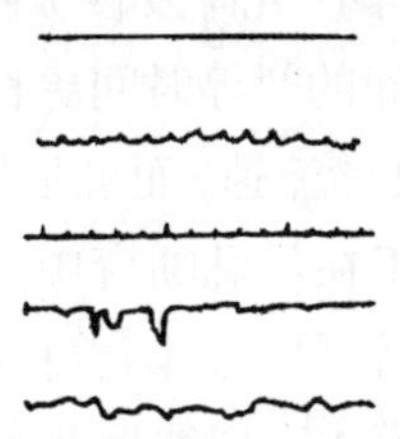	缺失	无吸的动作
	挤压		+0.2～+0.4	无节律性挤压
	时间（s）			以及
	吸		－7.5～－15	吸吮/挤压的无节律性的转换
	挤压		±0.2	存在阵发性吸吮
3A 及 3B 期	吸	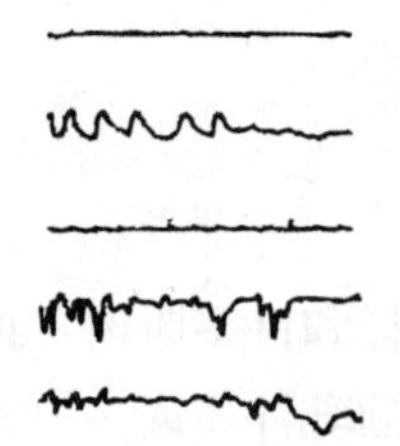	缺失	无吸的动作
	挤压		+0.8～+1.0	有节律的挤压及节律性吸吮/挤压：
	时间（s）			• 吸吮幅度增加
	吸		－15～－75	• 宽的振幅范围
	挤压		+0.5～+0.7	• 阵发性吸吮延长
4期	吸	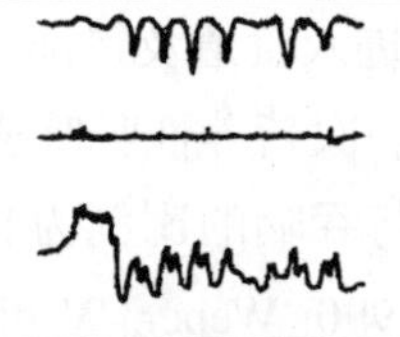	－50～－75	节律性吸吮/挤压：
	时间（s）			• 吸吮得很好
	挤压		+0.5～+0.7	• 幅度范围减小
5期	吸	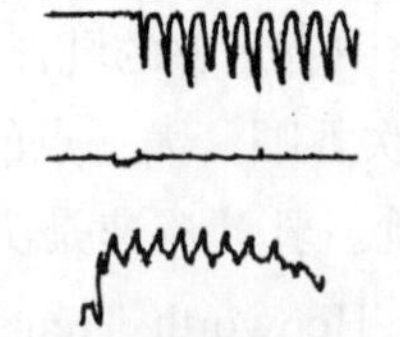	－110～－160	有节律的/很好的吸吮/挤压：
	时间（s）			• 吸吮幅度增加
	挤压		+0.6～+0.75	• 吸吮的模式同足月儿相似

图 6-2　早产儿挤压和吸吮动作的成熟过程

在吞咽过程中如果气道没有被完全保护，乳汁就会被吸进肺中。这可能发生在吞咽前，吞咽过程中，也可能在吞咽后。如果吞咽启动延迟，乳汁在气道被保护前就会进入咽部，并在吞咽启动*前*进入气道。当吞咽动作顺序启动，如果气道没有完全封闭，液体就会在吞咽的过程中被吸入。如果发生安全吞咽，但食物没有从咽部完全咽下去，便会在呼吸的过程中被吸入气道，造成吞咽后的误吸（Wolf & Glass, 1992）。吸入物的量各异，从偶发的吸入几滴，称之为*微量吸入*（microaspiration），到持续的明显的吸入。发生误吸时有些婴儿会出现咳嗽或窒息，但大部分婴儿不会出现上述反应。早产儿会出现呼吸暂停以防止更多的食物进入肺中（Goldfield, Smith, Buonomo, Perez & Larson, 2013; Goldfield, Richardson, Lee & Margett, 2006; Nishino, 2012; Mortola & Fischer, 1988）。各月龄的婴儿发生误吸时也可以表现得很平静，没有明显的外在表现或迹象。

流速与吞咽功能有很大关系。如果流速非常慢，一次吞咽前会出现多次吸吮。吞咽的速度越慢，婴儿就会有更多的时间来组织发起每次吞咽。如果食团非常大或者以非常快的速度（高流速）摄入，组织吞咽的准备时间就会缩短，当食物通过咽部时会因气道保护不充分而导致误吸。

呼吸

呼吸是婴儿成功进行喂养的一个至关重要的环节，并且与奶液流速关系紧密。对婴儿来说，吃是工作，就像成年人不断练习一样。这需要呼吸系统的适应性。当发生营养性吸吮和吞咽时，由于呼吸的机会减少了，基础呼吸模式被打断。婴儿必须拥有呼吸储备来补偿通气减少，以及能够调整呼吸频率和深度，以便把呼吸整合入吸吮-吞咽的过程中（Vice & Gewolb, 2008）。在一连串的营养性吸吮中，呼吸变得短暂且不那么频繁，而在吸吮间歇，呼吸变得更深而且快速（图6-3）。

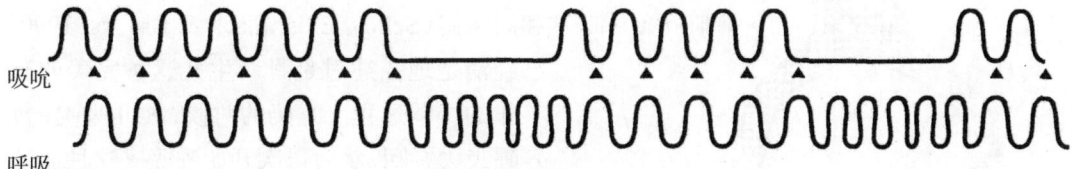

图6-3　呼吸与吸吮、吞咽协调

那些影响呼吸的内科疾病影响着婴儿的呼吸适应能力（**表6-1**）。喂养问题往往与这些疾病紧密相关，而问题的根源就是喂养过程中呼吸的部分。在吃奶时，流速扮演着重要角色，这决定了婴儿有多少时间可以用来呼吸。一般来说，流速越快，用来呼吸的时间越少，对婴儿呼吸的挑战越大（Wolf & Glass, 1992）。改变流速来平衡呼吸与吃奶，有时可以促进喂养。

表6-1 影响呼吸功能的内科疾病

中枢神经系统	上呼吸道	下呼吸道	肺组织	胸廓
中枢性呼吸暂停	小颌畸形	呼吸窘迫综合征	肺不张	横膈膜疝
周期性呼吸	后鼻孔闭锁	呼吸道合胞病毒感染（RSV）	肺出血	麻痹性膈膜
肿瘤	气管-喉软骨软化	胎粪吸入	肺动脉高压	肋骨异常
缺血缺氧性脑病（HIE）	声带麻痹	肺泡萎缩		心脏异常
	血管瘤			

协调吸吮、吞咽与呼吸

婴儿在吞咽时会暂停呼吸，成人也一样。咽部是这种行为的中心，它作为一种通道使得空气从鼻和口到达肺部和使食物从嘴移动到胃部（图6-4）。在静息时，这种结构为呼吸服务，在吞咽时会发生改变。正是这种双重角色，创造了建立吸吮、吞咽与呼吸相协调的需要，也使得婴儿喂养过程中面临着许多挑战。如果空气进到胃中，婴儿可能会胀气。更重要的是，如果奶液进入到肺部，吸气发生时会导致各种继发症状，如呼吸系统疾病或拒奶。

多项研究表明，在婴儿吃奶时，每一次吞咽都会出现呼吸暂停（Kelly, Huckabee, Jones & Frampton, 2007; Lefton-Greif & McGrath-Morrow, 2007; Barlow, 2009）。这意味着对婴儿来说是一项独特的挑战，它需要在每一次吸吮后吞咽，并在吞咽和呼吸间快速转换。塞利和同伴们（Selley, Ellis, Flack & Brooks, 1990）已经清楚地描述过足月新生儿这种完美的有节律的协调过程。吃奶的时候，婴儿吸吮，暂停呼吸去吞咽，然后再次开始呼吸。这种循环在每次吸吮过程中重复，大约需要1秒钟。在吸吮过程中频繁呼吸暂停的需求使得婴儿需要动用呼吸储备。在一连串吸吮后的间歇，婴儿尝试通过快和/或深的呼吸来恢复呼吸（图6-3）。吸吮、吞咽与呼吸的协调，正像喂养的其他方面一样，提示着新生儿的成熟度。不协调的吸吮、吞咽与呼吸在早产儿中更普

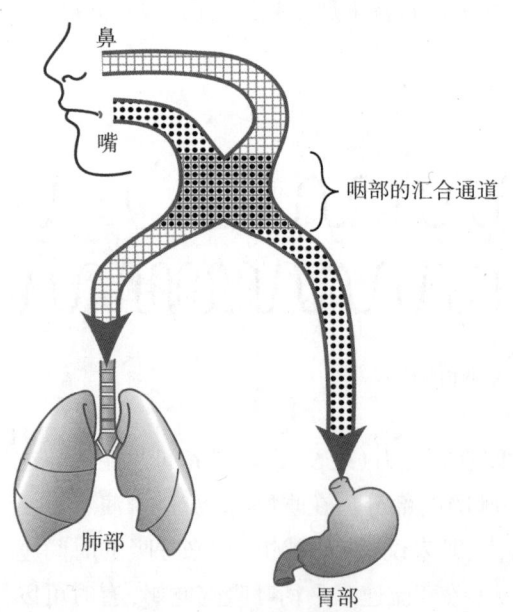

图6-4 咽部的双重角色

遍,但也有可能出现在足月儿中。流速在这个过程中有着重要的影响,尤其是针对早产儿,这部分细节将在接下来详述。

流速与吸吮、吞咽及呼吸协调之间的关系

在婴儿吃奶时,除了按顺序组织吸吮、吞咽以及呼吸外,各环节之间也存在相互作用。每一环节都会影响其他环节,从而对婴儿吃奶的表现产生更深刻的影响。流速在这些相互关系中扮演着重要的角色。高流速,不管是不是真正的高流速还是婴儿认为流速快,都会破坏吸吮、吞咽与呼吸协调的微妙平衡。

流速与吞咽和呼吸的关系

无论是吃奶还是咽唾沫,每当婴儿吞咽时,必然伴随着呼吸暂停。吞咽的速度越快,呼吸中断就越频繁。在一次有力的营养性吸吮过程中,小婴儿每一次吸吮过后吞咽,引起的呼吸中断都足以导致呼吸频率、潮气量(呼吸的程度)以及每分钟通气量(每分钟吸入空气的量)的降低。这更加降低了可获得的氧气量(Gewolb, 2006),并且导致了轻微的却可测得的氧饱和度下降,即使它仍维持在正常范围内(Goldfield et al., 2006; Mathew et al., 1985)。营养性吸吮持续得越久,氧饱和度下降得越明显。许多呼吸频率高的婴儿对低流速感到更舒服,他们可以吞咽得不那么频繁,并且有更多的时间用来呼吸。

高流速需要更快的吞咽速度和更少呼吸的时间。在一些情况下,当流速对婴儿来说太快时,吸吮和吞咽继续而呼吸会暂停,这将导致吃奶引起的窒息(feeding-induced apnea)。它被描述成一种有力且有节律的吸吮时,伴有吞咽却在吸吮和吞咽后来不及呼吸。这种暂时的窒息,即使只有2～3秒,仍能造成氧饱和度下降、心动过缓、咳嗽、窒息和/或嗜睡(Amaizu, Shulman, Schanler & Lau, 2008; Gewolb, Vice, Schwietzer-Kenny, Taciak & Bosma, 2001)。这种现象在早产儿中更普遍,但也偶发于足月儿(Kelly et al., 2007; Leifton-Greif & McGrath-Morrow, 2007; Hanlon et al., 1997)。

在其他情况下,高流速影响着吞咽的完整性。如果婴儿吞咽的速度太快,当大量食物通过咽部时可能没有时间去充分保护气道,这会导致误吸。具体地说,就是每次吞咽伴随着的呼气可能会为婴儿提供一些气道保护(Gewolb & Vice, 2006),而高流速会影响吞咽-呼吸关系的时间安排,这让婴儿更可能在吞咽后吸气。

在吃奶过程中乳汁的流速是变化的。当婴儿刚开始含乳时,在母亲排乳反射被激发出

来前，乳汁流速很低（Mizuno & Ueda, 2006）。这种乳汁流速的缓慢提升让婴儿可以为之后高流速的母乳需要的吞咽与呼吸的快速协调做准备。在排乳反射期间，母乳流速是稳定的，并随着排乳反射的减弱而降低。每一位母亲排乳反射的持续时间和乳量各不相同，但是母乳哺育过程中乳汁流量周期性的自然减弱可以让婴儿持续吸吮，并且不那么频繁地吞咽，从而可以有更多的时间去呼吸，直到下一次排乳反射被激发（Sakalidis et al., 2013）。相较奶瓶喂养，母乳哺育过程中这种流速模式的变化可以提供更多的呼吸机会，除非母乳流速过大。同样的，对于新生儿来说，在生命的最初几天获得少量初乳也让他们不至于在刚开始调整和适应子宫外生活的时候，需要经受严峻的吞咽－呼吸能力的考验。而被立即给予奶瓶喂养的新生儿会频繁地出现咳嗽和窒息，这是因为他们还没有准备好协调高流速下的吞咽和呼吸（Bamford, Taciak & Gewolb, 1992）。

流速与吸吮和呼吸的关系

当在营养性吸吮期间，并且吸吮是强有力的，乳汁流速通常会很快。当吸吮力度减弱、在吸吮暂停期间，或在母亲两个排乳反射的间歇期，乳汁流速通常是慢的或没有乳汁流速。当很少或没有乳汁流动时，婴儿无须吞咽，呼吸频率、潮气量以及每分钟通气量都得到增加。在低流速或吸吮暂停期间，一位吃奶积极的婴儿为了跟得上呼吸的节奏，实际上看起来可能像在喘气。

如果高流速抑制了呼吸，婴儿的反应可能是改变吸吮方式。一种策略是使用短暂的营养性吸吮的模式。这种模式有更多的暂停时间，让婴儿的呼吸能跟得上。如果母乳流速非常快，应用短的营养性吸吮模式似乎不太可能，婴儿可能会延长挤压乳房的时间，试图让乳汁停止流动并且可以呼吸。另一个策略是婴儿直接推开乳房，从而不再吸吮，可以停下来呼吸。

在有些情况下，如果婴儿感受到呼吸调整的压力过大时，他们可能会拒绝吸吮。其他的婴儿会学习用非常小的压力来进行吸吮，以此来降低流速。这些婴儿可能会喜欢用手指或者人工奶嘴进行非营养性吸吮，这让他们能享受舒适的吸吮，而又无须处理来自流速的压力，也不必调整呼吸。对于这些喂养效率低下的婴儿们来说，寻找提升流速的方法是必需的，但如果造成这种吸吮模式的根源来自呼吸方面的挑战，那么提升流速只会使问题更糟（Wolf & Glass, 1992）。

流速与吸吮和吞咽的关系

吸吮决定了吞咽的开始和时间，因此吸吮对吞咽行为有着直接的影响。如果婴儿快速吸吮并且需要吞咽每一大口食物，吞咽的速度将会很快。高流速时，吞咽结构需要关闭以保护气道，然后再迅速打开，几乎没有呼吸的时间，也没有发生误差的时间。如果不考虑吸吮速度，当婴儿强有力吸吮或母亲母乳量充足时，乳汁流速会很快，并且每一口母乳的量会很多。这可能会导致乳汁溢到咽部、吞咽时机不当，以及发生误吸。

当婴儿存在吞咽功能障碍时，他可能不愿意制造任何液体流动以避免吞咽。尽管婴儿也许渴望非营养性吸吮，但他可能会拒绝营养性吸吮，和/或者在营养性吸吮时表现出压力相当大的信号（Wolf & Glass, 1992）。

评估流速时要考虑的因素

当流速适合婴儿时，母乳哺育的表现和营养获得是最优的。婴儿能在合适的时间内获得适量的食物而不感到痛苦。当流速太快时，婴儿可能会出现生理上的妥协和行为上的压力，并可能不太愿意吃奶，甚至拒奶。如果流速太慢，婴儿可能会花费更多时间吃奶并且/或出现能量摄入不足。对任何一个婴儿来说，合适的流速都是个体化的，并且取决于婴儿的生理能力、气质以及健康状况。在调整流速前，临床工作者必须要考虑多种因素。下面每一小节列出的问题都可以用来评估流速，及其对婴儿的影响。

吸吮

评估吸吮的不同特性有助于找到流速太快或太慢的原因：

- 婴儿能够实现吸吮吗？能够制造挤压的动作吗？
- 婴儿能够交替进行吸吮和挤压的动作吗？
- 婴儿吸吮的强度如何？
- 一次一连串的吸吮会持续多久？
- 非营养性吸吮和营养性吸吮的比率如何？
- 婴儿能够有效含乳吗？
- 婴儿的吸吮力和吸吮能力在各种情况下都相似吗？或者说他们在乳房上、非营养性吸吮时、瓶喂时以及其他喂养方式时是否不同？
- 吸吮的强度和频率会不会造成过快的流速？
- 吸吮强度或含乳质量是否会导致乳汁移出不足和母乳的低流速？

当出现乳汁低流速时，我们必须考虑是存在潜在的乳汁供给问题，还是婴儿移出乳汁的能力不足。如果乳汁充足而婴儿无法获得，往往是因为不能有效含乳和/或吸吮。我们需要进行评估，到底是由于婴儿的含乳-吸吮问题而造成的，还是婴儿在尝试用维持乳汁低流速的方法去解决其他问题。

吞咽

乳汁流速和吞咽功能存在极大的相关性。熟悉吞咽功能障碍的信号，可以帮助临床医生评估婴儿在吞咽功能障碍方面的征象或表现：

- 肺炎史或频繁发生呼吸道疾病
- 在吃奶过程中频繁出现咳嗽或窒息
- 吃奶时出现呼吸暂停
- 吃奶时或吃奶后出现湿啰音
- 更喜欢非营养性吸吮
- 一旦排乳反射开始，就推开乳房

尽管吞咽功能障碍（吞咽困难）不那么普遍，但它可能出现在早产儿、心脏外科手术后、神经或组织解剖学异常、严重胃食管反流的婴儿身上，偶尔也出现于健康婴儿（Newman, Keckley, Petersen & Hammer, 2001; Sheihk et al., 2001; Suskind et al., 2006）。母乳哺育不能保护婴儿避免出现吞咽困难或误吸。但是，发生误吸母乳时，可能是寂静无声的，也可能不那么容易导致呼吸道感染。在吃母乳的婴儿中，咳嗽、窒息以及不愿意吃奶，往往被归因于排乳反射过度或过度泌乳。在这种状况下，需要仔细评估婴儿吞咽困难的原因，包括尝试以低流速来控制流速（部分排空的乳房、必要时奶瓶喂养）。真正有吞咽功能障碍的婴儿通常在正常流速下也存在问题。

如果婴儿以吞咽问题为主，则需要有经验的专业人员进行更详细的评估。它可能包括吞咽的临床评估和/或视频吞咽造影检查，也称为改良钡餐造影（videofluoroscopic swallow study, VFSS）。这项检查能够评估吞咽功能和安全性，并且找出治疗方法。根据检测结果，可考虑的干预措施包括提供可控的低流速的乳汁或喂食稠厚的流质食物。这些治疗方案可能需要亲喂以外的方式，并且在有些情况下，任何方式的经口喂养可能都是不安全的。根据婴儿吞咽困难的严重程度，可能仍可进行哺乳，也可能只能在刚泵完奶的乳房上进行安抚性吸吮。更多信息详见第十二章。

呼吸

尽管在喂养评估时经常被忽视,然而在吃奶时仔细评估呼吸状态会有助于发现许多婴儿喂养问题的原因:

- 婴儿在吃奶前,吃奶时以及吃奶后各阶段的呼吸频率是怎样的?
- 婴儿是否表现出要更费力地呼吸?
- 婴儿是否出现喘鸣?
- 婴儿的能力和耐力如何?
- 呼吸暂停的持续时间和发生频率如何?
- 婴儿有无任何会影响呼吸的疾病?

在评估喂养问题时,呼吸经常被忽视,但是它确实是婴儿喂养问题中的重要部分。在评估呼吸问题的影响时,了解婴儿呼吸的基本状态,以及在吃奶时是如何变化的,是非常重要的。如果有呼吸问题的婴儿同时存在喂养问题,降低流速往往很有帮助。尽管有些婴儿自己就调整了吸吮模式以降低流速,但其他婴儿还是会急切地创造高流速,结果给自己带来了压力或无法适应的母乳流速。

评估呼吸质量有助于识别问题所在。喘鸣的、高调的呼吸杂音提示了某种气道梗阻(表6-1),这使得婴儿在吃奶过程中很难充分地进行呼吸。湿啰音提示了液体进入到鼻咽从而出现了阻塞,同时也反映出在吞咽过程中,咽部有残余乳汁没有被充分地吞咽。

吸吮、吞咽和呼吸三者的协调

节律性是婴儿吃奶的一个特征,是由正常的吸吮、吞咽与呼吸三者协调而产生的结果。临床工作者应该熟悉正常,以及非典型的协调模式。婴儿的协调模式都有哪些呢?

- *正常模式*:在开始吃奶时,至少每20～30次吸吮后,会出现吞咽和呼吸的流畅整合。
- *短吸吮模式*:吃奶的早期仅持续3～5次的连续吸吮,同时伴有频繁甚至可能持续很长时间的呼吸暂停。
- *喂养引起的呼吸暂停*:在一连串的吸吮中,婴儿吞咽却不呼吸。这可能导致身体含氧量减少,咳嗽或窒息,或推开乳房。

观察到当吸吮、吞咽与呼吸不协调时，研究其背后的根本原因就变得很重要了。短吸吮模式可以见于早产儿或那些缺乏维持吸吮持久力的吸吮力弱的孩子。有呼吸或吞咽问题的婴儿会使用短吸吮模式去限制乳汁流速。这种吸吮模式也见于母亲乳量不足或婴儿不能移出乳汁时。如果出现吃奶导致的呼吸暂停，这可能就是协调方面的主要问题，是由于婴儿是否足月，或神经系统问题引起的，亦或是和高流速相关。

母乳哺育时评估乳汁流速

可以通过直接或间接的观察方法评估母乳哺育时的乳汁流速。

吸吮速度

在母乳哺育期间观察吸吮速度，是一项快速简单的评估流速的方法。

- 婴儿吸吮得有多快？
  - 每秒2次或2次以上的吸吮为非营养性吸吮
  - 每秒1次的吸吮为营养性吸吮
- 在吃奶过程中吸吮的速度发生变化吗？
  - 这些变化是在何时发生的？

如果婴儿每秒吸吮2次或更快，这种吸吮很可能是非营养性吸吮，母乳流速也很低。在排乳反射出现前，刚开始吃奶的前10~60秒这种更快速的吸吮是非常典型的。当出现排乳反射，婴儿的吸吮速度变慢至大约每秒吸吮1次。这种吸吮的特点是，在吸吮周期中，当下颌运动到最低点时，下颚会出现短暂停顿。许多吃到奶水的表现都是以这种持续的积极的营养性吸吮为主。如果婴儿吃奶过程中仅有小部分属于积极的营养性吸吮，那么总体的乳汁量就会比较低。在每一侧乳房吃奶的总时长与乳汁移出量并无相关。

吞咽速度

吞咽速度反映着乳汁流速，并且是非常好的评估流速的方法。通过听诊器放大吞咽声

第六章 如何调整母乳流速

音,可以更容易评估吞咽的速度:每次吞咽前会出现几次吸吮?

在大多数吃奶时每次吞咽前1~3次的吸吮可以维持正常的乳汁流量。如果听到的吞咽声不那么频繁,乳汁流量有可能是低的。通常,吞咽是靠听到柔和的吞咽声来判断的,但是这种方法可能会漏掉靠耳朵分辨不出来的微弱的吞咽。更精确的方法是靠颈部听诊(Leslie, Drinnan, Finn, Ford & Wilson, 2004)。这种方法是将婴儿型听诊器放置在婴儿喉部,就可以听到明显的吞咽和呼吸的声音(Borr, Hielscher-Fastabend & Lucking 2007; Vice, Heinz, Giuriati, Hood & Bosma)(**图6-5**)。(详见第一章的颈部听诊部分)

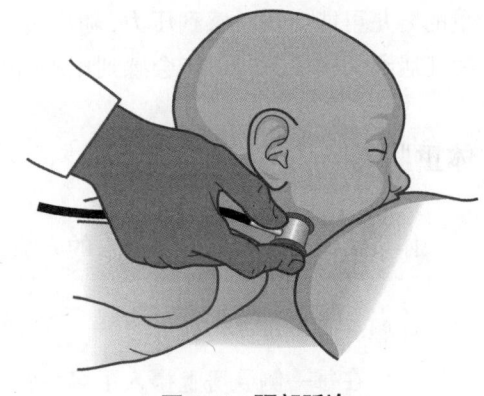

图6-5 颈部听诊

行为暗示

尽管它的技术含量较低,但将婴儿的行为结合其他观察,可以为临床提供有关流速的信息:

- 婴儿吃奶前以及吃奶过程中的清醒程度如何?
- 在吃奶时,婴儿是否很快在乳房上睡着了?
- 是不是婴儿在乳房上很享受,但离开乳房就会哭泣?
- 婴儿在亲喂时看起来痛苦吗?
- 婴儿会推开乳房吗?
- 婴儿吃奶时是否很不耐烦?
- 婴儿是否抗拒在乳房上吃奶?
- 婴儿吃奶时是否很烦躁或左右扭动?

婴儿的行为可以给出关于流速的重要信息以及婴儿是如何应付的。当婴儿可以接受乳汁流速,他们通常睁着眼睛并眼神专注。乳汁量不足时,婴儿经常在刚吃奶不久后就困了、看起来快要睡着,或者不感兴趣。让享受的婴儿离开乳房时,如果婴儿哭泣,可能意味着没有吃到足够的奶。此外,乳汁流量不足时,在乳房上没有吃饱的婴儿,在饥饿时甚至还会表现出拒奶。高乳汁流量来时,婴儿经常会表现出有压力的迹象。一部分面对高流速乳量的婴儿可能会暂时感到压力，随后就能适应这种快速的模式并且舒服地吃起奶来。其他婴儿遇到同样情况时可能会感到压力，把头扭开或停止吸吮。

体重监测

体重监测是最佳的检测摄入的方法。与吃奶时间相比较，它提供了乳汁流速的信息：

- 婴儿吃进去多少奶？
  - 在每一侧乳房上摄入了多少？
  - 两侧乳房加起来，摄入了多少？
- 婴儿吃了多长时间？

通过使用可以精确到1~2克的秤称量婴儿吃奶前后的体重，就可以客观地得到总的乳汁量（Meier, Lysakowski & Engstrom, 1990）。这种方法非常准确并且经常会提供令人惊讶的结果。一位担心婴儿只在乳房上吃了5分钟并且不经常喂奶的母亲会了解到，其实她的孩子在五分钟内摄入了近90毫升——非常高的乳汁摄入量。另一位乳量充沛的母亲的孩子，虽然一直在吃奶，但婴儿吃奶的乳汁流量非常低，在15分钟内却只吃进去了不到15 mL的母乳。

泌乳量

母亲的泌乳量以及在排乳反射出现时婴儿能够摄入多少，与乳汁流量密切相关。评估乳汁流量时，一线工作者需要考虑到下列关于泌乳量的信息：

- 泌乳量是刚刚好，不足还是远远大于需求？
- 泌乳量如何确定？
- 是否有过于活跃的排乳反射的现象？
- 婴儿是纯母乳哺育吗？
- 母亲是否挤奶？

当出现与乳汁流量相关的问题时，需要判断这些问题是与母亲泌乳量有关，还是和婴儿相关。评估婴儿表现时若没有母亲泌乳量的准确信息，可能会导致对以下问题的理解不准确：

- 母亲的乳汁流量和流速正常，而婴儿认为太大，可能导致摄入不充分或其他喂养问题。
- 母亲泌乳量充足，当婴儿吃奶速度很快时，认为自身乳汁分泌不足并感到不安。
- 母亲乳量过多和/或泌乳反射强烈，导致婴儿推开乳房、咳嗽、窒息或拒奶。
- 母亲泌乳量刚刚好而婴儿摄入不足时，提示问题出在婴儿方面。如果乳汁不能从乳房移出，泌乳量将迅速下降。
- 母亲泌乳量低，婴儿摄入量也会不足。

仅仅观察婴儿在乳房上的表现可能不能对母亲泌乳量作出准确评估。客观评估，比如做体重监测，然后让妈妈泵出剩余的母乳更为准确。婴儿吃奶时移出的乳量，加上泵出的剩余乳汁，是母亲潜在的泌乳量。如果婴儿并非亲喂，使用高质量的吸奶器吸出的母乳量，就是母亲的泌乳量。请记住使用吸奶器与亲喂相比，移出乳汁的方式是不同的。

与流量问题相关的常见诊断

早产

许多早产儿都会在母乳哺育上出现困难，乳汁流量就有可能是造成困难的原因之一。下列信息可以帮助评估喂养问题：

- 婴儿的出生胎龄是多少？现在的胎龄是多少？
- 婴儿的呼吸状态如何，包括呼吸速度、需氧量、呼吸功（呼吸需要消耗的能量）以及对缺氧的耐受力？
- 早产儿能够在乳房上充分保持吸吮（吸吮时长和吸吮力度），以产生必要的流量吗？
- 吸吮-吞咽-呼吸的控制模式是什么？
- 是否有吃奶导致的呼吸暂停的迹象？
- 如果婴儿出现吃奶困难，是否尝试过控制流速来进行喂养？

早产儿经常有医学疾病和/或发育不成熟，从而导致吃奶时对于高流量的乳汁非常敏感。呼吸窘迫综合征以及慢性肺部疾病在早产儿中很常见，并且通常和静息时呼吸频率高、呼吸功增加、呼吸储备低以及低耐力有关。这些婴儿对于高流量，甚至是正常的乳汁流量，都不耐受，因而经常出现非营养性吸吮，或是只能适应非常低的乳汁流量。发育不成熟同样影响吃奶，越早产的婴儿通常面临着越多喂养问题。早产儿容易出现的一个与发育成熟相关的问题就是吃奶导致的呼吸暂停，而且乳汁高流量时更容易出现这种现象。发育不成熟同样会难以维持含乳，并且不能让乳汁良好地移出。早产儿是如何被照顾的？母乳哺育是何时开始的？早产儿的身体条件如何？这些都决定了他们的吃奶能力。（更多关于母乳哺育早产儿的内容，请详见第七章）

颌-面部异常

喂养问题在颌-面部异常的婴儿当中非常普遍，比如婴儿有唇裂和/或腭裂、半侧颜面发育不全综合征、巨舌症的问题。当评估这类婴儿时，医生需考虑如下问题：

- 婴儿在吸吮过程中能吸入乳汁吗？
- 吸吮的强度如何？
- 是否存在呼吸相关问题？
- 是否存在气道阻塞（狭窄、软化、舌后坠等）？
- 是否存在吞咽功能紊乱的迹象？

口腔结构异常的婴儿，包括任何口裂，通常都不能成功吸吮到乳汁。格迪斯和同事的研究（Geddes et al., 2008）已经强调了母乳哺育中有效吸吮的重要角色。因此如果无法建立有效吸吮，母乳哺育通常不会成功。对于单纯的唇裂来说，柔软的乳房组织可以填充裂隙，婴儿可以吸入乳房组织并建立含乳。但对于腭裂的婴儿来说，由于无法做到有效吸入，因此含乳也是不充分的，乳汁流量受限，因此需要一些补充喂养的方法。排乳反射来时进行部分母乳哺育，或者在乳房上使用压力辅助装置，可能是令腭裂婴儿重新回到乳房的方法。

当一个颌-面部异常的婴儿，如小颌畸形（小而低的下颌）伴有舌后坠（舌位置偏后，会间歇性阻塞气道），可能会引起间歇性气道阻塞，母乳哺育会由于呼吸困难以及呼吸、吸吮和吞咽协调的挑战而受到限制。降低流量也许会有帮助，但仍然可能会导致摄入不足。颌-面部异常的婴儿同样面临着吞咽障碍的风险，因此观察吞咽功能异常的征象是非常重要的（相关话题的讨论详见第八章）。

呼吸系统功能不足

由于呼吸在婴儿吃奶过程中起着重要的作用，医师在评估吃奶问题时应特别注意呼吸的情况（**表6-1**）：

- 婴儿有无影响呼吸功能的疾病的临床诊断？
- 婴儿在吃奶前的呼吸状态是怎样的？
  - 呼吸频率
  - 是否需要额外供氧
  - 是否需要呼吸治疗或药物治疗
  - 是否有呼吸费力的表现
  - 能量水平
  - 是否有气道阻塞的征象（鼻塞、流涕、喘息、喘鸣、呼吸暂停）
- 吃奶时婴儿的呼吸参数是如何改变的？
- 如果婴儿在吃奶过程中呼吸比较困难，是否尝试过用低流速来进行喂养？
- 对于婴儿吃奶的预期是否与婴儿的呼吸状态相符？

呼吸系统受损的婴儿通常需要持续的干预，如氧气或呼吸治疗，否则会出现呼吸频率高和/或呼吸费力的情况。所有这些状况使得处理与进食相关的通气减少，以及协调吸吮、吞咽与呼吸更具挑战。高乳汁流量加剧了问题的出现，并进一步让呼吸的机会变少。婴儿可能会使用短吸吮模式，或者用较小的压力去吸吮以限制乳汁流量。即使婴儿使用正常的吃奶模式，为了应对吃奶过程中所需的消耗增加，能力与持久力也可能受到限制。由于婴儿通常摄入的比预期的少，并且吃奶速度缓慢，所以可以尝试提升一下乳汁流量。但是，这些婴儿在低乳汁流量时更能维持呼吸稳定性，而对于总的经口摄入量的预期要减少。

改变流量的干预策略

当确定过高或过低的乳汁流量是婴儿吃奶问题的一个因素后，有各种不同的方法可以改变流量，以提高喂养效果。

提升流量

在母乳哺育过程中,有几种原因需要提高乳汁流量。其中最主要的原因是增加乳汁获得不充分的婴儿的营养摄入。这类婴儿可能出现体重不增长或生长缓慢的情况。判断是否是婴儿方面的因素很重要,例如,婴儿是否无法做到有效含乳或吸吮,或无法从乳房获得充分的乳汁。

另一个需要提升乳汁流量的原因是改善吸吮模式。当婴儿在乳房上无法将乳汁移出时,可以观察到婴儿在吸吮时会挤压与咬乳房,这会导致痛苦的哺乳过程和/或乳汁移出不充分。提升乳汁流量有助于婴儿使用更有效的吸吮模式,从而摄入更多乳汁。当提升乳汁流量时,需要注意一些。如果婴儿因为呼吸或吞咽问题而刻意控制乳汁流量,那么提升流量有可能会对婴儿有害。

提升乳汁流量,但不使用管喂装置

改善含乳往往就能改善乳汁流速。婴儿必须在清醒状态时含乳并积极参与吃奶。婴儿的父母亲需要学习如何使婴儿在吃奶时保持非常清醒,他们也将学习识别婴儿的喂养信号,以便更好地在适宜的时候回应婴儿。提升婴儿含乳的特殊技能包括:让婴儿张大口、加强吸入乳房组织的能力(见第十一章),以及找到更好的姿势(见第五章及第十二章)。

如果婴儿含乳和吸吮看起来没有问题而乳汁流量依旧不足,可以加入刺激乳汁流量的技巧。如果存在排乳反射延迟,婴儿又表现出不耐烦,不愿意持续吸吮直到刺激乳汁流出,母亲提前用吸奶器吸奶或手挤奶使乳汁更快流出或许会有帮助。当婴儿正在吸吮时,母亲用适度且逐渐增强的力度挤压乳房,并在婴儿暂停吸吮时停止挤压,对于提升乳汁流量是非常有效的(Bowles, 2001; Newman & Pitman, 2000)。

对于早产儿来说,很常见的状况是母亲的泌乳量充足,但是婴儿只能吸出非常少量的乳汁。早产儿的吸吮力度和协调性并没有发育完善,这就可能导致了婴儿维持含乳以及吸出乳汁的能力不足。对于那些不使用乳盾就不能很好完成母乳哺育的早产儿来说,乳盾的应用能显著帮助乳汁移出,因为他们可以集中更多的精力在吸出乳汁上,而不是在维持含乳上(Eglash, Ziemer & Chevalier, 2010; McKechnie & Eglash, 2010; Clum & Primomo, 1996; Meier et al., 2000)。若要让乳盾对早产儿增加乳汁流量行之有效,它的型号必须与婴儿的嘴相符合。乳盾也可以帮助那些在乳房上吸吮有困难的足月儿吸出乳汁。

如果母亲分泌的乳汁量少或相对较少,提升泌乳量会增加乳汁流量。泌乳量可以通过使用医用级电动吸奶器频繁吸出乳汁、应用催乳剂(如多潘立酮、胃复安、葫芦巴以及其他草本植物),以及通过让婴儿有更多机会接触乳房或肌肤接触来改善。

在乳房上使用管喂装置

当前述方法都不足以有效提升乳汁流量时,或者母亲的泌乳量明显较低,那么需要考虑管喂装置。这些装置通过外部资源增加乳汁流量。当向母亲推荐这些装置时,泌乳顾问应注意母亲的语言以及非语言表现,以判断她对于此类装置的接受度。为了确保成功,在设备的使用方面提供充分的实际操作指导是很有必要的。常用的装置有乳旁加奶器(supplemental nursing system,简称SNS; Medela)、辅助含乳训练系统(Lact-Aid Nursing Trainer System)以及喂食管(例如5F饲管),将它们与注射器连接,或放置在一瓶奶里。Hazelbaker Finger Feeder指喂装置,也让婴儿在乳房上时,成功获得了额外的奶液摄入。

在亲喂时使用喂管装置是改善吸吮模式和提高喂养有效性的一项策略。一些婴儿在吸吮时过度用力,限制了吸吮效率,进而导致了乳汁移出不充分和/或母亲的乳房疼痛。这些婴儿在每次排乳反射期间吸吮模式是正常的,但当奶量流速变小时,就可能恢复到过度挤压乳房并导致吸入量有限的吸吮模式下。面对这种情形,泌乳顾问需要找到哺乳期间的一个时间点,在这个时间点上,通过乳汁流量的增加来改善婴儿的吸吮。尽管有些婴儿在整个哺乳期间都需要增加乳汁流量,但其他婴儿仅仅需要在排乳反射结束后,乳汁流量减慢才需要增加乳汁流量。这种补充装置会在吃奶开始时就放置好,但是会等到婴儿需要额外补充流量时才会真正使用。经过练习,大多数母亲都能在婴儿需要时才打开装置进行管喂的补充。对于健康婴儿来说,这种装置需增加流量,使得婴儿在大多数吸吮后都有吞咽。每一次吸吮都是长长地吸而不是短暂地吸两口。

管喂装置适用于任何吃奶耐力不佳和/或吸吮能力弱的婴儿,如早产儿或患有先天性心脏病的婴儿。为了增加乳汁流量,管喂装置可以在整个喂养过程中应用,或者在婴儿吃奶感到疲劳时开始使用。对于耐受性低的婴儿,泌乳顾问不仅需要顾及婴儿的吸吮、吞咽,还要注意到高流速下的呼吸能力。可能需要更慢一些的流速,如每三或四次吸吮出现一次吞咽,这样才能与婴儿的能力更吻合。

在使用这些装置时,乳汁的流速可以调节。如乳旁加奶器SNS,可以选择合适的管路型号来获得合适的流速。辅助含乳训练系统,以及管喂装置和注射器,可以改变挤压、推进的方式来改变流速。而瓶内置管的装置,可以通过将瓶身抬高的方式提升流速。当使用以上任何装置提高了流速后,泌乳顾问还需要留意,以免流速过快。当婴儿在吸吮时能正常呼吸,而且仅仅在吞咽时呼吸才会受到抑制,流速就是合适的。如果婴儿会屏气,看起来痛苦,或者咳嗽和吐奶,就代表婴儿的吸吮-吞咽-呼吸能力受到了影响,应该减慢该装置的流速。

减慢流速

亲喂时完美的乳汁流速特点会对良好的吸吮、吞咽与呼吸的控制与协调提供支持。然而,有时无论母亲的乳汁流速如何,婴儿在亲喂时协调性都欠佳。吃奶导致的窒息尽管在奶瓶喂养的婴儿中更普遍,但在母乳哺育中也会出现,而且甚至会出现在健康足月儿当中。医学上的诊断,如呼吸困难,可以导致呼吸速度加快,而且甚至在乳汁流量一般时,吞咽与呼吸也可能无法协调。在这些情况下,应该考虑让流速减慢的方法。

有时,即使婴儿本身具有协调吸吮、吞咽与呼吸的正常技能,母亲的泌乳量或者排乳反射的强度也会超过婴儿的承受能力。而且,绝大多数情况的吸吮、吞咽与呼吸的协调困难,都会归因于母亲下奶太快了。虽然实际困难发生在婴儿身上,但产生问题的原因是来自母亲。这就导致了解决方案并不能解决问题,因为它们都无法处理根本原因。泌乳顾问需要仔细评估婴儿在吃奶过程中的呼吸基线、吸吮和吞咽时与呼吸的协调程度,以及是否存在吞咽安全问题。如果问题非常明显,那么需要减少乳汁流量。在选择减慢流速的方法时,泌乳顾问要确认妈妈以及婴儿各自需要做哪些调整。

母亲方面的解决方法

当母亲感到排乳反射来临时,她可以立即让婴儿松开乳房,让乳汁喷射到毛巾等织物上。提前手挤奶或使用吸奶器吸奶可以减小最初的乳汁流量,这是短期的解决方法,但从长远来看,这样的做法会产生更多的乳汁,从而让问题加剧。每次只用一侧乳房哺喂婴儿,可以逐渐减少母亲的泌乳量,这样排乳反射也就不那么活跃了。另一个类似的方法是分段喂养,在2~6个小时内,都只用一侧乳房哺乳,换到另一侧乳房也一样,再交替换回这一侧乳房。有些母亲一侧乳房泌乳量更多或是排乳反射更活跃,她可以先以另一侧流速慢的乳房喂婴儿,这样当婴儿吃流速快的这一侧时就不会那么饥饿与急切了。但是,当使用这些方法时,为了确保正常的生长发育,应该仔细监测婴儿的摄入量是否充足。

查柏林(Personal communication, March 2007)推荐了另外一种在母乳哺育期间减慢流速的方式,她教母亲判断婴儿无法应付乳汁流量的时刻,并在这个时刻用手掌压住乳房,使得一部分乳腺导管临时被挤压(见图1-41)。

婴儿方面的解决方法

在婴儿吃奶时改变体位可以降低流速。应该避免婴儿处于低于乳房的位置(如摇篮式或橄榄球式),因为重力会使乳汁流速增加。可以使用能消除重力影响的替代体位哺乳。母婴可以在床上采用侧躺式或者一种向后半躺位的姿势喂哺婴儿。后一种姿势,乳汁需要先往上爬坡式地流动,因此最有可能减慢乳汁流速。

如果在吃奶过程中导致了窒息,外在的对于速度的干预可能有助于帮助婴儿将呼吸与吸吮和吞咽协调好。这种技术可以对不能在合适的间歇自发进行呼吸的婴儿系统性地制造呼吸休息的机会。在主动性吸吮过程中,如果婴儿不能在3~5次吸吮或吞咽后呼吸,母亲就需要帮助婴儿进行一次呼吸放松。对一些婴儿来说,简单的触碰脸颊、和他们说话和/或把婴儿移动一下位置,都可以鼓励他们停止吸吮并进行些许呼吸。其他婴儿需要松开含乳来进行2~4次呼吸。婴儿的嘴需要继续挨着母亲的乳房,以便让他们知道很快还要恢复吃奶。这种技术为那些无法依赖自身的控制很好协调呼吸的婴儿设置了呼吸节律。在许多情况下,仅仅需要在婴儿吃奶的前几分钟调整节奏,因为婴儿吸吮会很急切,或者母亲发生第一次排乳反射最强烈,也或者乳汁流速会非常快。尽管这项技术听起来会干扰母乳哺育,但实际上确实可以令婴儿的含乳更舒适。吃奶导致的呼吸暂停不仅令婴儿精疲力竭,而且会出现含氧量降低,微量吸入以及一般性压力。外在的速度调控可以让婴儿在继续母乳哺育的同时维持生命体征的稳定。流速控制法同样适用于接受瓶喂手挤奶的婴儿。当奶瓶喂养时,选择低流速奶嘴,使用抬高的侧躺位,以及调整流速都可以减慢流速,并稳定婴儿的生命体征(Shaker, 2013; Thoyre, Holditch-Davis, Schwartz, Roman & Nix, 2012)。

结论

乳汁流速是婴儿喂养中的重要部分,同时会动态变化——母亲和婴儿都会对乳汁流速产生影响。如果流速过低,因为母亲泌乳量不足或婴儿无法有效移出乳汁,这将导致婴儿生长受限。如果乳汁流速过快,由于泌乳量过多,或对特殊婴儿来说,正常的乳汁流速也会显得过快,那么婴儿会在亲喂时感到不舒服。我们所要做的工作就是帮助母亲和婴儿调整乳汁流速,让它既不过快也不过慢,而是恰到好处。

参考资料

Amaizu, N., Shulman, R., Schanler, R., & Lau, C. (2008). Maturation of oral feeding skills in preterm infants. Acta Paediatrica, 97, 61–67.

Bamford, O., Taciak, V., & Gewolb, I. H. (1992). The relationship between rhythmic swallowing and breathing during suckle feeding in term neonates. Pediatric Research, 31(6), 619–624.

Barlow, S. M. (2009). Oral and respiratory control for preterm feeding. Current Opinion in Otolaryngology & Head and Neck Surgery, 17, 179–186.

Borr, C., Hielscher-Fastabend, M., & Lücking, A. (2007). Reliability and validity of cervical auscultation. Dysphagia, 22, 225–234.

Bowles, B. C. (2011). Breast massage: A "handy" multipurpose tool to promote breastfeeding success. Clinical Lactation, 2, 21–24.

Bu'Lock, F., Woolridge, M. W., & Baum, J. D. (1990). Development of coordination of sucking, swallowing and breathing: Ultrasound study of term and preterm infants. Developmental Medicine & Child Neurology, 32(8), 669–678.

Chetwynd, A. G., Diggle, P. J., Drewett, R. F., & Young, B. (1998). A mixture model for sucking patterns of breastfed infants. Statistics in Medicine, 17, 395–405.

Clum, D., & Primomo, J. (1996). Use of a silicone nipple shield with premature infants. Journal of Human Lactation, 12, 287–290.

Côté-Arsenault, D., & McCoy, T. P. (2012). Reliability and validity of swallows as a measure of breast milk intake in the first days of life. Journal of Human Lactation, 28, 483–489.

Drewett, R. F., & Woolridge, M. W. (1979). Sucking patterns of human babies on the breast. Early Human Development, 3(4), 315–320.

Drewett, R. F., & Woolridge, M. W. (1981). Milk taken by human babies from the first and second breast. Physiology & Behavior, 26, 327–329.

Eglash, A., Ziemer, A. L., & Chevalier, A. (2010). Health professionals' attitudes and use of nipple shields for breastfeeding women. Breastfeed Medicine, 5, 147–151.

Elad, D., Kozlovsky, P., Blum, O., Laine, A. F., Po, M. J., Botzer, E., ... Ben Sira, L. (2014). Biomechanics of milk extraction during breast-feeding. Proceedings of the National Academy of Sciences of the United States of America, 111, 5230–5235.

Geddes, D. T., Kent, J. C., Mitoulas, L. R., & Hartman, P. E. (2008). Tongue movements and intra-oral vacuum in breastfeeding infants. Early Human Development, 4, 471–477.

Gewolb, I. H., & Vice, F. L. (2006). Maturational changes in the rhythms, patterning, and coordination of respiration and swallow during feeding in preterm and term infants. Developmental Medicine & Child Neurology, 48, 589–594.

Gewolb, I. H., Vice, F. L., Schwietzer-Kenny, E. L., Taciak, V. L., & Bosma, J. F. (2001). Developmental patterns of rhythmic suck and swallow in preterm infants. Developmental Medicine & Child Neurology, 43, 22–27.

Goldfield, E. C., Richardson, M. J., Lee, K. G., & Margetts, S. (2006). Coordination of sucking, swallowing, and breathing and oxygen saturation during early infant breast-feeding and bottle-feeding. Pediatric Research, 60, 450–455.

Goldfield, E. C., Smith, V., Buonomo, C., Perez, J., & Larson, K. (2013). Preterm infant swallowing of thin and nectar-thick liquids: Changes in lingual-palatal coordination and relation to bolus transit. Dysphagia,

28, 234-244.

Hanlon, M. B., Tripp, J. H., Ellis, R. E., Flack, F. C., Selley, W. G., & Shoesmith, H. J. (1997). Deglutition apnoea as indicator of maturation of suckle feeding in bottlefed preterm infants. Developmental Medicine & Child Neurology, 39(8), 534-542.

Jadcherla, S. R., & Shaker, R. (2012). Physiology of aerodigestive reflexes in neonates and adults. In L. R. Johnson (Ed.), Physiology of the gastrointestinal tract (5th ed., Vol. 1, pp. 893-918). London, England: Academic Press, Elsevier.

Kelly, B. N., Huckabee, M. L., Jones, R. D., & Frampton, C. M. (2007). The first year of human life: Coordinating respiration and nutritive swallowing. Dysphagia, 22, 37-43.

Lang, W. C., Buist, N. R., Geary, A., Buckley, S., Adams, E., Jones, A. C., Gorsek, S., Winter, S. C., Tran, H., & Rogers, B. R. (2011). Quantification of intraoral pressures during nutritive sucking: Methods with normal infants. Dysphagia, 26, 277-286.

Lau, C., Alagugurusamy, R., Schanler, R. J., Smith, E. O., & Shulman, R. J. (2000). Characterization of the developmental stages of sucking in preterm infants during bottle feeding. Acta Paediatrica, 89(7), 846-852.

Lau, C., Smith, E., & Schanler, R. J. (2003). Coordination of suck-swallow and swallow respiration in preterm infants. Acta Paediatrica, 92, 721-727.

Lefton-Greif, M. A., & McGrath-Morrow, S. A. (2007). Deglutition and respiration: Development, coordination, and practical implications. Seminars in Speech and Language, 28, 166-179.

Leslie, P., Drinnan, M. J., Finn, P., Ford, G. A., & Wilson, J. A. (2004). Reliability and validity of cervical auscultation: A controlled comparison using videofluoroscopy. Dysphagia, 19, 231-240.

Mathew, O. P., & Bhatia, J. (1989). Sucking and breathing patterns during breast- and bottlefeeding in term neonates. American Journal of Disease in Children, 143, 588-592.

Mathew, O. P., Clark, M. L., Pronske, M. L., Luna-Solarzano, H. G., & Peterson, M. D. (1985). Breathing pattern and ventilation during oral feeding in term newborn infants. Journal of Pediatrics, 106, 810-813.

McKechnie, A. C., & Eglash, A. (2010). Nipple shields: A review of the literature. Breastfeeding Medicine, 5, 309-314.

Meier, P. P., Brown, L. P., Hurst, N. M., Spatz, D. L., Engstrom, J. L., Borucki, L. C., & Krouse, A. M. (2000). Nipple shields for preterm infants: Effect on milk transfer and duration of breastfeeding. Journal of Human Lactation, 16(2), 106-114; 129-131.

Meier, P. P., Lysakowski, T. Y., & Engstrom, J. L. (1990). The accuracy of test-weighing for preterm infants. Journal of Pediatric Gastroenterology and Nutrition, 10, 62-65.

Mizuno, K., & Ueda, A. (2006). Changes in sucking performance from non-nutritive sucking to nutritive sucking during breast- and bottle-feeding. Pediatric Research, 59(5), 728-731.

Moral, A., Bolibar, I., Seguranyes, G., Ustrell, J. M., Sebastiá, G., Martínez-Barba, C., & Ríos, J. (2010). Mechanics of sucking: Comparison between bottle feeding and breastfeeding. BioMed Central Pediatrics 10, 6.

Mortola, J. P., & Fischer, J. T. (1988). Upper airway reflexes in newborns. In O. P. Mathew & G. Sant'Ambrogio (Eds.), Respiratory function of the upper airway (Vol. 35, pp. 303-357). New York, NY: Marcel Dekker.

Newman, J., & Pitman, T. (2000). The ultimate breastfeeding book of answers. Roseville, CA: Prima.

Newman, L. A., Keckley, C., Petersen, M., & Hammer, A. (2001). Swallowing function and medical diagnoses in infants suspected of dysphagia. Pediatrics, 108(6), e106.

Nishino, T. (2012). The swallowing reflex and its significance as an airway defensive reflex. Frontiers in Physiology, 3, 489.

Nyqvist, K. H. (2013). Lack of knowledge persists about early breastfeeding competence in preterm infants. Journal of Human Lactation, 29, 296–299.

Prime, D. K., Geddes, D. T., Hepworth, A. R., Trengove, N. J., & Hartmann, P. E. (2011). Comparison of the patterns of milk ejection during repeated breast expression sessions in women. Breastfeeding Medicine, 6, 183–190.

Ramsay, D. T., & Hartmann, P. (2005). Milk removal from the breast. Breastfeeding Review, 13(1), 5–7.

Sakalidis, V. S., Kent, J. C., Garbin, C. P., Hepworth, A. R., Hartmann, P. E., & Geddes, D. T. (2013). Longitudinal changes in suck-swallow-breathe, oxygen saturation, and heart rate patterns in term breastfeeding infants. Journal of Human Lactation, 29, 236–245.

Sameroff, A. J. (1968). The components of sucking in the human newborn. Journal of Experimental Child Psychology, 6(4), 607–623.

Selley, W. G., Ellis, R. E., Flack, F. C., & Brooks, W. A. (1990). Coordination of sucking, swallowing and breathing in the newborn: Its relationship to infant feeding and normal development. British Journal of Disorders of Communication, 25(3), 311–327.

Shaker, C. S. (2013). Cue-based feeding in the NICU: Using the infant's communication as a guide. Neonatal Network, 32, 404–408.

Sheikh, S., Allen, E., Shell, R., Hruschak, J., Iram, D., Castile, R., & McCoy, K. (2001). Chronic aspiration without gastroesophageal reflux as a cause of chronic respiratory symptoms in neurologically normal infants. Chest, 120, 1190–1195.

Suskind, D. L., Thompson, D. M., Gulati, M., Huddleston, P., Liu, D. C., & Baroody, F. M. (2006). Improved infant swallow after gastroesophageal reflux disease treatment: A function of improved laryngeal sensation? Laryngoscope, 116, 1397–1403.

Taki, M., Mizuno, K., Murase, M., Nishida, Y., Itabashi, K., & Mukai, Y. (2010). Maturational changes in the feeding behaviour of infants — a comparison between breast-feeding and bottle-feeding. Acta Paediatrica, 99, 61–67.

Tamilia, E., Taffoni, F., Formica, D., Ricci, L., Schena, E., Keller, F., & Guglielmelli, E. (2014). Technological solutions and main indices for the assessment of newborns' nutritive sucking: A review. Sensors (Basel), 14, 634–658.

Thoyre, S. M., Holditch-Davis, D., Schwartz, T. A., Roman, C. R. M., & Nix, W. (2012). Coregulated approach to feeding preterm infants with lung disease: Effects during feeding. Nursing Research, 61(4), 242–251.

Tuchman, D. N. (1993). Physiology of the swallowing apparatus. In D. N. Tuchman & R. S. Walter (Eds.), Disorders of feeding and swallowing in infants and children (pp. 1–26). San Diego, CA: Singular.

Vice, F. L., & Gewolb, I. H. (2008). Respiratory patterns and strategies during feeding in preterm infants. Developmental Medicine & Child Neurology, 50, 467–472.

Vice, F. L., Heinz, J. M., Giuriati, G., Hood, M., & Bosma, J. (1990). Cervical auscultation of suckle feeding in newborn infants. Developmental Medicine & Child Neurology, 32, 760–768.

Weber, R., Woolridge, M. W., & Baum, J. D. (1986). An ultrasonographic study of the organisation of sucking and swallowing by newborn infants. Developmental Medicine & Child Neurology, 28, 19–24.

Wolf, L. S., & Glass, R. P. (1992). Feeding and swallowing disorders in infancy: Assessment and management. Austin, TX: ProEd.

Wolff, P. H. (1968). The serial organization of sucking in the young infant. Pediatrics, 42(6), 943–955.

第七章

母乳哺育早产儿

柯斯汀·赫德伯格·尼奎斯特

早产儿的母乳哺育率

尽管母乳哺育对早产（妊娠少于37周）或低出生体重（体重低于2 500 g）的婴儿特别重要（Feldman & Eidelman, 2003; Embleton, 2013; Arslanogly et al., 2013），但工业化国家的早产儿母乳哺育率却低于足月婴儿的母乳哺育率，且存在着相当大的差异。比率的差异可归因于几个因素。主要原因可能是与母亲在婴儿住院期间和出院后享有产假和产妇津贴的权利有关，以及新生儿在重症监护病房（NICU）时，母亲是否可以有不受限制、随时随地和婴儿在一起的机会。另一个重要的原因可能是整个社会对母乳哺育的普遍态度。

在认为母乳哺育是婴幼儿喂养规范的环境中，母亲和新生儿病房的工作人员努力使母亲在婴儿出生时就在场并能正常地参与婴儿的日常护理。

当母乳哺育被认为是个人的选择，而奶瓶喂养被认为是正常的喂养时，这种看法就会反映在较低的母乳哺育率上。

早产儿的特殊特征和需要

早产儿有特殊的特征和需要，包括以下几点：

- **外部特征**。早产儿的典型特征是胳膊和腿很细，安静时肌张力低。嘴巴很小，婴儿的脸颊缺少脂肪垫，而脂肪垫有助于在经口喂养期间稳定舌头和下颌的运动。然而，这种不成熟的外观可能会给人一种错误的印象，即早产儿缺乏经口喂养的先决条件。

- *生理上的不成熟*。早产儿的心肺系统不成熟，存在心动过缓、呼吸不规则和呼吸暂停（呼吸停顿超过20秒）的情况。在喂养过程中，是否能维持足够的氧饱和度是主要的问题。选择何种喂养方式主要是基于对婴儿生理稳定性的保护。然而，这些观察到的敏感或不稳定的信号与奶瓶喂养有关，而不是母乳哺育。
- *代谢不成熟*。缺乏足够的皮下脂肪、棕色脂肪和糖原，这就增加了早产儿体温过低和低血糖的风险。需要在母乳哺育期间通过皮肤与皮肤的接触或适当的衣物，以及频繁的喂养来防止冷应激。
- *神经系统不成熟*。不成熟的运动系统和较低的肌张力使早产儿很难做到并保持头部稳定，臀部、膝盖和脚部弯曲的姿势，并且手臂也很难呈弯曲的姿势而双手靠拢放在面部中线位附近。如果没有足够的支撑，婴儿就无法用挺直的躯干和颈部稳定地在乳房上吸吮，早产儿往往容易蜷缩成一个下垂的姿势。肌张力低会导致婴儿含乳不良、吸吮效率低，并难以在乳房上保持含乳。

早产儿较多的时间是在睡眠状态中，并且频繁地转换状态（例如，在深睡眠和活跃觉醒状态之间转换）。提示快醒来的信号很细微（例如，呼吸稍稍不规律、喘气、做鬼脸、嘴唇和舌头的运动、扬起眉毛、轻微的运动）。直射光会阻碍眼睛睁开。集中注意力的警觉性时间很短，相反，常常表现为目光呆滞和吃惊地睁大眼睛，这表明处理视觉刺激的能力很有限。

婴儿很容易受到过多的刺激（触摸、声音、视觉输入、光线），尤其是当这些刺激同时发生时。*适应性*（habituation），是指一种抵御常见环境刺激的能力，直到足月才会成熟。正常谈话的声音和视线中的活动场景都会对早产儿造成压力，婴儿表现为不规则的呼吸和运动，并减少了可以在乳房上喂养的时间。

考虑到所有这些差异，一个普遍认为但没有证据支持的假设就是：早产儿在达到一个稳定的成熟水平之前是不合适进行母乳哺育的，这样的假设并不意外，但研究表明这种假设并不正确。

能力准备或提升的评估

开始经口喂养的标准

关于早产儿开始母乳哺育的决定通常基于对婴儿准备情况的评估。一个特定的矫正胎龄（postmenstrual age，PMA），从末次月经第一天计算妊娠周数是最常见的标准，如34

或32周（Dodrill, McMahon, Donovan & Cleghorn, 2012）。另一个没有研究证据支持的普遍观点是，在允许早产儿吸吮母亲的乳房之前，婴儿必须按照某种口腔刺激计划进行治疗（Lessen, 2011）。也有人建议，PMA小于32周的婴儿应该只允许在母亲排空的乳房上吸吮，而32～33周婴儿的母亲可以不受限制地进行母乳哺育（Meier, 2001）。最低体重也是一个常见的标准。

一些筛选方法和指导方针已被制定出来了，以评估早产儿的喂养技能和是否可以引入经口喂养（Thoyre, Shaker & Pridham, 2005; White-Traut, Berbaum, Lessen, McFarlin & Cardenas, 2005）。然而，这些方法是基于奶瓶喂养的观察。母乳哺育的准备情况通过在婴儿的口腔及内部进行操作检查来测试，还包括测试摄入一定量乳汁的能力，或是通过其他喂养方式测试在特定时间内摄入一定量乳汁的能力（Fujinaga et al., 2013）。然而，这种评估的必要性与早产儿在母乳吸吮能力上的观察相矛盾，甚至婴儿获得纯母乳哺育能力的矫正胎龄，也比上述所描述的用来评估喂养适合状态所建议的年龄要早很多（Nyqvist, 2013）。相反，这样的测试会导致开始母乳哺育时间的延迟。如下文所述，开始母乳哺育应基于婴儿的吸吮能力的促进，而不是以评估其母乳哺育的准备度为基础。

母乳哺育期间的生理稳定性

吸吮、吞咽和呼吸的协调被认为是开始经口喂养的必要条件。由于担心早产儿不成熟而引起生理功能不足，人们对早产儿经口喂养的生理反应进行了广泛的探索。然而，在缺乏母乳哺育研究的情况下，从婴儿对奶瓶喂养的反应得出的结论经常被错误地应用在了母乳哺育方面。

通过比较早产儿对母乳哺育和奶瓶喂养的生理反应，可以清晰地发现母乳哺育的好处。奶瓶喂养期间常见的现象是吸吮和吞咽不协调、呼吸减缓、心动过缓，呼吸暂停和氧饱和度下降的发生率较高，氧饱和度较低，喂养后经皮血氧饱和度进行性下降，体温较低（也包括极早产儿），而其他相同的婴儿则会在母乳哺育期间保持体温稳定（Blaymore, Davanzo, Uxa & Tamburlini, 1997; Chen, Wang, Chen & Chi, 2000; Dowling, 1999）。与足月婴儿相比，用奶瓶喂养的早产儿在吞咽过程中更容易出现呼吸暂停（吞咽性呼吸暂停）（Hanlon et al., 1997）。一项关于奶瓶喂养期间呼吸控制的研究描述了呼吸暂停、心动过缓，甚至35～36周的晚期早产儿吸吮期间氧饱和度下降的现象（Mathew, 1988）。

这些区别很容易解释：在母乳哺育过程中，婴儿在保证自己生理稳定的模式下控制着吸吮、吞咽和呼吸。一个吸吮模式不成熟的母乳哺育的婴儿在吸吮时会屏住呼吸，在停顿间隙会呼吸，这会反映在短暂的氧饱和度下降上，但在吸吮结束不久后就会消失了。经过一段时间的快速呼吸后，呼吸减慢，婴儿自发地开始再次吸吮。只要让婴儿来决定进食的节奏，就不必担心。母乳哺育期间体温升高的原因是哺乳妈妈的皮肤接触和胸部温度升高，这是由于催产素的作用而引起的(Uvnäs-Moberg & Eriksson, 1996)。

婴儿在奶瓶喂养期间出现自我调节障碍是由于奶嘴孔的大小影响了奶液流动的重力，以及照顾者试图哄婴儿不断吸吮的处理方法不当，从而导致了血氧饱和度下降和喂养后期出现氧饱和度低的情况。也许，如果在喂奶过程中及时提高氧气的浓度，也就是在氧饱和度还没降低到喂奶前水平补充氧气，就可以提高喂养效果。

误吸风险也被认为是一种可能的危险。然而，即使是极早产儿也会通过上呼吸道化学反射对喉中的液体做出反应(Davies, Koenig, & Thatch, 1989)。此外，对早产儿母乳哺育的观察性研究还没有发现，在不成熟的吸吮模式下会出现误吸。

早产儿在母乳哺育期间可以保持生理稳定性，但前提是母亲要保持敏感，并能及时、适当地回应婴儿的行为和生理暗示。

通过发展性支持护理促进母乳哺育

根据婴儿目前的中枢神经系统的发育成熟阶段，通过改变护理方式和护理环境来增强婴儿吸吮能力的发展，而这，可以通过支持婴儿自身的自我调节活动来完成(Nyqvist, Ewald & Sjödén, 1996)。在妊娠后半期大脑快速发育的过程中，大脑皮层的组织结构受到婴儿触觉、听觉、视觉、味觉、嗅觉，以及本体觉和前庭觉的体验和感受的影响。

新生儿个性化发展护理和评估项目(newborn individualized developmental care and assessment program, NIDCAP)是一种提供与婴儿当前发展阶段和医疗状况相协调的护理的临床模式(Als et al., 1994)。婴儿被认为是一个积极的个体，通过力量或感觉的信号和自我调节的活动来对感官输入做出反应。被观察到的婴儿反应包括自主神经体征、运动行为、行为状态以及与社会和自然环境相关的活动(**表7-1**)。决定经口喂养的时机和进展取决于婴儿目前的耐受阈值(Ross & Browne, 2002)。在改变新生儿病房的物理环境以减轻压力后，早产儿的首次经口喂养和最后一次管饲喂养的年龄更小了(Becker, Grunwald, Moorman & Stuhr, 1991)。接受了NIDCAP定期观察护理的极早产儿比接受常规护理的婴儿能更早实现全瓶喂养或母乳哺育(Als et al., 1994)。

婴儿与父母或其他看护者之间的互动是一种对话，在这种对话中，参与的双方相互施加影响。一个敏感的看护者会根据婴儿不断发展的反应来改变他的行为和环境。当看护者按照自己的计划行事时，婴儿的反应是敏感症状的发生率和严重程度的增加(**表7-2**)。

由于父母在婴儿的生活中发挥着独特的作用,整个病房的护理政策应该包括相关的步骤,以支持父母不受限制地在病房里,并与专业人员平等参与有关婴儿喂养的决策。应该鼓励父母在他们愿意和有能力的时候,尽快承担起喂养和照顾婴儿的责任。

表7-1 根据NIDCAP,母乳哺育期间婴儿良好和不良表现的提示

良好表现的迹象	不良表现的迹象
自主神经系统	
规律的呼吸和心率	快或慢的心率 不规则的快或慢的呼吸
充足的血氧饱和度	呼吸暂停、窒息、缺氧
稳定的肤色:粉红色或红色	皮肤颜色苍白、斑驳、暗沉、发青、潮红、皮肤颜色变化
稳定的消化功能	吐奶、作呕 肠道出现咕噜声 叹气、喘不过气
偶尔的惊跳和抽动	打嗝(呃逆) 惊跳、抽搐、震颤
运动系统	
维持肌肉张力 实现并保持弯曲的手臂、腿、躯干和张着的嘴	手、手臂、腿、躯干和脸表现出低肌张力 露出舌头
让自己更靠近母亲 用手/脚支撑在母亲的身体上 把手放在脸上或嘴上 微笑 用嘴找来找去,舔 舔食乳房上的母乳	高肌张力:外展的姿势、紧张 手臂/腿的主动伸展 拱头和/或躯干向后拱起,转身 张开的(展开)手指
寻乳、吸吮 抓握 放在手指、乳房上,等等 身体贴合母亲的躯干	紧握拳头 脸部扭曲 伸出紧张的舌头 过度屈曲 身体与母亲的躯干不贴合
平稳、协调的动作	随意性地动来动去 不顺畅、不协调的动作
行为状态	
稳定的睡眠和觉醒周期 深睡眠 不同的状态很清晰,容易辨识	浅睡眠/混乱的睡眠 状态不容易辨识(昏昏欲睡、活动时眼睛是闭着的) 觉醒状态很短暂

(续表)

良好表现的迹象	不良表现的迹象
能专注地看着母亲,或看着目标	状态转换急促,但不顺畅 睁大眼睛、眼神呆滞,或紧张、惊讶、惊恐地盯着看
平稳的状态转换：平静地醒来,容易入睡	很难平静下来 易激惹 狂乱的活动
很容易屏蔽外界的刺激	哭闹 排除干扰刺激的能力有限
注意力、互动	
会被母亲的脸、声音,或其他物品或事件吸引 会抬起眉毛 会皱眉	把目光移开 盯着另一个方向 眼睛从一边"漂浮"到另一边,或者眼神飘忽
嘴巴噘起,好像在说"哦"	烦躁、哭闹、昏昏欲睡、闭起眼睛
有说话的动作、会模仿面部表情	打哈欠、打喷嚏
发出轻柔的声音	自主运动/运动/行为系统的无效表现

表7-2　母乳哺育早产儿的母亲行为

敏　　感	缺乏敏感性
当婴儿醒着时,以及在婴儿有细微的有兴趣进行吸吮的迹象时,将婴儿放在靠近乳房的地方	婴儿睡着的时候,或者婴儿没有表现出对吸吮感兴趣,但把婴儿放在靠近乳房的地方
选择一个安静的地方,让婴儿远离直射光、噪声、活动和视觉输入	为婴儿选择一个有直射光、噪声、高活动水平和视觉输入的地方
以直立或半躺的姿势坐着(或躺着) 将婴儿放在垫子或类似的物品上进行体位管理	阻止婴儿接近乳房
支撑婴儿的体位,婴儿的躯干打开伸直、头向前看、嘴巴对着乳头	抱着婴儿时,给予婴儿头部和躯干的支撑力不足,婴儿的躯干不直,头往侧边转,嘴不在乳头前面
让婴儿的腿和手臂弯曲,呈中线屈曲位,并以他的衣服或背巾或类似的物品给予婴儿支撑,并防止婴儿出现冷应激 母亲手不动,为正确的姿势和体位提供持续的支撑	抱着婴儿,但婴儿的手臂和腿是外展的 没有衣服或其他物品对婴儿的姿势给予支撑 没有东西覆盖婴儿
如果婴儿出现伸展的动作： 温和地帮助婴儿恢复屈位的姿势 用乳头/手指轻轻触碰婴儿的嘴唇,触发婴儿的寻乳反射	总是动婴儿的手 对婴儿伸展的动作不做任何回应 总是改变婴儿的位置 必要时不调整婴儿的位置

(续表)

敏　　感	缺乏敏感性
当婴儿不回应的时候： 让他休息，等待婴儿再次出现对吸吮表现出兴趣/醒来的信号 出现寻乳反射的表现时，让婴儿离母亲的身体更近，并让婴儿的鼻子触碰乳房，以及让下颌压在乳房上	打开婴儿的嘴 将乳头塞入婴儿的口腔中 即便婴儿不给出任何反应，母亲还是一直努力让婴儿含乳 没有抱紧婴儿，婴儿没有与母亲的身体贴合 鼻子和下颌没有触碰乳房，或者鼻子被"埋入"乳房
留意婴儿相对于乳房的位置	留意不到婴儿不正确的位置
必要时进行适当调整	不做任何调整
把主要的注意力都放在婴儿身上，对周围环境不感兴趣	把注意力放在周围环境上，偶尔看一下婴儿
面部表情放松	看起来担心、有压力、不舒服或者无聊的
当婴儿在吮吸过程中长时间暂停： 通过说话或轻轻按压婴儿鼻子前面的乳房组织来用触觉刺激硬腭，从而引发婴儿的吸吮反射 大部分时间保持安静，可能有时候会与婴儿的父亲、员工或其他家长轻声交谈	不刺激吸吮，或不去触碰/逗婴儿的脸和身体，不拍婴儿，不轻轻摇晃婴儿，不和婴儿说话，移动乳房，或重新调整婴儿的位置 没有注意到对婴儿缺乏回应 与婴儿的父亲或其他人大声交谈
让婴儿吸吮乳房，直到婴儿自主停止并松开乳房	在婴儿仍然在吸吮的时候，打扰或者终止母乳哺育

保护乳汁供应

母乳分泌的起始和频率

出生后乳汁开始大量分泌的标记物（柠檬酸、乳糖、钠和总蛋白）的变化表明，一些早产儿的母亲可能需要更长的时间才能开始分泌乳汁（Cregan, De Mello, Kershaw, Dougall & Hartmann, 2002）。这一发现强调了尽快开始有规律的、频繁的挤奶的重要性，理想情况是在产后的1～2小时内（Slusher et al., 2012），尽量要在产后6小时之内（Furman, Minich & Hack, 2002）。在婴儿出生后的前3天内进行手挤奶可以促进泌乳的成功（Furman, Minich & Hack, 2010）。手挤奶和电动吸乳结合也会对泌乳有益（Morton et al., 2009）。每24小时内至少挤奶6～7次，这与后续的母乳量是否充足是相关的（Hill, Brown & Harker, 1995）。双侧乳房同时泵奶，可以增加泌乳量高的概率，轻柔的乳房按摩还可以进一步增加泌乳量（Jones, Dimmock & Spencer, 2001）。建议那些喜欢在一侧乳房持续泵奶的母亲，反复交替乳房泵奶，因为这可能会获得更多的乳汁移出。

在工业化国家，手挤奶主要是作为吸奶器泵奶的补充。因为将初乳通过手挤奶直接收集到一个小杯子里更容易，所以母亲们应该在分娩后不久就得到指导，以刺激泌乳。这种做法也证明了即使早产，母亲们也能有母乳。理想的情况是，这些为婴儿提供营养的母亲可以免费借用电动吸乳器，以便在婴儿住院期间在家使用。手动挤奶器可能会适用于一些母亲，但最好只是在母亲离开家或不在医院时临时使用。

不同泵奶策略的母乳量排序

双侧乳房同时泵奶+乳房按摩＞双侧乳房同时泵奶但无乳房按摩＞
单侧乳房泵奶+乳房按摩＞单侧乳房泵奶但无乳房按摩

应该鼓励母亲早期获得超过婴儿当前需要的泌乳量（Hill, Aldag & Chatterton, 1999）。在第二周结束时，如果母亲的周泌乳量超过3 500 mL，所有母亲都能在第4和第5周维持足够的泌乳量，而如果母亲的泌乳量为1 700 mL，则只有54%会有足够的奶量。而如果每周产量少于1 700 mL的母亲，则没有一个能达到目标。

促进泌乳

母亲应该有一个特殊的房间来挤奶。一些母亲喜欢在婴儿床边挤奶，她们在挤奶时可以看着或抚摸婴儿，不过注意要给予母亲足够的隐私。靠近婴儿挤奶，尤其是在肌肤接触（KMC）期间和之后，被证明与较大的泌乳量相关（Acuña-Muga et al., 2014）。在家里，母亲可以安排一个舒适的地方泵奶，在那里她需要的一切都可以触手可及。因为应激（精神紧张）是排乳反射（milk ejection reflex, MER）的一个障碍，母亲应该被告知什么样的环境是对她是有帮助的，比如坐在舒适的椅子上，喝点什么，读一些读物，听音乐或收音机，或者看看电视。挤奶前乳头的轻微按摩、看婴儿的照片、想象婴儿的样子、抱着或闻着婴儿穿的衣服，都可以触发这种排乳反射。

一段时间后，即便她频繁和有规律地挤奶，母亲也可能会经历奶量减少的状况。关于精神压力、疼痛、焦虑、疲惫、悲伤等对MER和泌乳量影响的咨询是很重要的，这样会让母亲相信，她的母乳不会完全消失。告诉她有关重新刺激泌乳的信息可以激发她相信自己的能力，并帮助她坚持泵奶或增加泵奶的频率。

母亲的泌乳量反映了她的精神状态。在泌乳量减少的情况下，继续频繁地泵奶往往会在一段时间后让泌乳量增加，虽然情况不总是这样。

观察早产儿的母乳哺育情况

针对早产儿的母乳哺育政策是基于卫生保健专业人员对这些婴儿的预期。米勒和安德森（1987）描述了32～36周龄婴儿的连续吸吮－暂停模式，一开始是3～7次的阵发性吸吮，或单次的阵发性吸吮。几天后，一些婴儿连续吸吮10～15次。作者编制了早产儿母乳哺育行为量表（preterm infant breastfeeding behavior scale, PIBBS），并首次进行了关于早产儿母乳哺育行为发展的前瞻性描述性研究（**表7-3**）（Nyqvist, Rubertsson, Ewald & Sjödén, 1996）。这是一种由专业人员和母亲直接观察婴儿口腔运动能力水平的方法（**图7-1**和**图7-2**），目的是为了向母亲提出关于提高婴儿母乳哺育能力的实际建议而提供依据。

表7-3 根据PIBBS观察母乳哺育情况

找到与婴儿最佳表现相符的描述，并在适当的方框中标记/记录。

日期	☐☐☐☐☐☐☐
时间	☐☐☐☐☐☐☐

寻乳（嘴唇运动，张开嘴，舌头伸出，将手放入口中/面部运动，转头，找来找去）

无寻乳	☐☐☐☐☐☐☐
有一些寻乳的表现	☐☐☐☐☐☐☐
明显的寻乳（张口和转头同时发生）	☐☐☐☐☐☐☐

婴儿口中含入多少乳房组织？

无，婴儿的嘴仅仅是碰到了乳头	☐☐☐☐☐☐☐
部分乳头	☐☐☐☐☐☐☐
全部的乳头	☐☐☐☐☐☐☐
乳头以及部分乳晕	☐☐☐☐☐☐☐

婴儿含乳与维持含乳的能力如何？

无法维持含乳	☐☐☐☐☐☐☐
维持含乳不超过1分钟	☐☐☐☐☐☐☐
婴儿在松开乳房之前，维持含乳多久 （包括了停下来暂时休息或睡着了，但口中仍然有部分乳房组织）	时间（分钟）：1-≥10

吸吮（阵发性吸吮=连续吸吮的次数）

在乳房上没有任何动作	☐☐☐☐☐☐☐
没有吸吮，只会舔/尝母乳	☐☐☐☐☐☐☐
单次的吸吮，偶尔会有短时间的阵发性吸吮（2～9次吸吮）	☐☐☐☐☐☐☐
2次或以上短时间的阵发性吸吮，偶尔有长时间的阵发性吸吮（＞10次吸吮）	☐☐☐☐☐☐☐
2次或以上长时间的阵发性吸吮	☐☐☐☐☐☐☐

（续表）

找到与婴儿最佳表现相符合的描述,并在适当的方框中标记/记录。	
最长的阵发性吸吮	
暂停前连续吮吸的最大次数	☐☐☐☐☐☐
吞咽	
未注意到有吞咽	☐☐☐☐☐☐
偶尔有吞咽	☐☐☐☐☐☐
反复吞咽	☐☐☐☐☐☐

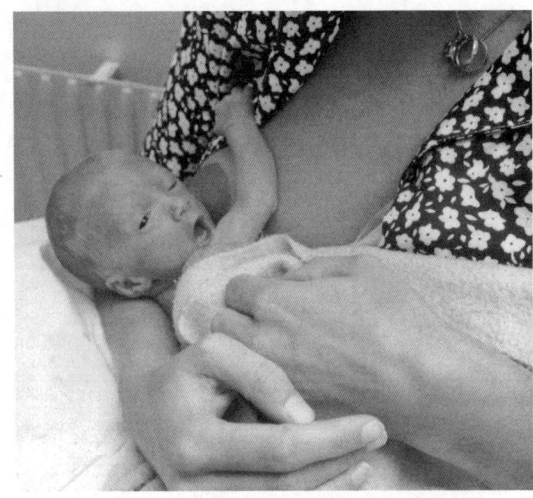

图7-1 寻乳

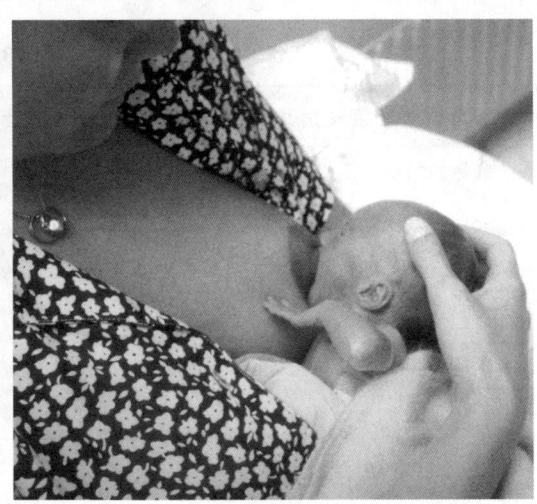

图7-2 含乳

早产儿早期的母乳哺育能力

71位未患严重疾病、出生胎龄在26～35周的单胎婴儿的母亲将PIBBS作为母乳哺育日记,提供了4 000多项PIBBS记录(Nyqvist, Ewald & Sjödén, 1999)。无论当前的矫正胎龄、年龄或体重如何,只要婴儿能够在没有呼吸机或持续气道正压通气(CPAP)的情况下呼吸,就可以开始母乳哺育。母亲接受了基于PIBBS的以周为单位的母乳哺育咨询(**方框7-1**)。一旦有摄入母乳的迹象,就在每次哺乳前后分别称重。

第一次母乳哺育发生在矫正胎龄27周。母乳哺育的里程碑事件见**表7-4**。不管在第一天母乳哺育时的矫正胎龄如何,所有婴儿都表现出寻乳行为(大多数表现出明显的寻乳)

方框7-1 根据PIBBS观察母乳哺育情况而给出的实用性建议

寻乳：婴儿无寻乳表现。

支持与建议：给予母亲关于用乳头或手指触碰婴儿嘴唇来引发寻乳行为的建议。告诉她：（1）触碰婴儿的脸颊或嘴角会引起不耐烦的动作，但可以引发足月儿的寻乳行为；（2）哭泣已经是婴儿表现出的较晚的饥饿信号了。

婴儿口腔中含有多少乳房组织：无，部分乳头，或只有乳头而没有乳晕

支持与建议：给母亲一些建议，告诉她如何刺激婴儿寻乳，以及如何在婴儿张大嘴并且把舌头放下来的时候，把婴儿拉近些。当婴儿接近足月时，触碰婴儿的手掌可以刺激婴儿张嘴（巴不金掌颌反射）。告诉她良好含乳的迹象：婴儿的鼻尖触碰乳房，下颌埋入乳房，婴儿可以维持含乳。

含乳或维持含乳：婴儿无法维持含乳，或只能短时间维持含乳。

支持与建议：建议母亲把婴儿拉近些。如果婴儿的鼻子被压向乳房，她应该让婴儿的臀部拉近些。告诉她避免按压乳房组织，以及避免使用"剪刀手"夹住乳房。

吸吮：婴儿不开始吸吮，或者在清醒时停顿时间长但会平静地呼吸，却不吸吮。

支持与建议：建议母亲与婴儿说话，以及轻轻按压婴儿鼻子前面的乳房组织（让乳头触碰到硬腭，从而引发吸吮反射）。她也可以触摸婴儿的手掌。

吞咽：没有吞咽的声音（当气道关闭时发出的安静声音，或在乳汁流动时发出被迫吞咽的声音）。

支持与建议：告诉母亲很难听到这个声音。同时告诉她无法通过观察吸吮模式、吸吮持续时间和吞咽的声音来判断母乳的摄入量。

尽管提出的建议得到了应用，但改善仍不明显。

支持与建议：如果在重复使用上述建议的情况下没有改善（婴儿不含乳，反复松开乳房，即便是清醒时也几乎不吸吮，或者即便有吸吮但摄入很少量的母乳或母乳摄入量没有增加），建议母亲使用乳盾，并评估效果。

和含乳，而且其中一半都是有效的。大多数婴儿维持含乳的时间很短，不超过5分钟。几乎所有的婴儿都做到了单次吸吮或较短时间的阵发性吸吮。在28周的早产儿身上，就已经观察到了明显的寻乳行为、有效含乳和长时间维持含乳的情况。一些婴儿在32周大的时候出现长时间的阵发性吸吮，甚至是30次以上的吸吮。婴儿最长的阵发性吸吮次数的数据变化范围较大。母亲最早在31周时就能听到反复的吞咽声。

表7-4 早产儿母乳哺育进展的发育里程碑

事件	n	矫正胎龄中位数（范围）	矫正月龄中位数（范围）
开始母乳哺育	71	33.7（27.9～35.9）	1（0～20）
第一次营养性吸吮（>5 mL）*	71	34.3（30.6～37.7）	8（1～46）
全母乳哺育	57	36.0（33.4～40.0）	19（2～68）

*通过称重测试进行验证（婴儿体重精确到5 g的电子秤）。母乳哺育期间的常见限制，例如，给予一对母婴最多15分钟或30分钟，是没有根据的。婴儿长时间母乳哺育不会感到疲惫，因为婴儿可以控制自己的吮吸、吞咽、呼吸和休息模式。

94%的婴儿在出院时接受母乳哺育，其中80%是全母乳哺育，14%是部分母乳哺育。一些婴儿以不成熟的吸吮方式达到了全母乳哺育（主要是以短时间的阵发性吸吮和暂停期间的呼吸的模式）。在达到全母乳哺育的当天，一些婴儿能够摄入大量的母乳，最多达到40毫升，而其他婴儿大多数摄取的母乳量较少（Nyqvist et al., 2001a）。因呼吸暂停而接受过治疗且与母亲分离时间较长（母亲没有在病房中陪伴的天数）的婴儿开始母乳哺育的矫正胎龄时间会延后（Nyqvist & Ewald, 1999）。出生孕周较低的早产儿与早期有效的母乳哺育行为和纯母乳哺育率高相关。这支持了婴儿的运动发育是随着经验而发生的理论（Thelen & Vogel, 1989）：当乳头接触婴儿的嘴唇，乳头接触硬腭，乳汁流进婴儿的嘴时，会触发口腔运动的能力。

这些发现支持了一种仅基于心肺稳定即可的早产儿开始母乳哺育的策略（排除严重呼吸暂停、心动过缓和处理过程中氧饱和度降低的情况），而不用考虑目前的矫正胎龄、生后年龄或体重，并且很可能是从27周的矫正胎龄开始。

个性化的吸吮模式

使用表面肌电图（图7-1）对26名矫正胎龄为32～37周的婴儿进行了研究，发现在吸吮模式、吸吮强度和频率以及停顿时间方面存在相当大的差异性（Nyqvist et al., 2001b）。吸吮占一个完整的母乳哺育周期的时间比率在10%～60%。相应的口腔动作（嘴唇、舌头和下颌的运动而不是吮吸）和停顿所占时间分别为2%～35%和12%～67%。最长的一次阵发性吸吮为5～96次不等，在第34周可以观察到这种长时间的吸吮。一项基于早产儿母亲出院后24小时母乳哺育日记的研究证实，母乳哺育次数存在很大的个体差异，中位数（范围）为14（8～26），其中为出院后的第一个晚上4次（1～9）（Oras et al., 2015）。每次母乳哺育的平均时间为13分钟（5～53分钟）。每日的母乳哺育次数越少，每次母乳哺育的平均时间就越长。个体间和个体内的母乳哺育时间、母乳哺育间隔时间以及白天和夜间的分配存在很大差异。这些结果表明,母亲应该让早产儿对吸吮感兴趣的迹象来指导母乳哺育的频率和时机,以促进婴儿在乳房上获得最佳的乳汁摄入量。

实用的母乳哺育支持的心理检查表

分娩前的信息

当有足够的时间时,准妈妈(和准爸爸)应该被告知如何喂养婴儿、泌乳的过程、母乳的好处,以及尽早开始挤奶的价值。她还应该被告知肌肤接触,也就是袋鼠式护理,以及她何时可以开始母乳哺育的相关信息。

肌肤接触护理

鼓励早期(最好从出生)就开始长时间的、不受限制的母婴肌肤接触,是支持泌乳和母乳哺育的基本策略。当婴儿醒来时,母亲会立即注意到,她能感觉到婴儿呼吸模式的运动和变化,能听到细微的声音,能看到婴儿眼睛睁开和对吸吮感兴趣的早期迹象。这有助于她以最佳的方式利用宝宝短时间的觉醒来哺乳。

预防压力事件

安排好婴儿的护理,以避免哺乳前的精神紧张事件。对于早产儿来说,换尿布、洗漱、洗澡等都是会引起神经紧张的因素,会消耗婴儿的能量储备,不应安排在即将哺乳之前(Mörelius, Hellström-Westas, Carlén, Norman & Nelson, 2006)。晚期早产儿则在换尿布时更容易醒来,也要注意。

生理监测

对于有呼吸暂停、心动过缓和氧饱和度下降倾向的婴儿,建议婴儿在母亲乳房上时,对其心率、呼吸和氧饱和度进行生理监测。当婴儿在母乳哺育期间表现出足够的稳定性时,可以停止监测,用母亲对婴儿呼吸模式和皮肤颜色的观察来替代进行评估。

扶手椅、枕头和脚凳

为母亲提供一把高度合适的扶手椅/躺椅。协助她找到一个舒适的姿势,并为她的背部和手臂提供足够的支撑。如果需要的话,给她一个枕头,作为定位的辅助物。给她一个脚凳,让她的脚可以休息,方便婴儿更靠近她的身体,头和乳房的位置保持在同一高度。

哺乳姿势

鼓励母亲抱着早产婴儿进行肌肤接触,给婴儿盖上毯子。如果婴儿很小的话,戴上帽子以防止热量散失。建议她尝试不同的哺乳姿势。交叉摇篮式(过渡式)是小婴儿最实用的姿势(图7-3),其次是橄榄球式(图7-4),但也有其他手法可以实现功能性体位。向母亲描述如何让婴儿靠近她的躯干,婴儿的头伸直,脖子和躯干对齐,胳膊和腿弯曲(下方的手臂在乳房的下方环绕母亲的身体)。向母亲解释为什么早产儿需要足够的头部支撑才能保持在乳房上的姿势。

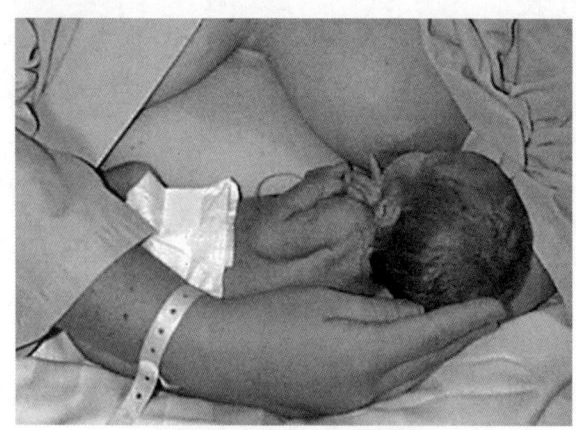

图7-3 交叉摇篮式哺乳

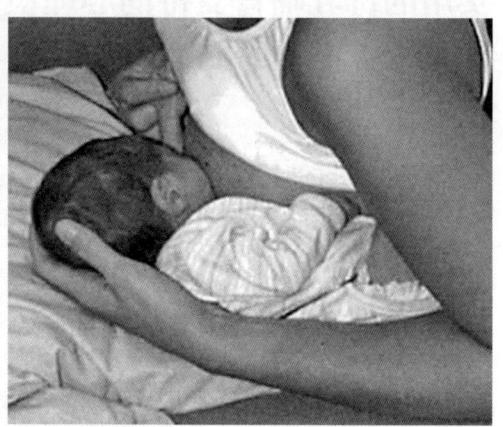

图7-4 橄榄球式哺乳

支持性的物理环境

如果可能,母乳哺育应该在一个单人/家庭病房或是单独的哺乳室中进行。在育婴室里,通过窗帘、屏风或隔断墙保护母亲的隐私,或者把扶手椅放在背对房间的地方而获得私密性。最重要的是要尽可能保证安静的环境,谈话要小声,不要发出会打扰的声音。应保护婴儿的眼睛不受直射光和视野内能看到的活动的影响,以防止分心。

专业人士的参与

在第一次母乳哺育时,以及在婴儿住院期间任何需要专业人士的时候你都能到场。坐在母亲旁边,引导她与婴儿互动,并回答问题。

没有毫无根据的限制

除非有明确的理由,如必须在一定时间内接受医疗程序,否则不应限制婴儿在母亲乳房上的时间。相反,应该鼓励母亲给婴儿足够的时间吸吮,以及在两次哺乳活动之间的充分休息。

实际的期望

婴儿出生时的孕周、过去和现在的医学问题、正常的差异和个体特征都会影响婴儿的进步。婴儿的成熟度水平不能单独作为预测觉醒期的出现频率和持续时间、喂养频率、吸吮行为或乳汁摄入量的标准。

母婴互动的指导

通过NIDCAP模型来解释婴儿的行为，为婴儿在乳房上的活动创造最佳机会。指出婴儿表现出觉醒和稳定性的迹象，例如婴儿已经准备好在乳房上接受刺激，以及那些婴儿疲倦和需要休息的迹象，这些迹象表明应该停止刺激。

告诉母亲早产儿对触摸的反应，建议她在找到一个舒适的姿势后，手就稳定不动地抱着婴儿。爱抚、轻拍、呵痒和摇晃通常会导致婴儿做出阻碍成功母乳亲喂的动作（蠕动、胳膊和腿的伸展、拱起的头和躯干、推开乳房、有停顿的不规则呼吸）。

使用与母乳哺育有关的替代喂养方法

杯喂

与瓶喂相比，杯喂与出院时较高的母乳哺育率相关（Flint, New & Davies, 2007; Yilmaz et al., 2014）。用杯子喂养的婴儿很快就学会了如何从杯子里喝奶，如果操作正确，这种方法并不会耗时（Gupta, Khanna & Chattree, 1999; Malhotra et al., 1999）。与口腔运动不同于奶瓶喂养相比，杯喂参与的口腔肌肉和母乳哺育则是相同的（2009）。此外，早产儿在杯喂时比瓶喂时更稳定、心率更低、氧饱和度更高，并且氧减饱和发生减少（Marinelli, Burke & Dodd, 2001; Rocha, Martinez & Jorge, 2002）。在父母第一次杯喂前，护士应示范如何抱着上身直起的婴儿，以及如何固定杯子，还需要测量奶液的洒出量，以确保摄入规定的奶量（Dowling, Meier, DiFiore, Blatz & Martin, 2002; Nyqvist & Strandell, 1999）。

如果不能通过母乳亲喂来实现完全的经口喂养，可以从矫正月龄为29周时引入杯喂作为经口替代喂养法的首选。杯喂可以在以下两个场景中使用：① 当母亲不在时，而婴儿处于清醒状态并准备好可以进食；② 在母乳哺育后婴儿还没吃饱，但处于清醒状态又不想吸吮。

> **母乳哺育支持性喂养政策的目标**
>
> 为了支持婴儿的最佳生长，要满足婴儿对吸吮的需要，实现一种在父母-婴儿接触和物理环境方面尽可能正常的喂养状况，尽快让父母完成正常的喂养任务（管喂、杯喂或在病房使用的其他喂养方式）——理想情况是从出生开始，母亲就能够母乳哺育，所以要尽快终止有固定时间和固定喂养量的喂养时间表，以支持母乳哺育（最好是纯母乳哺育）。

管饲喂养

与奶瓶补充相比，通过管饲补充的早产儿更有可能在出院时进行母乳哺育（Kliethermes, Cross, Lanese, Johnson & Simon, 1999）。从完全的肠内喂养向完全经口喂养的过渡期间，往往会使用可长期放置的鼻管或胃管。邵奥、昂布勒、安德森、迪福拉和马丁（1995）观察到使用鼻饲管喂养的婴儿与不使用鼻饲管的婴儿相比，有更低的每分钟通气量和潮气量、更低的脉搏率和更低的氧饱和度，婴儿在没有鼻饲管的情况下吸吮更有力，并能摄入更多的奶液（然而，进行这项研究时的胃管比现在更粗、柔韧性更差，如果用更细的胃管喂养，婴儿可能不会表现出这样的敏感性）。管饲期间给予安抚奶嘴的吸吮，与肠道转运时间缩短和体重快速增加相关（Bernbaum, Pereira, Watkins & Peckham, 1983），并能减少婴儿不安的状态（DiPietro, Cusson, Caughy & Fox, 1994）。

一种方案是将管饲作为一种侵入性的手段，并将管饲限制在婴儿因早产、医疗问题或疲惫而不能用杯喂的情况下才使用。长期使用管喂的婴儿存在吸吮能力差和喂养问题风险的证据支持了这个方案（Bier, Ferguson, Cho, Oh & Vohr, 1993; Hawdon, Beauregard, Slattery & Kennedy, 2000）。另一方面，当婴儿因严重疾病不能经口喂养或需要频繁地进行管喂时，使用留置胃管是合理的。偶尔需要管喂的婴儿可以在每次喂养时更换新管。

一个支持管喂母乳的喂养策略应包括以下内容，婴儿由父母抱着（理想情况是肌肤接触时）进行喂养：

- 已经开始母乳哺育的婴儿在母亲乳房旁用管喂装置喂养（图12-23和图12-24）。
- 在喂养期间不能被放在母亲乳房上的婴儿，包括接受呼吸机或CPAP治疗的婴儿，需要获得下列机会：
  - 在每次管喂期间，都有机会吸吮安抚奶嘴（图12-45）。
  - 每次喂养开始时，在结合安抚奶嘴吸吮时，取少量母乳（0.5～1.0 mL），用注射器在舌头的一侧轻轻推入口腔。

奶瓶喂养：母亲打算母乳哺育时的一个例外

除了消极的生理影响外，奶瓶喂养还阻碍了母乳哺育，因为瓶喂时面部肌肉的激活方式不同于母乳哺育时使用的口腔运动模式。奶瓶喂养给人们提供了这样的一种喂养观念，因为任何人都可以在固定的时间间隔提供固定的奶量，不需要母亲在场。此外，它主要是一种与母乳哺育不同的喂养方式,而母乳哺育也是新生儿适应子宫外环境过程中的自我调节的主要策略。

在基于优先母乳哺育的喂养决策中,当母亲出现以下状况时,会认为瓶喂是合适的:

- 由于医疗原因不能母乳哺育;
- 尽管母亲努力了,还是无法提供满足婴儿需要量的母乳;
- 打算使用混合喂养(亲喂+瓶喂);
- 不打算母乳哺育,这应该是知情决定的结果,可以有心理上的解释;
- 在了解到用杯喂的优点和限制奶瓶喂养的原因后,仍然明确要求使用瓶喂。

其他喂养方法

关于使用勺子、滴管、注射器和喂养辅具进行喂养,缺乏安全性和有效性的证据。一份关于使用指喂的报告表明,当婴儿开始表现出不完美的吸吮技巧时,手指喂养的使用可能会增加出院时的纯母乳哺育率(Oddy & Glenn, 2003)。

乳盾

对于足月婴儿,一些作者建议小心使用乳盾,因为它可能会出现奶量转移减少的风险。但相反,母亲在给早产儿哺乳时使用乳盾与较高的乳汁摄入量有关(Meier et al., 2000)。这些作者提到的使用乳盾的适应证是当婴儿难以含乳或维持含乳时。乳盾也有助于提醒婴儿在乳房上睡着时要吸吮,这样会让婴儿实现更长时间的阵发性吸吮和更长时间的清醒。然而,一项大规模的队列研究发现,早产儿母亲使用乳盾与出院时不完全母乳哺育的风险增加一倍以上有关(Maastrup et al., 2014)。

从肠内喂养向母乳哺育过渡的策略

体重测量

当婴儿的奶液摄入增加时,称重可以增强母亲的信心。这证明了婴儿的实际摄入量,有助于规划需要的补充奶量,并可能缩短达成纯母乳哺育的时间。在住院期间,给早产儿称重的母亲和未给早产儿称重的母亲之间，在母乳哺育信心方面没有发现差异（Hall, Shearer, Mogan & Berkowitz, 2002）。在建立母乳哺育的过程中，提前出院的早产儿的母亲发现称重特别有价值（Kavanaugh, Mead, Meier & Mangurten, 1995），因为这些母亲最关心的是她们的泌乳量是否充足，以及是否能将母乳转移给婴儿（Hill, Hanson & Mefford, 1994）。同时，如果母亲不能分泌或移出充足的母乳，称重可能会构成一种风险，让母乳哺育看起来似乎是一种责任的履行，这会引起母亲的内疚感（Flacking, Ewald, Nyqvist & Starrin, 2006）。因此，母亲们应该完全自由地选择她们喜欢的策略。

渐进式或根据临床指标减少补充

另一种方法是根据时间表逐步减少补充。第三种方法是根据评估婴儿的吸吮力、吞咽模式和可听到的吞咽声音来做出决定，即所谓的乳汁摄入量的临床指标。然而，当母亲和护士使用此方法时，即便是足月出生的健康儿童，也不能准确地评估乳汁摄入量（Meier, Engstrom, Fleming, Streeter & Lawrence, 1996）。

在瑞典出生的2个新生儿重症监护室中，一个应用称重，另一个应用逐渐减少和根据临床指标的方法，未发现出院时的任何形式的母乳哺育或全母乳哺育的比率有差异（Funkquist, Tuvemo, Jonsson, Serenius & Nyqvist, 2010）。然而，采用称重的新生儿重症监护室，婴儿达到纯母乳哺育，但出院时的矫正胎龄低于其他新生儿重症监护室：中位数（范围）36（33～38）周相对于37（34～39）周。

个体化策略

在这些策略之间的中间路线是询问母亲她们认为什么是有帮助的。当婴儿发育缓慢时，称重可能会成为母亲精神紧张和失望的另一个来源。母乳哺育可能只是一种提供营养的方式，一种需要履行的义务，而不是令人愉悦的互动机会。在这种情况下，最好是逐步降低对母亲泌乳量的要求。如果母亲愿意，可以每周进行1次或2次24小时内的体重测试，以评估和调整减少补充喂养的速度。

提早出院和家庭护理

推荐的出院时间基于婴儿的矫正胎龄、体重大小和是否能做到足够的随访。将母乳哺育的婴儿转移到家庭护理的常用标准是医学指征稳定、无呼吸暂停发作、能在开放的婴儿床中维持正常体温(穿着衣服、戴帽子和有一些被褥遮盖,或通过袋鼠式护理),以及能够经口喂养。父母的要求是做好接婴儿回家的准备,会用试管和/或杯子喂养,并表示有信心接管对婴儿的照料。基本要求是要有一个安全的家庭环境,有电话,和有去医院的交通工具。如果要在纯母乳哺育过程中对婴儿进行称重,就应该有体重秤。在婴儿正式出院前,至少有一天或几天的时间在家里,并有电话支持,作为试验期。通过电脑(视频会议)或电话,可以对婴儿的成长、健康和喂养计划进行日常检查和沟通。理想情况下,父母可以24小时获得护士和新生儿医生/儿科医生的咨询,可以随时返回医院,并在新生儿随访中对婴儿的健康和生长进行仔细监测。

在从新生儿科正式出院前,应向儿童保健中心或儿科医生或其他相关卫生专业人员办公室通报有关婴儿的信息,包括母乳哺育状况。应该制订一个如何在出院后从管饲过渡到经口喂养的计划,而且所有参与婴儿护理的专业人员都要遵守,该计划同时也要促进和保护母乳亲喂(Renfrew et al., 2009)。受过适当教育的非专业但同等资历的顾问可在新生儿重症监护室提供母乳哺育咨询,并在婴儿出院后提供随访。当打算全母乳喂养的婴儿出院时,由有经验的专业人员提供母乳哺育支持,可以延长母乳哺育/用母乳来喂养的时间(Meerlo-Habing, Kosters-Boes, Klip & Brand, 2009)。缺乏随访程序或计划对从NICU出院的婴儿可能构成严重危害。

从完全或部分肠内喂养过渡到完全母乳的喂养

以下指南基于作者所在单位的循证和临床经验。自它们被引入以来,婴儿达到完全母乳的喂养时的矫正胎龄逐渐下降。健康的早产儿通常在预产期前1个月左右进行完全母乳的喂养,大多数在34周,部分在33周实现完全母乳的喂养。少数婴儿会在32周时达到完全母乳的喂养(表7-5)。

表7-5　1例极早产女婴的母乳哺育进展情况

婴儿:出生胎龄:30^{+5},出生体重为1 525 g,身长41 cm,呼吸机治疗8小时,使用CPAP12小时。
母亲:经产妇,39岁,不吸烟。

天数	矫正胎龄(周)	体重(g)	与喂养/母乳哺育有关的事件
0	30^{+5}	1 525	每3小时管饲喂养捐赠乳和初乳
1	30^{+6}	1 525	管饲喂养亲母母乳与捐赠乳
2	31	1 495	开始母乳的喂养。护士记录"吸吮良好,会表现出饿"。母亲不在时使用杯喂

(续表)

天数	矫正胎龄（周）	体重（g）	与喂养/母乳哺育有关的事件
3	31	1 425	生理性减重到最低（-7%）
4	31^{+2}		母亲转到新生儿重症监护室的家庭病房
5	31^{+3}	1 445	母乳摄入9次：1～25 mL。管饲喂养4次
9	32	1 530	回到出生体重
10	32^{+1}	1 555	引入半需求性喂养。管饲喂养一次。从暖箱转移至婴儿床（水床）
11	32^{+2}	1 555	实现完全母乳的喂养：20～50 mL。"母婴同床"
12	32^{+3}	1 595	结束体重监测
14	32^{+5}	1 645	婴儿床中的水床被移走
15	32^{+6}	1 650	由父母进行居家式的护理
18	33^{+2}	1 749	出院。在医院新生儿随访门诊和当地儿童保健中心进行随访

母乳哺育的开始

无论当前的PMA、年龄或体重如何，只要婴儿脱离呼吸机和CPAP且没有表现出严重的生理不稳定性，母乳哺育就开始了（对于接受CPAP治疗的婴儿，如果他们足够稳定，并且不满足于安抚奶嘴的吸吮，也可以尝试）。通过鼻尖（鼻插管）补充氧气是没有障碍的。当母亲第一次将婴儿放在乳房上时，需要给她关于不同哺乳姿势的建议，并进行哺乳观察。母乳哺育的时间和频率应不受限制。补充喂养的时间和量是基于每个不同的婴儿而定的，要确保婴儿能达到足够的每日奶量。由母亲和主管护士共同对婴儿喂奶的补充需求、时间、奶量和喂养方法进行评估。

鼓励在产科病房母乳哺育的母亲在夜间哺乳，经过母亲的同意后，护士可以在婴儿醒来时打电话给母亲。当母亲离开新生儿病房时，她要告诉护士她将离开多久，以及如何联系她（自己和家人的电话）。

从固定时间喂养，过渡到半需求喂养，再到按需喂养

在国际上，以2小时、3小时和4小时为间隔的喂养方案在不完全母乳哺育的婴儿中很常见。但小婴儿每次奶量少，接受2小时一次频繁的喂养间隔更容易一些。最初每2小时喂一次奶的好处是，可以向母亲传达这样的信息：频繁喂奶的模式和母乳哺育是类似的，是

很自然的。对于很小的早产儿,每小时喂食可能更合适。

当有迹象表明婴儿在乳房上有母乳摄入时——听得到的吞咽声或用注射器抽吸胃内容物来评估喂食管的位置,看到有新鲜奶液出现时——母亲应该被告知关于替代策略的使用,减少除母乳哺育以外的其他补充奶量的喂养方法。其目标是减少管饲的喂奶量和婴儿使用喂管的时间,并促进尽早实现纯母乳哺育。一种策略是在哺乳前后对婴儿进行称重测试,以验证婴儿奶液的摄入量。然而,对那些觉得称重压力大的母亲,有必要提供替代策略以减少补充奶制品的摄入(将在下面讨论)。

> *半需求喂养*(随意进食):不断评估婴儿的饥饿信号,以促进频繁的母乳哺育,同时在婴儿获得一段较长时间的休息后积极鼓励母乳哺育,必要时给予补充喂养,以保证婴儿达到每日的需求奶量。
>
> *按需喂养*:神经系统发展到达的一个阶段,大脑能够与饥饿和吃饱同时调节行为状态,并且完全可以基于婴儿的饥饿提示进行喂养(大约在足月时)。

一旦婴儿摄入了单次喂养规定的母乳量的一半(一次就足够了),就终止原计划的间隔喂养方案,并规定每天的总奶量。提醒母亲,在母乳哺育的儿童中,摄入模式出现变化(喂养频率、喂养间隔和每次喂养的奶量)是正常的。鼓励母亲当婴儿出现以下情况时,将母乳喂给婴儿:当婴儿表现出任何感兴趣的迹象时,以及自上一次母乳哺育后最多3小时,以鼓励状态转换。乳头接触口腔的感觉和母乳的味道可能会引起婴儿的觉醒。

将乳房中摄入的奶量记录下来并算到总奶量中。母亲和护士共同决定婴儿何时需要用试管或杯子进行补充喂养,以达到每天所需的奶量。负责每班的护士有确保婴儿完成每日目标奶量的最终责任。当婴儿达到完全母乳哺育(或部分母乳哺育,当需要混合喂养时),就不再需要继续进行称重了。婴儿最初一天或每2~3天称一次体重,以确保足够的体重增加。

当婴儿足月时,成熟的吸吮模式就取代了不成熟的吸吮模式,长时间有节奏的阵发性吸吮与呼吸穿插在一起,婴儿可以根据需要安全地进食。许多婴儿出院的时候还没有足月,但已经在纯母乳哺育了。母亲通常需要坚持一段时间的半需求喂养,她们也许不得不经常唤醒婴儿,以避免过长的喂养间隔,并达到每天足够的需求奶量。这对预防母乳哺育性营养不良至关重要,婴儿摄入不足会导致不生长,甚至会出现体重下降,并可能出现晚期的高胆红素血症,以及可能因高含量的钠和氯化物而脱水(高钠血症性脱水)。当出现这种状况时,可通过适当的母乳哺育和/或通过杯或管进行补充喂养来纠正预防(Picone & Paolillo, 2010; Cooper, Kahana & Kotagal, 1995)。

婴儿的喂养计划由母亲或父母与护理人员共同制订。**图7-5**可以用来确定婴儿与母亲在建立母乳哺育过程中的当前阶段,并使她为接下来的阶段做好准备。

婴儿含乳吸吮的理论与实务

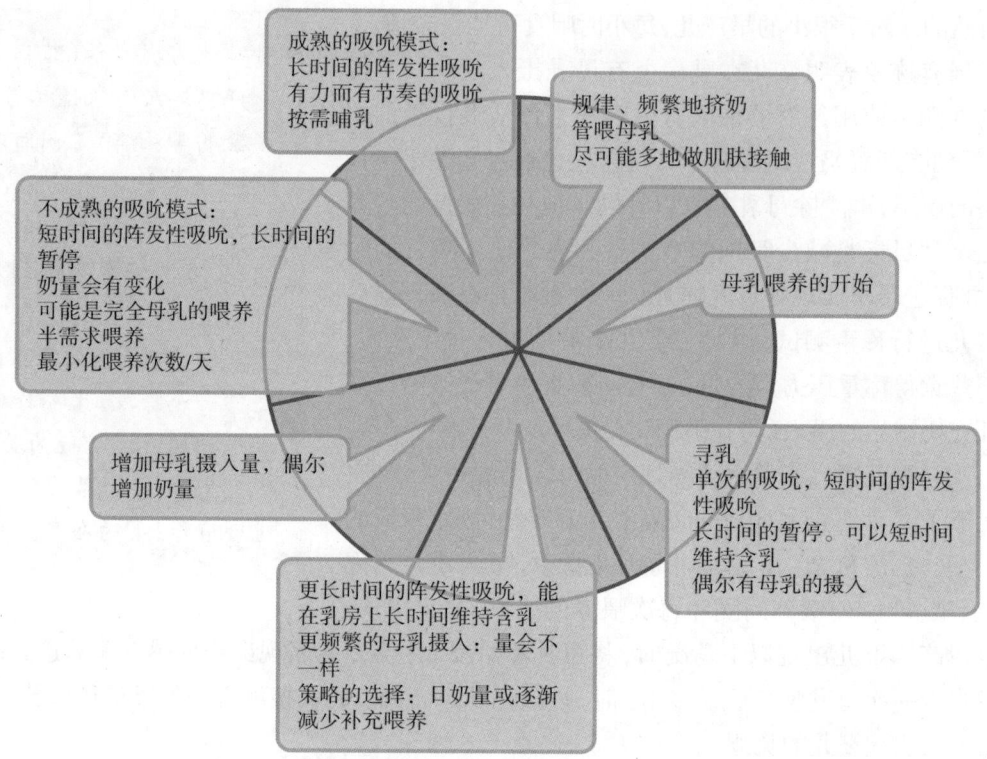

图7-5　母亲和婴儿在喂食母乳和母乳哺育行为方面的进展阶段

袋鼠式护理（KMC）方法

在工业化国家逐渐形成对早产儿喂养准备情况进行评估并提倡谨慎采用口服喂养的做法的同时，哥伦比亚推出了袋鼠妈妈护理（Kangaroo Mother Care, KMC）法（Gomez, Sanabria & Marquette, 1992）。它是根据袋鼠的姿势、袋鼠使用的喂养策略，并以袋鼠的姿势提前出院。把婴儿抱成袋鼠姿势的替代性衣物参考如图7-6和图7-7所示。用杯喂或勺喂来做母乳哺育的补充喂养。在KMC的多中心研究中，出院时母乳亲喂率和用母乳哺育的概率分别为83%、98%和80%（Cattaneo, Davanzo & Worku et al., 1998）。

在西方国家，每天约1小时的肌肤接触是常见的，但不一定每天都发生。不过，随着该方法优点证据的不断出现，International Network on Kangaroo Mother Care表示"KMC被定义为早期（出生后尽快）连续（理想情况下一天24小时，或尽可能多的），和长时间（直到不再需要调节婴儿温度）的肌肤接触"，并建议在医疗资源充足的情况下，"KMC可以应

206

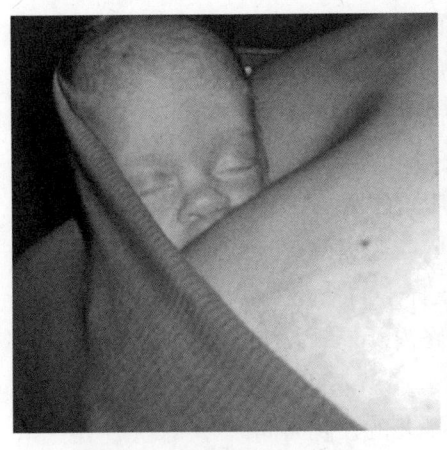

图7-6 袋鼠式护理的罩衫

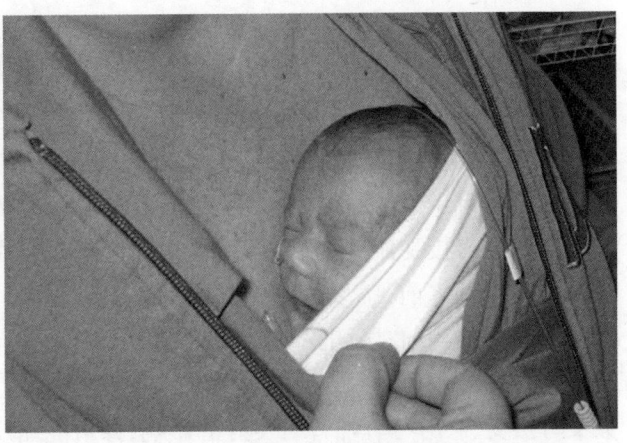

图7-7 袋鼠式护理的无袖紧身背心

用于从28周以后的任何胎龄、任何体重(低至600克)的低出生体重婴儿……并被母婴二分体、家庭和卫生保健系统所接受"(Cattaneo, Davanzo, Uxa & Tamburlini, 1998, p. 442)。2003年,世界卫生组织(WHO)将KMC列入高质量新生儿护理的推荐方法中,并发布了实用实施指南(WHO, 2003)。由于有大量证据证实了KMC对婴儿和父母有好处,包括促进泌乳和母乳哺育,专家建议同时在高技术和低收入环境中普遍推广该方法(Nyqvist et al., 2010b),并就在高技术NICU环境下实施的具体建议达成了共识(Nyqvist et al., 2010a)。

表7-6 从出生时开始持续性的袋鼠式护理

婴儿:出生胎龄:34^{+4},出生体重为2 835 g,阴道分娩,Apgar评分9-9-10。
母亲:经产妇,30岁,不吸烟。

天数	矫正胎龄(周)	体重(g)	与喂养/母乳哺育有关的事件
0	34^{+4}	2 835	从出生开始,就与母亲进行不受干扰的肌肤接触。非常频繁的母乳哺育(一开始每小时进行2次)。没有进行补充喂养。定期进行血糖测试
3	35	2 578	体重降低到最低(−9%)
4	35^{+1}	2 635	由于高胆红素血症*,在开放式婴儿床的水床上进行光疗时,肌肤接触护理中断了1天
5	35^{+2}	2 670	胆红素水平不需要治疗。血糖测试从未显示任何低血糖。进行家庭护理计划
8	35^{+5}	2 734	出院,纯母乳哺育。从未需要进行任何补充喂养。在医院新生儿随访门诊和当地儿童保健中心进行随访

*自本案例研究开始以来,发现可以用光疗灯或光疗毯来进行光疗,而同时,婴儿仍然可以趴在家长身上做肌肤接触。

表7-6描述了一个中度早产的婴儿，他在住院期间几乎不间断地与母亲进行肌肤接触（母亲不能做的时候，由父亲代替）。他出生后立即被放在母亲的胸前，然后以这个姿势被送到新生儿重症监护室，他的父母和他一起住在家庭病房里。只要婴儿有任何感兴趣的暗示，母亲都会进行母乳哺育，最初是每小时两次。在夜间，母亲以袋鼠式护理的姿势与婴儿同睡。因为母亲经常给他做母乳哺育，而且婴儿也吸吮得很好，因此不需要做任何补充喂养。婴儿定时接受血糖检测，体重也得到了密切关注。需要提醒读者的是，大多数早产儿在全母乳亲喂之前，需要进行不同时间段的试管和/或杯子的补充喂养。本案例旨在强调需要重新评估当前常见的喂养决策和做法，以便进行修改，使其符合婴儿的实际能力。在瑞典这样的工业化国家，持续的KMC——包括从出生开始就不间断的KMC——能被大多数父母接受，会对母乳哺育有良好的影响，并可能缩短婴儿的住院时间。

世卫组织/联合国儿童基金会爱婴医院倡议（BFHI）适用于新生儿重症监护

对于因为早产或疾病，以及他们的母亲和家庭有特殊需要，出生后需要进入NICU的婴儿，一个来自北欧国家和加拿大魁北克的专家小组，已经启动了一个适应性研究，即Neo-BFHI项目，有三个指导原则和十条修订步骤（**方框7-2**）（Nyqvist et al., 2012; Nyqvist et al., 2013）。

方框7-2　新生儿病房的爱婴医院倡议

三项指导原则
1. 员工对于母亲的态度必须关注母亲个人及其所处的情况。
2. 设施的设置必须能提供以家庭为中心的护理，并得到周围环境的支持。
3. 医疗保健系统必须确保从怀孕到婴儿出院后的持续性护理。

十条修订步骤（有一些与原来的内容是相同的）
1. 制订书面的母乳哺育政策，并定期传达给所有医护人员。
2. 教育和培训所有员工执行本政策所需的具体知识和技能。
3. 告知有早产风险或婴儿出生时有疾病风险的住院孕妇关于母乳哺育的益处，以及泌乳和母乳哺育的管理。
4. 鼓励尽早的、持续的和长时间的母婴之间的肌肤接触/袋鼠式护理。
5. 向母亲展示如何开始和维持泌乳，并以婴儿的稳定性作为是否开始建立母乳哺育的唯一标准。
6. 除非有医学指征，否则不给新生婴儿提供除母乳以外的任何其他食物或液体。
7. 让母婴24小时都待在一起。
8. 鼓励母乳按需喂养，或在需要时，将半需求喂养作为早产儿和患病婴儿的过渡策略。
9. 用其他替代喂养的方式，而不是瓶喂，至少持续到良好的母乳哺育机制建立，并只在有正当理由时使用安抚奶嘴和乳盾。
10. 帮助父母为持续母乳哺育做准备，并确保出院后能够获得支持服务/团体。

Reproduced from Nyqvist, K. H., Hägkvist, A. P., Hansen, M. N., Kylberg, E., Franssen, A. L., Maastrup, R., ... Hayek, L. N. (2013). Expansion of the Baby-Friendly Hospital Initiative Ten Steps to Successful Breastfeeding into neonatal intensive care: Expert group recommendations for three guiding principles. *Journal of Human Lactation,* 29(3), 300–309.

结论

通过学习来自世界各地的证据和经验，泌乳顾问可以改进策略和做法，这将帮助早产儿的母亲以最佳方式实现她们母乳哺育的个性化目标。

参考资料

Acuña-Muga, J., Ureta-Velasco, N., de la Cruz-Bértolo, J., Ballesteros-López, R., Sánchez-Martinez, R., Miranda-Casabona, ... Pallás-Alonso, C. (2014). Volume of milk obtained in relation to location and circumstances of expression in mothers of very low birth weight infants. Journal of Human Lactation, 30(1), 41–46.

Als, H., Lawhon, G., Duffy, F. H., McAnulty, G. B., Gibes-Grossman, R., & Blickman, J. G. (1994). Individualized developmental care for the very low-birth-weight preterm infant. Journal of the American Medical Association, 272, 853–858.

Arslanogly, S., Corpelein, W., Moro, G., Braegger, C., Campoy, C., Colomb, V., ... van Goudoever, J. (2003). Donor human milk for preterm infants: Current evidence and research directions. Journal of Pediatric Gastroenterology and Nutrition, 57(4), 535–542.

Becker, P. T., Grunwald, P. C., Moorman, J., & Stuhr, S. (1991). Outcomes of developmentally supportive nursing care for very-low-birth-weight infants. Nursing Research, 40, 150–155.

Bernbaum, J. C., Pereira, G. R., Watkins, J. B., & Peckham, G. J. (1983). Nonnutritive sucking during gavage feeding enhances growth and maturation in premature infants. Pediatrics, 71(1), 41–45.

Bier, J. A., Ferguson, A., Cho, C., Oh, W., & Vohr, B. (1993). The oral motor development of low-birth weight infants who underwent orotracheal intubation during the neonatal period. American Journal of Diseases in Children, 147, 858–862.

Blaymore Bier, J. A., Ferguson, A. E., Morales, Y., Liebling, J. A., Oh, W., & Vohr, B. R. (1997). Breastfeeding infants who were extremely low birth weight. Pediatrics, 100, e3.

Cattaneo, A., Davanzo, R., Uxa, F., & Tamburlini, F. International Network on Kangaroo Mother Care. (1998). Recommendations for the implementation of Kangaroo Mother Care for low birthweight infants. Acta Paediatrica, 3(4), 440–445.

Cattaneo, A., Davanzo, R., Worku, B., Surjono, A., Echeverria, M., Bedri, A., & Tamburlini, G. (1998). Kangaroo Mother Care for low birthweight infants: A randomized controlled trial in different settings. Acta Paediatrica, 87(9), 976–985.

Chen, C. H., Wang, T. M., Chang, H. M., & Chi, C. S. (2000). The effect of breast- and bottle-feeding on oxygen saturation and body temperature in preterm infants. Journal of Human Lactation, 16, 21–27.

Cooper, W. O., Atherton, H. D., Kahana, M., & Kotagal, U. R. (1995). Increased incidence of severe breastfeeding malnutrition and hypernatremia in a metropolitan area. Pediatrics, 96(5 Part 1), 957–960.

Cregan, M. D., De Mello, T. R., Kershaw, D., McDougall, K., & Hartmann, P. E. (2002). Initiation of lactation in women after preterm delivery. Acta Obstetrica Gynecologica Scandinavica, 81, 870–877.

Davies, A. M., Koenig, J. S., & Thatch, B. T. (1988). Upper airway chemoreflex responses to saline and water in preterm infants. Journal of Applied Physiology, 64(4), 1412–1420.

DiPietro, J. A., Cusson, R. M., Caughy, M. O., & Fox, N. A. (1994). Behavioral and physiologic effects of nonnutritive sucking during gavage feeding in preterm infants. Pediatric Research, 36(2), 207–214.

Dodrill, P., McMahon, S., Donovan, T., & Cleghorn, G. (2008). Current management of transitional feeding issues in preterm neonates born in Queensland, Australia. Early Human Development, 84(10), 6376–6383.

Dowling, D. A. (1999). Physiological responses of preterm infants to breast-feeding and bottle-feeding with the orthodontic nipple. Nursing Research, 48, 78–85.

Dowling, D. A., Meier, P. P., DiFiore, J. M., Blatz, M., & Martin R. J. (2002). Cup-feeding for preterm infants: Mechanics and safety. Journal of Human Lactation, 18, 13–20.

Embleton, M. D., (2013). Early nutrition and later outcomes in preterm infants. Review of Nutrition and Diet, 106, 25–32.

Feldman, R., & Eidelman, A. I. (2003). Direct and indirect effects of breast milk on the neurobehavioral and cognitive development of premature infants. Developmental Psychobiology, 43, 109–119.

Flacking, R., Ewald, U., Nyqvist, K. H., & Starrin, B. (2006). Trustful bonds: A key to "becoming a mother" and reciprocal breastfeeding. Stories of mothers of very preterm infants at a neonatal unit. Social Science and Medicine, 62(1), 70–80.

Flint, A., New, K., & Davies, M. W. (2007). Cup feeding versus other forms of supplemental enteral feeding for newborn infants unable to fully breastfeed. Cochrane Database of Systematic Reviews, (2), CD005092.

Fujinaga, C. I., de Moraes, S. A., Zamberlan-Amorim, N. E., Castral, T. C., de Almeida e Silva, A., & Scochi, C. G. (2013). Clinical validation of the Preterm Oral Feeding Readiness Assessment Scale. Revista Latino-Americana de Enfermagem, Spec. No. 21, 140–145.

Funkquist, E. L., Tuvemo, T., Jonsson, B., Serenius, F., & Nyqvist, K. H. (2010). Influence of test weighing before/after nursing on breastfeeding in preterm infants. Advances in Neonatal Care, 10, 33−39.

Furman, L., Minich, N., & Hack, M. (2002). Correlates of lactation in mothers of very low birth weight infants. Pediatrics, 109(4), e57.

Gomez, H. M., Sanabria, E. R., & Marquette, C. M. (1992). The mother kangaroo programme. International Journal of Child Health, 3(1), 55−67.

Gupta, A., Khanna, K., & Chattree, S. (1999). Cup feeding: An alternative to bottle feeding in a neonatal intensive care unit. Journal of Tropical Pediatrics, 45, 108−110.

Hall, W. A., Shearer, K., Mogan, J., & Berkowitz, J. (2002). Weighing preterm infants before and after breastfeeding: Does it increase maternal confidence and competence? American Journal of Maternal and Child Nursing, 27(6), 318−326.

Hanlon, M. B., Tripp, J. H., Ellis, R. E., Flack, F. C., Selley, W. G., & Shoesmith, H. J. (1997). Deglution apnea as indicator of maturation of suckle feeding in bottle-fed preterm infants. Developmental Medicine & Child Neurology, 39, 534−542.

Hawdon, J. M., Beauregard, N., Slattery, J., & Kennedy, G. (2000). Identification of neonates at risk of developing feeding problems in infancy. Developmental Medicine & Child Neurology, 42(4), 235−239.

Hill, P. D., Aldag, J. C., & Chatterton, R. T. (1999). Effects of pumping style on milk production in mothers of non-nursing preterm infants. Journal of Human Lactation, 15, 209−215.

Hill, P. D., Brown, L. P., & Harker, T. L. (1995). Initiation and frequency of breast expression in breast-feeding mothers of LBW and VLBW infants. Nursing Research, 44, 352−355.

Hill, P. D., Hanson, K. S., & Mefford, A. L. (1994). Mothers of low birthweight infants: Breastfeeding patterns and problems. Journal of Human Lactation, 10, 169−176.

Jones, E., Dimmock, P. W., & Spencer, S. A. (2001). A randomised controlled trial to compare methods of milk expression after preterm delivery. Archives of Disease in Childhood: Fetal and Neonatal Edition, 85, F91−F95.

Kavanaugh, K., Mead, L., Meier P., & Mangurten, H. H. (1995). Getting enough: Mothers' concern about breastfeeding a preterm infant after discharge. Journal of Obstetric, Gynecologic, & Neonatal Nursing, 24, 23−32.

Kliethermes, P. A., Cross, M. L., Lanese, M. G., Johnson, K. M., & Simon, S. D. (1999). Transitioning preterm infants with nasogastric tube supplementation: Increased likelihood of breastfeeding. Journal of Obstetric, Gynaecologic, & Neonatal Nursing, 28, 264−273.

Lessen, B. S. (2011) Effect of the premature infant oral motor intervention on feeding progression and length of stay in preterm infants. Advances in Neonatal Care, 11(2), 129−139.

Maastrup, R., Hansen, B. M., Kronborg, H., Bojesen, S. N., Hallum, K., Frandsen, A., Kyhnaeb, A., Svarer, I., & Hallstrom, I., (2014). Factors associated with exclusive breastfeeding of preterm infants. Results from a prospective national cohort study. PLOS ONE, 9(2), e89077.

Malhotra, N., Vishwambaran, L., Sundaram, K. R., & Narayanan, I. (1999). A controlled trial of alternative methods of oral feeding in neonates. Early Human Development, 54, 29−38.

Marinelli, K. A., Burke, G. S., & Dodd, V. L. (2001). A comparison of the safety of cupfeedings and bottlefeedings in premature infants whose mothers intend to breastfeed. Journal of Perinatology, 21, 350−355.

Mathew, O. P. (1988). Respiratory control during nipple feeding in preterm infants. Pediatric Pulmonology, 5(4), 220−224.

Meerlo-Habing, Z. E., Kosters-Boes, E. A., Klip, H., & Brand, P. L. (2009). Early discharge with tube feeding at home for preterm infants is associated with longer duration of breastfeeding. Archives of Disease in

Childhood: Fetal and Neonatal Edition, 94(4), F294-F297.

Meier, P. P. (2001). Breastfeeding in the special care nursery. Prematures and infants with medical problems. Pediatric Clinics of North America, 48, 425-442.

Meier, P., & Anderson, G. C. (1987). Responses of small preterm infants to bottle- and breastfeeding. American Journal of Maternal and Child Nursing, 12, 97-105.

Meier, P. M., Brown, L. P., Hurst, N. M., Spatz, D. L., Engstrom, J. L., Borucki, L. C., & Krause, A. M. (2000). Nipple shields for preterm infants: Effect on milk transfer and duration of breastfeeding. Journal of Human Lactation, 16(2), 106-114.

Meier, P. P., Engstrom, J. L., Fleming, B. A., Streeter, P. L., & Lawrence, P. B. (1996). Estimating milk intake of hospitalized preterm infants who breastfeed. Journal of Human Lactation, 12, 21-26.

Mörelius, E., Hellström-Westas, L., Carlén, C., Norman, E., & Nelson, N. (2006). Is a nappy change stressful to neonates? Early Human Development, 82(10), 669-676.

Morton, J., Hall, J. Y., Wong, R. J., Thairu, I., Benitz, W. E., & Rhine, W. D. (2009). Combining hand techniques with electric pumping increases milk production in mothers of preterm infants. Journal of Perinatology, 29, 757-764.

Nyqvist, K. H. (2001). The development of preterm infants' milk intake during breast feeding. Journal of Neonatal Nursing, 48-52.

Nyqvist, K. H. (2013). Lack of knowledge persists about early breastfeeding competence in preterm infants. Journal of Human Lactation, 296-299.

Nyqvist, K. H., Anderson, G. C., Bergman, N., Cattaneo, A., Charpak, N., Davanzo, R., ... Widström, A. M. (2010a). Kangaroo Mother Care: Application in a high-tech environment. Acta Paediatrica, 99(6), 812-819.

Nyqvist, K. H., Anderson, G. C., Bergman, N., Cattaneo, A., Charpak, N. R., Davanzo, ... Widström, A. M. (2010b). Towards universal Kangaroo Mother Care: Recommendations and report from the First European Conference and Seventh International Workshop on Kangaroo Mother Care. Acta Paediatrica, 99(6), 820-826.

Nyqvist, K. H., & Ewald, U. (1999). Infant and maternal factors in the development of breastfeeding behavior and breastfeeding outcome in preterm infants. Acta Paediatrica, 88, 1194-1203.

Nyqvist, K. H., Ewald, U., & Sjödén, P.-O. (1996). Supporting a preterm infant's behaviour during breastfeeding: A case report. Journal of Human Lactation, 12(3), 221-228.

Nyqvist, K. H., Ewald, U., & Sjödén, P.-O. (1999). Development of preterm infants' breastfeeding behavior. Early Human Development, 55, 247-264.

Nyqvist, K. H., Farnstrand, C., Edebol Eeg-Olofsson, K., & Ewald, U. (2001). Early oral behaviour in preterm infants during breastfeeding: An EMG study. Acta Pediatrica, 90, 658-663.

Nyqvist, K. H., Haggkvist, A. P., Hansen, M. N., Kylberg, A., Frandsen, A. L., Maastrup, R., ... Haiek, L. N. (2012). Expansion of the Ten Steps to Successful Breastfeeding into neonatal intensive care: Expert group recommendations for three guiding principles. Journal of Human Lactation, 28(3), 289-296.

Nyqvist, K. H., Haggkvist, A. P., Hansen, M. N., Kylberg, A., Frandsen, A. L., Maastrup, R., ... Haiek, L. N. (2013). Expansion of the Baby-Friendly Hospital Initiative Ten Steps to Successful Breastfeeding into neonatal intensive care: Expert group recommendations. Journal of Human Lactation, 29(3), 300-309.

Nyqvist, K. H., Rubertsson, C., Ewald, U., & Sjödén, P. O. (1996). Development of the preterm infant breastfeeding behavior scale (PIBBS), a study of nurse-mother agreement. Journal of Human Lactation, 207-219.

Nyqvist, K. H., & Strandell, E. (1999). Evaluation of a cup feeding protocol in a neonatal intensive care unit.

Journal of Neonatal Nursing, 2(31), 36.

Oddy, W. H., & Glenn, K. (2003). Implementing the Baby Friendly Hospital Initiative: The role of finger feeding. Breastfeeding Review, 11(1), 5−10.

Ohyama, M., Watabe, H., & Hayasaka, Y. (2010). Manual expression and electric breast pumping in the first 48 h after delivery. Pediatrics International, 52, 39−43.

Oras, P., Blomqvist, Y. T., Nyqvist, K. H., Gradin, M., Rubertsson, C., Hellstrom-Westas, L., & Funkquist, E. L. (2015). Breastfeeding patterns in preterm infants born at 28−33 gestational weeks. Journal of Human Lactation, 31(3), 377−385.

Picone, S., & Paolillo, P. (2010). Neonatal outcomes in a population of late-preterm infants. Journal of Maternal-Fetal & Neonatal Medicine, 23 (Suppl 3), 116−120.

Renfrew, M. J., Craig, D., McCormick, F., Rice, S., King, S. E., Misso, K., ... Williams, A. F. (2009). Breastfeeding promotion for infants in neonatal units: a systematic review and economic analysis. Health Technology Assessment, 13(40), 1−146.

Rocha, N. M. N., Martinez, M. E., & Jorge, S. M. (2002). Cup or bottle for preterm infants: Effects on oxygen saturation, weight gain, and breastfeeding. Journal of Human Lactation, 18, 132−138.

Ross, E. S., & Browne, J. V. (2002). Developmental progression of feeding skills: An approach to supporting feeding in preterm infants. Seminars in Neonatology, 7, 469−475.

Shiao, S. Y., Youngblut, J. M., Anderson, G. C., DiFiore, J. M, & Martin. R. J. (1995). Nasogastric tube placement: effects on breathing and sucking in very-low-birth-weight infants. Nursing Research, 44(2), 82−88.

Slusher, T. M., Slusher, I. L., Keating E. M., Curtis. B. A., Smith. E. A., Orodriyo, E., ... Nakakeeto, M. K. (2012). Comparison of maternal milk (breastmilk) expression methods in an African nursery. Breastfeeding Medicine, 7(2), 107−111.

Thelen, E., & Vogel, A. (1989). Toward an action-based theory of infant development. In J. Lockman & N. Hazen (Eds.), Action in social context (pp. 23−63). New York, NY: Plenum.

Thoyre, S. M., Shaker, C. S., & Pridham, K. F. (2005). The early feeding skills assessment for preterm infants. Neonatal Network, 24(3), 7−16.

Uvnäs-Moberg, K., & Eriksson, M. (1996). Breastfeeding: Physiological, endocrine, and behavioural adaptations caused by oxytocin and local neurogenic activity in the nipple and mammary gland. Acta Paediatrica, 85, 525−530.

White-Traut, R. C., Berbaum, M. L., Lessen, B., McFarlin, B., & Cardenas, L. (2005). Feeding readiness in preterm infants. American Journal of Maternal and Child Nursing, 30(1), 52−59.

World Health Organization. (2003). Kangaroo Mother Care: A practical guide. Geneva, Switzerland: Author.

Yilmaz, G., Caylan, N., Karacan, C. D., Bodur, I., & Gokcay, G. (2014). Effect of cup feeding and bottle feeding on breastfeeding in late preterm infants; a randomized controlled study. Journal of Human Lactation, 30(2), 174−179.

第八章

解剖和结构对吸吮技术的影响

凯瑟琳·沃森·吉娜

本章介绍了一些解剖学特征，这些特征对母乳哺育提出了生物力学挑战。虽然在教科书中单独介绍的这些情况十分简单，但结合每一对母婴二人的背景考虑这些情况也是很重要的，包括生产、产后、健康、心理社会因素和母乳哺育史。道格拉斯（2013）告诉我们不要使用简化论的方法解决母乳哺育问题，尤其是在后舌系带过短的情况下。帕姆·道格拉斯（Douglas & Hill, 2013）将母婴视为一个复杂的适应系统，随着时间的推移，即便是小的挑战也会产生强烈的影响，并降低双方的条理、互动和功能。

母乳哺育是一个充满活力的过程。一些具有本章所述的某种解剖问题的婴儿（甚至是多个解剖问题的组合）在母乳哺育时只需稍加调整便能茁壮成长。然而，生物系统中的干扰越多，程度越大，机体（或母婴二人）自身的稳态机制所能补偿的可能性就越小。如果在出生干预、母婴分离和婴儿过度控制过程中出现解剖学问题，母乳哺育可能会非常困难。恢复母婴的生物学模式（皮肤与皮肤的接触、拥抱、安全的共眠、按需哺乳、在重力支持下以婴儿为主导的含乳姿势、泌乳支持）始终是恢复母乳哺育的第一步。对于改善管理和无创母乳哺育援助失败的母婴二人，应考虑侵入性干预措施。

舌系带过短

舌系带过短或舌结是一种轻微的异常。它可能是单发的，也可能与其他中线缺陷伴随发生。将舌固定在口腔底部的细胞通常从外侧边缘到中线、从前到后发生退化，留下一小部分残存的附着物，被称为舌系带（lingual frenulum）。正常的舌系带将舌的运动传递到舌下唾液腺，以促进说话或进食时的唾液分泌（Futenbach, 2007）。健康婴儿的舌系带位置各不相同：在以色列200名新生儿的前瞻性队列研究中，99.5%的婴儿的舌系带可见或可触及（Haham, Marom, Mangel, Botzer & Dollberg, 2014）。巴西言语病理学家对71名从出生到1岁婴儿的前瞻性纵向研究发现，舌系带的厚度和附着物在出生后的第一年是稳定的（Martinelli, Marchesan & Berretin Felix, 2014）。

口腔底部细胞不能发生凋亡，或是肌肉或纤维的组织渗入到舌系带中，就可能会造成舌运动的限制。马蒂内利及其同事研究了8名婴儿在舌系带切开术期间取出组织的组织学特征（Martinelli, Marchesan, Gusmão, Rodrigues & Berretin-Felix, 2014），虽然样本量很小，但不同类型的舌系带在组成上存在着一定的差异。在舌系带过于短的情况中，有纵向的弹性纤维束、肌肉纤维和1型胶原（一种抗拉伸组织），每一种都有更多的限制性表现。前位但较短的舌系带没有肌纤维，仅有稀疏的、不成群的弹性纤维，但仍含有比以往正常口腔黏膜研究中更多的Ⅰ型胶原。作者指出，这些差异解释了异常舌系带缺乏弹性，使其不太可能适应被拉伸。

舌的活动性

舌的活动性通常是通过婴儿将舌尖伸出牙龈嵴的能力来评估的。舌系带过短的婴儿的舌头伸展/伸出通常会随着嘴张开的宽度而降低（舌后退随着开口而增加）。因为张大嘴对深含乳至关重要，而舌尖接触乳房触发含乳，所以舌后退会干扰舌头附着乳房。张嘴引起的舌后退（向后拉）可能会让婴儿吸吮成人手指时将舌头保持在牙龈嵴上方，而在哺乳期间则做不到，因为此时需要嘴张开得更大（图8-1）。在吸吮过程中，舌尖位于下牙龈上方，这对于防止刺激咬合反射很重要。正常情况下，张嘴时舌尖可覆盖到下唇。触摸婴儿下牙龈的前部（但不是齿支撑面）可以引起伸舌（图8-2）。舌后附着物稍多的婴儿可以将舌伸到牙龈嵴上，但限制性系带的牵拉会导致舌尖被拉扯住，后舌抬高（图8-3）。

舌抬高对乳房上的吸吮至关重要。前舌作为一个整体进行移动，以稳定口中的乳房，它与下颌骨一起升降。前舌完全下降后，后舌从前到后呈波浪状下降，以增加口内乳汁转运空间（Elad et al., 2014）。当下颌骨上抬时，前舌作为一个整体上升，后舌继续以前后波浪的形式上升将乳汁推向咽部，以协调吞咽。可以在与婴儿"交谈"时评估舌的抬高程度，也可以通过交替触摸中央上下牙槽嵴引导舌的运动进行评估。嘴巴张开时，婴儿应能将舌抬高至上腭一半以上（图8-4）。对于舒适、有效的母乳哺育所需的舌抬高的程度仍存在争议。如果婴儿能够在嘴巴张开的情况下将舌尖抬高至上腭，则不太可能出现母乳哺育困难，但有些能够将舌尖置于口腔中部的婴儿也可以进行母乳哺育。对于哭泣时舌在口中下降（Martinelli, Marchesan & Berretin-Felix, 2012），或者前舌只有一小部分向后弯曲的婴儿，

第八章 解剖和结构对吸吮技术的影响

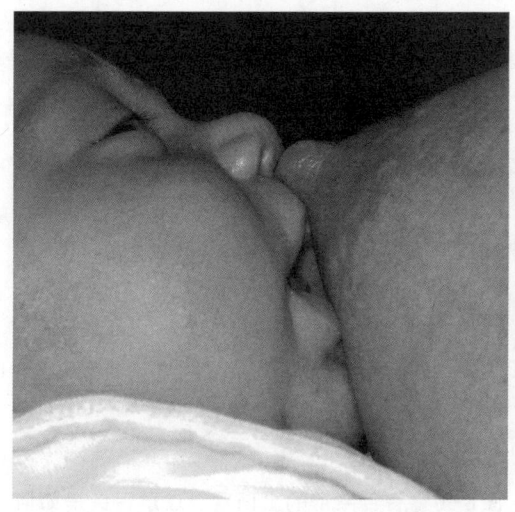

图8-1 张口缩舌不利于婴儿用嘴裹住乳房

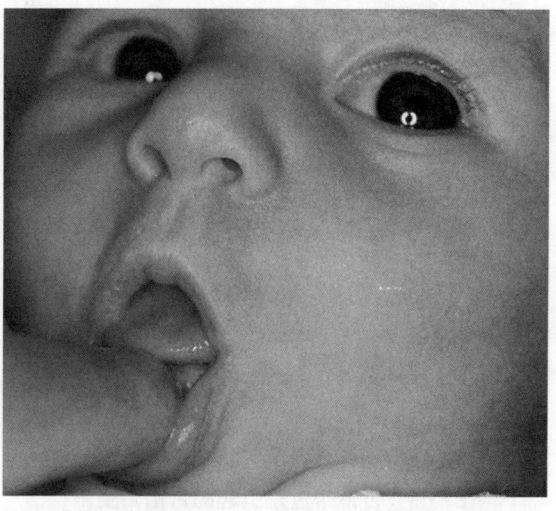

图8-2 通过触摸下牙龈前表面刺激伸舌。注意,正常伸舌时,舌尖保持扁平,并很好地伸出到下嘴唇上方

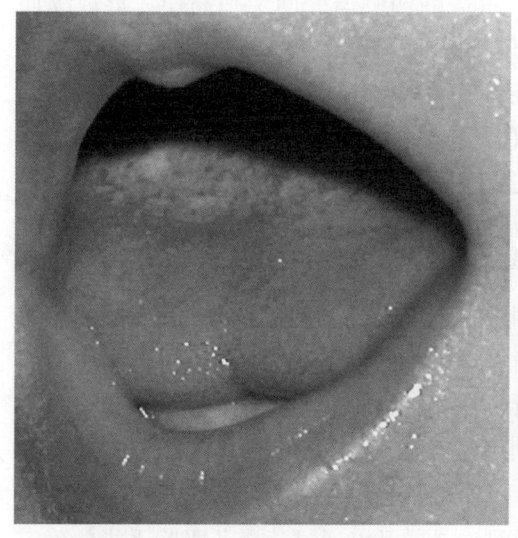

图8-3 舌系带过短导致伸舌受限

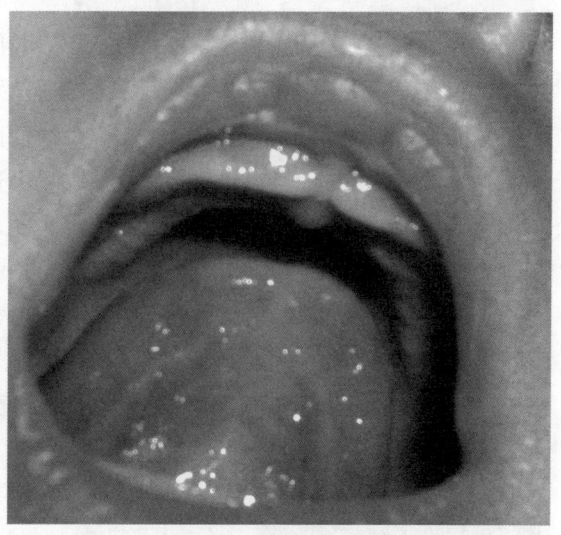

图8-4 正常舌抬高

很可能存在舌系带过短的情况。舌系带切开术的结果似乎与舌正常抬高的恢复程度成正比。如果找不到观察婴儿哭的机会(当然不赞成刺激哭),以面对面的姿势抱住觉醒状态的婴儿并与他交谈,将刺激相应的口腔运动,并可看到舌的上表面(背面)。婴儿说话时,可能会发现舌系带伸向前部的地方出现深的凹痕或下拉。用带槽的导向器、压舌器或手指提起舌,在舌下方用指尖从侧面向中线的触诊通常可以判断舌系带是否过短(**图8-5和图8-6**)。

217

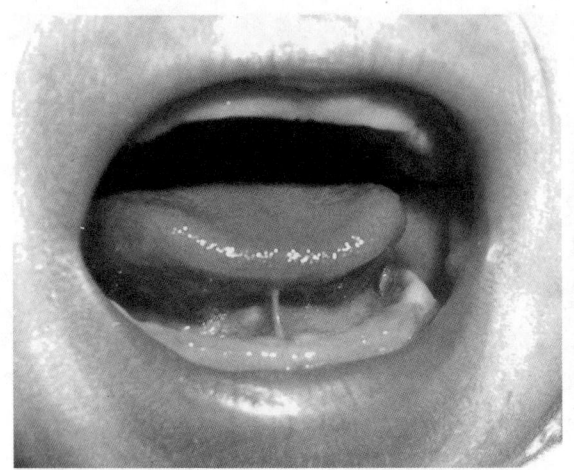

图8-5 舌系带过短引起的舌抬高受限

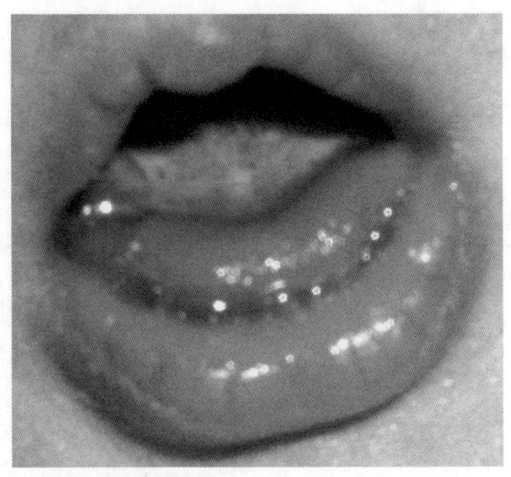

图8-6 后舌系带的上面观。注意舌头是如何被舌尖后面的系带强力下拉的

舌头的两侧需要向上抬高使舌形成纵向的凹槽,以帮助围绕乳头及周围的乳晕,将其稳定在口中,并有助于将乳汁形成吞咽可控的食团。舌的两侧边缘(侧面)接触上腭形成一个通道以控制乳汁食团,从而实现安全、可控的吞咽(Yang, Loveday, Metreweli & Sullivan, 1997)。这个过程对于舌系带过短的婴儿来说可能更加困难,因为他们的系带受限,而且由于子宫内和母乳哺育时缺乏舌的正常压力而导致更高、更窄的上腭。在一些舌系带过短的婴儿中,系带具有足够的弹性并形成纵向凹槽,但在其他婴儿中,形成纵向凹槽的能力较弱(图8-7),可以通过让婴儿吸吮手指并确定舌两侧对手指的包裹程度来评估形成纵向凹槽的能力。

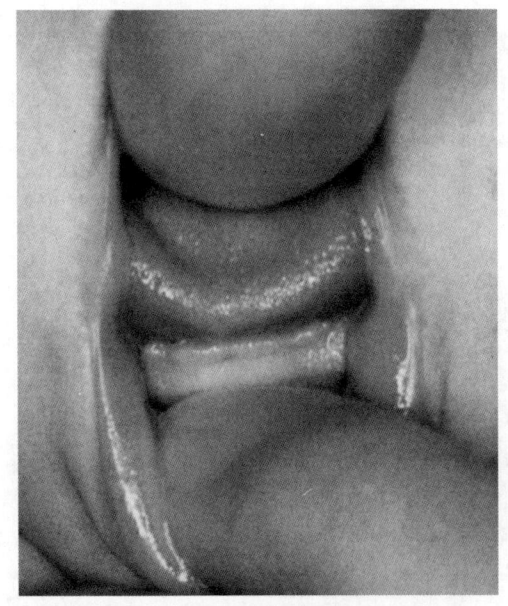

图8-7 舌系带过短导致的较浅的凹槽

舌尖侧伸(lateralization,将舌尖移动到嘴边的能力)在吃固体食物时比在吸吮时更为重要,舌尖侧伸将食物反复移动到牙齿的咀嚼面,并且在进食后用舌尖清除牙齿之间的食物(图8-8)。然而,在不扭曲舌体的情况下,无法将舌尖横向移动到至少嘴角的位置,是舌头运动受限的表现(图8-9)。在咀嚼过程中,舌头的扭转是一种正常的运动,有助于将固

第八章 解剖和结构对吸吮技术的影响

体食物推到牙齿上（Hiiemae & Palmer, 2003），但它不能代替舌尖侧伸（图8-10）。舌系带过短的成年人反馈，舌系带切开术后进食和吞咽更容易。有时在幼儿中会自发地观察到偏侧化现象，并且可以通过手指沿着下牙龈嵴的外面从一侧到另一侧运动来刺激舌的侧伸现象。舌尖应能跟随手指至少运动到嘴角，而舌体保持在中线不动。向两边侧伸的距离应该是相等的。如果发现不对等的侧伸或抬高时，在考虑舌系带切开术前应注意婴儿颈部肌肉张力可能不平衡（斜颈）。

对硬腭的检查有助于发现需要治疗的舌系带过短的婴儿。腭由三个板形成：一个小的前中线原发腭和一对较大的外侧腭板。腭板在舌的上方生长，在中线融合，并与原发腭融合在一起。子宫内正常的舌运动将形成的腭扩展成宽的U形（图8-11）。舌系带过短会阻碍腭的扩展，使舌系带过短的婴儿有一个高的、拱形和狭窄的上腭（图8-12和图8-13）。腭变形的严重程度与舌的受限制程度成正比。神经系统疾病会引起舌的强度、张力和运动范围降低，或宫内胎儿头部生长受限也可能导致腭部形状异常（见第十二章）。

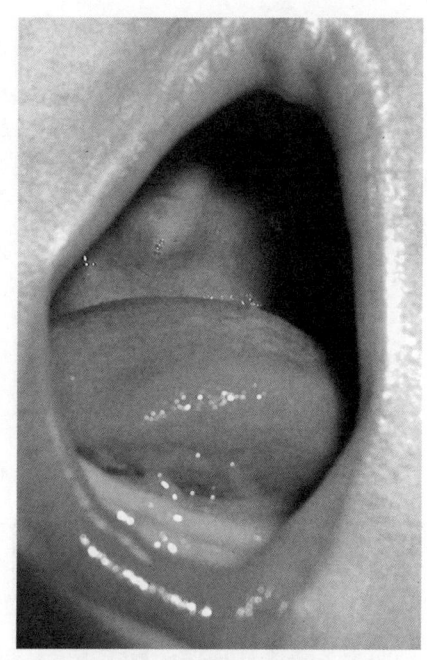

图8-8 正常的侧伸

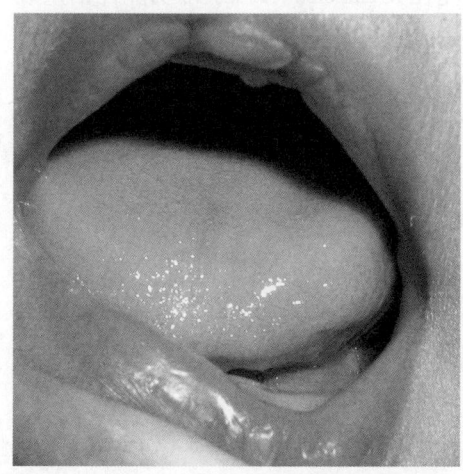

图8-9 完全舌系带过短导致的侧伸功能受限。注意上唇有一个很大的吸吮泡

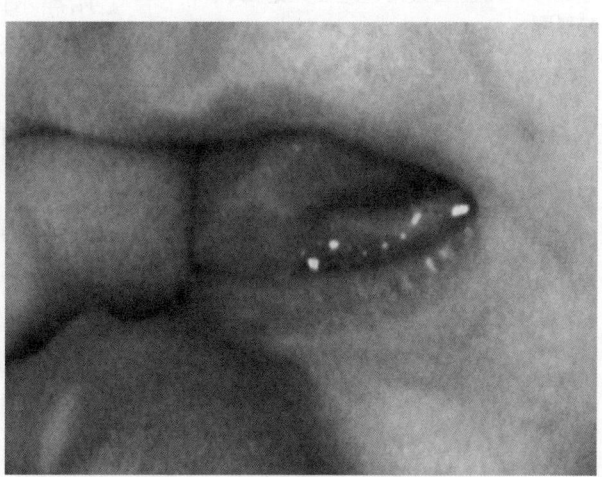

图8-10 后（黏膜下）舌系带侧向扭曲

219

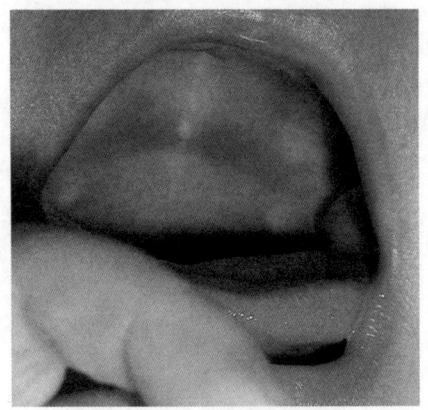

图8-11　正常腭部

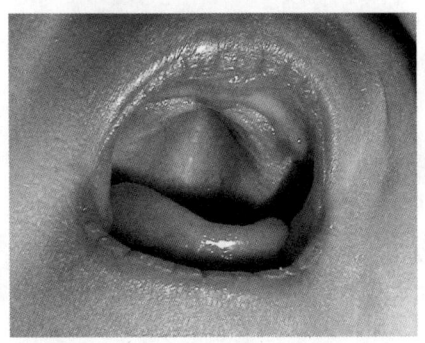

图8-12　3型舌系带过短婴儿的高、窄、V形腭

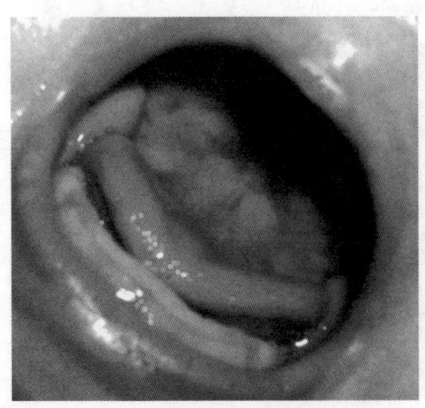

图8-13　1型舌系带过短婴儿的高而窄的腭。注意扁平、缩回的舌

最后，让婴儿吮吸手指（适当清洁和包裹）对评估舌的活动性特别有帮助。大多数婴儿在有或无液体流动的情况下会有不同的吸吮方式，因此使用滴管或含乳汁的注射器是获得真实情况的重要手段。弯曲针头注射器在这方面特别有用，因为它们很便宜，并且针头可以靠在手指上插入而不影响婴儿的唇缝。正常的吸吮包括舌的前部沿着手指形成凹槽，然后和下颌以一个整体的方式移动，随后后舌呈波浪状移动。舌先向下移动（吸吮），然后从前向后后退（吞咽）（见第一章）。压力的分级是正常的，大多数婴儿在运输乳汁前会逐渐加大吸力。舌头回缩碰到下牙龈嵴，过度的负压会使吸吮不舒服，咀嚼、滑动、挤压、作为一个整体一起移动或舌的颠簸运动，以上这些都是不正常的。在一些舌系带过短的婴儿中，舌的抬高受到限制，以至于手指可以不受任何阻力地从口中抽出。对于在口腔内产生少量负压的婴儿，也应检查是否有黏膜下腭裂或明显的腭裂（本章后面将讨论），而对于软腭裂的婴儿，应检查以排除X连锁腭裂伴舌系带过短（TBX-22突变）（Braybrook et al., 2001）。

哈泽尔贝克在其Hazelbaker舌系带功能评估量表（hazelbaker assessment tool for lingual frenulum function, HATLFF）中提倡检查多种舌的运动（Haselbaker, 1993）。HATLFF是一种识别舌系带过短的筛选工具，已用于识别需要在新生儿病房和哺乳门诊治疗的婴儿（Ballard, Auer & Khoury, 2002）。量表的可靠性体现在：评估者均非常一致地认为在评估功能的部分，如果舌的提升、伸展和侧化这三个特征（Amir, James & Donath, 2006），项目的分数为4或更低，则表示需要舌系带切开术。其他研究人员发现，仅依靠这种工具会产生高比率的未分类的婴儿（Madlon-Kay, Ricke, Baker & DeFor, 2008）和假阴性婴儿（Ricke, Baker, Madlon-Kay & DeFor, 2005）。为反映最近的研究，HATLFF在

2010年进行了修订,以便更好地识别需要舌系带切开术的婴儿,无论舌系带的位置如何。

母乳哺育婴儿的舌系带切开术决策规则(frenotomy decision rule for breastfeeding infants)是一个用于识别受益于舌系带过短治疗的母婴二人的简单工具(Srinivasan, Dobrich, Mitnick & Feldman, 2006)。对母婴二人中出现乳头疼痛或创伤、含乳不稳、持续喂养或婴儿体重增加不足的问题,加上舌系带限制舌抬向上腭、舌环绕手指形成凹槽或伸出超过牙龈嵴,都进行了舌系带切开术。舌系带切开术立即改善了LATCH评分(从4～8分到8～10分),在3个月的随访中,92%的母亲没有疼痛,88%的母亲认为手术是有帮助的。

马蒂内利及其同事(Martinelli, Marchesan & Berretin-Felix, 2012)在他们的舌系带切开术方案中检查了舌系带的特征和婴儿的口腔运动功能。检测的项目都与舌的进食功能有关。其他研究小组正在研究如何使舌系带切开术决策系统化以及降低治疗正常婴儿的风险。虽然舌系带切开术是一种安全、简单的手术,但在风险-效益平衡中应始终考虑婴儿疼痛和难受的可能性。

对母乳哺育的影响

舌系带过短通常会对含乳、母乳哺育效率和母亲舒适度产生负面影响(Ballard, Auer & Khoury, 2002; Buryk, Bloom & Shope, 2011; Dollberg, Botzer, Grunis & Mimouni, 2006; Geddes, Langton et al., 2008年; Griffiths, 2004; Hong et al., 2010; Klockars & Pitcaranta, 2009; Knox, 2010; Livingstone, Willis, Abdel-Wareth, Thiessen & Lockitch, 2000)。尽管大多数舌系带过短的婴儿舌运动的效率低于舌系带不受限制的同龄孩子(Ramsay, Mitoulas, Kent & Hartmann, 2004),但一些婴儿能够含住乳房并转运乳汁(Geddes, Chadwick, Kent, Garbin & Hartmann, 2009; Todd & Hogan, 2015)。另外一些则完全不能附着在乳房上。有些能够附着,但无法转运足够的乳汁来维持生长(Forlenza, Paradise Black, McNamara & Sullivan, 2010)和刺激母亲乳汁的供给,或者会导致母亲乳头或乳房的损伤。在出生后的第一周,舌系带过短会使断奶的风险增加3倍(Ricke et al., 2005);延迟治疗会增加母乳哺育问题的风险(Todd & Hogan, 2015),并降低母亲母乳哺育的自我效能(Emond et al., 2013)。如果舌系带切开术有效,则可以改善婴儿的生长(Miranda & Milroy, 2010),并增加婴儿在吸吮过程中获得的乳汁量(Geddes, Langton et al., 2008; Garbin et al., 2013)。

然而,对于极少数的母婴来说,舌系带切开术并不能改善母乳哺育。因此,最佳的行动方案是"全面地了解这些情况并探索其他原因"(Sethi, Smith, Kortequee, Ward & Clarke, 2013)。

母乳哺育效果的一些变量可归因于母亲的乳房特征。乳房弹性、乳头延展和母亲的运动技能对于让一个舌系带过短的婴儿是否能发挥他最好的表现都很重要。乳房弹性越大，婴儿的口腔就越容易抓住乳晕有利的一部分，以便顺利转运乳汁。乳头在被口腔包裹时会收缩的特性使得任何婴儿都很难附着在乳房上，但这可能使舌系带过短的婴儿完全无法附着。拥有良好的运动计划技能和母乳哺育经验的母亲在婴儿尝试含乳时更有可能给其有效的支持和帮助。一个最佳的含乳对于填充口腔和稳定舌是至关重要的，这样它可以在吸吮时尽可能地发挥作用。考虑到母亲和母婴二分体都有可能发生问题，因此在泌乳顾问的帮助下，一半舌系带过短的婴儿在不进行舌系带切开术的情况下能够有效地母乳哺育并不奇怪（Todd & Hogan, 2015）。

我们来想象一下，有一个火箭形状的棒棒糖，它有一个狭窄的尖端并且底部较宽。如果你只把棒棒糖细尖的前端放进嘴里，你需要把舌尖抬到上牙龈嵴上，把棒棒糖压到那里，然后你得噘起嘴唇并压紧脸颊固定它。如果你把细尖往后放靠近你的软腭，嘴唇里是棒棒糖更宽的底部，这样不用撅起嘴唇就可以固定它，舌头可以在棒棒糖的宽的底部形成较浅的凹槽而不用绷紧。即使舌的附着有点紧，你也会有足够的力量用舌头把棒棒糖压到上腭。如果舌头很紧，不能从嘴底上抬，那么需要嘴唇、脸颊和下颌尽力将棒棒糖保持在口中。这说明了正常吸吮时，含乳的深度与舌活动度之间的相互作用。如果含乳较浅，或者舌没有足够的力量或活动能力将乳房固定在口中，则会需要附近肌肉的协助。这是一个代偿的例子。当婴儿过度使用嘴唇或脸颊时，在考虑让婴儿做舌系带切开术之前，先检查并完善含乳机制是很重要的。

舌系带短的分类

当要鉴别舌存在因舌系带缺乏了弹性而出现运动限制时，可根据舌系带附着在舌上和口腔底部的位置将舌系带过短进行分类（**表8-1**）。关注舌的活动性（功能）而不仅仅是舌系带的外观是非常重要的。

表8-1 舌系带过短的分类

类 型	上 附 着	下 附 着	舌系带的特点
1	舌尖	牙槽嵴	通常很薄，可能有弹性
2	舌尖后2～4 mm	牙槽嵴上或后面	通常很薄，可能有弹性
3	舌中部	口底中部	通常较厚，纤维较多，无弹性
4	舌根	舌根口底部	通常很厚，纤维状的，有光泽，无弹性

由 Elizabeth v. Coryllos, MD, FAAP, FACS, IBCLC 提供。

文献中对分类的分歧很大程度是由于对舌系带过短的定义不同造成的。一般来说，描述舌系带的附着部位和特征（厚度、相对弹性），以及哪些特定的舌运动受到限制或改变更有帮助。格里菲思（2004）根据舌系带所附着的舌头长度的比例对舌系带进行分类。他发现，即使是紧贴舌根的厚而无弹性的舌系带（完全不存在舌系带过短的情况）也会限制舌的活动性，而且对这些非常靠后的舌系带的治疗至少对其中50%的婴儿有积极的效果（D. M. Griffiths, 2004）。

舌的运动范围是舌系带过短婴儿母乳哺育能力的最重要因素。薄而有弹性的舌系带对舌运动的影响通常会小于厚而有纤维的舌系带（**图8-14和图8-15**）。在一项病例对照研究中，75%的厚系带与母乳哺育困难有关（Messner, Lalakea, Aby, McMahon & Bair, 2000）。口腔底部的弹性是舌活动的另一个重要组成部分。非常有弹性的黏膜底可以部分补偿限制性的舌系带。如果口腔底部紧绷，舌系带短且无弹性，婴儿的舌功能可能非常差。舌系带沿舌底的附着范围是决定功能的另一个重要决定因素，一般（但并非总是）较长的附着相较于较短的附着来说，舌的抬高和伸展会更加受限。

通常情况下，最严重的舌系带过短的病例不被识别，是因为婴儿抬高舌头的能力有限，以至于舌尖上没有明显的凹痕，也没有心形的前舌。患有严重限制性舌系带的婴儿通常会将舌头放在牙龈线后面，尤其是当嘴张开时（**图8-16**）。舌会显得扁平或挤成一团，形成一个不寻常的形状。接触暴露在外的下牙龈嵴上的未来牙齿支撑面会触发反射性咬合，而这通常会由于舌尖的存在而被抑制。如果婴儿在吸吮过程中收回舌头，下牙龈就会接触到乳房，并且会发生正常的阶段性咬合（咬合-释

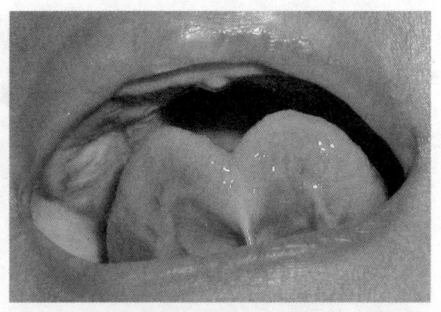

图8-14 "经典的"1型舌系带过短。优化体位后，婴儿舌抬高充分可进行母乳哺育。奶瓶喂养最初也会有问题

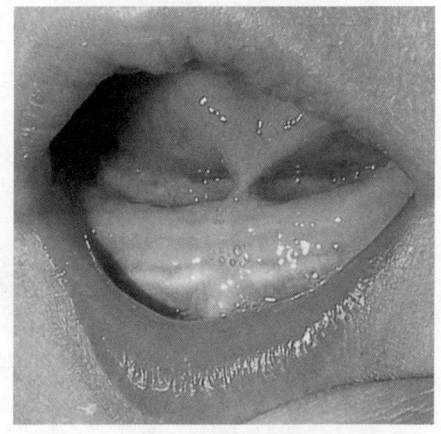

图8-15 严重的1型舌系带过短。这个舌系带很厚并无弹性，需要进行治疗

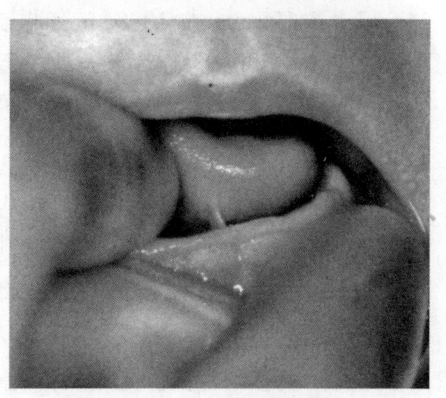

图8-16 2型舌系带过短

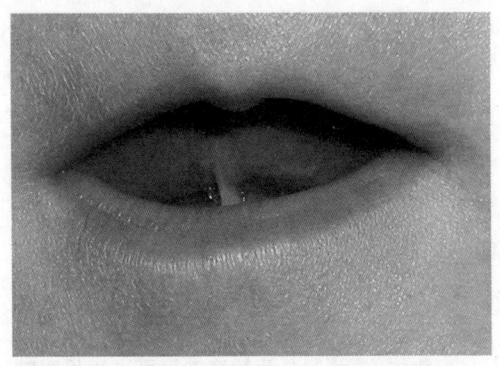

图8-17 3型舌系带过短。当嘴巴张开不大时,舌尖可以抬高

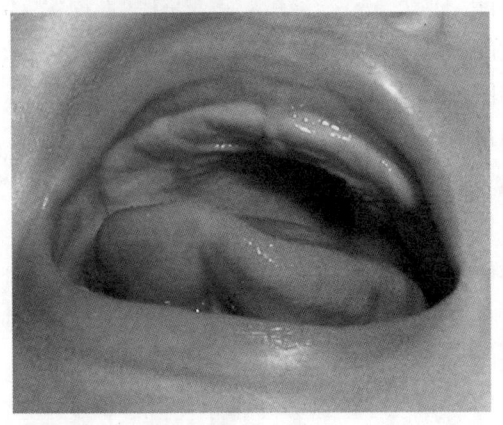

图8-18 3型舌系带过短。当嘴巴张开时,只有舌头的边缘能够抬起

放-咬合)。如果婴儿保持嘴巴紧闭以帮助在舌头不能充分活动时维持含乳或转运乳汁,上牙龈也可能会损伤乳房。无法抬高舌以进行波浪状运动(图8-17和图8-18),并且触发正常的阶段性咬合反射,这会导致婴儿咬到乳房。超声波研究无法对口腔十分靠前的部分成像,因为声波从下颌骨上反弹后只留下一个黑色的阴影。不过,结合婴儿牙龈造成的乳晕上的瘀伤或皮肤损伤和母亲的口述,基本可以确定有咬伤发生。

正常喂养需要前舌以杯口样(轻轻向上弯曲)抓住乳房,同时舌体形成凹槽并将乳房含入口中。婴儿含住乳房后开始吸吮,以刺激排乳反射(milk ejection reflex, MER),从而增加乳房和口腔之间的压力差。然后,前舌抓住乳房,同时随下颌轻微下降,后舌从前向后下降。在吸吮过程中,软腭被压在舌的背面,以防止空气通过鼻子或喉咙进入口腔。扩大口内间隙可降低压力。这种低气(负)压导致乳汁通过输乳孔从高压力区(乳房)流向低压力区(口腔)。最近的超声研究表明,后舌的下降程度对每次吸吮的乳汁量非常重要(Geddes, Kent, Mitoulas & Hartmann, 2008)。有凹槽的舌收集乳汁形成食团,然后通过下颌和前舌的抬高以及后舌从前到后的持续上升波被吞下。在小婴儿中,每次吞咽过程中都会将食团推至咽部(Geddes et al., 2009)。射线电影照相术研究证实,前舌跟随下颌,舌从前到后呈波浪状运动(Ardran, Kemp & Lind, 1958)。这被解释成为从乳房中流出乳汁提供正压,现在证明是为吞咽提供正压(Kennedy et al., 2010; Elad et al., 2014)。后舌的凹槽和舌侧缘相对于腭的位置对于控制吞咽和呼吸的协调性很重要。如果没有这种前后输送乳汁的方式,乳汁可能会在孩子准备关闭呼吸道之前溢出到咽部。吞咽困难(大口吞咽)与呼吸协调性差、吞气症(吞咽过量空气)、喉部渗入(在会厌下但声带上有乳汁),甚至会导致吸入,使婴儿进食不舒服、紧张或感到害怕。处理奶液流速流量的能力差是婴儿在喂养期间出现烦躁的常见原因,甚至可能拒绝喂养。舌系带过短是吞咽困难的危险因素(Dodrill & Gosa, 2015)。

舌在口腔底的后部，是一束通过颏舌肌根部固定于口腔底部的肌肉，肌纤维从口腔底部下面行走至下颌骨。当舌被一个非弹性的系带沿着它的大部分长度固定时，则无法完成正常的运动范围，舌大体上会向后或向两侧重新分布它的肌肉量。这导致了舌形成厚实、成束的外观（图8-19），进而增加后舌肌肉量，在舌头后部上形成一个异常大的隆起（图8-20）。这种活塞样运动对乳房或乳头的反复应力可造成相当大的损伤（图8-21），在超声研究中被确定是乳头尖端受压的原因（Geddes, Langton et al., 2008）。同一批研究人员也观察到，在舌系带过短的婴儿中，舌中段会异常压迫乳头根部。

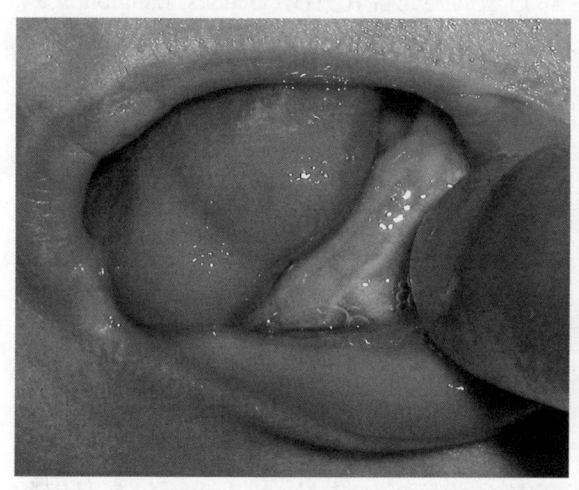

图8-19　试图移动受限的舌头导致厚的、成束的外观

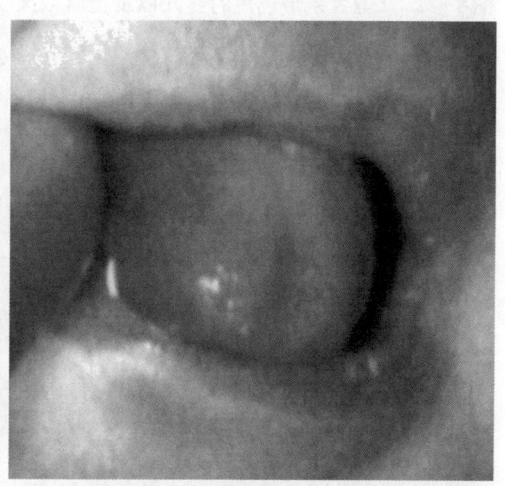

图8-20　3型舌系带过短的后舌抬高

限制性舌附着的另一种代偿是使用舌从前到后的滑动运动。这一点在作者的超声研究中可以看到，此时颏舌骨肌和下颌舌骨肌过度收缩以帮助舌抬高。当舌回缩时，后舌抬高并摩擦乳头。妈妈们形容这种感觉就像是砂纸在乳头上摩擦。在使用这种吸吮模式时，通常可以观察到婴儿将乳房从口腔中吞入吐出。

在图8-21中，可看到位于表面正后方的乳头轴的深裂和乳头表面的压缩性裂隙，会导致乳腺炎和念珠菌病。母亲称，婴儿每次吸吮时，舌头都会有力地撞击她的乳头。采用反向按压舌后部的手指喂养有助于婴儿改变舌的运动，使喂养更舒适、更有效。

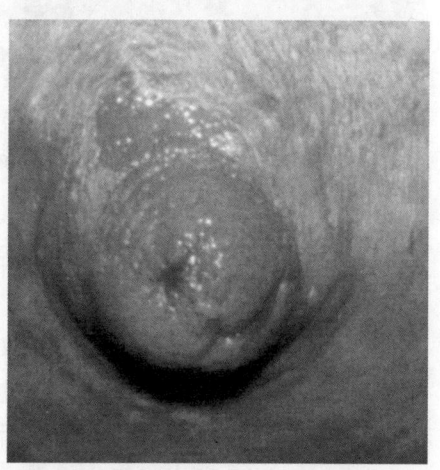

图8-21　后舌抬高和上下不协调的活塞运动对乳头造成的损伤愈合1周后

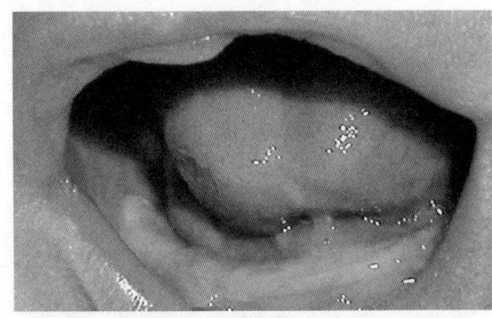

图8-22　2型舌系带过短的婴儿以及上唇很大的摩擦水泡

比较这张照片和图8-24中水泡的位置，这个婴儿上唇系带也紧张，所以水泡位于上唇内部。

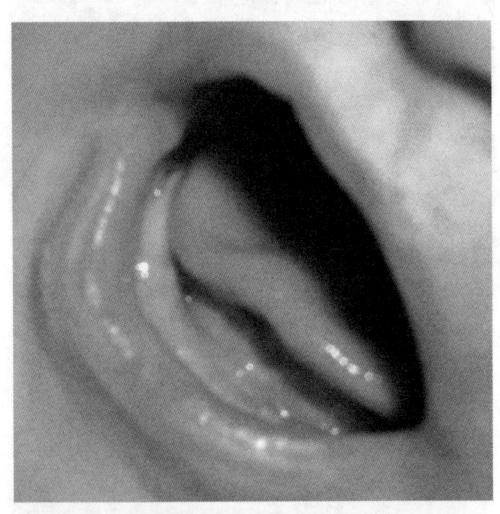

图8-23　对于没有可见系带的神经系统健康的婴儿，通过较差的舌运动能力来识别黏膜下舌系带过短

（见第十二章的图12-44。）

舌功能欠佳或含乳较浅的婴儿可能会利用抿上唇的运动以尝试用正压将母乳从乳房中排出，或者在舌头滑动时试图用嘴裹住乳房。这种行为通常会导致婴儿嘴唇出现严重的吸吮水泡（图8-22至图8-24）。超声研究证实，与没有限制性舌系带的婴儿相比，舌系带过短的婴儿含乳更浅（Geddes, Langton et al., 2008；Ramsay et al., 2004）。抿嘴并不是舌系带过短所独有的，有时也会出现在下颌骨较短的婴儿中。

有时，舌系带过短的婴儿会出现过度的下颌偏移。前舌通常固定在乳房上，后舌则下降以降低口腔内的压力。如果舌的前部不能随着舌后部的下降而抬高或在乳房周围保持凹槽，它会被舌系带拉到口腔底部。然后下颌骨必须下降更多才能在整个口腔内产生负压，而不是在乳头后面的小腔隙里。这会增加嘴唇和脸颊的工作量，如果嘴唇没有足够的力量维持含乳，脸颊就可能会塌陷或凹陷（图8-25），乳房可能会从口中脱出。一些婴儿通过固定嘴唇和过度使用口轮匝肌来进行代偿（见彩图3）。随着吃奶的进程，收紧嘴唇周围的环状肌肉通常会导致婴儿从乳头上滑走，特别是当前舌不能通过它的活动来帮助保持对乳房组织的附着时。帮助母亲往后躺，使重力把婴儿固定在她身上，可以提高含乳的稳定性。

舌前位、短或无弹性舌系带导致的舌运动受限可造成婴儿在进食过程中使用其他的且效率较低的运动。常见的运动模式包括：试图将舌头作为一个整体无组织地上下移动；收缩的舌头过度抬高（将舌头在口腔后部隆起）；过度压迫（利用下颌和舌肌将乳头固定在口腔中）；咀嚼、撅上唇和舌前后滑动。每一种模式在喂养过程中对母亲和婴儿而言都有特定的缺点，并且通常可以通过舌系带切开术消除。

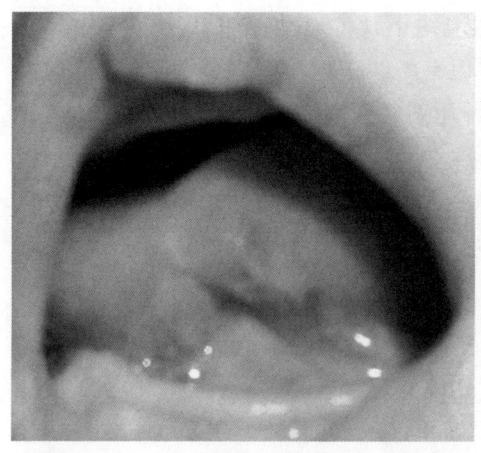
图8-24 一名患有黏膜下舌系带过短和斜颈的婴儿抬起口腔底部以抬高舌头，注意上唇中线典型位置上巨大的摩擦水泡

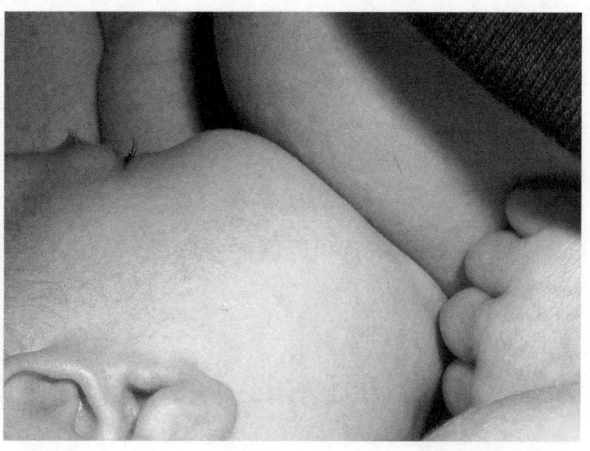
图8-25 下颌过度偏移。注意扁平而有皱纹的脸颊

舌系带过短的治疗

  有症状的舌系带过短的解决办法是将舌系带与舌底分开，以释放舌运动的限制。舌系带切开术曾是一种常规做法，直到奶瓶喂养成为西方文化的常态。由于母乳哺育的兴起，医学文献中再次出现了提倡对舌系带过短的喂养困难婴儿进行舌系带切开术的文章。从进行的几项随机对照试验表明，96%的婴儿经过泌乳顾问的强化帮助其喂养技能没有改善，在舌系带切开术后有了很大的改进（Hogan, Westcott & Griffiths, 2005），并且在舌系带切开术后，母亲的疼痛得到了更大的改善（Dollberg et al., 2006; Buryk, Bloom & Shope, 2011; Berry, Griffiths & Westcott, 2012）。然而，一项前瞻性随访发现，在舌系带切开术后，3%的母婴二分体出现了母乳哺育的困难增加（Dollberg, Marom & Botzer, 2014）。

  婴幼儿的舌系带切开手术通常在门诊进行。有些医生使用调味的苯佐卡因凝胶作为局部麻醉剂，另外一些人不使用麻醉，尤其是因为局部麻醉药与引起婴儿高铁血红蛋白血症的风险有关。助手固定住婴儿后，用戴着手套的手指或用于舌系带切开术的带槽导向器把舌头提起。通常用外科剪或外科激光在舌中线或舌下切开舌系带。注意避开口腔底部舌下壁上的下颌下腺开口。舌系带通常是无血管的，如果有血管，可以在舌系带切开处上下进行缝合，然后在两个缝合处之间分开。在大多数情况下，用方块纱布压迫切口足以防止或停止出血（请参阅第九章了解舌系带切开术的详细说明）。

舌系带切开术后，大多数婴儿在吸吮时会自然地纠正其舌运动。如果3～4天后没有明显改善，应对婴儿重新检查以观察是否舌系带过短有所纠正但没有完全消除，并确保没有遗漏其他问题。有些医生建议在舌系带切开术后几天或几周内进行舌的伸展运动或提舌，不过没有唯一的治疗方案。如果进行了术后锻炼，对婴儿的不适和压力降到最低是很重要的。一种可能的方法是在舌系带两侧的口腔底部轻轻地向下伸展，避免触及伤口，另一种方法是用指尖在口腔内的两侧，从下方抬起舌头。

未经舌系带切开术的舌系带过短的管理

在4～5天内没有正确吸吮的婴儿，以及那些没有接受治疗的婴儿，可以通过运动尽可能地帮助改善舌的伸展和抬高。在作者的实践中，一部分患有严重舌运动限制的婴儿能够在不经舌系带切开术的情况下，用6～9周的时间实现母乳哺育。在这些情况下，婴儿通过定时奶瓶喂养或Hazelbaker手指喂食器喂养，并定期尝试母乳哺育，直到婴儿逐渐能够过渡到纯母乳哺育。如果父母不接受或不能进行舌系带切开术，可以鼓励他们：

- 每天至少用医用级电动双边（可租用）吸乳器或高效地手挤奶8次，以维持足够的乳汁供应；
- 部分交替喂养后，将婴儿放在乳房上（母乳作为甜点）保持母乳哺育的练习；
- 专注于获得尽可能非对称的深含乳；
- 通过口腔锻炼减少后舌抬高和收缩。

预期指导很重要。如果婴儿需要更频繁或需要更长时间的调整，应提醒父母预期的喂养效率可能比较低，并要有耐心。

对未经治疗的舌系带过短婴儿的生长情况进行监测很重要。喂养通常效率较低，如果不允许婴儿在必要时（包括夜间）频繁进食，母亲的泌乳量和婴儿生长可能会随着时间的推移而衰退。舌和/或下颌骨的震颤（肌束震颤）在舌系带过短的婴儿中很常见，这是由于使用了不符合人体生理学的舌、下颌和嘴唇的代偿性运动所引起的疲劳所致。这种增强的生理性震颤是婴儿吃奶困难的有力证据。如果在神经系统健康的婴儿中发现震颤，应评估其口腔解剖和口腔运动功能，并密切关注婴儿的生长发育。如果生长不太理想，用支持母乳哺育的方式挤出乳汁并进行补充喂养是很重要的（见第十二章）。

调整含乳

对乳房的依附需要舌尖在口腔内向下并与乳房接触。这对舌系带过短的婴儿来说更为困难，他们通常张口不太好，当张嘴较大时舌头可能会缩回更多(图8-3)。一些策略上的改变可以帮助改善舌系带过短婴儿的含乳能力。第五章介绍了提供良好的姿势稳定性和改变乳房形状以帮助婴儿含入更多乳房组织。一些额外的策略有助于舌系带过短的婴儿。

如果仅仅是给健康、神经系统正常的舌系带过短的婴儿最佳的姿势，并让他们自我依附，他们可能会更好地含乳。这让他们有更多的时间组织舌的运动，这样他们就可以放下舌头并裹住乳房。一个最佳姿势的例子包括：母亲抱着婴儿让他斜靠在自己身上，让婴儿的腹部依偎在母亲的胸廓上，臀部绕着母亲的一侧弯曲，胸部放在母亲的乳房上，下颌放在乳晕上，人中放在乳头上(图8-26)。应鼓励母亲支撑婴儿的肩膀和背部，手指不要放在头和脖子上，以便在婴儿张大嘴巴和向乳房猛冲时让头部伸展(图8-27)。当婴儿的嘴裹住乳房时，母亲将婴儿直接依偎在她身边以支持婴儿的动作(图8-28)。如果母亲采取半躺位的姿势，重力可以帮助婴儿接近她的身体。

如果婴儿无法充分将舌头放下并一直含不住乳房，可以将婴儿的整个身体略微地向另一个乳房滑动，让暴露在婴儿舌尖上的乳房更多，更容易含住。在这个动作中，肩膀也可以向内压使婴儿的下颌和舌尖靠近乳房。

另一个特别有用的策略是，如果婴儿在含乳时将下唇和舌尖滑向乳头，用一个手指在乳晕边缘或刚刚超出乳晕边缘的地方挤压使乳房凹陷，

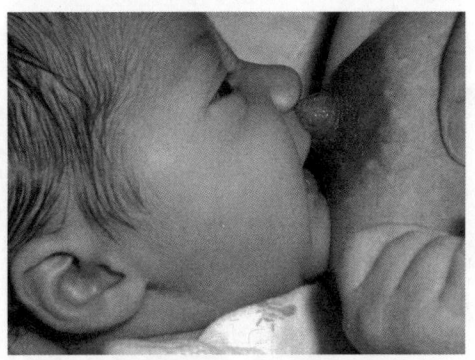

图8-26 不对称含乳：下颌在乳房上，人中在乳头上

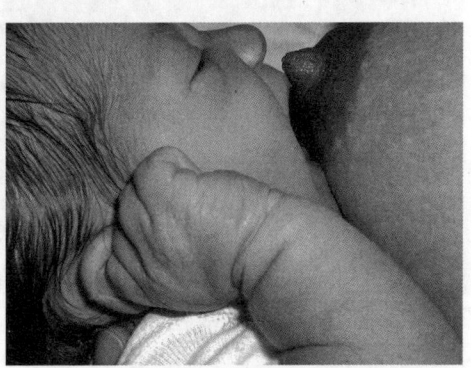

图8-27 不对称含乳：允许婴儿张口

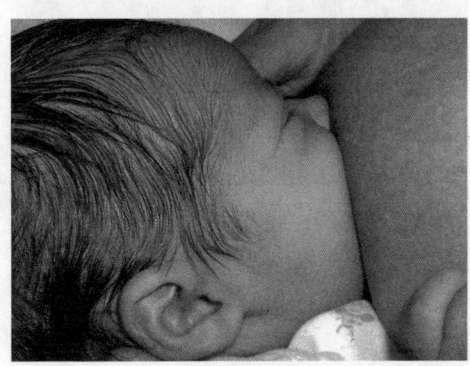

图8-28 不对称含乳：婴儿紧紧依偎，实现深含乳

形成一个牢固、隆起的区域让婴儿含住。婴儿的下颌依偎在手指挤压的凹陷处,这有助于防止下唇在含乳时滑向乳头。当母亲的乳头扁平或内陷时,采用这种策略对婴儿大口含住特别有用。用两个手指挤压乳房会让被束缚的乳头缩回,而用一个手指挤压乳房则不会。

给舌系带过短的婴儿进行手指喂养

对于未接受治疗的舌系带过短的婴儿来说,最重要的考虑是帮助减少因吸吮代偿带来的一些副作用。对于收缩舌尖和/或后舌用力抬高的婴儿,改良的手指喂养有助于减少舌体向口腔后部过度移动。将手指和导管放在婴儿的双唇上,锉平的指甲放在人中上,以模拟下嘴唇感受乳房和乳头接触人中的感觉(图8-29)。当婴儿张大嘴巴时指尖向上腭滑动,以减少刺激呕吐反射的机会。理想情况下,婴儿会用舌头包裹住手指,并将其深深地吸到嘴里,直到指腹放在硬腭的后部,手指的指甲侧抵住舌的中线。在母乳哺育中,良好的舌腭接触和手指在中线的对齐对模拟乳头的位置非常重要,它有助于刺激舌形成中央凹槽,这对于稳定乳头和控制食团的安全吞咽非常重要(图8-30和图8-31)。

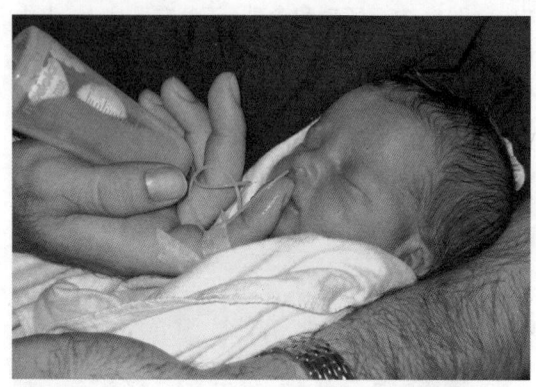

图8-29　放置用于手指喂食的手指

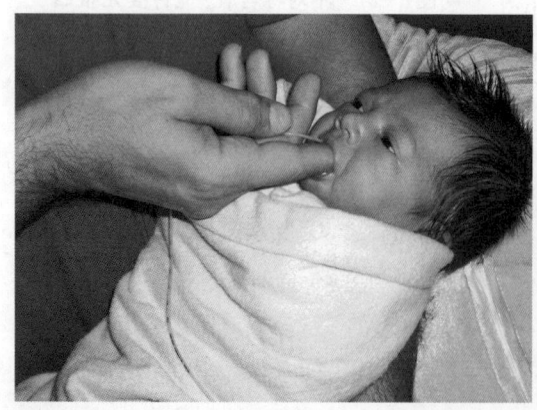

图8-30　呼吸障碍患儿头部靠在手臂外,进行手指喂食

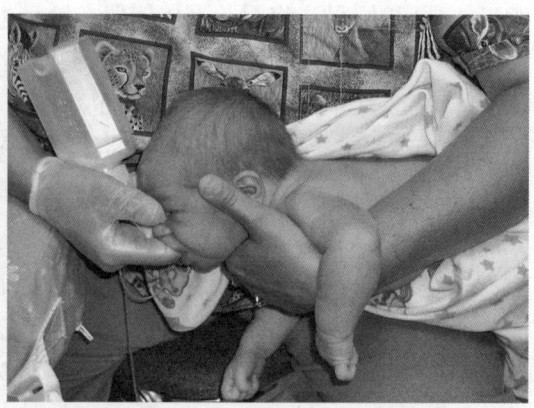

图8-31　重度喉软化患儿俯卧位的手指喂食

当婴儿开始吸吮时，可以通过婴儿的努力（Hazelbaker手指喂食器或奶瓶中的喂奶管）或喂奶器（弯尖注射器或注射器和喂奶管）输送乳汁。控制喂奶器对于操作性调节反射特别有效。当舌头缩回或后舌用力向上压手指时乳汁输送停止，当舌尖放回到牙龈嵴上和后舌轻微下降时，恢复乳汁输送。后舌的过度抬高稍微降低后，就可能足以让母亲感到舒适。其目的并不是让舌完全变平，而是帮助婴儿让舌尖保持在牙龈嵴上方，以抑制咬合反射。要记住，舌后抬高是正常吞咽的重要组成部分，对于舌系带过短的情况来说，舌体向后分布的程度和上抬的力量是异常的。

来自喂食者手指的反压力也可以用来阻止过度的后舌抬高或舌回缩。如果舌后部抬高，但舌尖停留在下牙龈嵴上，喂食者可以简单地将指尖向下倾斜抵住过度抬高的舌，直到它稍微下降。通常舌也会缩回，向嘴前部轻微的牵引会有帮助。手指向下倾斜抵住隆起的舌，隆起的区域被稍微推向嘴的前部。用最小的手指运动提供矫正力，以避免破坏婴儿对手指的附着。

舌的练习

口腔练习不能治愈舌系带过短，但特定的针对性干预措施可能会有助于减少不良反应或有限的代偿。通过了解正常哺乳和婴儿感觉反射时舌头的运动，可以很容易地设计一些练习内容来满足每个婴儿的需要。必须尊重婴儿的自主性和身体完整性，使练习成为婴儿享受和积极参与的游戏。因此，婴儿应处于接受（安静觉醒期或早期活动觉醒期）状态。刺激结果和诱发动作可预测性越强，婴儿就越有可能享受练习。

任何练习都应该在一开始的尝试中显示出一些有效的迹象。如果婴儿拒绝接受，或者甚至在改变舌运动方面一点点轻微的改变都没有，则应采用不同的练习或策略。理想情况下，有口腔运动问题的婴儿将与泌乳顾问和具有喂养专业知识的言语或作业治疗师一起合作解决问题。

压舌练习

这项练习适用于在舌系带切开术后，后舌仍然抬高过度，但不喜欢嘴里有手指的短下颌骨婴儿。对下颌、鼻子和人中进行触摸刺激，当婴儿张开嘴对人中触碰做出反应时，对舌头的隆起部位施加短暂压力的手指迅速收回。每次触摸都可以发出不同的声音，但每次特定触摸的声音和音调都保持一致，将进一步增加刺激的可预测性（和耐受性）。这些声音可以很搞笑（哔、啵、噗、哔），有助于让婴儿开心，并激发跨模态处理以增强效果的有效性。完成这一系列动作的成年人微笑着与婴儿进行眼神交流，以加强互动的趣味性。一旦婴儿不配合，不张开嘴，练习就终止了。几次重复之后，婴儿张开嘴时他的后舌开始轻微下垂。应鼓励母亲在喂养前短暂地尝试这个游戏，或者如果婴儿太饿而不能忍受几秒钟的延迟进食时，则在哺乳间期尝试（图8-32）。

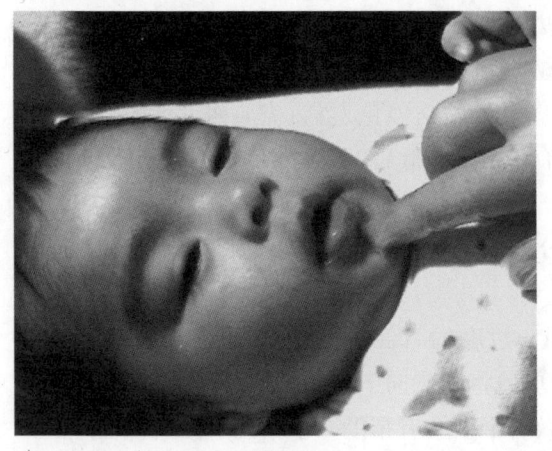

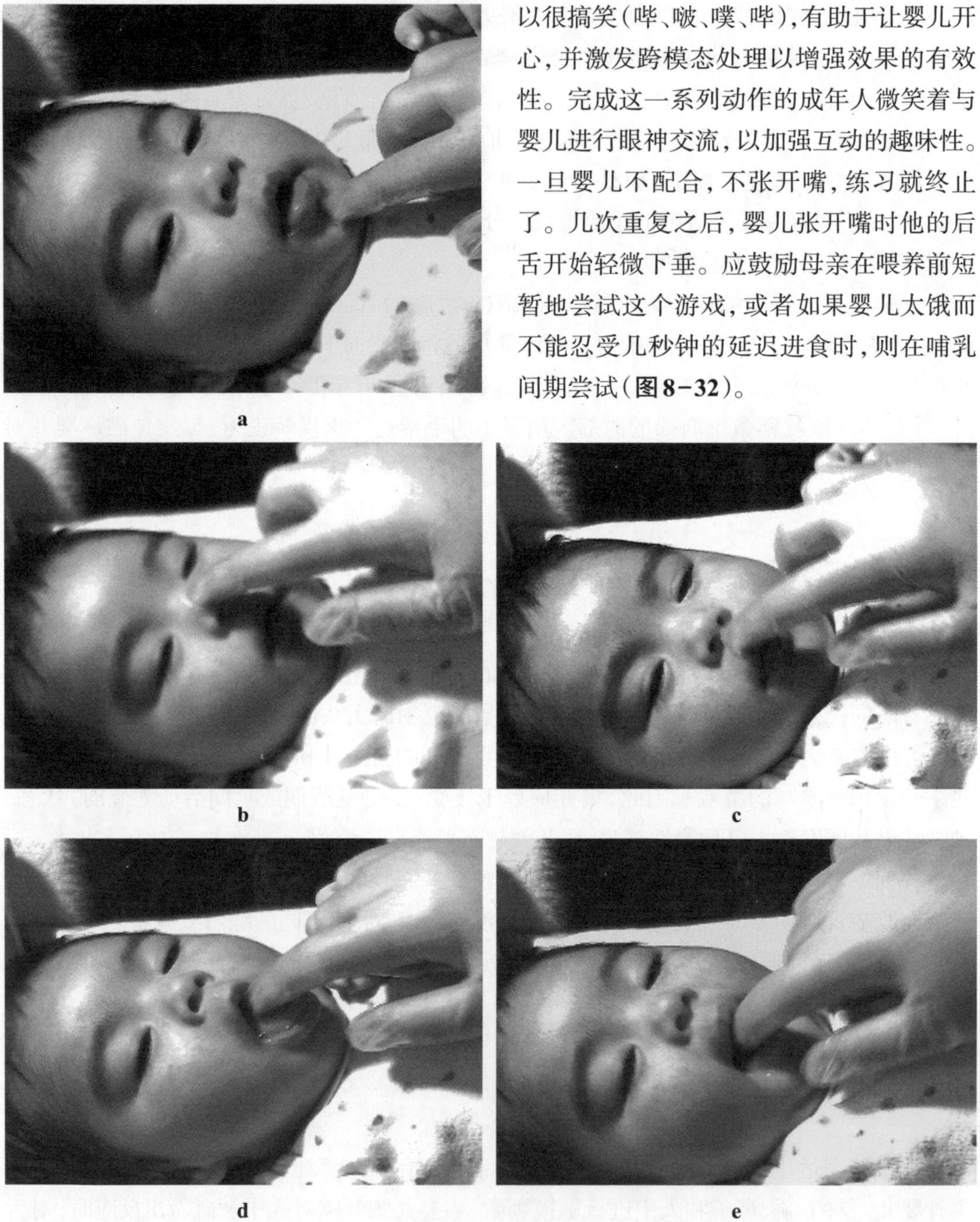

图8-32　压舌练习

舌头按摩

严重舌回缩的婴儿可能会对前舌上的小幅度环形按摩产生反应。通过触摸人中刺激婴儿张开嘴，并将指腹放在舌尖后面的舌面上。指尖以小圈旋转而不脱离舌（图8-33）。在按摩过程中，能至少略微改善婴儿舌的形状和伸展。婴儿通常会尝试吸吮手指，然后手指可以在口中翻转，这样指腹就放在腭上，可以继续用（修剪整齐并锉平的）手指指甲侧在后舌上按摩。通过加入向前的牵引力来加强向前移动的圆周运动部分，增加按摩效果。

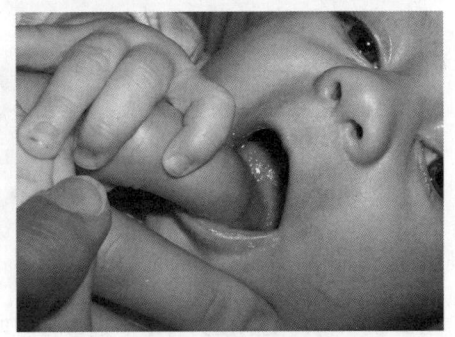

图8-33　舌头按摩

如果婴儿由于舌系带过短的严重程度而无法含住乳房，可以在手指喂奶之前进行按摩。有时候，无论有或没有进行手指喂奶，只要进行一次短暂的舌头按摩就足以改善婴儿的舌头伸展，使其能够附着在乳房上，尽管可能需要数周的时间婴儿才能够持续地含乳，让哺乳对于母亲来说是无痛的、对婴儿是有效的。

增加舌的侧伸运动

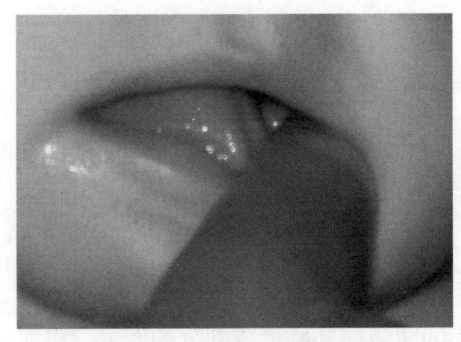

图8-34　刺激舌的侧伸运动

舌系带切开术后，婴儿可能需要一些帮助来促进舌尖的伸展和侧伸。这项练习有助于刺激舌横向反射，即舌尖沿着指尖从中心到侧面环绕牙龈运动。可通过触摸人中或嘴唇刺激婴儿张开嘴。当婴儿张开嘴时，指尖放在下齿龈嵴侧面（外面）的中心，并与齿龈嵴保持接触，向侧面移动，然后滑回前面并返回中心（图8-34）。在同一象限重复三次，然后在口腔的其他象限重复，先是下牙龈，然后是上牙龈。每个象限中的即时重复要给予婴儿时间来预测，以便舌头能够跟随手指活动。

腭部脱敏

腭弓高的婴儿偶尔会抵抗深含乳，因为乳头刺激相对不成熟的腭尖会引起他们的呕吐

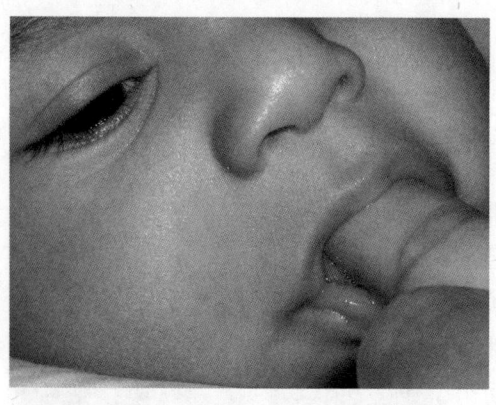

图8-35 前腭上的压力有助于过敏性呕吐反应的脱敏

反射。许多舌系带过短的婴儿有着强烈的、比平时更容易引起呕吐反应的前驱反应。柔软乳房的感觉特性和提供乳汁使许多婴儿能够抑制呕吐。对于呕吐难以抑制的婴儿,系统性的脱敏可能是有帮助的。

通过触碰人中或上唇刺激婴儿张开嘴,指尖在中线触碰硬腭前部。手指沿着硬腭轻轻向口腔内滑动,刚好停止在先前刺激呕吐的位置之前(**图8-35**)(如果婴儿在手指压到前腭时就开始呕吐,手指用力按压可能有助于抑制呕吐)。经过几个疗程或几天的时间,婴儿通常能学会忍受对腭的正常接触压力。脱敏需要技巧,以找到温和动作的正确平衡去帮助婴儿耐受触摸,同时避免不断给婴儿太多压力和增加不适感。

专为神经功能受损的婴儿设计的口腔运动练习有时对改善舌系带过短婴儿的吸吮也有帮助(见第十二章)。在选择或设计练习时,重要的是确定那些没有出现的正常运动,并鼓励这些运动出现,同时阻止对婴儿无效或对母亲造成痛苦的代偿性运动。

使用乳盾

用于乳房预成形的薄硅胶乳盾(乳头保护罩)可以显著地帮助那些因其他原因而无法含乳婴儿的舌回缩。对于舌系带过短的婴儿,选择完美贴合婴儿嘴巴的最宽直径奶嘴的乳盾是最佳选择,因为他们限制性的舌凹槽很难裹住并固定狭窄的奶嘴。重要的是要把整个乳头和数量相当的乳晕拉入乳盾的奶嘴中。专业工程师和国际认证哺乳顾问(IBCLC)琳达·波尔(2002)发明了一种特别有效的乳盾。用双手的手指拿住乳盾,拇指放在奶嘴的两侧。将拇指向手指方向移动并将手轻轻地翻转,使奶嘴的两边往外翻形成部分的倒置。将缩短的奶嘴放在乳头上,双手各用两个手指压入奶嘴的折叠区域,先朝胸壁,然后向外朝乳房两侧,将奶嘴伸展到乳头上。乳头和周围大部分组织在奶嘴外翻时被拉入奶嘴(**图5-28**)。

应该像没有使用乳盾时一样尽可能多地暴露乳房,以保持口腔的搜索和张口行为,以便最终直接亲喂。将奶嘴尖触碰婴儿的人中有助于形成不对称的偏心含乳,并帮助婴儿至少在口腔下部含住奶嘴周围的一些区域(**图11-17**)。

在这类人群中使用乳盾有潜在的隐患。对于舌明显回缩的婴儿,乳盾会刺激咬合反射，实际上可能会增加母亲的疼痛。舌系带过短的高腭弓婴儿通常会有一种明显的呕吐反应，这种反应可能是受到乳盾的刺激。将几滴乳汁滴入或滴在乳盾上可能有助于婴儿抑制呕吐。舌系带过短的婴儿喂养效率不高，乳盾可能不利于良好的乳汁转移。尝试乳盾期间应进行体重监测，如果乳汁转移有问题则应放弃乳盾。如果母乳量很大但效果仍不理想，那么在婴儿吸吮能力得到改善之前，母亲最好利用短时间的母乳哺育进行练习，并辅以泵奶和交替喂养的方式。

婴儿的吸吮问题可能与其口腔系带无关。具有较好奶瓶喂养能力的早产儿有较厚的颏舌肌（Capilouto et al., 2014）。在一项关于子宫内吞咽发育的研究中，生长受限的胎儿在出生后舌头较薄，嘴唇较大，并且吸吮无力（Miller, Sonies & Macedonia, 2003）。关于吸吮不好或无力，也可能还有其他的机制尚未阐明。舌系带切开术适用于舌系带明显限制舌活动和没有诸如斜颈等混淆诊断的婴儿。

上唇系带

嘴唇也被系带固定在牙龈嵴的中线上。如果上唇系带非常紧，可能会妨碍婴儿保持与乳房附着的状态。一般来说，增加头部伸展可以让婴儿充分裹住乳房。唇系带通常插入牙龈之间，可能是为了给恒牙保留空间，并随着孩子的成长而向上移动（Nagaveni & Umashankara, 2014）。

上中切牙之间的间隙通常随着孩子年龄的增长而闭合。如果系带太紧，当嘴唇从牙龈上移开时会变白，而且婴儿上唇有大的摩擦水泡/老茧，这可能需要切开以帮助婴儿实现母乳哺育。尽管舌系带和唇系带紧张经常在一起出现（Wiessinger, 1995），但它们各自的相对作用还没有得到系统的研究。普兰斯基、拉戈和弘（2015）在回顾性综述中，首次报道了母亲在其专科诊所进行舌系带和/或唇系带切开术后第一次母乳哺育时的即时变化，试图梳理出相关的作用。单纯进行唇系带切开的婴儿样本量非常少，但79%的母亲称母乳哺育得到了轻度到中度的改善，没有出现显著改善。

血管瘤

血管瘤是婴儿期最常见的肿瘤。它们是良性的，可能在出生时或出生后最初几周出现。血管瘤生长迅速，大约在9岁时消退（Smolinski & Yan, 2005）。然而，面部的血管瘤可能会导致形态和功能的扭曲，而黏膜区域（如嘴唇）上的血管瘤可能溃烂并导致疼痛、出血和进食困难（Band, 2000）。在喂养前使用表面麻醉剂和止痛药物可以帮助患有溃疡性血管瘤的婴儿进行母乳哺育。头部伸展的偏心含乳有助于减少上唇压力，使进食尽可能舒适。如果暂时无法母乳哺育，用杯子或注射器喂养以避免接触到溃烂的嘴唇可使婴儿更舒适（彩图2）。影响重要功能的血管瘤可用普萘洛尔治疗（Léauté-Labrèze et al., 2008; Drolet et al., 2013），其原理是通过血管收缩、一氧化氮抑制和诱导凋亡使血管瘤快速消退（Storch & Hoeger, 2010）。

小颌畸形与下颌骨发育不全

对于小颌畸形（下颚异常短）的构成尚无标准定义。临床上，如果婴儿的下唇和下颚完全被上颌（上）牙龈嵴所覆盖，则下颚长度的差异是有相关性的。新生儿通常下颌骨凹陷，部分原因是他们在子宫内头弯曲到胸部的姿势。母乳哺育能给下颚提供正常的肌肉应力，并可能促进下颚生长。然而，鲁兹、加里波和阿鲁卡（2006）没有发现母乳哺育时间大于或小于6个月的5～11岁儿童在持续性的短下颌存在方面有任何差异。

下颚较短的婴儿可能会出现与舌移位、机械效益降低和舌运动受限有关的进食困难。当下颌骨较短时，舌的附着点一般更靠近牙龈嵴，限制了中后舌的抬高。舌尖的习惯性位置通常被抬高并保持在腭部，这可能是由于舌尖在下唇上方缺乏正常休息姿势的空间。小颌畸形与上呼吸道狭窄有关（Gunn, Tonkin, Hadden, Davis & Gunn, 2000）。最近的一项研究发现，与对照组相比，患有明显威胁生命安全疾病的婴儿的下颌指数更高，从而反映其下颌更短（Horn, 2006）。下颌骨短或后位的婴儿通常会伸展头部并将舌固定在腭部，以帮助稳定和扩大气道（比较彩图6和彩图7的舌尖抬高和舌固定，固定舌的过度肌肉活动很明显）。如果舌特别长，它可能会在嘴里蜷曲或隆起。这些不正常的位置可能是异常的舌肌力量和活动发生不良吸吮的基础。一些舌头相对较长的婴儿很难进行协调，并可能使用挺舌模式将乳房从口腔中推出。使用一个薄的硅胶乳盾可以帮助婴儿在舌头运动改善的同时保持较深的含乳。如果婴儿在使用乳盾的情况下都不能进食，指喂将有助于强化舌的功能，并改善喂养时舌头的预期位置。

不对称的含乳是短颌婴儿的必要条件。让婴儿的头部充分伸展，身体依偎在母亲的对侧乳房下，这样做通常足以提高喂养效率（图8-36和图8-37）。侧卧或俯卧在斜躺的母亲身上可能会使头部得到更好的伸展，这取决于母亲和婴儿的几何结构（图8-38）。对婴儿颈部过度伸展的担忧可能被夸大了，至少在出生后的前3个月，会厌和软腭接触，吞咽不会因伸展而受到压力（Takagi & Bosma, 1960）。当然，需要观察和评估每一种干预措施的效果，以避免破坏婴儿的稳定。

短舌联合短下颚可能会导致婴儿在哺乳期间使用过大的吸力。持续未缓解的压力可能会干扰乳头的血供并刺激乳头血管痉挛（由于血管收缩而使乳头变白），通常伴有刺痛、

第八章 解剖和结构对吸吮技术的影响

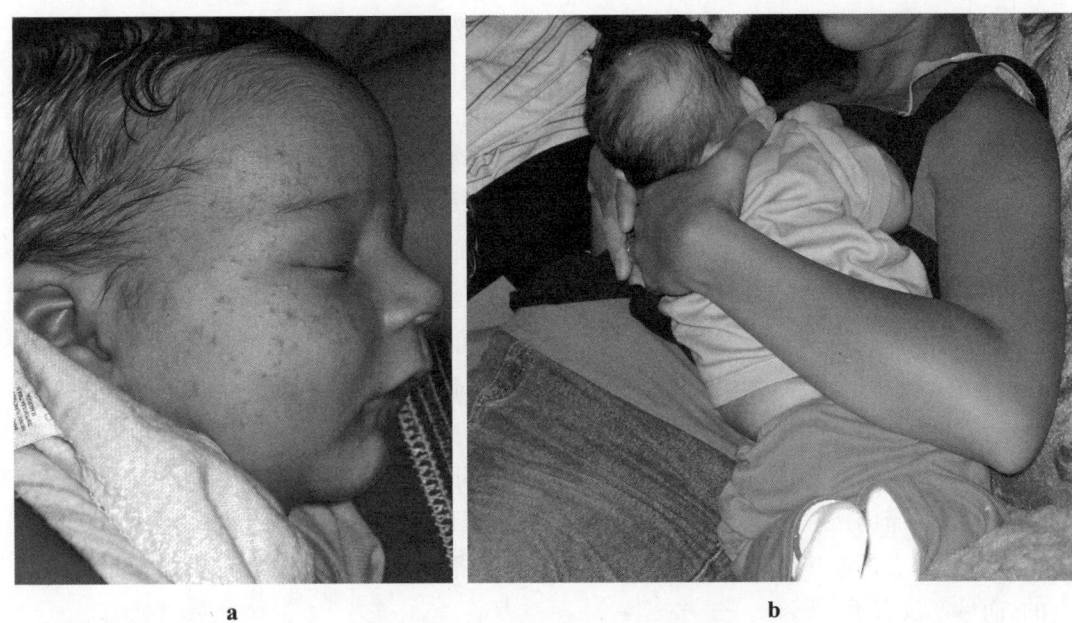

图8-36 婴儿改良式的跪式俯卧姿势,使他的短下颌向前移动,提高了婴儿处理母乳流速的能力

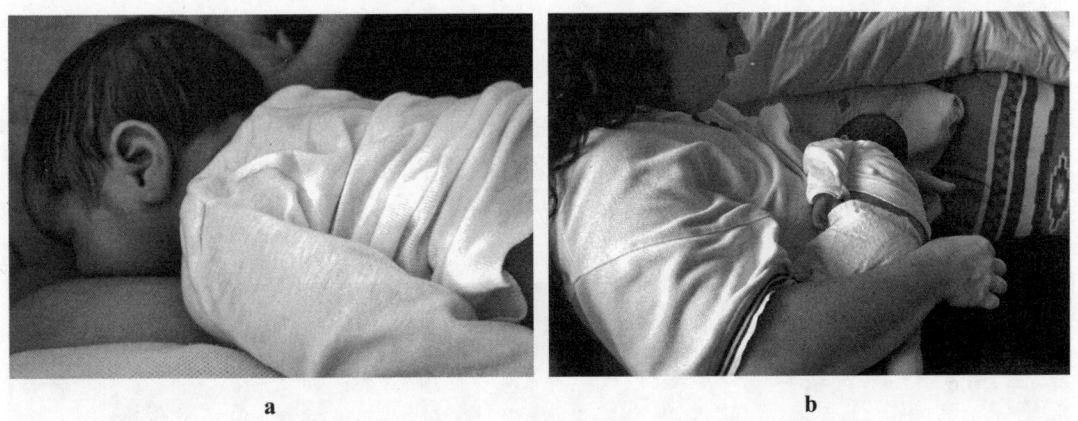

图8-37 俯卧位提高了患有呼吸不稳定的小颌畸形婴儿处理母乳流速的能力

闪痛或蜇痛。乳头发冷或哺乳后乳头表面水分蒸发可能增加反射性血管痉挛的严重程度,甚至可能在雷诺式现象的女性中触发它。胸罩中的羊毛护垫有助于减少已诊断有雷诺现象的女性的自发性乳头血管痉挛。对于与喂养有关的血管痉挛,在婴儿吐出乳头后立即将其擦干,并且通过干燥的热源(装满热水的瓶子或微波炉加热装满生米的棉袜)可能会减轻疼痛和刺激收缩的小动脉扩张。维生素B_6或钙镁补充剂可以帮助到一些女性。国际认

婴儿含乳吸吮的理论与实务

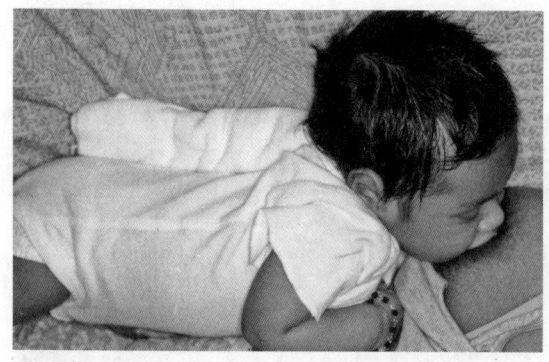

图8-38 侧卧可让婴儿头部有更大的伸展。在这个母婴二分体的最初几周,实现无痛的母乳哺育需要这样的头部伸展

证泌乳顾问戴安娜·韦斯特建议教妈妈们用指尖将血液按摩回流至乳头(2009)。对于有明显困难的母亲,钙通道阻滞剂的药物治疗有助于降低血管痉挛的发生率和疼痛。乳头肉眼可见的变白可能会在疼痛消退后持续几个月。

密切关注含乳和婴儿的成长通常会改善这种状况。如果伴随头部伸展的极端不对称含乳并不能明显改善母亲的舒适度,则应评估舌的活动性,因为舌系带过短可以而且确实会与小颌畸形同时发生。

如果母亲的疼痛仍然存在,每天可能需要挤奶和亲喂交替进行,以保持母亲继续母乳哺育的能力。在作者的临床实践中,大多数下颌骨短于平均值的婴儿在12周龄时都是母乳哺育的,而母亲没有不适感。

巨舌症

巨舌症(大舌头)可以单独发生,也可以是遗传性过度生长疾病的一部分,如Beckwith-Wiedemann综合征(Beckwith-Wiedemann syndrome, BWS)(**图8-39和图8-40**)。巨舌症没有标准的定义,临床上通常把婴儿难以将舌放在口中、功能受到影响,或者由于大舌头的压

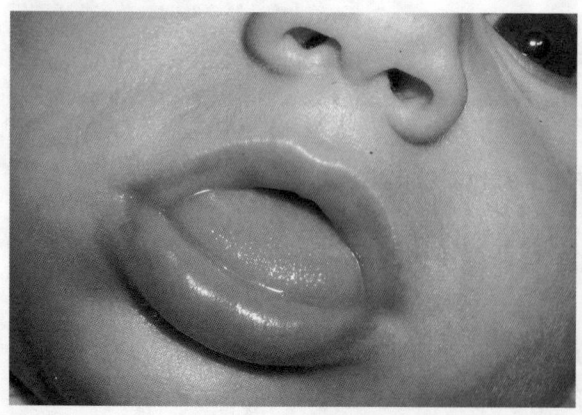

图8-39 轻度巨舌症

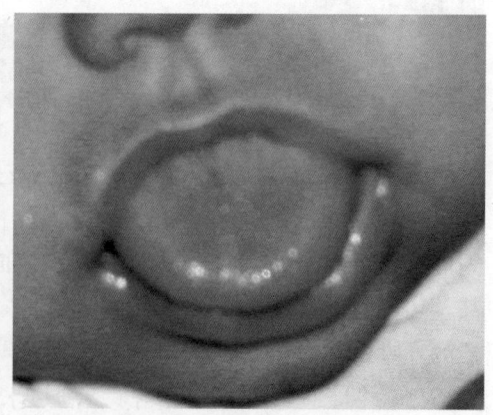

图8-40 与BWS相关的巨舌症

力而导致下颌变形诊断为巨舌症。

患有巨舌症的婴儿可能喂养效率低下,这可能是由于在哺乳期间口腔内没有足够的空间来容纳正常的后舌下降,即使存在较宽的下颌偏移。喂食前后体重的测量可用于确定是否需要母亲的关注,例如增加喂食频率和持续时间。通过短暂的喂奶后泵奶来维持大的泌乳量,可以提高母乳的流动速度,并提供了替代喂养时母乳的使用。手术使舌缩小可能改善严重巨舌症婴儿的进食能力(Kveim, Fischer, Jones & Gruer, 1985; Maturo & Mair, 2006)(图8-41)。直到可以尝试舌缩小手术前,维持泌乳量和允许婴儿以母乳哺育作为甜点,即使只是转移少量乳汁,也有助于保护婴儿的喂养技能。如果使用奶瓶喂养,尽可能选择宽口径的奶嘴,从而让整个舌头参与其中是很重要的。

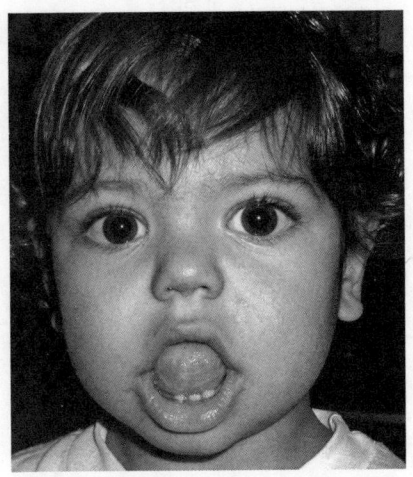

图8-41 舌复位术后BWS患儿。舌复位术后后母乳哺育能力明显提高

舌和下颌的解剖异常降低了喂养效率,并使婴儿减少乳汁转运。仔细监测婴儿是否有足够的乳汁摄入量,鼓励母亲挤奶并在需要时使用其他喂养方法,有助于在婴儿再长大一些或改善喂养能力前保护母乳哺育。

母乳哺育与唇腭裂

尽管唇裂是显而易见的,但泌乳顾问可能是第一个发现腭裂的专业人士。在英国进行的一项研究(Habel, Elhadi, Sommerlad & Powell, 2006)发现,显性裂的延迟检出率为28%。在某些情况下,即使是相对较大的硬腭裂在出生后数年内也没有被发现,特别是那些在出生后检查婴儿的医生只检查了指趾,而且没有人特别指导他们进行腭裂检查。这项研究的作者建议,除了检查指趾外,还可以使用灯光和压舌板进行视觉检查。为了检查软腭,重要的是要么等待宝宝压下舌头,要么轻轻压下舌头,要么刺激呕吐反射。软腭裂常常由于新生儿的舌头很大而漏诊。

显性裂

患有硬腭裂的婴儿往往将舌尖放在缺损处,这会影响舌运动的发育(图8-42)。母乳

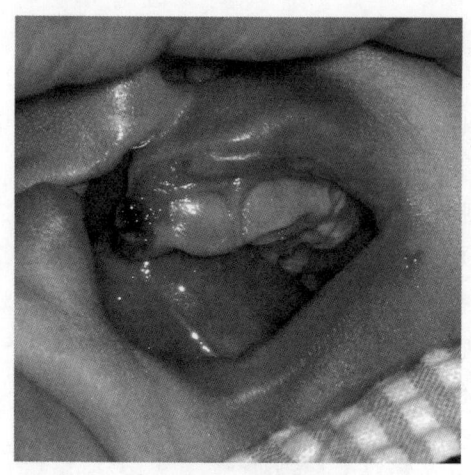

图8-42 单侧唇裂的患儿经常将舌尖压入唇裂,扭曲正常的舌运动模式

哺育唇腭裂婴儿的另一个主要问题是,如果没有封堵裂缝,婴儿的口腔就不能产生负压。轻度的负压有助于在吸吮过程中将乳房保持在口中。更重要的是,负压对于母乳从乳房正常的移出是必要的。以前人们认为,波浪状的舌头运动会从乳房中剥离或挤压出乳汁。最近的超声研究表明,在蠕动波结束时后舌和下颌骨的凹陷所产生的负压对乳汁转运量最为重要(Geddes, Kent, Mitoulas & Hartmann, 2008; Ramsay & Hartmann, 2005)。如果硬腭不完整,软腭无法通过舌背封住,口腔内就不会产生负压。只有小的软腭裂的婴儿可能会产生吸入压力,但他们可能无法维持足够的真空从奶瓶中吸入乳汁(Reid, Reilly & Kilpatrick, 2007)。

婴儿通过将口咽(口)与鼻咽(鼻腔)和喉咽(食道上方)分隔开来,将乳汁从乳房中吸取出来。软腭就像一个附在硬腭后部的铰接板。它向下翻转靠在舌头后面,从而分隔口咽。前舌吸住并压住乳房,然后下颌骨略微下降的同时后舌下压,这就扩大了口腔的空间。只要前舌紧密贴附在乳房上,面颊能够抵抗向内塌陷,口腔内的压力就会降低,乳汁就会沿着压力梯度从乳房流到凹陷的沟槽状舌头上,达到足够大的食团后就会吞咽。然后软腭抬高以封闭鼻咽,声带内收(并拢),会厌降低以引导乳汁绕过声带并为气道增加另一层保护,吞咽由舌和口底肌肉的运动开始。

喂养困难会增加唇腭裂婴儿生长迟缓的风险(Montagnoli, Barbieri, Bettiol, Marques & de Souza, 2005)。裂隙为空气进入口咽提供了一种其他途径,可能会阻止负压产生所需的隔离(图8-43)。如果唇裂局限于嘴唇,舌头无法完全封住乳房,那么乳房组织或母亲的手指可以充分封住唇裂,防止空气冲进口腔。如果硬腭前部有小裂隙,乳房组织或薄的硅胶乳盾可以提供足够的表面来封堵裂隙,并达到接近正常的吸力水平。如果裂缝太长而乳房组织覆盖不到,可以制作一个闭孔器(覆盖上

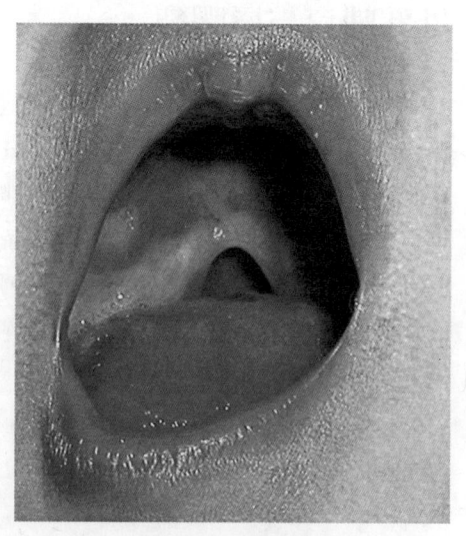

图8-43 软腭裂

腭的丙烯酸假体）。考格等人（1997）报道了用改良的Hotz型接骨板成功地进行部分母乳哺育，该接骨板包含一个后嵴，起到与舌头密封的功能，可取代软腭的功能。如果使用闭孔器，口腔面应该是平滑的，以避免刺激乳房。

如果鼻孔被阻塞，整个鼻咽以及口咽和喉咽都会产生负压。因为这样会产生很大的空气空间，所以需要舌和下颌骨更大的偏移才能从乳房中吸出乳汁。目前尚不清楚解剖学上的限制是否允许足够的运动范围在如此大的体积内提供适当的负压。有证据表明，一些患唇腭裂的婴儿能够从乳房中吸到一些乳汁（Garcez & Giugliani, 2005），但其机制尚未被研究。当使用奶瓶喂养时，患唇腭裂的婴儿会咀嚼或咬，而不是吸吮，产生的是正压（Masarei & Sell et al., 2007）。

对于一些唇腭裂的婴儿如果母亲紧紧地从肩膀处抱着，他们用一只手把乳房放在他的嘴里，他就能保持含乳。这只手还可以用来按压乳房，或者用手把乳汁挤到婴儿的嘴里。如果裂隙很小，婴儿的主要问题是维持含乳，用两个相邻的手指（"剪刀式"持住）固定乳房前部可能就会有帮助。母亲需要小心地把手指放在乳房后面足够远的地方，以免影响婴儿含住乳晕并造成浅含乳。

皮埃尔罗宾序列征（pierre robin sequence, PRS）

皮埃尔罗宾序列征包括小颌畸形、舌后位、气道阻塞和进食困难（Côté, Fanous, Almajed & Lacroix, 2015）。PRS通常包括一个高的或U形唇腭裂（图8-44）。这被称为畸形序列，因为极小的下颌骨导致其他特征。小下颌使舌头更靠后，在口腔中隆起得更多，抑制腭突关闭或造成非常高的腭部。患有PRS婴儿的主要困难是无法维持呼吸道通畅，尤其是在喂养期间。一些研究者认为这些解剖改变不足以引起气道阻塞并推测脑干存在异常（Abadie et al., 2002），但一项大型前瞻性研究显示，阻塞有四种不同的解剖机制（Marques et al., 2001），并伴有颏舌肌功能低下。婴儿可以通过用力呼吸保持气道通畅，但在睡眠或仰卧位时可能会发生缺氧（Gangopadhyay, Mendonca & Woo, 2012）。马奎斯和同事发现，喂

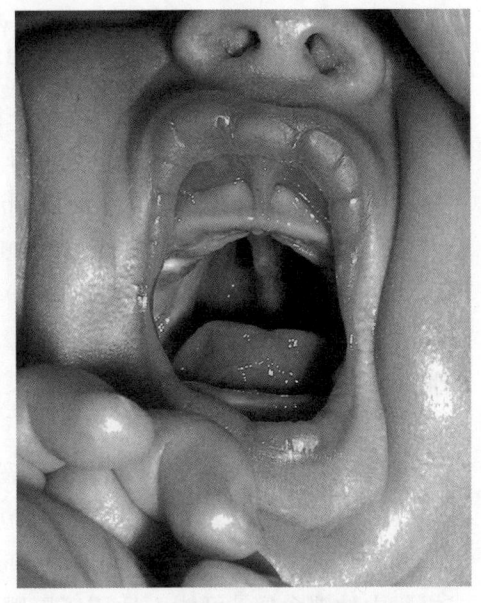

图8-44 Pierre Robin序列征婴儿的完全性U形腭裂。注意短下颌骨和舌后移

养困难与气道不稳定成正比,呼吸最困难的婴儿喂养也最困难。在大多数患有PRS的婴儿尸检中发现了面神经异常(Gruen, Carranza, Karmody & Bachor, 2005)。因为面神经支配喂养时使用的一些面部肌肉,这就加剧了喂养问题。一般来说,患有PRS的婴儿可能会吸吮无力或食团推送(乳汁沿舌头向后移动以安全吞咽)不良(Cruz, Kerschner, Beste & Conley, 1999)。这些问题在25%接受了舌唇粘连治疗的婴儿中更加严重(Cruz et al., 1999)。下颌骨牵张成骨术在很大程度上取代了舌唇粘连治疗。舌系带过短有时与PRS同时发生,此时舌系带过短不应该进行治疗,因为舌后位有气道阻塞的风险。金瑟及其同事(Genther et al., 2015)报告了两例舌系带切开术后舌下垂(舌向后滑入气道)引起的气道阻塞,他们重申了PRS是舌系带切开术的禁忌证。

以俯卧或半俯卧姿势并将头部伸展的喂养方式对患有PRS的婴儿很有帮助(Takagi & Bosma, 1960)。无唇腭裂的PRS患儿可能可以母乳哺育,但可能效率低下和生长不良。有一个病例报告指出,一位PRS患儿的呼吸和母乳哺育在整骨手法(osteopathic manipulative medicine, OMM)治疗后有所改善(Summers, Ludwig & Kanze, 2014)。对奶瓶喂养的PRS婴儿有帮助的喂食前刺激技术也可能有助于母乳哺育。两种可能有用的方法是短暂的非营养性吸吮和在喂养前立即用指尖轻轻按摩将舌头向前拉(Nassar, Marques, Trindade & Bettiol, 2006)。

牵张成骨术通过骨分离,植入一种每天将骨两端分开0.5~2毫米的装置,逐渐使短的下颌骨拉长,类似于腭部扩张。舌和舌骨由肌肉附着物牵拉,改善通气和吞咽功能。牵张成骨术甚至在治疗完成之前也能改善喂养(Scott, Tibesar, Lander, Sampson & Sidman, 2011)。安德鲁·斯科特博士报告说,在使用牵张器的情况下,一名无唇腭裂的PRS患儿完全可以实现纯母乳哺育(2015)。如果母亲正在考虑对带着牵张器的婴儿进行哺乳,泌乳顾问可以帮助她通过早期频繁的挤奶来刺激大量泌奶。该患儿的母亲有充足的乳汁供应。

患有PRS和唇腭裂的婴儿需要其他喂养技术,同时使用特殊的姿势策略。他们通常在俯卧位并向前牵拉下颌底部(托下颌法)时具有最佳的喂养效率。

唇腭裂婴儿的母乳哺育

积极的乳旁补充喂养可以给唇腭裂婴儿带来母乳哺育的体验,即使他们无法吸吮出乳汁。这有助于舌运动的正常化,并为腭的正常扩张提供牵引力。商业或自制的依靠负压的补充装置[Medela Supplemental Nursing System(SNS)、Lact-Aid哺乳辅助训练系统或奶瓶中的喂食管]可能不适用于唇腭裂婴儿,除非可以将管末端放置在舌和乳房之间并且乳房可以充分阻塞裂缝,或者对装置进行改造,使乳汁在重力作用下流动。对于哺乳辅助护理训练系统，移除较大直径的导管并竖立设备可提供这种自由流动（Genna，2009）。也可以对SNS进行类似的改造，通过制作一个针孔并用手指堵住，从而使流动停止（Guóth-Gumberger，2008）。连在注满乳汁的注射器上的喂奶管（5F或更细）或切断针头的蝶形导管可在哺乳期间提供乳汁（图8-45）。导管最好用胶带固定或贴在乳房上，导管末端在乳头尖，导管沿着乳房，婴儿下唇的中心会在含乳时接触导管，并在舌头和乳房之间将导管置入口内。或者，可以使用牙周注射器（带有弯曲锥形针头的注射器），但必须注意将乳汁引导到不会进入裂隙的地方。大多数使用它们的泌乳顾问会将牙周注射器的尖端靠在乳房上，而不是在婴儿的口腔黏膜上。Hazelbaker手指喂食器也可以用于哺乳，喂食者在婴儿吸吮的同时挤压容器。

在主动的乳旁补充喂养的过程中，母亲会保持注射器中乳汁的输送与婴儿的吸吮同步。当婴儿降低下颌骨和后舌时，喂食者按压注射器的柱塞，将少量乳汁（大约0.5毫升，或婴儿可以安全吞咽的量）注射到婴儿的嘴里。如果可能的话，我们的目标是达到一个正常的吸吮模式：至少在最初的5～10分钟内，以1∶1的吸吮-吞咽比，每次吸吮10～20次，然后暂停5～6秒进行呼吸。此后，随着婴儿越来越疲劳，停顿可能会延长。缺乏吞咽是食团太小的迹象，而大口吞咽时乳汁从嘴唇漏出，且发出吞咽困难的声音则是食团太大的迹象。手指张开、眼睛睁大或回避反应是节奏太快的迹象。要指导母亲正确地将推送乳汁与婴儿的吸吮同步进行，并在呼吸期间停止推送乳汁。这一

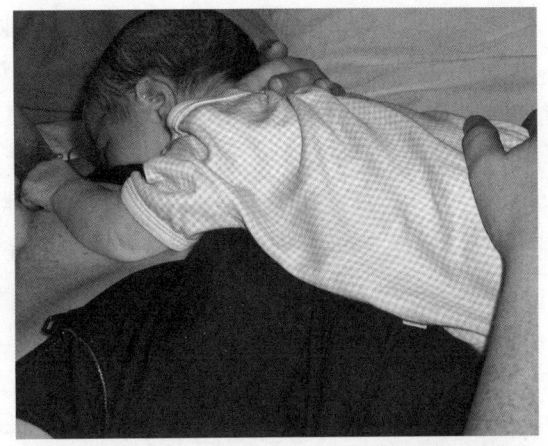

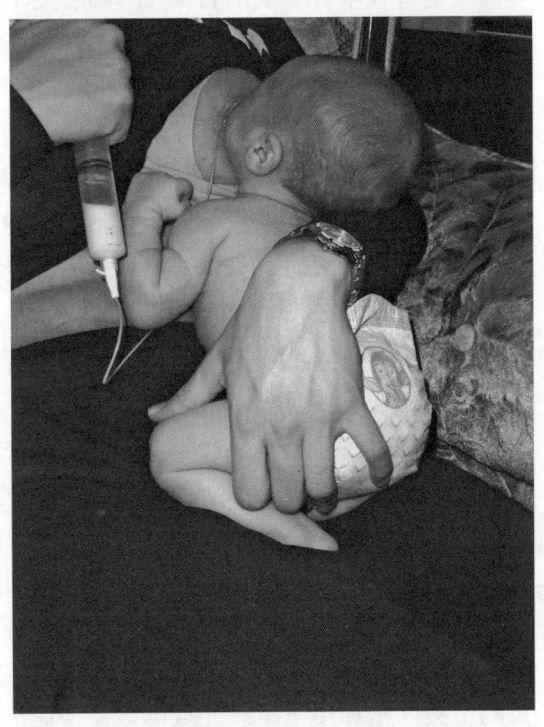

图8-45 使用注射器和喂食管的主动的乳旁补充喂养有利于安全吞咽

过程对于那些在子宫内曾一直使用替代的吞咽动作的患有唇腭裂的婴儿来说尤其棘手。

正确的姿势可以防止乳汁在吸吮和吞咽过程中进入鼻咽。利用母亲后躺的姿势，使婴儿俯卧在母亲的胸部，喉咙从胸部向上，或使用跨坐姿势，婴儿的腿跨在母亲的大腿上，婴儿竖立倚靠在母亲的躯干上以够到乳房。母亲可能需要将乳房放在婴儿的嘴里或用手固定乳房组织，因为患有唇腭裂的婴儿无法产生将乳房固定在嘴里的初始压力。如果裂缝是不对称的，母亲可以控制乳房使乳头位于更完整的腭部。

唇腭裂患儿的代替喂养

如果母乳哺育期间主动的乳旁补充喂养不足以实现婴儿最佳的生长，则需要替代喂养。任何替代喂养方法的目的都是提供尽可能接近正常的喂养感觉运动体验，特别是促进正常的舌运动，包括吞咽和呼吸的正常协调，这在这些婴儿中是不足的(Masarei, Wade, Mars, Sommerlad & Sell, 2007)。

采用母乳哺育或使用母乳对患有唇腭裂的婴儿进行替代哺育技术的母亲将需要有关维持泌乳量的信息。早期挤奶的启动，吸奶器设备的选择和安装，以及挤奶的管理都是重要问题。建议在开始时更多次地挤奶(每天8～10次)，对获得高的泌乳量是有帮助的。母亲们可能还需要帮助，把挤奶与自己一天的生活中融合。许多母亲发现，以泵奶次数为目标比精准地按设定的时间表泵奶要容易得多。当泌乳情况良好时，具有较大储奶能力的母亲可以减少每日泵奶次数，并保持总体泌乳量。

Haberman喂食器(特殊需求喂食器)

Haberman喂食器(在美国上市的Medela生产的特殊需求喂食器)是由一名患有Stickler综合征的婴儿母亲设计的。奶嘴通过单向阀与奶瓶隔离，这样婴儿就可以仅使用挤压来输送乳汁。喂食者可以挤压奶嘴以帮助婴儿。此外，奶嘴有一个狭缝设计，它允许喂食者通过奶嘴在婴儿嘴里的方向来控制食团的大小。如果狭缝与舌平面平行，则流速最慢；如果狭缝垂直，则流速最快。奶嘴是用三条凸起的线来表示流量的。指向鼻子的线条的相对长度表示流量设置。奶嘴有长型(普通型)和短型(迷你型)两种，分别用于促进舌头的中央凹槽和用于早产儿或呕吐反应强烈的婴儿。Haberman奶嘴有一个狭窄的底部，由于它最初设计用于脸中部发育不全的婴儿，并且比母乳哺育更促进紧密的唇封，但是目前没有用于腭裂婴儿的宽底奶嘴。

Haberman喂食器通过将奶嘴放在上唇或人中上，或将奶嘴穿过双唇使奶嘴尖靠在人中上，从而帮助婴儿保持张口反应(嘴巴张得很大)。当婴儿张大嘴时，喂食者可以将喂食器乳头底部接触到舌面，然后将喂食器倾入口腔，辅助舌的功能(**图8-46**)。这两个细节有助于模拟将乳房吸入口中以保持正常的喂养行为。从最慢的流量（奶嘴上最短的线指向婴儿鼻子）开始会是有帮助的，然后在婴儿嘴里旋转喂食器，直到达到1∶1∶1的吸吮-吞咽-呼吸比，吞咽和呼吸协调良好。如果婴儿不能应付那样快速的流量，就应减少流量，直到婴儿进食时没有出现压力（手指张开、眼睛睁大、额头皱缩、表情焦虑、颜色变化）或吞咽困难（咳嗽、随着喂养的进行来不及咽而导致溢奶、大口吞咽，或其他不协调的吞咽声音）的迹象为止。

如果挤压奶嘴来帮助婴儿的舌头运动，则应注意将压力与婴儿自己的用力相协调，以避免干扰婴儿协调吞咽和呼吸的能力。

Pigeon喂食器

Pigeon喂食器是一个由Respironics在美国销售的柔韧的塑料瓶，它有一个带阀门

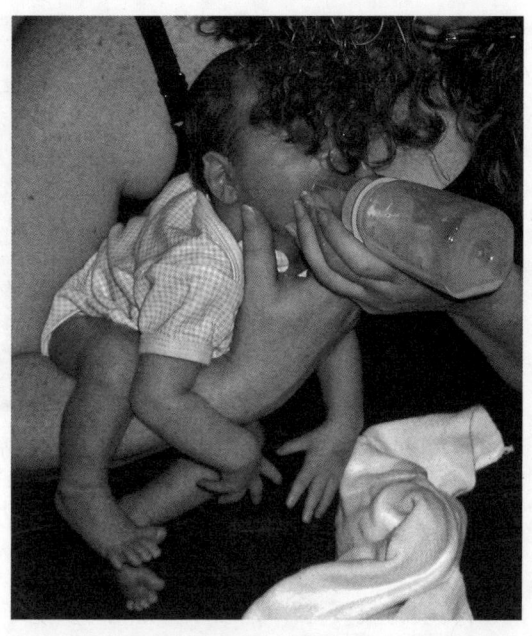

图8-46 使用Haberman喂食器（头部伸展）给患有PRS和气道不稳定的婴儿喂养，婴儿处于半俯卧位。注意婴儿张开的手指和脚趾

的奶嘴。奶嘴看起来像一个普通的硅胶奶瓶奶嘴，但它有一个软面和一个硬面。软面靠在舌头上，舌头挤压奶嘴后乳汁从奶嘴流出。奶嘴有一个狭窄的底部，它使嘴的姿势与母乳亲喂时不同，需要激活更多的口轮匝肌。Pigeon喂食器的流量相当高，所以应该评估在该种流量下婴儿安全吞咽的能力。对于能够控制流速的婴儿来说，Pigeon喂食器比挤压式喂食器能让婴儿有更多的自主性。水野和他的同事（Mizuno, Ueda, Kani & Kawamura, 2002）发现，对于有唇腭裂的婴儿来说，用Pigeon奶嘴喂养比标准奶嘴更有效。

Mead Johnson喂食器

这个喂食器由一个柔软的、可挤压的瓶子组成，瓶子的顶端像一根短塑料吸管。喂食者挤压容器使乳汁流入婴儿嘴里。如果在婴儿自己用力吸吮的同时熟练地使用它，可以在不引起呼吸压力的情况下输送乳汁，但在实践中很少出现这种情况。这种极其狭窄的喂食器不能促进正常的舌运动，但能在张口时促进喂养，除了吞咽进入口中的乳汁外，不允许婴儿过多地参与喂养过程。在使用时，出口倾向于移向口腔前部，对婴儿来说防止乳汁通过裂隙漏入鼻咽会更困难。一般来说，这种装置能提供营养，但很少能促进正常的喂养发育。

手指喂食

手指喂食有时对患唇腭裂的婴儿很有用，特别是那些即使在半俯卧位喂养时也很难用

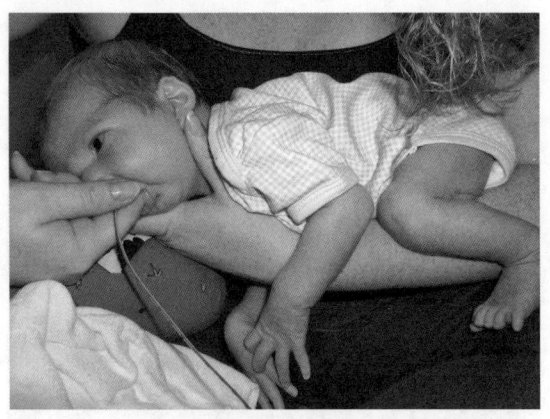

图8-47 给头部轻微伸展的俯卧婴儿进行手指喂食,可以提供缓慢的节奏,并鼓励改善舌的运动。注意手指向前牵引下颌骨,以改善这个患有PRS婴儿的气道(改良托颌法)

其他喂养设备保持气道通畅的PRS婴儿。这些不能产生口腔内负压的婴儿需要一个主动流动装置,如注射器和喂养管。婴儿可以坐着或俯卧,头部伸展以改善气道通畅性(Takagi & Bosma, 1960),托颌法(用手指按压下颌角后面的部位,牵引下颌骨和舌头向前)有助于减少气道阻塞(Fritz & Sidman, 2004)(图8-47)。喂食者应刺激张口反应的发生。当婴儿张大嘴巴时,父母可以沿着舌头滑动干净的手指,或者治疗师可以滑动戴着手套的手指进入婴儿的口腔。如果没有唇腭裂,婴儿很快就会学会用舌头把手指深深地吸到软腭和硬腭交界处。婴儿的吸吮能力决定了喂养的节奏。当婴儿吸吮时,喂食者输送少量的乳汁,当婴儿停下来时则停止输送。

黏膜下裂与腭咽闭合不全

硬、软腭结合部(软腭帆)的黏膜下裂可破坏软腭肌肉的正常排列,导致喂食延长(持续超过40分钟)和鼻反流(安静进食时乳汁通过鼻子流出)(Moss, Jones & Pigott, 1990)。黏膜下裂在一般人群中是不常见的,但36%的唇腭裂儿童会发生黏膜下裂(Gosain, Conley, Santoro & Denny, 1999)。黏膜下裂的一个结果是腭咽闭合不全(软腭和咽肌无法关闭鼻咽)。神经机制(肌肉收缩的力量、时机或协调性差)也可能导致腭咽闭合不全,其他解剖学问题,如软腭发育不全,也可能导致腭咽闭合不全。

腭咽闭合不全的婴儿通常可以母乳哺育,但他们可能会因从鼻子流失乳汁而烦躁(图8-48)。有些婴儿在喂食后或喂食间出现鼻反

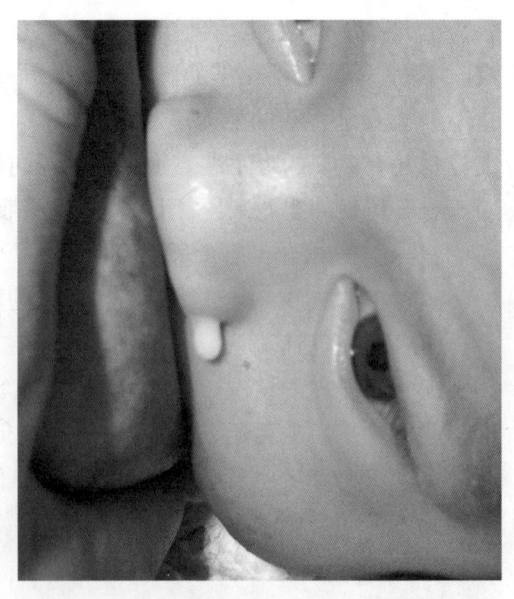

图8-48 腭咽闭合不全引起的鼻反流

流,或莫名其妙不能很好地进行母乳哺育(图8-49)。当婴儿表现出短暂的吸吮,在喂养过程中没有发绀的情况下出现刺耳或潮湿的呼吸,以及偶尔出现鼻反流时,就要高度怀疑是否腭咽闭合不全。体位变化(跨坐、侧卧或俯卧)可以减少乳汁从鼻子流失。喂养治疗师建议做一些更好的刺激舌凹槽来改善食团处理的锻炼(Morris & Klein, 2000)。

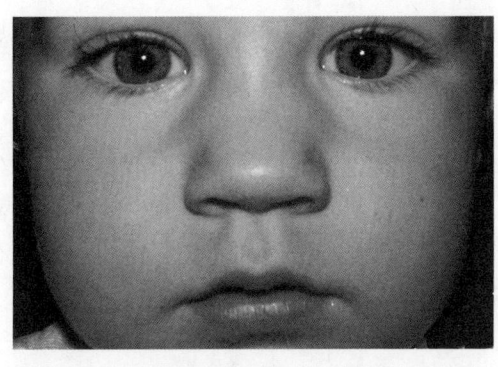

图8-49 儿童腭咽闭合不全和黏膜下裂的细微征象,包括鼻旁隆起和"鸥翼"上唇

黏膜下腭裂的体征包括悬雍垂裂、硬腭和软腭交界处的缺失、硬腭后部鼻后棘缺失、明显的腭中缝凸起和鼻旁隆起(Stal & Hicks, 1998)。如果用光照射婴儿的鼻孔,也可以看到腭部中央的半透明区域。隐匿性黏膜下裂没有悬雍垂裂,不做磁共振成像(MRI)很难发现。腭咽闭合不全可通过鼻内窥镜诊断。医生可能会劝阻母亲母乳哺育,但在作者的实践中,即使在小心翼翼的喂养节奏下使用Haberman喂食器,这种情况下的婴儿母乳哺育也比奶瓶喂养更好(图8-50)。Haberman喂食器可以在母乳哺育的基础上使用,直到婴儿能够满足母乳亲喂的所有需要。由于乳汁进入鼻咽的不适或压力,婴儿在出生后的第3个月左右可能会出现喂养抵抗。在喂养过程中对婴儿进行温和的鼓励和分散其注意力通常是有

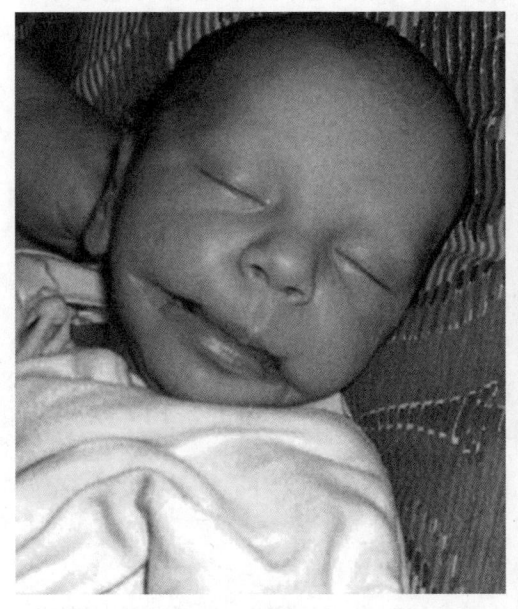

a

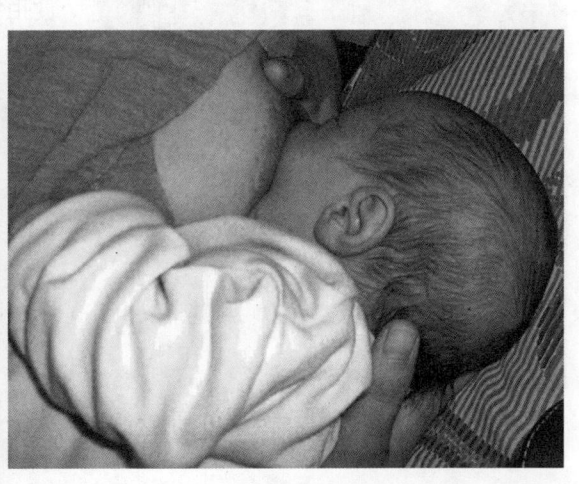

b

图8-50 双侧面横裂。这种情况可以是单独发生的,也可以与半面短小症或下颌骨和面中部生长发育不全同时发生。这个婴儿可通过大口含乳进行良好的母乳哺育,但无法对奶瓶进行密封

帮助的。有些婴儿在喂养过程中握住玩具时反应良好，另一些婴儿则是在背巾中喂养时，对母亲的走动有反应。

患有显性或黏膜下裂的婴儿可能喂养效率低下，危及母亲的泌乳量。有解剖学问题的婴儿应密切监测，以确保健康成长。如果生长迟缓，通过挤奶或替代喂养方法补充泵出的乳汁，有助于保护婴儿和母乳供应。选择替代喂养法的双重目的是提供营养和使口腔运动技能正常化。重要的是，婴儿应尽可能充分地参与喂养，而不能简单地把乳汁挤进婴儿的嘴里。应鼓励进食方式所必需的正常舌运动，为今后的舌功能提供良好的基础。

先天性气道异常

进食的工作需要增加氧气的摄入，而食物在咽的共享区域的间歇性存在需要吞咽和呼吸的复杂协调。健康的婴儿可以接受正常乳汁流量的挑战。由于呼吸道不稳定或畸形，在休息时呼吸更困难的婴儿用于喂食的能量和氧气储备较少，可能需要更多的消耗来支持增加的呼吸工作（Goberman & Robb, 2005）。当基础呼吸频率较高时，呼吸之间可用于安全吞咽的间隙就会比较少。当婴儿被迫在抑制呼吸以便吞咽或挨饿之间做出选择时，会导致喂食拒绝或发育不良（见第六章）。由于用力呼吸而导致的胸腔内压力的增加，会使气道异常的婴儿易患胃食管反流（gastroesophageal reflux, GER）（Bibi et al., 2001）。除了会损失婴儿好不容易获得的乳汁之外，GER还会导致其疼痛和吸入风险增加（Suskind et al., 2006），这就可能导致了婴儿喂食抵抗的增加。有呼吸系统问题婴儿的喂养管理包括了调整母乳流速流量、提高婴儿处理流速流量的能力、通过婴儿头部伸展姿势保持气道通畅，以及治疗反流（如有）（图8-51）。

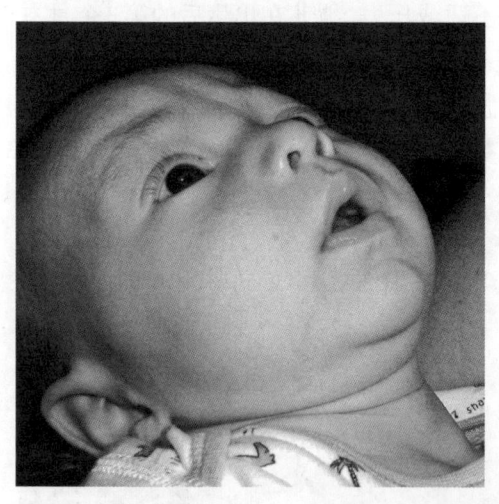

图8-51　患有呼吸系统疾病的婴儿的担忧表情和头部伸展姿势

喉软化

喉软化是新生儿喘鸣最常见的原因，这是一种在吸气时发出的高亢、尖锐刺耳的声音，表明气道狭窄时气流湍急。解剖学的、神经学的以及炎症过程相互作用,产生上气道不稳定。三种解剖异常已被确认(Kay & Goldsmith, 2006),但都会由于会厌和/或相关结构的塌陷而导致气道狭窄(Daniel, 2006)。有证据表明,喉软化患者存在感觉运动整合的缺陷(Landry & Thompson, 2012)。正常情况下,咽内液体触发喉返神经,引起迷走神经介导的反应,在声带(声门)下方关闭气道、抑制呼吸,并触发吞咽。喉软化较严重的婴儿引发气道关闭和吞咽反应所需的阈值更大(Landry & Thompson 2012)。通过狭窄气道的呼吸用力增加会提高胸部的压力,从而增加胃食管反流,这会刺激喉部的组织和神经,使症状进一步恶化。

喉软化的症状出现在婴儿出生后的头几天或几周,一般缓慢加重到6个月左右,然后逐渐好转,大多数婴儿到18~24个月就消失了。轻度病例与躁动、仰卧位和进食的喘鸣音,中度至快速呼吸,以及进食和吞咽困难有关。重度病例会导致发育不良,通常发生在2~4月龄之间(Manning, Inglis, Mouzakes, Carron & Perkins, 2005)。患有中重度喉软化的婴儿在喂养过程中可能会在手和脚(手足发绀症)或嘴和眼睛周围(唇周和眶周发绀)出现发绀(血液中的低氧导致蓝色变色)。这种婴儿的呼吸频率比正常人快,呼吸做功增加,当气道变窄时胸骨上切迹内陷(在喉底部向内拉)。中重度喉软化与使用呼吸辅助肌将空气吸入狭窄气道导致的胸廓凹陷有关。勺状的漏斗胸可能是持续性胸骨凹陷的并发症(Landry & Thompson, 2012),但也有可能是先天性的。在喂食过程中,阵发性吸吮的时间很可能很短(每次阵发性吸吮3~5次),呼吸的时间比平均明显长3~5秒。面色发绀或苍白可能会随着喂食的进程而增加。

患有喘鸣或其他类型异常呼吸声的婴儿通常吸吮-吞咽-呼吸协调性较差(Nolder & Richter, 2015),因此建议对有呼吸道症状的婴儿进行完整的喂养评估。22名患有喉软化的婴儿中,有40%的孩子在亲喂时出现吞咽和呼吸协调困难,表现为咳嗽(Avelino, Liriano, Fujita, Pignatari & Weckx, 2005)。缺氧会增加进食困难的风险,低于86%的血氧饱和度与发育不良相关(Landry & Thompson, 2012)。患有喉软化的婴儿发生中枢性睡眠呼吸暂停的风险较高(Tanphaichitr et al., 2014),在仰卧时可能会难以入睡。将婴儿保持侧卧或俯卧姿势并伸展头部能有助于减少呼吸窘迫。应当仔细考虑这些婴儿的睡眠姿势,平衡仰卧位的缺氧风险和俯卧或侧卧位的婴儿猝死综合征(sudden infant death syndrome, SIDS)风险。

患有喘鸣的婴儿通常有不止一个气道病变(Kiran, Rajesh & Baliga, 2015)。在三级医院发现的严重喉软化婴儿中,约有一半有另一个气道不稳定区域,典型的会有声门下狭窄或气管软化(Dickson, Richter, Meinzen-Derr, Rutter & Thompson, 2009)。在西蒙斯和同事所做的(Simons et al., 2015)呼吸消化疾病门诊喉软化婴儿的回顾性图表分析中,他们发现,29%的婴儿同时患有气道损伤(邻近结构变窄)。大多数被观察的婴儿(75%)至少有一次吞咽评估异常。纯母乳哺育的婴儿在母乳哺育期间通过吞咽纤维内窥镜检查（fiberoptic endoscopic evaluation of swallowing, FEES）进行评估。不出意料，在有一个以上气道病变的婴儿中，胃食管反流病（gastrs esophageal reflex disease, GERD）的发病率几乎翻了一倍（Dickson et al., 2009）。高达85%的喉软化婴儿因GERD继发气道水肿（Thottam, Simons, Choi, Maguire & Mehta, 2015）。反流的药物治疗可以改善气道不稳定和GERD患儿的吞咽功能。

泌乳顾问通过提供喂养的补偿性策略来降低成长不良的风险，这可以使婴儿获得足够的热量，尽管增加了吞咽和呼吸的协调困难（Glass & Wolf, 1994）。基本的策略包括竖直位、侧卧或俯卧位进食、头部伸展以开放气道以及短而频繁的喂哺。

喂奶时伸展头部有助于抬高喉部和降低气道阻力，并缓解吞咽和呼吸的协调困难。头部伸展的幅度增加可以减少喘鸣声，可以拥抱婴儿的肩膀并稍微向婴儿的脚滑动来作出调整。母亲可以在喂奶时向后倚靠，让婴儿在进食时处于俯卧位，这有助于增加头部伸展，并缓解吞咽和呼吸的协调困难。短时、频繁的喂奶通常是有益的，但有些婴儿更喜欢长时间和更悠闲的进食。如果乳汁流动很快，婴儿应该可以自由地吐出乳房，有长时间呼吸暂停机会的休息。支撑婴儿的肩膀而不是头和脖子，这样婴儿可以伸展头部和自我调节。

在喂养前帮助婴儿进行前期准备可以降低婴儿的呼吸频率，提高喂养和吞咽效率。婴儿背巾、摇动、按摩或舒适的触摸、眼神交流以及与母亲爱的互动都是准备形式。喉软化患者喂养的额外工作和压力会降低婴儿及其家庭的生活质量（Thottam et al., 2015）。将婴儿喂养困难的家庭与现有的支持小组联系起来（经家庭允许），或将他们介绍给现有的支持小组可能会有所帮助。

如果婴儿喂养效率低下，可能暂时需要挤奶。挤出的乳汁可以用慢流速的奶嘴通过回应式喂养的方式喂给婴儿，如Haberman喂食器的最低流速喂食，也可以用手指喂食。严重呼吸不稳定的婴儿，在俯卧位头部伸展时手指喂食最佳。大约从6个月开始，呼吸能力和吸吮、吞咽和呼吸的协调性随着病情本身的改善而改善，补充喂养可以逐渐停止（Thompson, 2007）。如果婴儿无法在喂养补偿下良好地生长，应咨询专家（耳鼻喉专家）以排除会引起类似症状的血管畸形、血管网、喉裂或肿块，并评估手术的必要性。伴有极其低沉的喘鸣音的婴儿可能存在会厌囊肿，可导致完全性气道阻塞（Raftopulos, Soma, Lowinger & Eisman, 2013）。

有一小部分患有喉软化的婴儿需要外科治疗（声门上成形术）。当婴儿适应声门上成形术后呼吸功能的变化时，可能会出现短暂的吞咽困难，但经过持续性的经口喂养，这些困难在几周内可以得到解决（Richter, Wooten, Rutter & Thompson, 2009; Chun, Wittkopf, Sulman & Arvedson, 2014）。早产儿在声门上成形术后发生吞咽困难的风险更大（de Moreno, Lauren & Matt, 2014）。

强迫喂食的危险

严重呼吸不稳定的婴儿可能会自我限制进食次数或奶量,从而危及其生长发育。强迫婴儿进食更多的食物会导致其完全拒绝进食。奶瓶(特别是高流量的奶瓶)会通过强迫吞咽而抑制呼吸。这会导致可怕的血氧降低。尝试用一根窄一些,甚至更窄一些的管子喂养,让婴儿有张口呼吸的机会,从而慢慢找回吃奶的感觉。当婴儿被强制喂食时,在喂食过程中可能需要一段时间来帮助他们获得安全感。喂养前准备活动、减少环境的感官负荷、无压力喂养的尝试以及在婴儿学会再次信任时预先挤奶以减慢乳房的母乳流速作为临时措施,都是有帮助的。

气管软化

虽然气管软化远不如喉软化常见,但却是下呼吸道最常见的畸形。在这种情况下,在气流中保持气管硬度的软骨环形状异常和/或较无力。伯努利原理指出,快速的空气流动会降低周围的气压。这种压力差的力量可使飞机飞行,也会在婴儿呼吸时使其气管部分塌陷,气流通过狭窄的气管会引起喘鸣。成人气管软化表现为呼气性喘鸣。患有气管软化的婴儿,如果胸部气管受到影响,通常会有呼气性喘鸣和咳嗽;如果颈部气管受到影响,则会有吸气性喘鸣(Carden, Boiselle, Waltz & Ernst, 2005)。使用辅助呼吸肌试图使空气通过阻塞区域(Altman, Wetmore & Marsh, 1999)会向内牵拉胸骨、肋间(肋骨)肌或腹部,导致婴儿身体表面的凹陷(图8-52)。

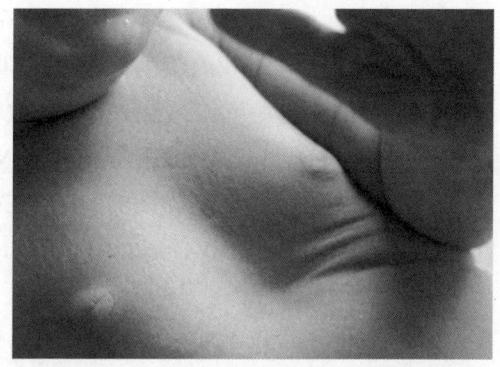

图8-52 患有气管软化症的婴儿胸骨凹陷

喂养方面涉及的问题与患有喉软化的婴儿相似,干预措施也是如此。头部伸展、俯卧位喂养、允许婴儿自行调整节奏、提供频繁的喂养以补偿效率降低,这些都是有帮助的(图8-53)。胸骨或肋间凹陷和双相喘鸣(吸气

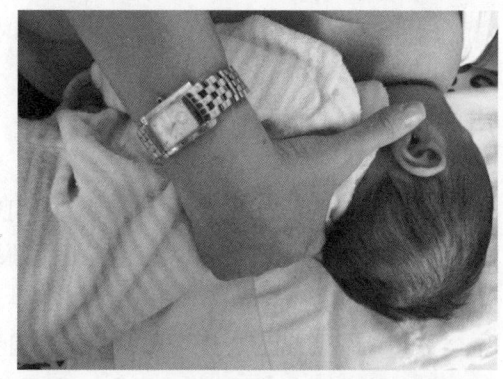

图8-53 头部用力伸展可以降低气道对气流的阻力,从而帮助患有呼吸系统畸形的婴儿

性和呼气性喘鸣）的婴儿应接受医学检查，因为他们更有可能因肿瘤或血管环压迫气管（Spencer, Yeoh, Van Asperen & Fitzgerald, 2004）。

声带麻痹

喘鸣（通常是双相的）、哭声微弱和声音嘶哑是婴儿声带麻痹（vocal fold paralysis, VFP）或无力的症状（Daniel, 2006）。瘫痪可以是单侧的，也可以是双侧的。先天性声带麻痹被认为是一种症状，而不是诊断，应仔细检查（Leshinsky-Silver et al., 2013）。病因可以是神经性的、遗传性的，也可以是由出生创伤引起的。大多数VFP婴儿在24～36个月内恢复。在一个病例系列中，自发消退的平均速度更快（Lesnik et al., 2014）。无须气管切开术的双侧VFP患者更容易自发恢复（Miyamoto, Parikh, Gellad & Licameli, 2005）。与神经系统疾病或综合征相关的病例相比，特发性病例的恢复速度更快（6～13个月）。内收（闭合）姿势的双侧VFP可能危及生命，需要插管（Kaushal, Upadhyay, Aggarwal & Deorari, 2005）。气管切开术是为了绕开内收的声带并提供一个气道。用外科激光部分切除杓状软骨可以恢复气道，并且通常可以移除气切插管（Bower, Choi & Cotton, 1994; Brigger & Hartnick, 2002; Hartnick, Brigger, Willing, Cotton & Myer, 2003）。

声带损伤也可能是医源性的，由于在插管、心脏病手术甚至气管食管瘘或食管闭锁手术时声带神经供应受到拉伸或意外切断（Morini et al., 2011）。由于喉返神经在左侧的走行较长且变化较大，因此左侧声带更易受损。

当麻痹的声带位于向两侧外展位置（打开）时，由于吞咽时气道没有保护，婴儿有吸入的危险。对于这种情况有许多不同的外科技术。在单侧VFP（unilateral VFP, UVFP）外展的患儿中，单侧外展（开放）的声带向下（依赖）的喂养姿势可以保护气道（Tunkel, 1994）。对于母乳哺育的婴儿来说，这意味着进食时将声带麻痹侧的耳朵面向地板。

声门下狭窄

声门下狭窄，或环状软骨腔变窄，可导致呼吸过度和双相喘鸣（吸气性和呼气性喘鸣）（Daniel, 2006）。这种情况通常是自限性的，并随着孩子的成长而解决，但在婴儿早期喂养可能是困难的。母乳哺育在提供最佳的喂养节奏和帮助预防气道炎症（气道炎症会加重病情）方面尤其重要，特别是因为声门下狭窄使儿童易患反复性哮吼。严重的GERD可导致获得性声门下狭窄。声带水肿引起的双相喘鸣联合声音嘶哑提示了这一病因。

鼻塞

颅骨中的鼻道包括两侧的梨状前孔和梨状后孔，它们与后鼻孔相连，是进入鼻咽的开口。后鼻孔闭锁（颅骨后鼻孔阻塞）可以是单侧的，也可以是双侧的。当双侧发生时，会导致严重的呼吸困难和发绀，哭泣可以缓解这种症状（反常性发绀）（Daniel, 2006）。单侧患者可能在5~7个月大时出现呼吸问题和流鼻涕症状（Ramsden, 2011）。任何原因导致鼻道通畅性降低的婴儿在喂食期间都会反复吐出乳房以便用口呼吸。短期、频繁的喂食和转诊进行医学评估是必要的。其他导致鼻塞的原因包括小鼻孔和鼻咽肿瘤。一名用口呼吸和哺育困难的婴儿在鼻咽唾液腺肿瘤被发现并切除后得到解决（Cohen, Yoder, Thomas, Salerno & Isaacson, 2003）。先天性鼻梨状孔狭窄（通过颅骨的气道变窄）很少见，其症状与后鼻孔闭锁相似（Thomas, Gibikote, Panwar & Mathew, 2010）。当用鼻呼吸时出现阻塞并且不能通过鼻腔放置5-F管时就有可能出现这种情况。如果完全阻塞或对症状较轻的患者使用减充血滴剂没有帮助，则通常应尽快进行手术。如果有相关的后鼻孔狭窄，则术后应使用鼻支架；如果仅累及前区，则使用鼻整形器（Sesenna, Leporati, Brevi, Oretti & Ferri, 2012）。这些可能会对母乳哺育造成物理障碍，如果对婴儿进行亲喂，则必须注意不要把它们挡住。由于在手术中需要破坏上唇，在喂食过程中可能会出现术后疼痛。母乳哺育对嘴唇的影响更温和；奶瓶喂养需要口轮匝肌的过度收缩。使舌与乳房最大限度密封的体位也可以减少上唇的工作负荷。

先天性心脏病

新的产前超声技术意味着心脏缺陷可以在产前诊断，这使得父母可以研究护理和干预措施。母乳哺育对先天性心脏缺陷的婴儿来说很重要，这种认识正在影响相关的一些决定。一家医院通过建立分诊制度、保护以家庭为中心的分娩，并允许母婴联结/母乳哺育期的仔细监测，彻底改变了其处理出生和产后早期心脏问题的体系（Parker, Bradshaw & Smith, 2012）。

虽然心脏畸形有很多类型，但目前被分为可以减少肺血流量、增加肺血流量和阻塞肺血流量的畸形。患有先天性心脏病（congenital heart disease, CHD）的婴儿精力和耐力变差，用力时缺氧增加，还有呼吸困难。一般来说，新陈代谢对热量的需求较高，同时，为了防止充血性心力衰竭，可能需要限制液体的摄入。母乳中适当的肾溶质负荷对于患有CHD

的婴儿尤其有利,因为他们特别容易感染,甚至比同龄人更需要母乳的抗感染特性。母乳哺育超过6个月与产前生长受限对心脏的负面影响(心脏球形指数)逆转相关(Rodriguez-Lopez et al., 2015)。

过去,母乳哺育被认为对患有CHD的婴儿来说太费力了。但是研究表明,对于心脏缺陷的婴儿来说,母乳哺育比奶瓶喂养生长得更好,住院时间更短(Combs & Marino, 1993),而且在喂养过程中氧饱和度更好(Marino, O'Brien & LoRe, 1995)。

患有心脏缺陷的婴儿通常在休息时呼吸频率升高(每分钟超过60次呼吸)。只有几次吸吮后就必须停止进食以试图喘口气的婴儿可能患有充血性心力衰竭(Sadowski, 2009)。血液中的氧气水平需要大幅度降低,才能使皮肤上的发绀变得明显。中心性发绀(舌和口腔黏膜呈蓝色)尤其令人担忧,因为它标志着离开心脏的血液本应该含氧量丰富,但实际却不足。如果没有足够的血液进入肺部获得氧气,婴儿可能会呼吸困难(气喘)。

一家机构中,支持人员与员工培训、获得吸乳器的便利程度高和泌乳顾问的存在,提高了CHD婴儿的母乳哺育率(Barbas & Kelleher, 2004)。这些干预措施加上经口喂养前在乳房上进行非营养性吸吮,以及在出院前过渡到母乳,增加了复杂畸形婴儿术后的母乳哺育率(Edwards & Spatz, 2010)。在一项回顾性研究中,在心脏手术后延迟经口喂养的开始时间较长与进展较差相关,该机构在支持母乳哺育的实践中进行了多项改变(Sables-Bau, Kaufman, Cook & da Cruz, 2012)。这些变化包括增加早期喂养、基于婴儿行为暗示的喂养、母婴之间的肌肤接触、更积极地脱离呼吸机支持以及更多地接触泌乳顾问。心脏病房内使用的喂养方式是出院后喂养的重要的可见性因素。斯彭斯和他的同事发现,如果婴儿出院前在病房内母乳哺育,那么他们在出院后6个月内母乳哺育的可能性会显著增加,而探访护士的产后支持对于2周内的母乳哺育非常重要(Spence, Swinsburg, Griggs & Johnston, 2011)。母乳哺育的许多障碍都有创造性的解决办法。例如,乳糜胸是心脏手术的并发症,患有乳糜胸的婴儿可以接受挤出的添加了中链甘油三酯的脱脂母乳(Lessen, 2009)。

婴儿进食是有氧运动,需要正常的心肺功能。如果短时间内不能满足婴儿频繁进食的需要,气道异常或有心脏问题的婴儿很容易发育不良。根据病情的严重程度,喂养的补偿性措施可能不足以满足婴儿的热量需要,替代喂养可能是必需的。谨慎的喂食节奏将有助于避免缺氧和降低误吸的风险。并非所有的心脏畸形在出生时都有症状,有些会随着时间的推移而发展。主动脉瓣狭窄在出生时是无症状的,但患有这种情况的婴儿在出生后的第一周会随着动脉导管的闭合而发展为充血性心力衰竭。异位冠状动脉或肺血管在4~12周龄时出现症状,表现为易激惹、呼吸急促、进食困难或拒绝进食。房间隔缺损可能会成为问题,这是在第一年出现充血性心力衰竭的信号。由于心肺畸形的延迟诊断并不少见,那些没有实质性的疾患却不能正常喂养的婴儿,则应转介医学评估。

其他结构性问题

先天性肌性斜颈

先天性肌性斜颈是由胸锁乳突肌(sternocleidomastoid muscle, SCM)纤维化引起的,可能继发于宫内姿势受限。受累肌肉的电子显微镜和免疫组化检查表明,SCM的异常发育在出生后持续进展(Chen et al., 2014),并伴随产生成纤维细胞和脂肪细胞的间充质样细胞的持续存在。

SCM收缩可使头部向对侧旋转,并向同侧倾斜。这些不平衡与面部不对称有关,包括眼高和眼眶大小的变化、下颌骨不平衡(Wall & Glass, 2006)以及与肌肉不平衡同侧的耳朵下降和向后旋转。对侧耳朵通常变平。侧屈(侧弯)尤其受限(Lee et al., 2011)。

治疗是十分重要的,可以避免功能丧失和负面的后遗症,如斜头畸形(继发于体位限制的颅骨变形),以及面部不对称的持续存在或进展。治疗开始的时间越早(1个月前为最佳,3~4个月前治疗对完全恢复很重要),所需时间越短(Petronic et al., 2010)。

传统治疗包括在医生、脊椎按摩师或物理治疗师指导下由父母执行的伸展运动(Cheng et al., 2001)。在两种不同技术的试验中,系统地促进主动运动以加强对侧SCM和拉伸紧张的SCM与被动伸展同样有效(Lee, 2014; Öhman, Mårdbrink, Stensby & Beckung, 2011)。尤其重要的是,不鼓励任何会降低婴儿活动性的行为,如襁褓、使用安全座椅(除了在驾驶过程中)、使用婴儿座椅和婴儿摇椅,并鼓励怀抱和俯卧时间。

斜颈婴儿的吸吮力可能很弱,因为患侧下颌骨发育不全,会导致两侧下颌支的长度通常不同(Ho, Lee & Singh, 1999)。这种不平衡影响了咬肌、翼状肌和颞肌的活动,因为它们都附着在下颌支上。共同工作的肌肉必须是平行的,这样它们的力量才能相加,下颌支发育不全改变了这些重要的吸吮肌的方向,使它们不再平行。所有肌肉都需要等长或等张力的活动来保持最大强度。无论是发展中的斜颈或宫内约束都减少了肌肉的活动范围。

认识斜颈

先天性肌性斜颈的婴儿从出生起就有面部和头部位置的不对称,并且随着时间的推移,由于肌肉退化和被更多的脂肪和纤维组织替代而变得更加明显。婴儿的脸通常是压缩的(变短变宽),倾斜一侧的脸的眼睛变小和下颚变短,转向的一侧脸部长而薄,眼睛变大和

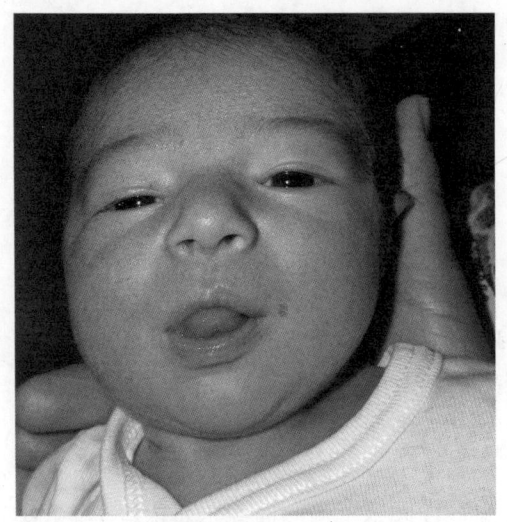

图8-54 婴儿斜颈。注意旋转和倾斜的头部，以及不对称的脸和眼睛

耳朵变平(图8-54)。当婴儿张嘴时，嘴巴不对称尤其明显，下颌倾斜，可能会偏向较弱(较长)的一侧(图8-55a)。患侧(紧绷、倾斜)的耳朵通常呈杯状(图8-55b)，紧绷侧的舌头活动性通常更受限制(图8-55c)。舌运动的差异在侧伸方面尤为明显。这种舌头限制可能被混淆为舌系带过短，或者这两种情况共存。作者的临床经验是先治疗颈部，然后再重新评估舌功能，这对两种情况的婴儿效果最好。

斜颈会给吸吮和哺乳造成生物力学上的困难。扭曲的头部位置会导致婴儿在正常的位置与乳房对齐时，双唇和下颌与乳房的接触处会反复滑开，使母婴双方都感到沮丧。《沃尔和格拉斯的病例系列》(2006)中的两名婴儿和本书作者实践中的几名婴儿显示，使用乳盾可以明显改善乳汁的转运和易于含乳。

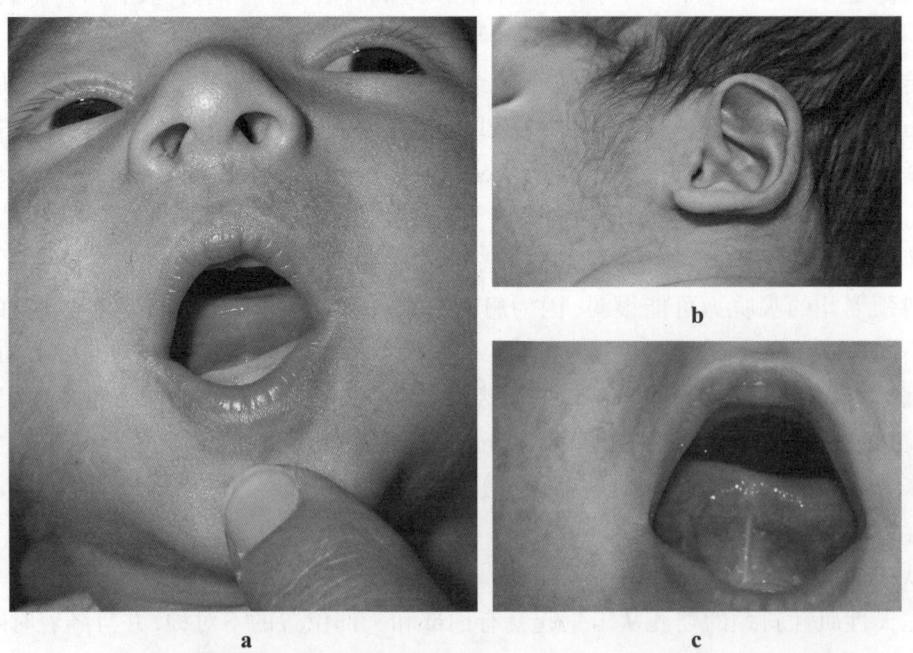

图8-55 斜颈的其他特征。a. 不对称的下颌开口。b. 受影响(较短)一侧的杯状和外旋耳。c. 受影响(较紧)一侧的舌运动更受限

直到治疗开始起效前,婴儿都应保持首选的头部位置放置在乳房上(**图8-56**)。找到适合于母婴二人的一个简单方法是鼓励母亲转动婴儿的臀部,直到婴儿的脸的下半部"植根"在乳头下面的乳房上。这就形成"腹部扭曲"姿势(Genna, 2015),婴儿的臀部和腹部横过母亲的膝盖,与地面平行(**图8-57**),或者臀部从母亲处略微向后倾斜。使用卷起的毯子来支撑婴儿,减少向母亲的翻滚,并在颈部制造张力,可能会有帮助(**图8-58**)。不寻常的姿势可能会让有严重斜颈的婴儿在乳房处感到舒适,包括腹部坐位:双腿环绕母亲的腹部坐着(**图8-59**),可以对角跨坐,臀部跨坐或像蜘蛛侠一样紧贴母亲的一侧(**图8-60**)。婴儿在侧卧哺乳时,可以让头部或颈部靠在母亲的上臂上,为婴儿提供舒适的头部姿势(**图8-61**)(更多照片见Genna, 2015)。

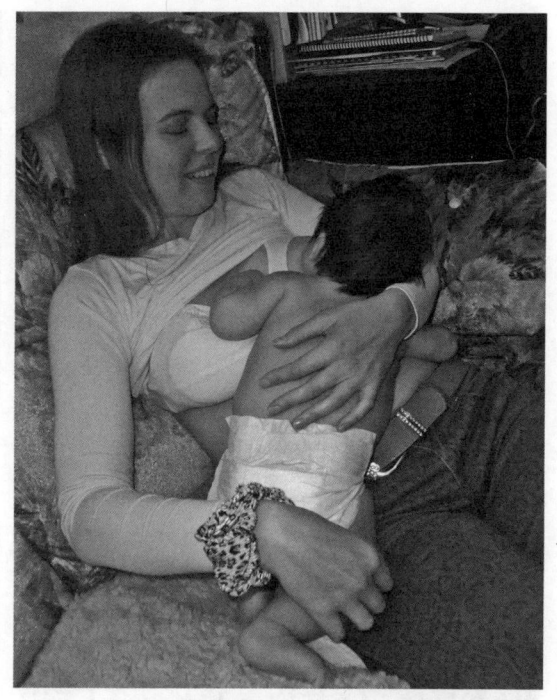

图8-56 让婴儿将头部旋转到首选的那侧进行含乳

应评估母乳的有效移出以确保婴儿能够驱动母亲的泌乳,必要时应采取挤奶和补充喂养(最好在乳旁进行补充喂养)(**图8-60**,以及**图12-26**和**12-27**)。

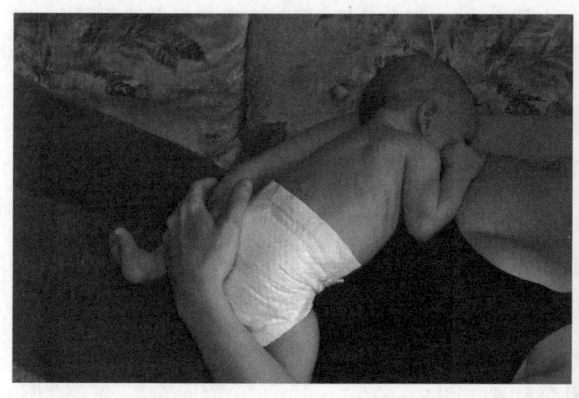

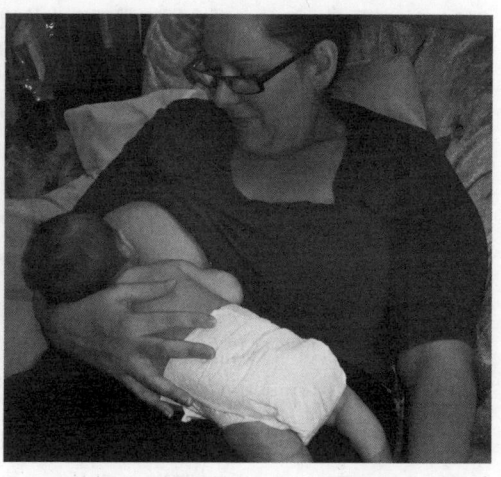

图8-57 腹部扭转变化。**a.** 母亲半躺,腹部斜跨扭动。**b.** 摇篮式抱法的腹部扭转的改良体位

婴儿含乳吸吮的理论与实务

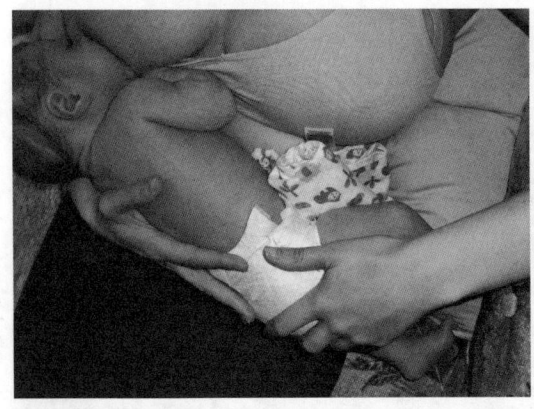

图8-58 斜颈婴儿上臂从母亲身上滚下，并用毯子卷固定

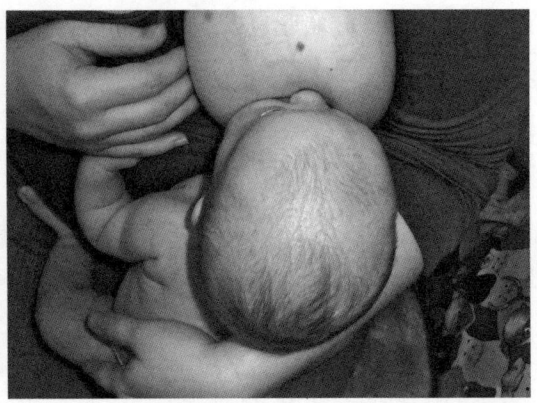

图8-59 斜颈婴儿的腹部坐位。注意这个姿势如何调节头部的倾斜和转动

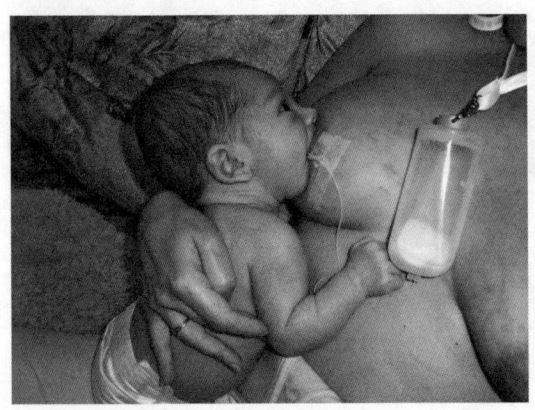

图8-60 使用Hazelbaker喂食器在臀部跨坐位进行乳旁的补充喂养。注意婴儿的含乳不良，下唇内翻

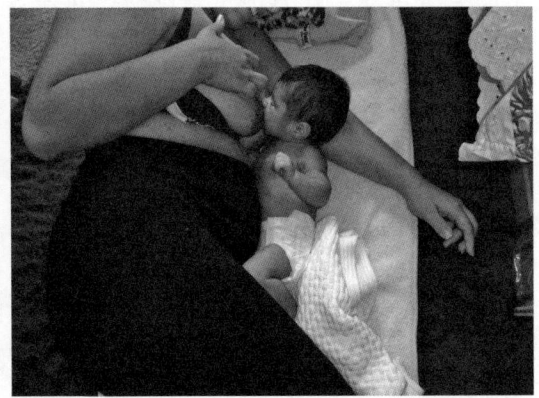

图8-61 婴儿侧卧，颈部支撑在母亲的下臂上，以适应斜颈

斜颈婴儿在俯卧时舌头活动性似乎更好。以俯卧姿势用手指喂食，轻轻按摩舌头使舌头向前移动，将有助于婴儿的母乳哺育（图8-62）。支撑舌或脸颊的肌肉并稳定下颚可以帮助一些斜颈婴儿。如果舌的运动很弱，或者舌缺乏来自不对称下颌的稳定支撑，那么舌下的支撑（指尖的牵引向上朝向嘴，向前朝向下颌骨，以支持舌的肌组织）可以提高吸吮的力量（图12-15）。斜颈婴儿的脸颊肌肉力量可能不对称。如果脸颊在较弱的一侧形成间隙，空气可以进入并阻止婴儿降低口腔内压力，从而不能有效转运乳汁。如果发生这种情况，母亲可以用指尖向乳房方向牵引来闭合间隙（图8-63）。同样，下颌发育不全（较小）的一侧可能无法与乳房良好接触。指尖可以在一侧（图8-64）或在两侧都需要帮助的情况下从下方（图8-65）将下颌压向乳房。

第八章 解剖和结构对吸吮技术的影响

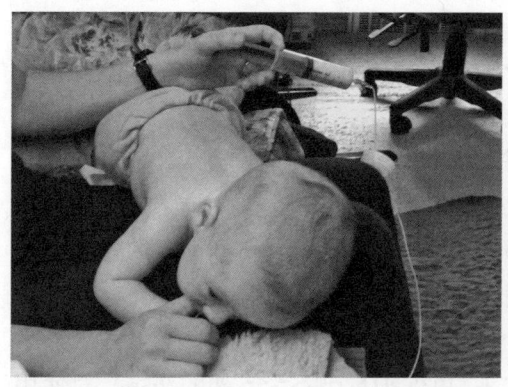

图 8-62 用注射器和 5-F 管对呈俯卧姿势的婴儿进行手指喂养

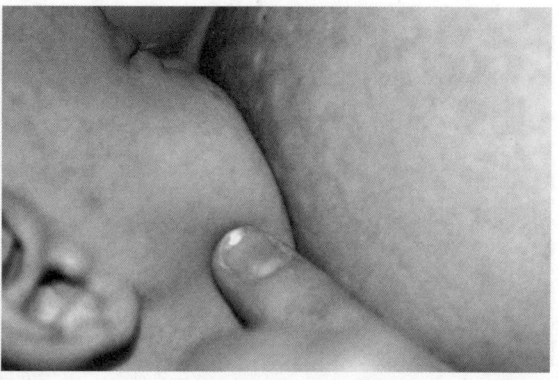

图 8-63 面颊支撑有助于防止较薄弱的一侧嘴角出现间隙

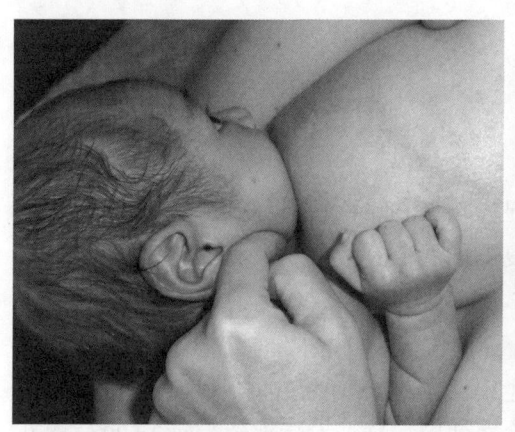

图 8-64 下颌向乳房的牵引可以帮助下颌发育不全的婴儿维持含乳

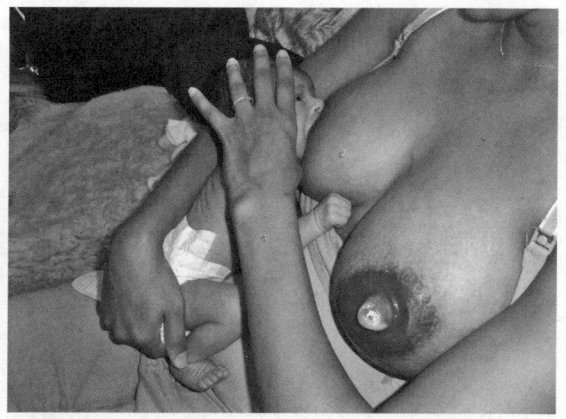

图 8-65 从下颌骨下方向乳房轻轻牵引的下颌支撑以稳定下颌运动

当婴儿有受到限制性子宫环境的结构性影响时，可能需要创造性的体位。斜颈经常被忽视，任何颈部活动性和面部对称性的改变都应该引起婴儿医护人员的注意。

发育性髋关节发育不良

有些婴儿出生时髋臼很浅，会影响球形股骨头的稳定性（图 8-66）。髋关节发育不良也更常见于斜颈婴儿和经常以双腿伸直被抱着的婴儿。虽然髋关节发育不全不会直接影响口腔，但髋关节的不稳定会降低下颌和舌的稳定性，而髋关节发育不全的治疗使婴儿接触乳房时的位置更具挑战性。最常见的治疗方法是软性 Pavlik 吊带和刚性、固定的外展支

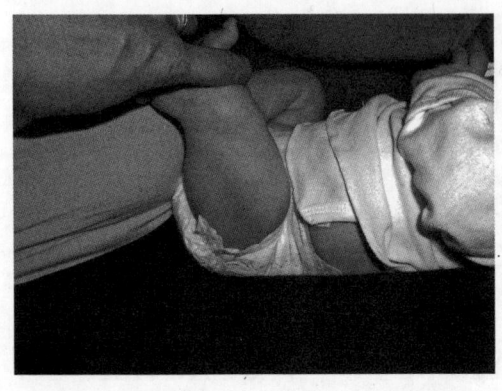

图8-66 发育性髋关节发育不良导致股骨位置不稳定

架。Pavlik吊带使婴儿的膝盖保持向上，并将股骨头牢牢地固定在髋臼中，以在骨骼发育时提供正常的应力。在进食过程中对一侧的腿或臀部施加任何压力都会干扰治疗。把婴儿的肚子放在母亲腹部，跨坐在母亲的一条大腿上，可以很好地接触到乳房。固定的外展支架是用一个刚性的金属框架，将腿从骨盆固定到脚。母亲可能需要在金属和身体之间垫毛巾或枕头，以保护自己不受支架的伤害。对使用外展支架的婴儿进行喂养的一种选择是将婴儿的躯干和腿放在母亲大腿旁的枕头上，并将婴儿的下颌从乳头的侧边（外侧）放在乳房上。

胃肠道缺陷

胃肠（gastrointestinal, GI）道系统的问题明显影响母乳哺育，但胃肠道的手术史也可能与严重的喂养困难有关，这可能是由于需要修复的问题的持续影响，或者相关的疼痛、瘢痕、狭窄，或其他手术后遗症所致。

食管闭锁（EA）与气管食管瘘（TEF）

它们是最常见的胃肠道畸形，通常一起发生，因为气管和食管最初是一个前肠袋，分开形成两个结构，分别将空气输送到肺和食物输送到胃。这一发病率约为每2 500位婴儿中有1位，有些婴儿还会有其他异常（Spitz, 2007）。大多数受影响的婴儿在食管上部都有一个盲端小袋，在食管和气管之间有一个瘘管或连通管，将唾液和食物输送到肺部。如果近端（上）食管残端很短，它会在自身和远端（胃）之间留下很长的间隙。因此，长间隙的食管闭锁需要在张力下试图刺激残端的生长，而最终修复可能需要数月的时间才能完成。同时，婴儿通常通过胃造口术喂养。除非通过颈部做了出口（颈部皮下食管造口术）允许假饲（Kimura & Soper, 1994），否则婴儿可能要禁食（*nilper os*, NPO）数月。吸吮和吞咽的限制会显著降低口腔运动的强度和技能，并可能导致口腔的高度敏感。此外，患有TEF的婴儿通常会放置特定的体位，以帮助防止液体进入肺部，从而减少了正常拥抱和触摸的机会。在产前超声检查中，有时可以通过观察胎儿颈部的袋状组织来识别EA，该袋状组织充满后又流回口腔（Kalache, Chaoui, Mau & Bollmann, 1998）。羊水过多需增加警觉，因为婴儿试图吞下羊水，但羊水不能继续向下通过胃肠道。这也使胃肠道缺乏营养（组织构建）因子和正常的产前发育。许多病例在出生后才被确诊,有间歇性发绀或因无法吞咽分泌物而口水较多,以及"母乳哺育期间窒息"(Pinheiro, Simoes e Silva & Pereira, 2012)。早期开始母乳哺育不太可能导致窒息,因为初乳黏稠而量少,并且作为一种生理液体,即便被吸入,造成的伤害也不大。EA 或 TEF 一旦确诊,手术前需中断经口喂养。婴儿仍然可以用棉签沾上少量初乳或母乳进行口腔护理(Edwards & Spatz, 2010)。母亲将需要情感支持、预期指导、挤奶和储存的帮助,以及缺陷修复后开始母乳哺育的帮助。早期喂养可限制为少量,给婴儿新挤出的乳汁有助于在修复愈合的同时保持口腔运动功能。无论有无 TEF,EA 修复后喂养困难是很常见的。在患有 EA 的婴儿中气管软化症几乎是普遍存在的(Pinheiro et al., 2012; Spitz, 2007)。由于远端的神经支配不足,修复后的食管内运动经常出现异常(Spitz, 2007; Mahoney & Rosen, 2015),这使婴儿容易出现进食缓慢和呕吐。有可能发生狭窄并需要在麻醉下进行治疗。这些都会加剧进食缓慢和呕吐。GERD 很常见,可能不利于修复。十分频繁的进食可降低反流物中酸的含量,并可能降低这种风险(Jadcherla et al., 2012)。吞咽困难和运动障碍通常更为常见,并且在长间隙特征的 EA 修复后加重,但可随着年龄的增长而改善(Mahoney & Rosen, 2015)。以改善吞咽功能的体位(竖直位、侧卧或头部轻度伸展的俯卧位)进行短时、频繁的母乳哺育,可以帮助婴儿更加舒适,减少反流,并通过预防疲劳来提高吞咽的安全性。喂养恶化可能意味着婴儿出现了狭窄或其他并发症,应将其送回医疗机构进行评估。

胆道闭锁

这是一种罕见的胆管未形成或未疏通的疾病,在亚洲最常见。如果没有将胆汁从胆囊输送到肠道的管道,胆汁就会留在肝脏(胆汁淤积),从而导致肝硬化。胆汁乳化脂类(脂肪)以供在十二指肠消化,并协同激活母乳中胆盐刺激的脂肪酶。胆汁使粪便呈黄色。患有胆道闭锁的婴儿出现无胆色粪,从黏土色到白色不等。泌乳顾问应该意识到这一点,因为他们经常检查或被咨询婴儿粪便的问题。胆道闭锁是一种外科急症,并伴有持续性黄疸(Hartley, Davenport & Kelly, 2009)。延迟诊断与肝移植的需要有关(Lien et al., 2011)。

肠旋转不良

在发育过程中,肠道进行3次连续的回转从而在腹腔内铺开。正常的姿势可使肠道固定在肠系膜上,保护它们不受异常运动的影响。当肠道以错误的方向旋转时,它们固定的基底狭窄,容易绕肠系膜上动脉而扭曲,这种情况称为肠扭转(Strouse, 2004)。肠扭转可导致继发于出现 Ladd 带的肠梗阻和/或血液供应中断引起的坏死,是一种外科急症。新生儿胆汁性(石灰绿)呕吐是肠梗阻的标志(Kimura & Loening-Baucke, 2000)。

完全性肠旋转不良(未发生旋转)不具有相同的扭转风险。从扭转中恢复的婴儿通常完全由静脉给予全肠外营养(total parenteral nutrition, TPN),以使肠道恢复正常。少

婴儿含乳吸吮的理论与实务

量母乳的非营养性吸吮和用刚挤出的新鲜乳汁进行抚慰可以帮助经口喂养更顺利地恢复。即使肠旋转不良的婴儿进行了预防性手术以防止肠扭转，早期喂养的效率也可能不高。如果婴儿在口腔张力或力量方面有困难，可以使用乳盾（图8-67）。颈部听诊（见第一章）有助于确保婴儿正在吞咽（图8-68）。最理想的做法是让婴儿以自己的速度取得进步，并经常有机会进行母乳哺育。在确定婴儿摄入足够的乳汁满足生长之前需要仔细进行随访。

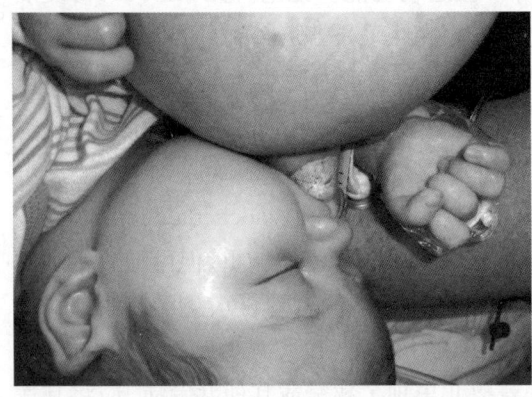

图8-67 用于胃肠道手术恢复时，从长期非经口喂养向母乳哺育过渡的乳盾

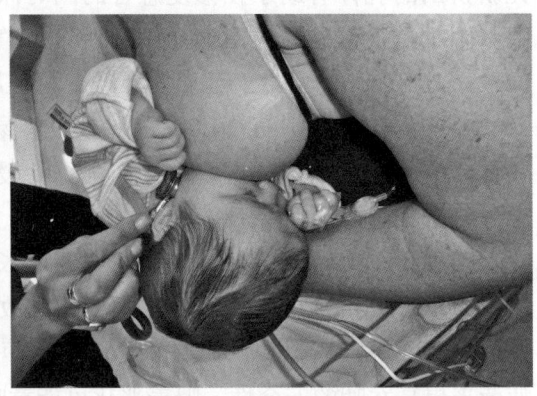

图8-68 对胃肠道术后恢复的婴儿用颈部听诊进行吞咽评估

先天性巨结肠

在出生后的最初24小时内未能排出胎粪，以及呕吐和腹胀是结肠中缺乏神经节细胞的症状，神经节细胞通常在排便时会刺激收缩（Gunnarsdóttir & Wester, 2011）。一部分纯母乳哺育的健康婴儿排便频率较少（Courdent, Beghin, Akré & Turck, 2014），部分母乳哺育的先天性巨结肠症的婴儿大便正常，直到添加辅食才出现症状。患有先天性巨结肠的婴儿如果患上小肠结肠炎，很容易患上重病。对大便次数少且临床上疾病表现较重的婴儿应迅速进行评估，以避免发生败血症。

肛门闭锁

这种情况可以是完全性的，也可以是部分性的。部分肛门闭锁的一种表现是"桶柄样"表现，从会阴到臀部的皮肤嵴将肛门分成两半，并使其变小，增加因大便压力导致肠穿孔的风险（Gorman, Aworanti, Gillick & Capra, 2015）。完全肛门闭锁可以是肛门处的简单的薄膜，这种直肠肛门闭锁很容易打开。这也可能需要更复杂的手术，并与排便困难相关联。母乳哺育对肛门异常的婴儿尤为重要，因为软的大便更容易通过。然而，做过直肠手术的婴儿可能因为解便疼痛而不愿进食。

结论

身体的结构和功能紧密相关。舌和下颌的解剖异常对喂食的影响最为明显,但身体其他部位的变化也可能是相关的,因为它们对稳定性会有影响。心肺功能的异常会减少进食的能量和氧气,也会影响吞咽。母乳哺育对于有氧能力降低的婴儿来说是最简单的喂养方法,因为他们可以自主控制节奏。

参考资料

Abadie, V., Morisseau-Durand, M. P., Beyler, C., Manach, Y., & Couly, G. (2002). Brainstem dysfunction: A possible neuroembryological pathogenesis of isolated Pierre Robin sequence. European Journal of Pediatrics, 161(5), 275–280.

Altman, K. W., Wetmore, R. F., & Marsh, R. R. (1999). Congenital airway abnormalities in patients requiring hospitalization. Archives of Otolaryngology—Head and Neck Surgery, 125(5), 525–528.

Amir, L. H., James, J. P., & Donath, S. M. (2006). Reliability of the Hazelbaker assessment tool for lingual frenulum function. International Breastfeeding Journal, 1(1), 3.

Ardran, G. M., Kemp, F. H., & Lind, J. (1958). A cineradiographic study of breast feeding. British Journal of Radiology, 31(363), 156–162.

Avelino, M. A., Liriano, R. Y., Fujita, R., Pignatari, S., & Weckx, L. L. (2005). Treatment laryngomalacia: Experience with 22 cases. Brazilian Journal of Otorhinolaryngology, 71, 330–334.

Ballard, J. L., Auer, C. E., & Khoury, J. C. (2002). Ankyloglossia: Assessment, incidence, and effect of frenuloplasty on the breastfeeding dyad. Pediatrics, 110(5), 63.

Band, C. (2000). Breastfeeding an infant with an ulcerated hemangioma on the lip. Current Issues in Clinical Lactation, 1, 68–71.

Barbas, K. H., & Kelleher, D. K. (2004). Breastfeeding success among infants with congenital heart disease. Pediatric Nursing, 30(4), 285–289.

Berry, J., Griffiths, M., & Westcott, C. (2012). A double-blind, randomized, controlled trial of tongue-tie division and its immediate effect on breastfeeding. Breastfeeding Medicine, 7(3), 189–193.

Bibi, H., Khvolis, E., Shoseyov, D., Ohaly, M., Ben Dor, D., London, D., & Ater, D. (2001). The prevalence of gastroesophageal reflux in children with tracheomalacia and laryngomalacia. Chest, 119(2), 409–413.

Bower, C. M., Choi, S. S., & Cotton, R. T. (1994). Arytenoidectomy in children. The Annals of Otology, Rhinology, and Laryngology, 103(4 Part 1), 271–278.

Braybrook, C., Doudney, K., Marçano, A. C. B., Arnason, A., Bjornsson, A., Patton, M. A., ... Stanier, P. (2001). The T-box transcription factor gene TBX22 is mutated in X-linked cleft palate and ankyloglossia. Nature Genetics, 29(2), 179–183.

Brigger, M. T., & Hartnick, C. J. (2002). Surgery for pediatric vocal cord paralysis: A meta-analysis. Archives of Otolaryngology—Head and Neck Surgery, 126(4), 349–355.

Buryk, M., Bloom, D., & Shope, T. (2011). Efficacy of neonatal release of ankyloglossia: A randomized trial. Pediatrics, 128(2), 280–288.

Capilouto, G. J., Cunningham, T., Frederick, E., Dupont-Versteegden, E., Desai, N., & Butterfield, T. A. (2014). Comparison of tongue muscle characteristics of preterm and full term infants during nutritive and nonnutritive sucking. Infant Behavior and Development, 37(3), 435−445.

Carden, K. A., Boiselle, P. M., Waltz, D. A., & Ernst, A. (2005). Tracheomalacia and tracheobronchomalacia in children and adults: An in-depth review. Chest, 127, 984−1005.

Chen, H. X., Tang, S. P., Gao, F. T., Xu, J. L., Jiang, X. P., Cao, J., ... Shi, W. (2014). Fibrosis, adipogenesis, and muscle atrophy in congenital muscular torticollis. Medicine 93(23), e138.

Cheng, J. C., Wong, M. W., Tang, S. P., Chen, T. M., Shum, S. L., & Wong, E. M. (2001). Clinical determinants of the outcome of manual stretching in the treatment of congenital muscular torticollis in infants. A prospective study of eight hundred and twenty-one cases. Journal of Bone and Joint Surgery, American, 83-A(5), 679−687.

Chun, R. H., Wittkopf, M., Sulman, C., & Arvedson, J. (2014). Transient swallowing dysfunction in typically developing children following supraglottoplasty for laryngomalacia. International Journal of Pediatric Otorhinolaryngology, 78(11), 1883−1885.

Cohen, E. G., Yoder, M., Thomas, R. M., Salerno, D., & Isaacson, G. (2003). Congenital salivary gland anlage tumor of the nasopharynx. Pediatrics, 112(1 Part 1), 66−69.

Combs, V. L., & Marino, B. L. (1993). A comparison of growth patterns in breast- and bottle-fed infants with congenital heart disease. Pediatric Nursing, 19(2), 175−179.

Côté, A., Fanous, A., Almajed, A., & Lacroix, Y. (2015). Pierre Robin sequence: Review of diagnostic and treatment challenges. International Journal of Pediatric Otorhinolaryngology, 79(4), 451−464.

Courdent, M., Beghin, L., Akré, J., & Turck, D. (2014). Infrequent stools in exclusively breastfed infants. Breastfeeding Medicine, 9(9), 442−445.

Cruz, M. J., Kerschner, J. E., Beste, D. J., & Conley, S. F. (1999). Pierre Robin sequence: Secondary respiratory difficulties and intrinsic feeding abnormalities. Laryngoscope, 109(10), 1632−1636.

Daniel, S. J. (2006). The upper airway: Congenital malformations. Paediatric Respiratory Review, 7(Suppl. 1), 260−263.

de Moreno, A., Lauren, C., & Matt, B. H. (2014). The effects of prematurity on incidence of aspiration following supraglottoplasty for laryngomalacia. Laryngoscope, 124(3), 777−780.

Dickson, J. M., Richter, G. T., Meinzen-Derr, J., Rutter, M. J., & Thompson, D. M. (2009). Secondary airway lesions in infants with laryngomalacia. Annals of Otology, Rhinology, and Laryngology, 118, 37−43.

Dodrill, P., & Gosa, M. M. (2015). Pediatric dysphagia: physiology, assessment, and management. Annals of Nutrition and Metabolism, 66(Suppl. 5), 24−31.

Dollberg, S., Botzer, E., Grunis, E., & Mimouni, F. B. (2006). Immediate nipple pain relief after frenotomy in breast-fed infants with ankyloglossia: A randomized, prospective study. Journal of Pediatric Surgery, 41(9), 1598−1600.

Dollberg, S., Marom, R., & Botzer, E. (2014). Lingual frenotomy for breastfeeding difficulties: A prospective follow-up study. Breastfeeding Medicine, 9(6), 286−289.

Douglas, P. S., & Hill, P. S. (2013). A neurobiological model for cry-fuss problems in the first three to four months of life. Medical Hypotheses, 81(5), 816−822.

Drolet, B. A., Frommelt, P. C., Chamlin, S. L., Haggstrom, A., Bauman, N. M., Chiu, Y. E., ... Frieden, I. J. (2013). Initiation and use of propranolol for infantile hemangioma: Report of a consensus conference. Pediatrics, 131(1), 128−140.

Edwards, T. M., & Spatz, D. L. (2010). An innovative model for achieving breast-feeding success in infants with complex surgical anomalies. Journal of Perinatal & Neonatal Nursing, 24(3), 246−253.

Elad, D., Kozlovsky, P., Blum, O., Laine, A. F., Po, M. J., Botzer, E., ... Sira, L. B. (2014). Biomechanics of milk extraction during breast-feeding. Proceedings of the National Academy of Sciences, 111(14), 5230−5235.

Emond, A., Ingram, J., Johnson, D., Blair, P., Whitelaw, A., Copeland, M., & Sutcliffe, A. (2014). Randomised controlled trial of early frenotomy in breastfed infants with mild-moderate tongue-tie. Archives of Disease in Childhood-Fetal and Neonatal Edition, 99(3), F189−F195.

Forlenza, G. P., Paradise Black, N. M., McNamara, E. G., & Sullivan, S. E. (2010). Ankyloglossia, exclusive breastfeeding, and failure to thrive. Pediatrics, 125, e1500−e1504.

Fritz, M. A., & Sidman, J. D. (2004). Distraction osteogenesis of the mandible. Current Opinion in Otolaryngology & Head and Neck Surgery, 12(6), 513−518.

Furtenbach, M. (2007). Das Zungenbändchen: Die interdisziplinäre Lösung. Sprachtherapeuten in Zusammenarbeit mit Kieferorthopäden, Stillberaterinnen und chirurgisch tätigen Ärzten. Vienna, Austria: Praesens Verlag.

Gangopadhyay, N., Mendonca, D. A., & Woo, A. S. (2012). Pierre Robin sequence. Seminars in Plastic Surgery, 26(2), 76.

Garbin, C. P., Sakalidis, V. S., Chadwick, L. M., Whan, E., Hartmann, P. E., & Geddes, D. T. (2013). Evidence of improved milk intake after frenotomy: A case report. Pediatrics, 132(5), e1413−e1417.

Garcez, L. W., & Giugliani, E. R. (2005). Population-based study on the practice of breastfeeding in children born with cleft lip and palate. Cleft Palate-Craniofacial Journal, 42, 687−693.

Geddes, D. T., Chadwick, L. M., Kent, J. C., Garbin, C. P., & Hartmann, P. E. (2009). Ultrasound imaging of infant swallowing during breast-feeding. Dysphagia, 25(3), 183−191.

Geddes, D. T., Kent, J. C., Mitoulas, L. R., & Hartmann, P. E. (2008). Tongue movement and intra-oral vacuum in breastfeeding infants. Early Human Development, 84, 471−477.

Geddes, D. T., Langton, D. B., Gollow, I., Jacobs, L. A., Hartmann, P. E., & Simmer, K. (2008). Frenulotomy for breastfeeding infants with ankyloglossia: Effect on milk removal and sucking mechanism as imaged by ultrasound. Pediatrics, 122, e188−e194.

Genna, C. W. (2015). Breastfeeding infants with congenital torticollis. Journal of Human Lactation, 31(2), 216−220.

Genna, C. W. (2009). Selecting and using breastfeeding tools: Improving care and outcomes. Amarillo, TX: Hale Publishing.

Genther, D. J., Skinner, M. L., Bailey, P. J., Capone, R. B., & Byrne, P. J. (2015). Airway obstruction after lingual frenulectomy in two infants with Pierre-Robin sequence. International Journal of Pediatric Otorhinolaryngology, 79(9), 1592−1594.

Glass, R. P., & Wolf, L. S. (1994). Incoordination of sucking, swallowing, and breathing as an etiology for breastfeeding difficulty. Journal of Human Lactation, 10(3), 185−189.

Goberman, A. M., & Robb, M. P. (2005). Acoustic characteristics of crying in infantile laryngomalacia. Logopedics, Phoniatrics, Vocology, 30(2), 79−84.

Gorman, K. M., Aworanti, O. M., Gillick, J., & Capra, L. (2015). Handle with Care-"Bucket Handle" Imperforate Anus. Journal of Pediatrics, 166(4), 1090−1090.

Gosain, A. K., Conley, S. F., Santoro, T. D., & Denny, A. D. (1999). A prospective evaluation of the prevalence of submucous cleft palate in patients with isolated cleft lip versus controls. Plastic and Reconstructive Surgery, 103(7), 1857−1863.

Griffiths, D. M. (2004). Do tongue ties affect breastfeeding? Journal of Human Lactation, 20(4), 409−414.

Gruen, P. M., Carranza, A., Karmody, C. S., & Bachor, E. (2005). Anomalies of the ear in the Pierre Robin triad. Annals of Otology, Rhinology, and Laryngology, 114(8), 605−613.

Gunn, T. R., Tonkin, S. L., Hadden, W., Davis, S. L., & Gunn, A. J. (2000). Neonatal micrognathia is associated with small upper airways on radiographic measurement. Acta Paediatrica, 89(1), 82−87.

Gunnarsdóttir, A., & Wester, T. (2011). Modern treatment of Hirschsprung's disease. Scandinavian Journal of Surgery, 100(4), 243−249.

Guóth-Gumberger, M. (2008). Making a supplemental feeding tube device work for a baby with a cleft palate. In M. Guóth-Gumberger (Ed.), A world wide view on breastfeeding (pp. 94−95). Vienna, Austria: European Lactation Consultant Association.

Habel, A., Elhadi, N., Sommerlad, B., & Powell, J. (2006). Delayed detection of cleft palate: An audit of newborn examination. Archives of Disease in Childhood, 91(3), 238−240.

Haham, A., Marom, R., Mangel, L., Botzer, E., & Dollberg, S. (2014). Prevalence of breastfeeding difficulties in newborns with a lingual frenulum: A prospective cohort series. Breastfeeding Medicine, 9(9), 438−441.

Hartley, J. L., Davenport, M., & Kelly, D. A. (2009). Biliary atresia. Lancet, 374(9702), 1704−1713.

Hartnick, C. J., Brigger, M. T., Willging, J. P., Cotton, R. T., & Myer, C. M., III. (2003). Surgery for pediatric vocal cord paralysis: A retrospective review. Annals of Otology, Rhinology, and Laryngology, 112(1), 1−6.

Hazelbaker, A. K. (1993). The assessment tool for lingual frenulum function (ATLFF): Use in a lactation consultant private practice. Unpublished master's thesis, Pacific Oaks College, Pasadena, CA.

Hiiemae, K. M., & Palmer, J. B. (2003). Tongue movements in feeding and speech. Critical Reviews in Oral Biology and Medicine, 14(6), 413−429.

Ho, B. C., Lee, E. H., & Singh, K. (1999). Epidemiology, presentation and management of congenital muscular torticollis. Singapore Medical Journal, 40(11), 675−679.

Hogan, M., Westcott, C., & Griffiths, M. (2005). Randomized, controlled trial of division of tongue-tie in infants with feeding problems. Journal of Paediatrics and Child Health, 41(5−6), 246−250.

Hong, P., Lago, D., Seargeant, J., Pellman, L., Magit, A. E., & Pransky, S. M. (2010). Defining ankyloglossia: A case series of anterior and posterior tongue ties. International Journal of Pediatric Otorhinolaryngology, 74, 1003−1006.

Horn, M. H. (2006). Smaller mandibular size in infants with a history of an apparent life-threatening event. Journal of Pediatrics, 149(4), 499−504.

Jadcherla, S. R., Chan, C. Y., Moore, R., Malkar, M., Timan, C. J., & Valentine, C. J. (2012). Impact of feeding strategies on the frequency and clearance of acid and nonacid gastroesophageal reflux events in dysphagic neonates. Journal of Parenteral and Enteral Nutrition, 36(4), 449−455.

Kalache, K. D., Chaoui, R., Mau, H., & Bollmann, R. (1998). The upper neck pouch sign: A prenatal sonographic marker for esophageal atresia. Ultrasound in Obstetrics & Gynecology, 11(2), 138−140.

Kaushal, M., Upadhyay, A., Aggarwal, R., & Deorari, A. K. (2005). Congenital stridor due to bilateral vocal cord palsy. Indian Journal of Pediatrics, 72(5), 443−444.

Kay, D. J., & Goldsmith, A. J. (2006). Laryngomalacia: A classification system and surgical treatment strategy. Ear, Nose and Throat Journal, 85(5), 328−331.

Kennedy, D., Kieser, J., Bolter, C., Swain, M., Singh, B., & Waddell, J. N. (2010). Tongue pressure patterns during water swallowing. Dysphagia, 25, 11−19.

Kimura, K., & Loening-Baucke, V. (2000). Bilious vomiting in the newborn: Rapid diagnosis of intestinal obstruction. American Family Physician, 61(9), 2791−2798.

Kimura, K., & Soper, R. T. (1994). Multistaged extrathoracic esophageal elongation for long gap esophageal atresia. Journal of Pediatric Surgery, 29(4), 566−568.

Kiran, B., Rajesh, S. M., & Baliga, B. S. (2015). Laryngomalacia in neonates: A review and the surgical management of severe cases. J Neonatal Biol, 4(173), 2167−2187.

Klockars, T., & Pitkaranta, A. (2009). Pediatric tongue-tie division: Indications, techniques and patient satisfaction. International Journal of Pediatric Otorhinolaryngology, 71(8), 1321−1324.

Knox, I. (2010). Tongue tie and frenotomy in the breastfeeding newborn. NeoReviews, 11, e513−e519.

Kogo, M., Okada, G., Ishii, S., Shikata, M., Iida, S., & Matsuya, T. (1997). Breast feeding for cleft lip and palate patients, using the Hotz-type plate. Cleft Palate-Craniofacial Journal, 34(4), 351−353.

Kveim, M., Fischer, J. C., Jones, K. L., & Gruer, B. (1985). Early tongue resection for Beckwith-Wiedemann macroglossia. Annals of Plastic Surgery, 14(2), 142−144.

Lambert, J. M., & Watters, N. E. (1998). Breastfeeding the infant/child with a cardiac defect: An informal survey. Journal of Human Lactation, 14(2), 151−155.

Landry, A. M., & Thompson, D. M. (2012). Laryngomalacia: disease presentation, spectrum, and management. International Journal of Pediatrics, 2012, Art. ID 753526.

Léauté-Labrèze, C., de la Roque, E. D., Hubiche, T., Boralevi, F., Thambo, J. B., & Taeb, A. (2008). Propranolol for severe hemangiomas of infancy. New England Journal of Medicine, 358(24), 2649−2651.

Lee, I. (2014). The effect of postural control intervention for congenital muscular torticollis: A randomized controlled trial. Clinical Rehabilitation, 29(8), 795−802.

Lee, Y. T., Yoon, K., Kim, Y. B., Chung, P. W., Hwang, J. H., Park, Y. S., ... & Han, B. H. (2011). Clinical features and outcome of physiotherapy in early presenting congenital muscular torticollis with severe fibrosis on ultrasonography: A prospective study. Journal of Pediatric Surgery, 46(8), 1526−1531.

Leshinsky-Silver, E., Ginzberg, M., Dabby, R., Sadeh, M., Lev, D., & Lerman-Sagie, T. (2013). Neonatal vocal cord paralysis-an early presentation of hereditary neuralgic amyotrophy due to a mutation in the SEPT9 gene. European Journal of Paediatric Neurology, 17(1), 64−67.

Lesnik, M., Thierry, B., Blanchard, M., Glynn, F., Denoyelle, F., Couloigner, V., ... Leboulanger, N. (2014). Idiopathic bilateral vocal cord paralysis in infants: Case series and literature review. Laryngoscope. 125(7), 1724−1728.

Lessen, R. (2009). Use of skim breast milk for an infant with chylothorax. Infant, Child, & Adolescent Nutrition, 1(6), 303−310.

Lien, T. H., Chang, M. H., Wu, J. F., Chen, H. L., Lee, H. C., Chen, A. C., ... Ni, Y. H. (2011). Effects of the infant stool color card screening program on 5-year outcome of biliary atresia in Taiwan. Hepatology, 53(1), 202−208.

Livingstone, V. H., Willis, C. E., Abdel-Wareth, L. O., Thiessen, P., & Lockitch, G. (2000). Neonatal hypernatremic dehydration associated with breast-feeding malnutrition: A retrospective survey. Canadian Medical Association Journal, 162(5), 647−652.

Luz, C. L., Garib, D. G., & Arouca, R. (2006). Association between breastfeeding duration and mandibular retrusion: A cross-sectional study of children in the mixed dentition. American Journal of Orthodontics and Dentofacial Orthopedics, 130(4), 531−534.

Madlon-Kay, D. J., Ricke, L. A., Baker, N. J., & DeFor, T. A. (2008). Case series of 148 tongue-tied newborn babies evaluated with the assessment tool for lingual frenulum function. Midwifery, 24, 353−357.

Mahoney, L., & Rosen, R. (2015). Feeding difficulties in children with esophageal atresia. Paediatric Respiratory Reviews, in press.

Manning, S. C., Inglis, A. F., Mouzakes, J., Carron, J., & Perkins, J. A. (2005). Laryngeal anatomic differences in pediatric patients with severe laryngomalacia. Archives of Otolaryngology—Head and Neck Surgery, 131(4), 340−343.

Marino, B. L., O'Brien, P., & LoRe, H. (1995). Oxygen saturations during breast and bottle feedings in infants with congenital heart disease. Journal of Pediatric Nursing, 10(6), 360–364.

Marques, I. L., de Sousa, T. V., Carniero, A. F., Barbieri, M. A., Bettiol, H., & Gutierrez, M. R. (2001). Clinical experience with infants with Robin sequence: A prospective study. Cleft Palate and Craniofacial Journal, 38(2), 171–178.

Martinelli, R. D. C., Marchesan, I. Q., & Berretin-Felix, G. (2012). Lingual Frenulum Protocol with scores for infants. International Journal of Orofacial Myology, 38, 104–112.

Martinelli, R. L. D. C., Marchesan, I. Q., & Berretin-Felix, G. (2014). Longitudinal study of the anatomical characteristics of the lingual frenulum and comparison to literature. Revista CEFAC, 16(4), 1202–1207.

Martinelli, R., Marchesan, I. Q., Gusmão, R. J., Rodrigues, A. D. C., & Berretin-Felix, G. (2014). Histological characteristics of altered human lingual frenulum. International Journal of Pediatrics and Child Health, 2, 6–9.

Masarei, A. G., Sell, D., Habel, A., Mars, M., Sommerlad, B. C., & Wade, A. (2007). The nature of feeding in infants with unrepaired cleft lip and/or palate compared with healthy noncleft infants. Cleft Palate-Craniofacial Journal, 44, 321–328.

Masarei, A. G., Wade, A., Mars, M., Sommerlad, B. C., & Sell, D. (2007). A randomized control trial investigating the effect of presurgical orthopedics on feeding in infants with cleft lip and/or palate. Cleft Palate-Craniofacial Journal, 44, 182–193.

Maturo, S. C., & Mair, E. A. (2006). Submucosal minimally invasive lingual excision: An effective, novel surgery for pediatric tongue base reduction. Annals of Otology, Rhinology, and Laryngology, 115(8), 624–630.

Messner, A. H., Lalakea, M. L., Aby, J., McMahon, J., & Bair, E. (2000). Ankyloglossia: Incidence and associated feeding difficulties. Archives of Otolaryngology—Head and Neck Surgery, 126(1), 36–39.

Miyamoto, R. C., Parikh, S. R., Gellad, W., & Licameli, G. R. (2005). Bilateral congenital vocal cord paralysis: A 16-year institutional review. Otolaryngology-Head and Neck Surgery, 133(2), 241–245.

Mizuno, K., Ueda, A., Kani, K., & Kawamura, H. (2002). Feeding behaviour of infants with cleft lip and palate. Acta Paediatrica, 91, 1227–1232.

Montagnoli, L. C., Barbieri, M. A., Bettiol, H., Marques, I. L., & de Souza, L. (2005). Growth impairment of children with different types of lip and palate clefts in the first 2 years of life: A cross-sectional study. Journal de Pediatrica, 81(6), 461–465.

Morini, F., Iacobelli, B. D., Crocoli, A., Bottero, S., Trozzi, M., Conforti, A., & Bagolan, P. (2011). Symptomatic vocal cord paresis/paralysis in infants operated on for esophageal atresia and/or tracheo-esophageal fistula. Journal of Pediatrics, 158(6), 973–976.

Morris, S. E., & Klein, M. D. (2000). Pre-feeding skills (2nd ed.). San Antonio, TX: Therapy Skill Builders.

Moss, A. L., Jones, K., & Pigott, R. W. (1990). Submucous cleft palate in the differential diagnosis of feeding difficulties. Archives of Disease in Childhood, 65(2), 182–184.

Nagaveni, N. B., & Umashankara, K. V. (2014). Morphology of maxillary labial frenum in primary, mixed, and permanent dentition of Indian children. Journal of Cranio-Maxillary Diseases, 3(1), 5.

Nassar, I. L., Marques, A. S., Trindade, A. S., Jr., & Bettiol, H. (2006). Feeding-facilitating techniques for the nursing infant with Robin sequence. Cleft Palate-Craniofacial Journal, (43), 55–60.

Neiswanger, K., Weinberg, S. M., Rogers, C. R., Brandon, C. A., Cooper, M. E., Bardi, K. M., ... Marazita, M. L. (2007). Orbicularis oris muscle defects as an expanded phenotypic feature in nonsyndromic cleft lip with or without cleft palate. American Journal of Medical Genetics Part A, 143, 1143–1149.

Nolder, A. R., & Richter, G. T. (2015). The infant with noisy breathing. Current Treatment Options in Pediatrics, 1(3), 224–233.

Öhman, A., Mårdbrink, E. L., Stensby, J., & Beckung, E. (2011). Evaluation of treatment strategies for muscle function in infants with congenital muscular torticollis. Physiotherapy Theory and Practice, 27(7), 463−470.

Oleszek, J. L., Chang, N., Apkon, S. D., & Wilson, P. E. (2005). Botulinum toxin type A in the treatment of children with congenital muscular torticollis. American Journal of Physical Medicine and Rehabilitation, 84(10), 813−816.

Page, D. C. (2001). Breastfeeding in early functional jaw orthopedics (An introduction). Functional Orthodontist, 18(3), 24−27.

Page, D. C. (2003). "Real" early orthodontic treatment. From birth to age 8. The Function Orthodontist, 20(1−2), 48−54.

Parker, M., Bradshaw, W., & Smith, H. (2012). Heart for bonding: A new protocol of care for hypoplastic left heart syndrome. Neonatal Network, 31(5), 305−309.

Petronic, I., Brdar, R., Cirovic, D., Nikolic, D., Lukac, M., Janic, D., ... Knezevic, T. (2010). Congenital muscular torticollis in children: Distribution, treatment duration and outcome. European Journal of Physical and Rehabilitation Medicine, 46(2), 153−157.

Pinheiro, P. F. M., Simoes e Silva, A. C. S., & Pereira, R. M. (2012). Current knowledge on esophageal atresia. World Journal of Gastroenterology, 18(28), 3662.

Pransky, S. M., Lago, D., & Hong, P. (2015). Breastfeeding difficulties and oral cavity anomalies: The influence of posterior ankyloglossia and upper-lip ties. International Journal of Pediatric Otorhinolaryngology, 79(10), 1714−1717.

Raftopulos, M., Soma, M., Lowinger, D., & Eisman, P. (2013). Vallecular cysts: A differential diagnosis to consider for neonatal stridor and failure to thrive. JRSM Short Reports, 4(4), 29.

Ramsay, D. T., & Hartmann, P. (2005). Milk removal from the breast. Breastfeeding Review, 13(1), 5−7.

Ramsay, D. T., Mitoulas L. A., Kent J. C., & Hartmann P. E. (2004, September 10−14). Ultrasound imaging of the effect of frenulotomy on breastfeeding infants with ankyloglossia. Abstracts of the Proceedings of the 2004 International Society for Research in Human Milk and Lactation Conference (ISRHML). Queens' College Cambridge, UK.

Ramsden, J. (2011). Choanal atresia. Current Pediatric Reviews, 7(1), 9−14.

Reid, J., Reilly, S., & Kilpatrick, N. (2007). Sucking performance of babies with cleft conditions. Cleft Palate-Craniofacial Journal, 44, 312−320.

Richter, G. T., Wootten, C. T., Rutter, M. J., & Thompson, D. M. (2009). Impact of supraglottoplasty on aspiration in severe laryngomalacia. Annals of Otology, Rhinology & Laryngology, 118(4), 259−266.

Ricke, L. A., Baker, N. J., Madlon-Kay, D. J., & DeFor, T. A. (2005). Newborn tongue-tie: Prevalence and effect on breast-feeding. Journal of the American Board of Family Practice, 18(1), 1−7.

Rodriguez-Lopez, M., Osorio, L., Acosta-Rojas, R., Figueras, J., Cruz-Lemini, M., Figueras, F., Bijnens, B., Gratacós, E., & Crispi, F. (2015). Influence of breastfeeding and postnatal nutrition on cardiovascular remodeling induced by fetal growth restriction. Pediatric Research. doi:10.1038/pr.2015.182

Sables-Baus S., Kaufman J., Cook, P., & da Cruz (2012). Oral feeding outcomes in neonates with congenital cardiac disease undergoing cardiac surgery. Cardiology in the Young, 22, 42−48. doi:10.1017/S1047951111000850

Sadowski, S. L. (2009). Congenital cardiac disease in the newborn infant: Past, present, and future. Critical Care Nursing Clinics of North America, 21(1), 37−48.

Scott, A. R., Tibesar, R. J., Lander, T. A., Sampson, D. E., & Sidman, J. D. (2011). Mandibular distraction osteogenesis in infants younger than 3 months. Archives of Facial Plastic Surgery, 13(3), 173−179.

Sesenna, E., Leporati, M., Brevi, B., Oretti, G., & Ferri, A. (2012). Congenital nasal pyriform aperture stenosis: Diagnosis and management. Italian Journal of Pediatrics, 38, 28.

Sethi, N., Smith, D., Kortequee, S., Ward, V. M., & Clarke, S. (2013). Benefits of frenulotomy in infants with ankyloglossia. International Journal of Pediatric Otorhinolaryngology, 77(5), 762−765.

Simons, J. P., Greenberg, L. L., Mehta, D. K., Fabio, A., Maguire, R. C., & Mandell, D. L. (2015). Laryngomalacia and swallowing function in children. Laryngoscope. doi:10.1002/lary.25440

Smolinski, K. N., & Yan, A. C. (2005). Hemangiomas of infancy: Clinical and biological characteristics. Clinical Pediatrics, 44(9), 747−766.

Spence, K., Swinsburg, D., Griggs, J. A., & Johnston, L. (2011). Infant well-being following neonatal cardiac surgery. Journal of Clinical Nursing, 20(17−18), 2623−2632.

Spencer, S., Yeoh, B. H., Van Asperen, P. P., & Fitzgerald, D. A. (2004). Biphasic stridor in infancy. Medical Journal of Australia, 180(7), 347−349.

Spitz, L. (2007). Oesophageal atresia. Orphanet J Rare Dis, 2(24), 1−13.

Srinivasan, A., Dobrich, C., Mitnick, H., & Feldman, P. (2006). Ankyloglossia in breastfeeding infants: The effect of frenotomy on maternal nipple pain and latch. Breastfeeding Medicine, 1, 216−224.

Stal, S., & Hicks, M. J. (1998). Classic and occult submucous cleft palates: A histopathologic analysis. Cleft Palate and Craniofacial Journal, 35(4), 351−358.

Steehler, M. W., Steehler, M. K., & Harley, E. H. (2012). A retrospective review of frenotomy in neonates and infants with feeding difficulties. International Journal of Pediatric Otorhinolaryngology, 76(9), 1236−1240.

Storch, C. H., & Hoeger, P. H. (2010). Propranolol for infantile haemangiomas: Insights into the molecular mechanisms of action. British Journal of Dermatology, 163(2), 269−274.

Strouse, P. J. (2004). Disorders of intestinal rotation and fixation ("malrotation"). Pediatric Radiology, 34(11), 837−851.

Summers, J., Ludwig, J., & Kanze, D. (2014). Pierre Robin sequence in a neonate with suckling difficulty and weight loss. Journal of the American Osteopathic Association, 114(9), 727−731.

Suskind, D. L., Thompson, D. M., Gulati, M., Huddleston, P., Liu, D. C., & Baroody, F. M. (2006). Improved infant swallowing after gastroesophageal reflux disease treatment: A function of improved laryngeal sensation? Laryngoscope, 116(8), 1397−1403.

Takagi, Y., & Bosma, J. F. (1960). Disability of oral function in an infant associated with displacement of the tongue: Therapy by feeding in prone position. Acta Paediatrica Scandinavia, 49(Suppl.), 62−69.

Tanphaichitr, A., Tanphaichitr, P., Apiwattanasawee, P., Brockbank, J., Rutter, M. J., & Simakajornboon, N. (2014). Prevalence and risk factors for central sleep apnea in infants with laryngomalacia. Otolaryngology—Head and Neck Surgery. doi:0194599814521379

Thomas, E. M., Gibikote, S., Panwar, J. S., & Mathew, J. (2010). Congenital nasal pyriform aperture stenosis: A rare cause of nasal airway obstruction in a neonate. Indian Journal of Radiology & Imaging, 20(4), 266.

Thompson, D. M. (2007). Abnormal sensorimotor integrative function of the larynx in congenital laryngomalacia: A new theory of etiology. Laryngoscope, 117, 1−33.

Thottam, P. J., Simons, J. P., Choi, S., Maguire, R., & Mehta, D. K. (2015). Clinical relevance of quality of life in laryngomalacia. Laryngoscope. doi:10.1002/lary.25491

Todd, D. A., & Hogan, M. J. (2015). Tongue-tie in the newborn: Early diagnosis and division prevents poor breastfeeding outcomes. Breastfeeding Review: Professional Publication of the Nursing Mothers' Association of Australia, 23(1), 11−16.

Tunkel, D. E. (1994). Surgical approach to diagnosis and management: Otolaryngology. In D. N. Tuchman &

R. S. Walter (Eds.), Disorders of feeding and swallowing in infants and children (pp. 131–152). San Diego, CA: Singular.

Wall, V., & Glass, R. (2006). Mandibular asymmetry and breastfeeding problems: Experience from 11 cases. Journal of Human Lactation, 22(3), 328–334.

Wiessinger, D. (1995). Breastfeeding difficulties as a result of tight lingual and labial frena: A case report. Journal of Human Lactation, 11(4), 313–316.

Yang, W. T., Loveday, E. J., Metreweli, C., & Sullivan, P. B. (1997). Ultrasound assessment of swallowing in malnourished disabled children. British Journal of Radiology, 70, 992–994.

第九章

后位舌系带过短的微创治疗
（隐性舌系带过短）

贝蒂·科里洛斯 凯瑟琳·沃森 吉娜 朱迪·莱文·弗拉姆

当婴儿不能有效地母乳哺育或者产妇发生不明原因的乳头疼痛时，婴儿很可能需要实施舌系带切开术，这一点已越来越被认可（Geddes et al., 2008; Griffiths, 2004; Hong et al., 2010; Khoo, Dabbas, Sudhakaran, Ade-Ajayi & Patel, 2009; Kupietzky & Botzer, 2005; Messner, Lalakea, Aby, Macmahon & Bair, 2000; Ricke, Baker, Madlon-Kay & DeFor, 2005; Berry, Griffiths & Westcott, 2012; Steehler, Steehler & Harley, 2012; Todd & Hogan 2015）。随机对照试验已经证明，舌系带切开术后婴儿母乳哺育的能力和母亲的舒适感都会得到提高（Buryk, Bloom & Shope, 2011; Dollberg, Botzer, Grunis & Mimouni, 2006; Hogan, Westcott & Griffiths, 2005; Srinivasan, Dobrich, Mitnick & Feldman, 2006）。

自从我们的文章在美国儿科学会母乳哺育部门时事通讯上刊登（Coryllos, Genna & Salloum, 2004），以及我们对不易察觉的舌系带过短病例的超声研究的介绍以来，来自全世界的许多女性与我们取得联系，表明自己为婴儿进行母乳哺育时，婴儿难以裹住或维持含乳或吸吮乳汁，而他们都难以获得治疗。我们希望通过详细讲解科利洛斯重新介绍和扩展的保守治疗方法（在婴儿早期不使用全身麻醉的情况下进行改良的系带切开术）来补救这种情况。

识别

处理任何问题的第一步都是识别问题。仅仅寻找心形舌尖的医师很有可能会忽略附着在舌中或舌后部的限制性系带。舌系带延伸舌头的整个长度或者附着十分紧的情况可以完全阻碍舌的提升，阻碍舌两侧的抬高，从而形成心形。附着于舌后半部分或埋于口腔黏膜后面的系带残余物会降低舌的运动性，但不一定在舌尖上产生凹痕。正常的舌运动包括：当嘴巴完全张开时，舌尖抬高至少可以到上腭的一半；舌尖的伸展可以超过下唇而不下拉舌尖，以及舌尖向嘴角侧伸，而不扭曲舌体（见第八章）。这些活动是正常喂养的内在必要条件。如果舌的伸展被限制，婴儿就不太能够裹住乳房，并把它深深地吸入口中的"舒适区"，而在这里能实现最有效的喂养。舌抬高而引起的限制使得婴儿很难或者不可能在嘴里固定乳房组织并维持含乳，同时也减少了舌吸吮活动的范围和阻碍乳汁的转移。具有这些不易察觉但功能显著受限的婴儿可能会通过咬、咀嚼或者夹紧的行为来补偿，从而保证进食。这些补偿行为会对乳头组织造成疼痛和引发损伤，母乳哺育的关系和正常的喂养和摄入，以及情感滋养的效率都可能会大打折扣。因为奶瓶喂养很难控制奶液流量，也经常会受到影响，表现为溢奶或者吞入空气，以及喂养时间长和婴儿疲劳，这些被视为乳汁的输送不良。即使是充满爱心的父母和专业的观察人员，也可能会忽略这些情况。

除了观察舌的运动，观察舌的抬高和舌根的触诊对于避免忽略黏膜下系带也是非常有必要的。触诊可以通过从一侧舌下的颏舌肌根部滑向另一侧，感觉中间像是有一个"篱笆"，以及在舌中线向后挤压舌头，感觉到非弹性的像弦一样的组织。

母乳哺育史和评估

母婴二人之间的母乳哺育史有助于决定是否需要进行系带切开术。如果哺乳时姿势和管理已经达到最佳，但由于婴儿的口腔无力裹住乳房或无法维持含乳、乳汁的输送不畅、喂养时间过长、吞咽和呼吸协调困难和/或母亲疼痛或受伤而影响到了母婴之间的情感体验，则可能需要进行系带切开术。

在整个喂养过程中，对母婴二人都要进行观察。一些舌系带过短的婴儿在短时间内可以进食得很好（排乳反射时），然后就会变得疲劳，并且停止吸吮乳汁。其中一些婴儿表现出舌的肌束震颤（疲劳性震颤），由于新生儿的舌和下颌运动之间的联系，这些症状也会出现在下颌。其他婴儿在排乳发射发生时会咳嗽或者呛奶（Martinelli, Marchesan, Gusmão, Honório & Berretin-Felix, 2015）。

在母乳哺育期间，可通过位于皮下的（在婴儿下颌的下面）超声检查，观察到补偿性的舌运动。乳头的压迫和变形是阻碍乳汁流动的一种机制，很容易被看到。

母乳哺育的临床评估应该聚焦于自发的、深度的含乳，乳汁输送，维持含乳的能力和正常的食团应付能力（轻柔、有节奏地吞咽）。吞咽困难的标志包括：咕噜声（吞咽困难）、不合时宜地吞咽、咳嗽、嘴唇漏奶（溢出），和/或应激的现象，如手指张开或者眼睛睁大。与舌系带过短相关的吸吮困难有时不易察觉，包括伴随下颌过度偏移的脸颊凹陷、撇上唇，和乳房在嘴里滑进滑出的运动。

第九章 后位舌系带过短的微创治疗（隐性舌系带过短）

舌系带过短也有相关的家族史。家庭成员有言语治疗、正畸或者睡眠呼吸暂停治疗的需要，可能会暴露以前未被识别的舌系带过短。家庭中更不易觉察的病史包括父母对于非肥胖儿童的过度打鼾或胃食管反流病（gastroesophageal reflux disease, GERD）的抱怨，下颌疲劳问题（通常歌手和专业演讲者会发生），以及牙齿拥挤要求正畸。在进行系带切开术之前，应该排除出血性疾病和局麻药过敏的问题。系带切开术的相对禁忌证包括皮埃尔罗宾序列征（Pierre Robin sequence, PRS）（Genther, Skinner, Bailey, Capone & Byrne, 2015）、先天性肌萎缩以及巨舌症，这些都可能增加上呼吸道阻塞的风险。

在完成对舌和/或下颌周围的运动、力量和功能进行任何全面的评估前，以及对舌系带过短进行评估前，全面观察婴儿也是很重要的。了解宫内不对称性、侧偏和脐带绕颈史或其他宫内运动限制（双胞胎），有助于排除肌肉不对称、紧张或者斜颈等特殊情况的影响。胸锁乳突肌（sternocleidomastoid, STM）或者其他穿肩/颈复合体且止于舌旁或舌内的肌肉受限，即便不是真正的舌系带过短，也都可以限制舌的功能。在这些情况下，无论是否进行物理或颅骶骨的治疗，让有经验的治疗师在婴儿进食时、清醒但不进食时，以及睡眠时进行有针对性的体位管理都会十分有帮助（见第八章）。在有些情况下，身体调节可以与系带切开术相协调。在其他情况下，身体可通过释放导致问题主要部位的限制性肌肉组织，使其功能达到足够的正常化，从而推迟进行舌系带切开术。

舌系带切开术流程及对后位舌系带过短的改进

婴儿仰卧，轻柔而稳定地固定住其头部和肩膀，然后将其进行包裹。这通常最好是由家庭之外的人来做这项任务，这样父母就可以留在婴儿的视线内并且使婴儿安心。包裹住并一直保持固定的状态通常会让婴儿哭泣。尽管这对于父母来说很麻烦，但这样可以使医生更好地观察舌及其周围结构。

医生寻找附着在舌下中线到口腔底部白色的组织线或薄膜。将一根戴着手套的手指放入婴儿口腔让其吸吮，这将给婴儿提供安慰，并且可以为医生提供更多关于舌运动的信息。从舌尖的中线开始，手指沿着舌的下方滑动，直到压在舌根与口腔底部交界的组织前缘（图9-1）。如果存在较强的阻力，就

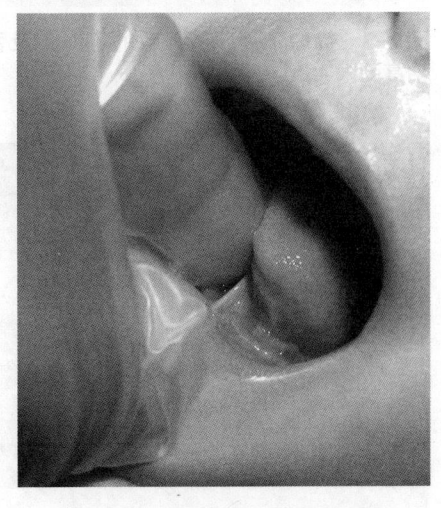

图9-1 通过触诊识别舌后系带

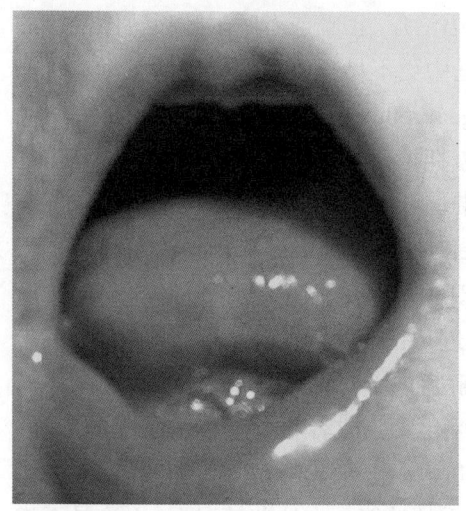

图9-2 黏膜下舌系带过短使舌显得较短或口底有蹼

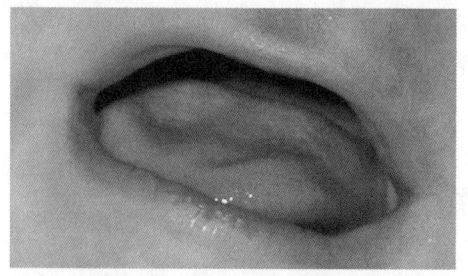

图9-3 黏膜下舌系带导致的不对称及舌抬高受限

存在舌系带过短的情况。限制性残余舌系带表示舌和口腔底部之间不完全分离。如果舌的活动度降低提示可能是舌系带过短,但没有看到舌系带,则需要重复检查,用一个带槽的导向器,即有缺口的压舌器或两根戴着手套的手指分别压于舌下方的中线两侧,将舌抬高进行检查。从舌根到口腔底部有一条纤细的白线,当被按压时会出现阻力,这表明存在黏膜下舌系带过短(**图9-2至图9-5**)。残余舌系带可能造成舌根处舌下面中线的深度褶皱,向前延伸到颏舌肌前纤维之间(**图9-6**)。医生感觉到的不是肌肉纤维的弹性,而是一根有抵抗的纤维带,它可以阻止舌的抬高。

舌系带过短的诊断,尤其是后舌系带过短的变种,在没有混淆诊断的情况下,更多的是根据缺乏正常的舌功能来判断,而不是外形。舌的正常运动范围包括伸展到下牙龈嵴和嘴唇,在不扭曲的情况横向移动到左右嘴角,以及在嘴巴张开的情况下将舌抬高到距离硬腭一半以上。患有后位舌系带过短的婴儿可能有一定程度的舌尖抬高,但只是舌尖可能向后弯曲,而舌的大部分仍保持平坦(**图9-7**)。舌头可以伸展,甚至超过嘴唇,但是舌尖会被拉下来,使舌尖看起来像是往下卷。

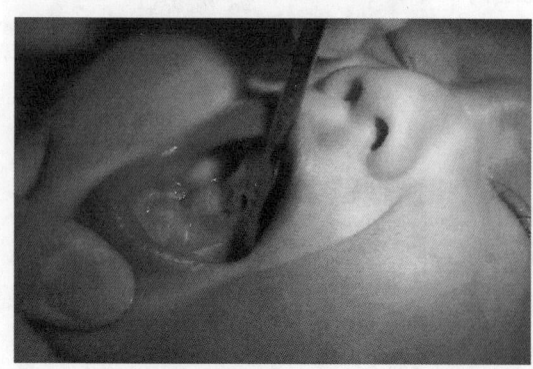

图9-4 黏膜下舌系带过短的淡白色系带

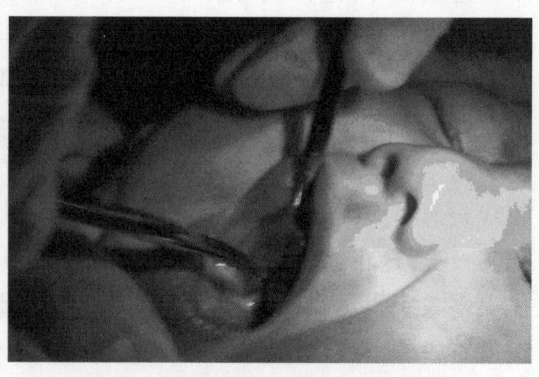

图9-5 当舌伸展时,系带变得更明显

第九章 后位舌系带过短的微创治疗（隐性舌系带过短）

当婴儿张口时，在有舌系带过短的婴儿中，舌通常会发生收缩。宽大的开口对于最佳含乳至关重要，就像舌边缘将乳房固定在嘴里的能力一样。因此，所有功能的检查都应该在嘴巴张大的情况下进行。

除非系带是薄的、无血管的、透明的网，否则就用棉签将局部麻醉剂（苯佐卡因凝胶）涂到舌系带的两侧，并且在麻醉剂慢慢起效的同时，需要抱住婴儿并给予安慰。将婴儿送回到治疗台或父母的大腿上，并进行坚实的固定——一位成人固定婴儿头部两侧，固定位置要超过耳朵，另一位用手固定住婴儿的肩膀，并用手臂固定婴儿的身体。

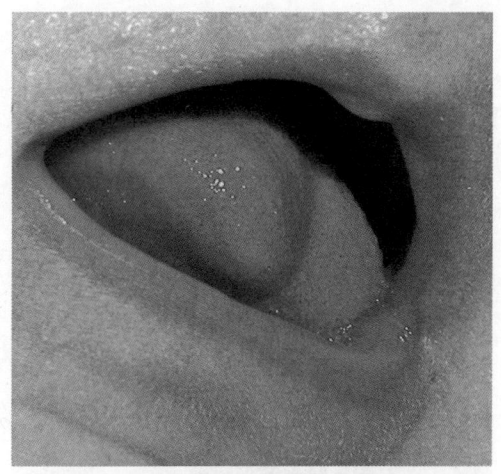

图 9-6　舌系带沿中线的限制使舌变形

当进行舌系带切开术时，应尽可能地靠近舌，但不要切到舌本身，这一点很重要。在剪开期间，舌头尽可能抬高使组织尽可能拉紧，这使得夹持更加准确，剪刀要远离口腔底部。这同样可以让医生避免伤害婴儿口腔底部的颌下腺孔。使用带凹槽的导向器可以稳定舌，并能提供一个清晰的视野，但操作者可以用手指代替去抬高舌，而家长则可以稳定婴儿的头部。

后舌系带过短比单纯的、薄的、更前端的限制更易出血，因为医生要剪断较厚的舌系带残余，或者在黏膜下限制的情况下，通过口腔黏膜本身的一小部分去剪切。持续向后切直到出现爆裂感，组织打开形成菱形的形状，让舌在所有平面上有更大的运动自由度和更长的功能长度。直线切口预计24小时内愈合，但是菱形开口可能需要3~4天，伴随持续一

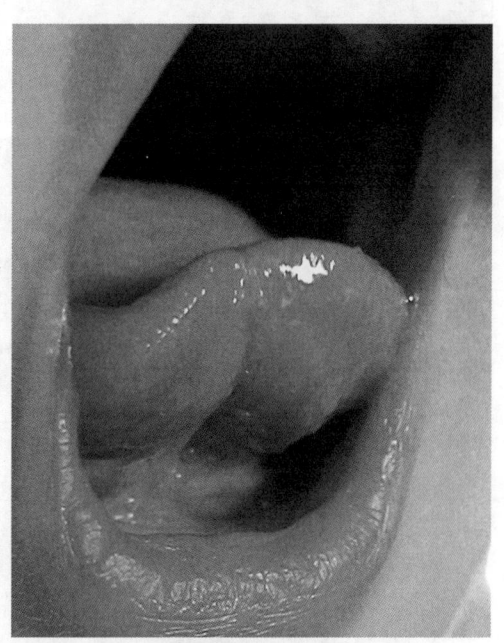

图 9-7　3型舌系带过短导致舌抬高受限

周的从白色到黄色的焦痂（图9-8）。治疗黏膜下系带时，有时需要多次剪切（图9-9）。第一次剪断只剪开了覆盖在系带前缘的软黏膜，并且在剪开过程中可能有不太明显的爆裂声（图9-10）。只有当舌被用力抬高时，才能看到一条白色条纹仍然存在，而这需要再次剪切。

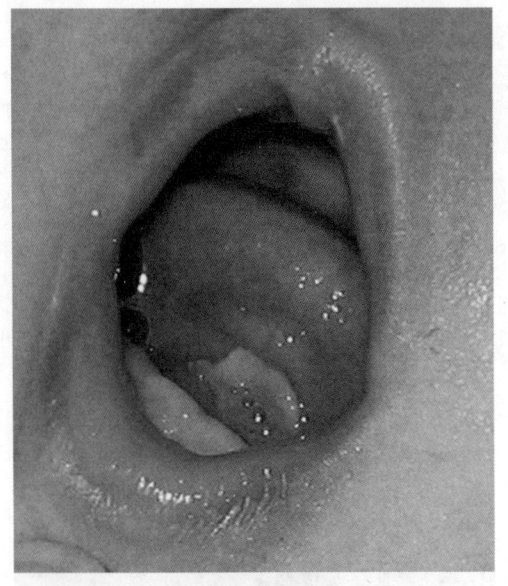

图9-8 舌系带切开术后1周的愈合结痂

只局部剪开软组织而不是那根更紧的粗线,可能无法充分或根本不能改善舌的功能(图9-11)。在成功剪开之后,当婴儿哭泣时,舌头应该上升到上腭,并且露出舌根部新的菱形切口(图9-12)。治疗者和喂养专家之间的密切合作对于确保正常功能的恢复至关重要。医生或喂养专家可以为父母提供舌系带切开术后一段时间内的有关姿势、喂养以及舌运动练习的建议,尤其是在愈合过程中。这样做的目的是让婴儿保持舌新获得的运动范围,这样就不会在之前缩短的范围内发生愈合。增加的运动范围,尤其是在手术后立刻能看到的,可能因疲劳而暂时消失(运动后第二天的现象)。随着时间的推移,最初舌头活动度的增加有助

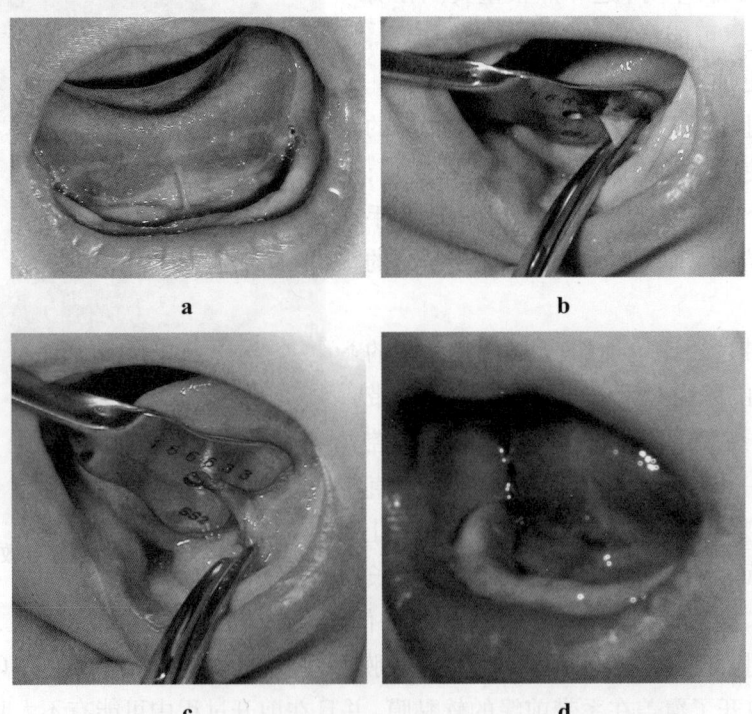

图9-9 3型舌系带过短的治疗需要两次剪切才能充分释放舌

第九章 后位舌系带过短的微创治疗（隐性舌系带过短）

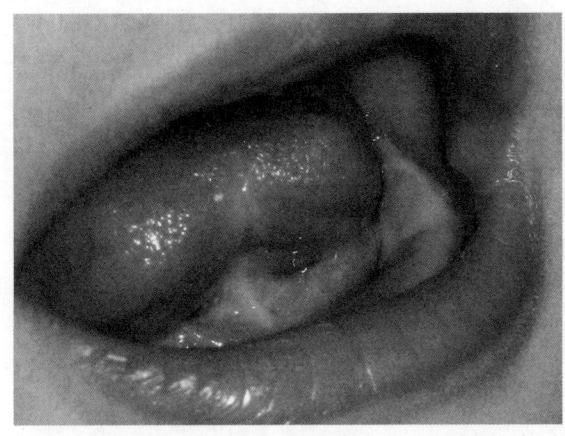
a

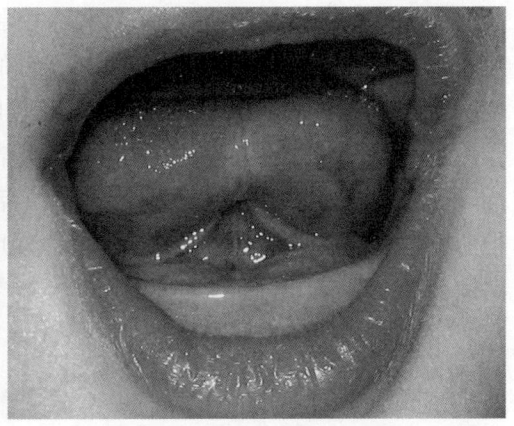
b

图9-10 该后舌系带过短只需剪一次。尽管还有一些黏膜下的受限，但一次剪开足以使母乳哺育变得舒适和有效

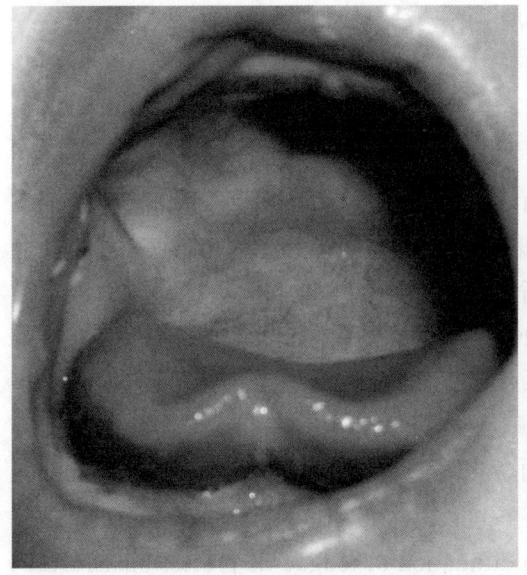

图9-11 未完全治疗的舌系带过短增加了母亲喂养时的疼痛

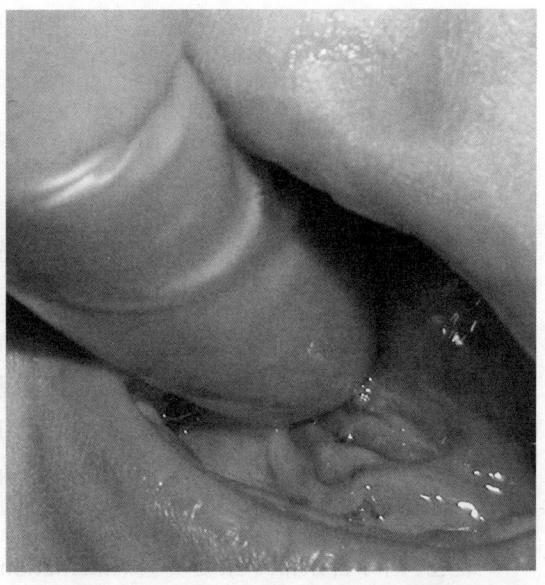

图9-12 图9-3中婴儿的术后外观。注意连于系带中线外侧附在舌上的黏膜皱褶。治疗方法是剪开黏膜露出系带，剪开系带，用Metzenbaurn剪刀扩张黏膜

于发展为强度、力量和耐力的增加。促进正常舌功能的策略包括喂养时的竖直姿势，轻柔地进行舌活动度练习，当婴儿醒着不进食时，鼓励婴儿在父母的身体上或者垫子上以俯卧姿势进行自主运动。

用无菌纱布直接按压约2分钟可以控制出血。婴儿的努力吸吮通常标志着出血停止。可立即让婴儿进行母乳亲喂,以确保充分的剪开,来提高含乳、乳汁的转移和母亲的舒适度。舌系带切开术后第一次喂养通常是反映最终改善程度的一个很好的指标。疼痛可能会阻碍喂养达24小时甚至更久,可以用止痛药进行止痛。切开术完成后,婴儿可能需要几周时间才能灵活运用一个新的没有限制的舌头。尽管婴儿在子宫外的生活只有短短几天,但所有的婴儿已经在子宫内吞咽了羊水数月,他们需要在这个阶段去忘却已经发展了一段时间的受限或者代偿的行为。

激光舌系带切开术

越来越多的医生正在使用激光对处于轻度镇静或局部麻醉情况下的患者进行舌系带切开术(Aras, Goregen, Gungormus & Akgul, 2010; Kotlow, 2004, 2008)。激光使切开部位的组织气化并立即止血。激光治疗比尖锐的舌系带切开术耗时更长,因此经常使用轻度镇静。尤其是在一些舌系带切开术需要修正的情况下,激光治疗非常有用。

术后护理和预期

传统舌系带切开术的一个常见问题是,由于愈合或者瘢痕可能需要重新治疗。事实上,克劳克斯和皮特卡兰塔(2009)发现,在局麻或者不麻醉下治疗的患者有三分之一(但没有1例是婴儿)需要矫正。然而,由于其安全性和成本效益,他们仍然推荐使用传统舌系带切开术作为一线治疗的方法。弘等人(2010)也发现,在因母乳哺育困难而接受舌系带切开术治疗的大样本婴儿病例中,后舌系带过短比前舌系带过短需要更高的矫正率(分别是21%与低于4%)。据报道,在一项回顾性的系列研究中,在舌系带切开术后把舌抬高让伤口愈合,可降低后期对患者抬高舌的矫正需要(O'Callahan, Macary & Clemente, 2013)。

最近,国际舌系带专家委员会(international affiliation of tongue-tie professionals, IATP)进行了实验,在手术后一周内每天将舌抬高5～8次,可防止和清除再粘连,尤其是针对后舌系带过短的情况。一项前瞻性研究方案将其作为了一个研究变量(O'Shea et al., 2014)。

预期

父母需要有经验的临床医生的帮助,对舌系带切开术后的婴儿拥有符合现实的期望。

第九章 后位舌系带过短的微创治疗（隐性舌系带过短）

结果取决于对舌受限的正确诊断、婴儿的状况和年龄，以及促进正常舌运动术后的母乳哺育。

新剪开的舌运动最初可能很弱。如果舌系带切开术推迟到出生半年以后，舌运动的恢复可能比新生儿时期需要更长的时间。舌系带过短持续的时间越长，婴儿尝试用有限的舌运动来代偿的时间就越长，婴儿就越可能花费更多的时间才能够以充分的力量、协调和耐力去适应新的运动范围。第八章包含了如果喂养问题不能自行解决时，可以采用的一些口腔运动的建议。

结论

许多导致母乳哺育困难、疼痛或令人沮丧的吸吮问题，都是由于继发于舌系带过短的不同程度的舌运动受限所导致的。在不需要全身麻醉的情况下，有效的微创治疗对于婴儿是可行的。

参考资料

Aras, M. H., Goregen, M., Gungormus, M., & Akgul, H. M. (2010). Comparison of diode laser and Er:YAG lasers in the treatment of ankyloglossia. Photomedicine and Laser Surgery, 28, 173–177.

Berry, J., Griffiths, M., & Westcott, C. (2012). A double-blind, randomized, controlled trial of tongue-tie division and its immediate effect on breastfeeding. Breastfeeding Medicine, 7(3), 189–193.

Buryk, M., Bloom, D., & Shope, T. (2011). Efficacy of neonatal release of ankyloglossia: A randomized trial. Pediatrics, 128(2), 280–288.

Coryllos, E., Genna, C. W., & Salloum, A. C. (2004, Summer). Congenital tongue-tie and its impact on breastfeeding. Breastfeeding: Best for Baby and Mother. Retrieved from http://www.aap.org/breastfeeding/files/pdf/BBM-8-27%20Newsletter.pdf

Dolberg, S., Botzer, E., Grunis, E., & Mimouni, F. B. (2006). Immediate nipple pain relief after frenotomy in breast-fed infants with ankyloglossia: A randomized, prospective study. Journal of Pediatric Surgery, 41(9), 1598–1600.

Geddes, D. T., Langton, D. B., Gollow, I., Jacobs, L. A., Hartmann, P. E., & Simmer, K. (2008). Frenulotomy for breastfeeding infants with ankyloglossia: Effect on milk removal and sucking mechanism as imaged by ultrasound. Pediatrics, 122, e188–e194.

Genther, D. J., Skinner, M. L., Bailey, P. J., Capone, R. B., & Byrne, P. J. (2015). Airway obstruction after lingual frenulectomy in two infants with Pierre-Robin sequence. International Journal of Pediatric Otorhinolaryngology, 79(9), 1592–1594.

Griffiths, D. M. (2004). Do tongue ties affect breastfeeding? Journal of Human Lactation, 20(4), 409–414.

Haham, A., Marom, R., Mangel, L., Botzer, E., & Dollberg, S. (2014). Prevalence of breastfeeding difficulties in newborns with a lingual frenulum: A prospective cohort series. Breastfeeding Medicine, 9(9), 438−441.

Hogan, M., Westcott, C., & Griffiths, M. (2005). Randomized, controlled trial of division of tongue-tie in infants with feeding problems. Journal of Paediatrics and Child Health, 41(5−6), 246−250.

Hong, P., Lago, D., Seargeant, J., Pellman, L., Magit, A. E., & Pransky, S. M. (2010). Defining ankyloglossia: A case series of anterior and posterior tongue ties. International Journal of Pediatric Otorhinolaryngology, 74, 1003−1006.

Khoo, A. K., Dabbas, N., Sudhakaran, N., Ade-Ajayi, N., & Patel, S. (2009). Nipple pain at presentation predicts success of tongue-tie division for breastfeeding problems. European Journal of Pediatric Surgery, 19, 370−373.

Klockars, T., & Pitkaranta, A. (2009). Pediatric tongue-tie division: Indications, techniques and patient satisfaction. International Journal of Pediatric Otorhinolaryngology, 73(10), 1399−1401.

Kotlow, L. A. (2004). Oral diagnosis of abnormal frenum attachments in neonates and infants: Evaluation and treatment of the maxillary and lingual frenum using the erbium: YAG laser. Journal of Pediatric Dental Care, 10, 11−13.

Kotlow, L. (2008). Lasers and soft tissue treatments for the pediatric dental patient. Alpha Omegan, 101, 140−151.

Kupietzky, A., & Botzer, E. (2005). Ankyloglossia in the infant and young child: Clinical suggestions for diagnosis and management. Pediatric Dentistry, 27(1), 40−46.

Martinelli, R. L., Marchesan, I. Q., Gusmão, R. J., Honório, H. M., & Berretin-Felix, G. (2015). The effects of frenotomy on breastfeeding. Journal of Applied Oral Science, 23(2), 153−157.

Messner, A. H., Lalakea, M. L., Aby, J., Macmahon, J., & Bair, E. (2000). Ankyloglossia: Incidence and associated feeding difficulties. Archives of Otolaryngology—Head and Neck Surgery, 126(1), 36−39.

O'Callahan, C., Macary, S., & Clemente, S. (2013). The effects of office-based frenotomy for anterior and posterior ankyloglossia on breastfeeding. International Journal of Pediatric Otorhinolaryngology, 77(5), 827−832.

O'Shea, J. E., Foster, J. P., O'Donnell, C. P., Breathnach, D., Jacobs, S. E., ... Davis, P. G. (2014). Frenotomy for tongue-tie in newborn infants (Protocol). Cochrane Database of Systematic Reviews, (4). CD011065. doi:10.1002/14651858.CD011065

Ricke, L. A., Baker, N. J., Madlon-Kay, D. J., & DeFor, T. A. (2005). Newborn tongue-tie: Prevalence and effect on breast-feeding. Journal of the American Board of Family Practice, 18(1), 1−7.

Srinivasan, A., Dobrich, C., Mitnick, H., & Feldman, P. (2006). Ankyloglossia in breastfeeding infants: The effect of frenotomy on maternal nipple pain and latch. Breastfeeding Medicine, 1(4), 216−224.

Steehler, M. W., Steehler, M. K., & Harley, E. H. (2012). A retrospective review of frenotomy in neonates and infants with feeding difficulties. International Journal of Pediatric Otorhinolaryngology, 76(9), 1236−1240.

Todd, D. A., & Hogan, M. J. (2015). Tongue-tie in the newborn: Early diagnosis and division prevents poor breastfeeding outcomes. Breastfeeding Review: Professional Publication of the Nursing Mothers' Association of Australia, 23(1), 11−16.

第十章

支持母乳哺育：手法治疗

莎朗·A.瓦隆

母乳哺育如同一曲由新生儿大脑精心协调的动作、神经系统诱发反射，以及母亲激素组成的优雅的交响乐。这种与生俱来的关系可能会被母婴任何一方打破，从而干扰母乳的产生、喷射、摄取或移出，以及利用，让双方无法建立联结和获得营养。通过检查神经、肌肉或骨骼系统的功能异常可以纠正这些因素，从而调整和支持母乳哺育。

当我们为母乳哺育的母亲和孩子提供支持时，一次又一次地见证了人类大脑的神奇。大脑拥有寻找新途径以适应变化的能力。这种创造新途径去学习或克服困难的能力被称为*可塑性*（plasticity）。在这种情况下，当某些因素干预了新生儿既有的获得母乳的方法时，他们会重新学习（或设计自己独特、巧妙的方法）如何排空母亲乳房这一维持生命的行为。就像门被锁住时，一扇打开的窗户马上就会成为进入房间的替代路径。尽管仍然存在有人会制造钥匙去开门的可能性，但是通过窗户进入的方法也很快会被习惯。钥匙被制作出来的速度决定了人们何时会回到从大门进入房间的常规行为。

托和瓦隆（2009）观察到，母子间母乳哺育的成功可能最终取决于泌乳顾问和受过专业手法训练的治疗师间的合作。他们认为，学会辨别形式与功能（身体和身体的运作方式）的区别可以帮助泌乳顾问做出适当的转诊，以便进行早期干预。早期干预可能有助于更快地解决那些干扰成功母乳哺育的问题。泌乳顾问尤其应该能够识别婴儿的颅骨是否对称，或婴儿的脸部特征是否发生改变（是否有颅骨缝重叠并形成嵴，双眼是否等大，双耳位置高低是否一致），任何脊柱或四肢运动范围的受限，以及任何不正常的行为模式重复发生的迹象。如果手法治疗师了解专业知识并获得泌乳顾问的支持，将会有利于纠正问题及重建婴儿在功能恢复正常后的再学习。专业人员之间简洁、快速和持续的沟通，可以改善母婴双方及从业者的成果。

生物力学

　　生物力学（*Biomechanics*）是研究生命系统的运动、结构和功能所应用到的物理和工程学机械原理的学科（Hoffman & Harris, 2000）。联系到泌乳，本章将解释人体结构和功能如何影响内分泌和神经系统功能。在母乳哺育的部分，我们主要关注影响婴儿成功含乳并有效排空乳房动作的生物力学。这包括识别所涉及的身体结构、这些身体结构如何协作，以及当身体结构因损伤而改变或活动受限时（发育过程中空间受限，或关节周围的软组织结构出现张力而限制关节运动），功能障碍如何被强大的、替代性的、求生本能的代偿行为所取代。这些代偿行为呈现在泌乳顾问面前的，可能会是简单的不正常行为，例如每次吸吮时都伴随点头，也可能是那些可能会让人觉得宝宝不舒服、疼痛、过度刺激或正经历感觉统合功能失调等更复杂的行为。

　　运动对大脑发育及认知的形成至关重要（Joseph, 2000），它会促进突触连接的发育。胎儿的宫内运动不仅会促进神经网络的发育，还会影响骨骼和软组织结构的正常解剖发育（Pecka & Hannamb, 2006）。霍尔（2010）描述了缺乏颜面运动和肌肉活动，会如何导致耳朵蜷曲、张嘴幅度小、小下颌畸形、小舌和腭骨异常。

　　当大脑通过神经系统指示肌肉采取行动时，代表神经系统的成熟运动由肌肉控制。参与运动的身体部位是关节，由两个或多个相邻的骨骼表面、将骨骼结合在一起的韧带、将肌肉连接到骨骼的肌腱，以及肌肉本身组成。包裹这些结构并将它们结合在一起的结缔组织被称为*筋膜*（*fascia*），筋膜所在位置的功能决定了它是纤细的还是厚重的。例如，尽管肌肉的力量会使骨骼向包裹着较薄的筋膜（称为骨膜，骨膜上的活细胞生成更多骨质）侧移动，但强壮的、纤维状的韧带能使关节内的两块骨骼保持对齐的位置。筋膜不仅是上述所有组织的界限，同时它在全身也是相连和连续的（它没有开始的地方，也没有结束的地方）（Ward, 1993）。分割和准备烹饪鸡肉的过程可以帮助你想象不同类型的筋膜。经常从鸡身上取下并丢弃的薄薄的黄色组织，以及将腿固定到大腿上的较厚的带状组织就是不同筋膜的两个例子。

　　伴随这些重要身体部位的，还有更为精细的神经、血管和淋巴管，用于神经支配、供应氧气和营养、参与免疫反应以及清除代谢废物及多余液体。这些全部都可能影响关节的功能，例如，关节周围的水肿（多余的液体）会降低关节活动的灵活性。

　　在正常情况下，胎儿身体各部分功能协调地整合在一起，受到在胎儿时期大脑就已形成的独立的神经通路所调节。如果由大脑控制的独立神经通路在分娩和生产过程中受到药物、缺氧或创伤的影响，新生儿的正常功能可能会紊乱、失衡、低效，甚至在最坏的情况下，系统将完全停止运行，并且无法重新建立。

第十章 支持母乳哺育：手法治疗

如果身体结构本身异常或受损，即使神经系统已是最佳调控，结构的功能也会改变或失效。就像如果一个人的腿严重跌倒后摔断，无论大脑如何指挥他站起来走路，他都不可能做到。

当一个结构让身体功能受限时，*神经可塑性*（*neuroplasticity*）就会让人体去探索维持生命活动的替代方法。神经可塑性是大脑的一种能力，通过增加或去除神经元之间的连接来创造出用于解决问题的新的神经通路（LeDoux, 2002）。新生儿神经系统的卓越之处在于它具有一个预先编程好的生存指令，因而会促使婴儿创造创新的代偿能力（使用其他方法或技巧）来实现目标。就像如果你没有脚可以走路，那么你可能会学习用手倒立行走。如果婴儿不能用嘴唇和舌头在乳头周围形成密封空间，他就会用下颌来夹住乳头。

身体结构是怎样受损、错位或功能失调的呢？早在胎儿期，子宫内空间不足可能是问题的根源。这可能与母亲宫内粘连有关，原因可能是既往的创伤或手术、纤维瘤、先天性异常（如心形、T形双角子宫或纵隔子宫）、骨盆不对称导致支撑骨盆的韧带牵拉不均匀，和/或多胎妊娠。这种不太理想的环境可能导致马蹄内翻足和斜头畸形（头部形状变平或变形）等各种状况（Graham, Miller, Stephan & Smith, 1980; Lajeunie, Crimmins, Arnaud & Renier, 2005; Leon, 2008）；Littlefield, Kelly, Pomatto & Beals, 1999）。虽然马蹄内翻足对母乳哺育影响不大，但是头骨扁平或变形的颅骨骨板可能影响婴儿头部和颈部移动到母乳哺育的有效位置的能力，或者可能会改变下颌和/或颞骨（*temporal bone*）的位置（它们共同构成颞下颌关节，temporomandibular joint, TMJ），从而干扰了下颌骨的运动（下颌），限制了婴儿充分张嘴而形成良好的含乳。

分娩的过程是造成结构异常或软组织损伤的第二个可能的根源（Laroia, 2010; Mathai et al., 2000）。例如，当胎头朝着肩膀微微倾斜，造成宫口处胎头为最大径线而不是最窄径线，可能减慢或阻碍宫颈消退和扩张。更重要的是，它可能会导致宫缩作用在胎儿头部的力量过大，胎头无法沿着产道下降，从而让每次宫缩都对头部和颈部产生反复的微创伤。另一个例子是胎儿可能额先露或面先露。这种姿势，经常会导致产程延长，胎儿颈部因处于过度伸展的姿势（头部向后过度倾斜，头后部可能靠在脊柱上，肩胛骨正上方）而受到损伤。这种类型的创伤，每次宫缩都会重复，就可能导致某种特定反射（例如，吸吮或寻乳反射）减弱或完全消失。此类创伤可能影响颅骨或颈部骨骼的各个部分，在第一颈椎附近分布的脑神经或覆盖大脑和脊髓的软组织（脑膜，或笼统地称为硬脑膜）。另一种可能性是此类创伤会直接导致头部和颈部的运动范围减小，阻碍婴儿将下颌放到母亲乳房上的运动。这种情况常见于在父母怀中或放在婴儿床上哺育时，表现为反弓的婴儿（图10-1）。

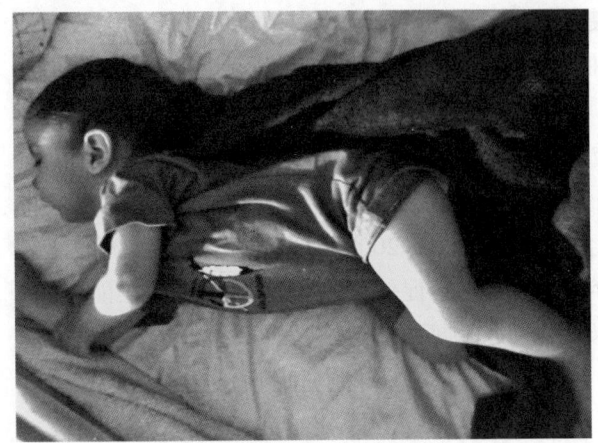

图10-1 睡眠中呈反弓姿势的婴儿

出生时额先露或面先露也可能与鼻子受伤有关,这会影响婴儿在母乳哺育时的呼吸,或导致颞下颌关节受伤,可能会干扰下颌的上下或左右侧向运动,或导致下颌回缩(下颌凹陷)(**图10-2**)。

任何一项或所有的因素都有可能会影响到新生儿结构发育的完整性,这些因素包括:妊娠期间的宫内姿势(在妊娠10个月期间,胎儿在宫内的姿势);分娩过程中的子宫收缩力;胎儿沿产道下降的速度和胎儿通过产道的

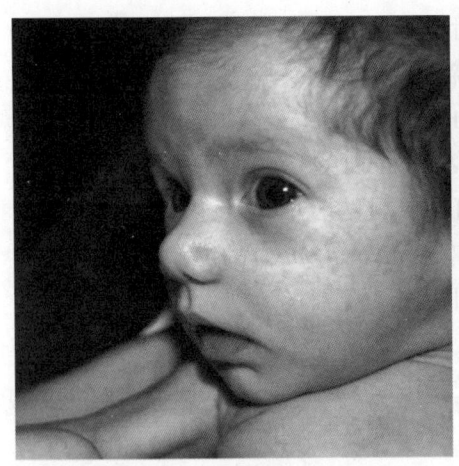
a. 手法治疗前

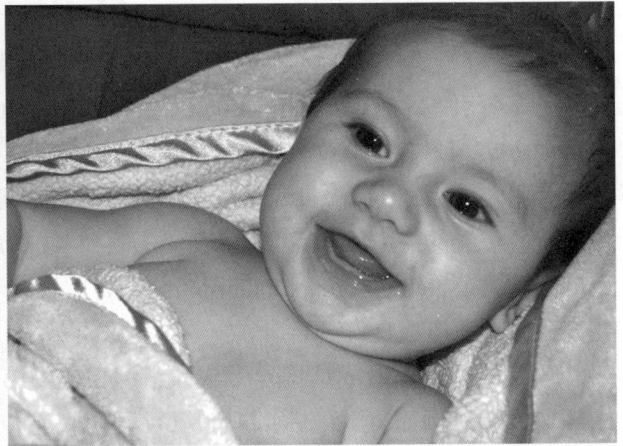
b. 手法治疗后

图10-2 下颌回缩

姿势(胎方位);母亲在分娩时的体位(可能会影响骨盆入口和出口的大小)。

当功能正常时,新生儿有一个惊人的内置校正系统。例如,新生儿通过颅骨塑形及头骨重叠来适应头部和子宫颈的大小差异。从宫内到宫外的气压改变、脑脊液开始从脑室泵向骶椎,以及母亲乳头和胎儿舌头沿硬腭轻柔地摩擦,都是为了打开重叠的骨瓣及重塑婴儿的头骨。只有当颅骨的完整性由于过强的宫缩、机械助产(产钳或真空胎儿吸引器/胎吸)(Putta & Spencer, 2000),或急产的迅速减压等因素受到破坏时,才可能需要干预。作者所经历的最有效的干预形式就是手法治疗。

第十章　支持母乳哺育：手法治疗

什么是手法治疗？

上面讨论了让身体在运动中发挥功能的组织。当涉及以上任何组织受损或功能紊乱时，使用手法治疗可以实际地帮助其恢复正常功能。对解剖学和生理学的熟练掌握以及具体而有效的操作技术的发展，为从业者提供了减少无效代偿和恢复正常功能的方法。例如，新生儿在无效吸吮时会消耗比正常吸吮更多的热量。一名合格的手法治疗师能帮助婴儿实现更有效的吮吸，从而促使婴儿的身体将这些热量用于生长发育，而非用于吸吮。

在西欧、北美和澳大利亚，手法治疗由包括脊椎指压治疗者、自然疗法治疗师、理疗师和物理治疗师、作业治疗师、整骨医生，以及针灸师、推拿治疗师和骨科医生等许多医疗保健行业从业人员进行的，他们都提供手法治疗范围的技术。

在不同的专业背景下，手法治疗的定义不同。例如，整脊治疗法（DC）、自然疗法（ND）和整骨疗法（DO）的专业领域会更全面地关注系统，而物理治疗师和理疗师更专注于受结构影响的功能性运动模式。

脊骨神经医学（*chiropractic*）来源于希腊语中的"用手完成"，被世界整脊疗法联合会定义为"是一个关注肌肉骨骼系统功能异常的诊断、治疗和预防，以及这些异常对神经系统功能及整体健康状况影响的卫生保健专业。有一个重点是强调手法治疗，包括脊柱矫正、其他关节和软组织治疗"（重点补充）（世界脊骨神经科联会 World Federationof Chiropractic, 2009）。同样，世界卫生组织（the World Health Organization, WHO）将其定义为"是一个专注于神经肌肉系统疾病的诊断、治疗和预防，以及这些疾病对健康影响的卫生保健专业。重点是手法治疗的技术，包括关节调整和/或关节半脱的处理"（重点补充）（世卫组织，2005年，世界脊骨神经科联会，2009年引用）。结构与功能之间的联系是治疗、好转和恢复健康的专业方法的核心，特别当这种联系是通过神经系统所协调的。从哲学的角度而言，强调健康中的身心关系和身体的自然治愈能力。这表明了生物心理社会的健康哲学，而非简单的生物医学。

优化身体与生俱来的自愈能力或找到身体内平衡的能力包括了在关节调整和操作方面具有特殊能力的手法技术，并辅以康复训练、患者教育和生活方式的改变。整脊专业不使用处方药及手术。因此，当患者需要药物和手术治疗时需转诊到医疗机构（Keating, 2005; Mootz & Phillips,1997）。

一项对美国整脊医学的共识研究（Gatterman & Hanson, 1994）将手法治疗（*manual therapy*）定义为"用手直接接触身体以治疗关节和/或软组织的过程"。尽管如此，整脊医师会也设计了几种有效的机械仪器，如脊柱矫正活化器技术 Activator Technique（Fuhr, 2005, 2011），来进行有效的低强度治疗。其他整脊医师已经设计出了特殊的辅助方法来支持神经肌肉系统的康复,这种方法在新生儿和婴儿的治疗中都被证明是有效的(Kase, 2010)。无论是用手还是器械,所有特定的整脊按摩技术都要根据儿童的年龄和解剖结构进行调整。作者认为,对这个年龄段的人群应用低强度的调整和软组织按摩的方式来实现结构的生物力学的改善最为适合。这些技术包括但不限于反射接触、骶枕技术(the Sacro Occipital Technique, SOT; Howat, 2000;国际骶枕研究学会,2011)、应用运动机能学(Frost, 2002;国际应用运动学学院,2005)、劳根技术(the Logan Basictechnique; Hutti & Mont Gomery, 2006)、D.N.F.T.技术(the directional nonforce technique; John, 2003)、生物能量同步技术(the bioenergetic synchronization technique, BEST; Morter, 2011)、尼莫受体张力技术(the Nimmo Receptor Tonus Technique, Nimmo, 2011)、特定指尖推力和压力(通常属于多元化技术的范畴)和用于脊柱及邻近脊柱组织的机械调整装置,如激活技术(the Activator Method)。

几位作者概述了针对儿科患者进行整脊治疗的安全性和有效性的回顾性调查(Humphreys, 2010; Miller, 2009; Vohra, Jonston & Humphreys, 2007)。尽管儿科学是所有整脊治疗医师本科课程的必修课,但研究生教育也有这部分课程。在美国,深入学习这项专业的从业者,会获得临床整脊儿科医师的学位(diplomatein clinical chiropractic pediatrics, DICCP)。拥有DICCP证书的医生是完成了脊骨神经医学继续教育(chiropractic continuing education, CCE)认证(或国际同等学力)及脊椎按摩疗法机构共同组织的临床专项培训,并通过了国际整脊儿科联合会(the International College of Chiropractic Pediatrics, ICCP)笔试和面试的专业人员。在欧洲,现行的研究生专业培训项目重点强调研究能力的培养,并授予硕士学位,这些毕业生将具备对复杂临床病例进行咨询的能力(ICCP, 2011;英欧脊医学院, 2010)。

自然疗法医学(naturopathic medicine)基于这样一种信念:人体具有自我疗愈的能力。自然疗法包括传统的治疗方法、原则和实践,它们都强调了整全、主动预防,以及综合诊断和治疗。自然疗法医师通过使用伤害可能性最低的方法来促进身体恢复和维持最佳的健康状态。自然疗法的医生教他们的患者通过调整饮食、锻炼、改变生活方式和自然疗法来提高预防和疾病治愈的能力。自然疗法医生的整体治疗计划不仅关注疾病的治疗,还重视健康的恢复。在美国和加拿大,自然疗法医师的执业范围包含物理医学。他们可以运用多种诊断和治疗形式,其中包括自然手法治疗(Chaitow, 2006)。

整骨学(osteopathy)是另一种被认可的对抗疗法的医疗保健系统,包括对患者进行整全治疗的手法诊断和治疗的技术。整骨治疗师被教导要尊重在健康和疾病中身体、大脑和精神的关系,并强调身体的结构和功能完整性及身体具有自我疗愈的能力。骨科手法医学(osteopathic manipulative medicine, OMM)在自我调节过程中具有促进性影响(Peppin,

1993）。疾病或损伤的肌肉骨骼和内脏成分之间的相互影响造成了患者的疼痛和残疾。库尔（1978）将手法治疗描述为一种通过手对身体结构（结缔组织、骨骼肌、关节）施加特定压力，来增加该受限部位活动度的技术。

美国骨科手法物理治疗师学会编著的《骨科手法物理疗法：高级专业实践技术（2008年）》将手法治疗技术描述为由大量有技巧的、以不同的速度和幅度施加在关节和/或软组织的连续性被动运动的手部动作组成。这包括了旨在改善组织延展性的小幅高频的治疗动作，还有增加运动范围，诱导放松，激活或调整软组织和关节，调节疼痛，以及减少软组织肿胀、炎症或活动受限的不同动作。

颅骨调整技术

古埃及人、秘鲁的帕拉卡斯文化的成员（公元前2000年至公元200年）以及印度人，几个世纪以来（美国物理治疗协会，1999）都实践过颅骨技术。在18世纪，哲学家和科学家伊曼纽尔·史威登堡描述了大脑节律性的扩张和收缩（American Physical Therapy Association, 1999; Swedenborg, 1882）。20世纪初，意大利解剖学家认为，颅缝骨化在成熟的成年人中是病理性的。这些观念与英国解剖学家相矛盾，他们认为颅缝骨化和颅骨不可移动是一种正常的状态（Sperino, 1939）。

自20世纪20年代以来，关于颅骨的操作技术都存在争议。当时是由个人在整脊按摩和骨病领域开创了这种手法。第一个发明颅骨调整（颅骨治疗）的是尼菲·科塔姆，DC，其次是被认为是颅骨整骨疗法之父的威廉·加纳·萨瑟兰，DO（Sutherland, Adah & Wales, 1967）。

颅骨整骨疗法是一套基于萨瑟兰观察结果的假说和技术，他认为颅骨的骨板允许微小的运动或力的消散，并且颅骨板移动时存在一定的作用力或节律。据说颅骨整骨疗法是基于原发性呼吸机制（primary respiratory mechanism），是一种可以用非常精细的触觉感觉到的节奏。颅骶骨技术包括用一个结构化的诊断过程来评估颅骨的活动性，因为它涉及全身的骶骨和颅骶节律性脉冲（craniosacral rhythmic impulse, CRI）。颅骶骨整骨操作技术试图恢复各颅骨骨缝之间限制的运动，将头颅作为一个整体恢复，以及恢复颅骨与骶骨的关系。这些技术对脊椎轴、胸腔和四肢关节施以固有的力（Greenman & McPartland, 1995）。许多整骨医师认为，想要改善颅内节律性冲动的功能失调，不仅可以通过增加脑脊液向外周神经的流动，从而促进代谢物排出和营养输入，也可以用手和用仪器来实施（Moskalenko & Kravchenco, 2004; Nelson, Sergueef & Glonek, 2004, 2006; Nelson, Sergueef, Lipinski,

Chapman & Glonek, 2001; Sergueef, Nelson & Glonek, 2002; Upledger, 1977, 1995）。

反对者引用的研究表明，在评估颅骨节律时，评价者间信度的可靠性非常差（Hartman & Norton, 2002; Moran & Gibbons, 2001; Rogers, Witt, Gross, Hacke & Genova, 1998; Wirth-Pattulo & Hayes, 1994），而且生物学方面的合理性似乎很低（Green, Martin, Bassett & Kazanjian, 1999）。基于观察结果做出主要的合理性推断被认为可能过时了，因为骨缝在成年期会闭合和骨化（Todd & Lyon, 1924）。不过，这并不适用于婴儿，因为他们的颅骨板可以自由移动。在治疗婴幼儿方面，颅骶技术深受欢迎（Upledger, 2003），同时这项技术也应用在纤维肌痛症的疼痛管理中（Castro-Sánchez et al., 2011）。颅骶治疗医师致力于释放脑膜和结缔组织中的不良张力，以利于恢复正常的颅骨节律和脑脊液量（Upledger & Vredevoogd, 1983）。

SOT由贝特朗·德贾内特少校开发，将工程学、整骨疗法和整脊疗法的原则整合，并通过临床研究加以完善。SOT帮助脊椎按摩师定位和矫正原发性半脱位，这是通过评估与特定错位复合物相关的指标来实现的。通过使用分析和治疗的分类系统，SOT力求剥离影响因素来找到导致半脱位的原因，并将其去除（Howat, 2000; Unger, 1995）。

颅骶技术与整骨治疗基于相同的原理，但从业者不一定需要获得整骨治疗执照（Retzlaff, Michael, Roppel & Mitchell, 1976; Upledger & Vredevoogd, 1983）。颅骶技术指导会同时向非医疗保健者和医疗保健者（医学博士、整骨医生、脊椎按摩师、自然疗法医生、牙医、注册护士、物理治疗师、作业治疗师、按摩治疗师、泌乳顾问等）提供。

什么是半脱位或机械性损伤／躯体性功能障碍？

当外力冲击任何关节时，就有可能导致半脱位（脊柱指压疗法曾经的命名法）或操作不当的机械性损伤（骨科曾经的命名法）、躯体性功能障碍以及运动功能障碍。整脊学会将半脱位（subluxation）定义为"功能性和/或结构性和/或病理性关节改变的复杂情况，会损害神经完整性，并可能影响器官功能和身体健康（脊椎按摩学会协会，1996）"。在世界卫生组织的《骨科培训基准》中，躯体功能障碍被描述为"躯体（身体框架）系统的相关组成部分、骨骼、关节和肌筋膜结构和相关的血管、淋巴和神经元素的功能受损或改变"（2010）。

这两种定义都有助于我们理解关节功能障碍的具体内容和广泛影响。如果颞下颌关节（TMJ）水肿或肿胀，其活动范围将受影响，具体的影响是改变下颌下降的能力。同时，TMJ可能是伤害感受（痛觉）传入大脑的来源，这会增加交感神经系统的活动（战或逃的应激反应),导致婴儿易怒或疼痛的普遍后果。一项已发表的随机对照试验结果发现,整骨手法治疗(osteopathic manual therapy, OMT)可减少颞下颌关节紊乱的成人使用止痛药的用量,这也许会帮助我们看到,在治疗颞下颌关节紊乱的婴儿时会获得的一些成功的效果(Cuccia, Caradonna, Annunziata & Caradonna, 2010)。

参与母乳哺育的母婴双方

母亲

生命在宫内的受孕和发育依赖于母亲激素活动的同步级联发生,而这种调节活动又受到女性的心理和生理状态的影响。母亲的营养状况、人体工程学的影响机制、休息和运动习惯,及压力水平和心理状态等因素都被证明对宫内胎儿的发育和出生后孩子的成长有潜在影响(Kinsella & Monk, 2009; Leung et al., 2010; Makino et al., 2009; Wadhwa, 2005)。虽然我们关注的焦点仍然是婴儿,但一些将在这里列出母亲的问题,可能会与婴儿的吸吮问题相混淆。在评估母乳哺育困难时,我们必须详细记录母亲和新生儿的病史,这些可能会与母亲的泌乳有关,因为哺育双方之间平衡的任何改变都会干扰母乳哺育。

在青春期,女性的乳房在激素作用下发育。这些激素包括泌乳素、雌激素、孕激素、皮质醇、胰岛素、甲状腺激素和生长激素。在青春期这些激素的释放可以促进乳腺管的增殖和乳房组织的发育。许多因素,包括母亲的压力水平、营养缺乏或过剩、结构性缺陷(包括机械性病变或半脱位),或器质性病变等,在这个时期都可能会干扰激素的分泌,导致了早在女性考虑怀孕之前,就已经阻碍了女性为哺乳做准备。

在孕期,乳腺导管分支的增加和乳腺泡的形成促使乳房增大,从胎盘释放的雌激素和孕酮,以及从脑下垂体前叶释放的泌乳素促进了乳房发育。因此,胎盘和垂体的完整性对乳房的发育,以及乳汁的产生和分泌都至关重要。当神经激素轴功能完好时,女性的乳房早在怀孕第16~20周就准备好了制造乳汁,只不过孕酮对泌乳素的作用抑制了女性在怀孕期间的泌乳(O'Connor, 2011; Riordan & Auerbach, 1998)。

如果女性的妊娠和分娩经历很痛苦(Dewey, Nommsen-Rivers, Heinig & Cohen, 2003),或导致了急性或慢性的疼痛(如会阴切开术的急性疼痛或剖宫产术后粘连导致的慢性疼痛),这种伤害性的传入就会触发交感神经系统进行主导,这就可能会阻碍或抑制激素的产生,从而导致泌乳量的改变,或是泌乳不足(Almeida, Yassouridis & Forgas-Moya, 1994; Dewey, 2001; Lau, 2001)。疼痛也会导致母亲不愿经常把婴儿放到乳房上吃奶。

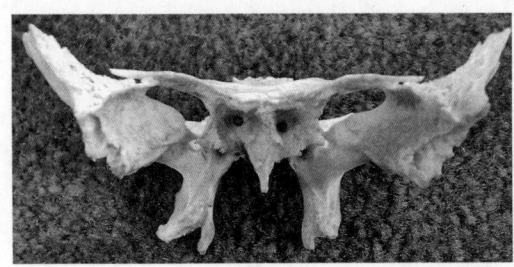

图10-3 蝶骨

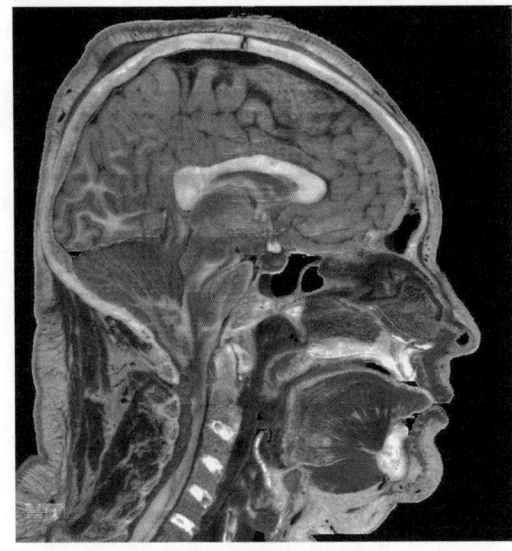

图10-4 颅脑矢状切面

Courtesy of National Library of Medicine. *Visible Human Project*®.

因为压力或疼痛可以引发"战或逃"的急性应激反应，机械损伤或半脱位可以干扰颅脑或脊椎水平神经激素轴的完整性。子宫、子宫颈和阴道都是由下腹部和盆腔神经中的传入神经纤维支配的（Berkley, Robbins & Sato, 1993）。传入神经是将信息传入脊髓和大脑进行信息处理的神经。这些神经分支发源的椎体的水平半脱位可能会干扰胎盘功能及其分泌的重要激素，影响其在维持妊娠、分娩和生产的开始和进展，以及乳腺组织发育中的作用。

影响神经激素轴引起的另一个可能障碍是颅骨间的功能失调。颅骨（头骨）既容纳神经系统的主要框架（大脑），也包含非常重要的内分泌器官——下丘脑和垂体。蝶骨是不成对的颅骨，形状像蝴蝶或蝙蝠伸展翅膀的样子。蝶骨穿过颅骨的中心，位于颅底，在成对的颞骨前方和眼眶的后面（靠近眼眶的顶点，上壁由蝶窦较小的翼形成）。蝶骨与枕骨的前部或基底部分连接（枕骨构成头部的基部和后部）（Frey, 1999）。垂体位于蝶骨上方的垂体窝内（位于蝶鞍中部下凹）（**图10-3和图10-4**）。

蝶骨和枕骨之间的运动是颅骶治疗/头荐骨疗法、脊椎按摩治疗和整骨疗法的主要关注点。颅底部的蝶窦和枕骨是重要结缔组织或分隔各脑叶（大脑和小脑）筋膜层的附着点。硬脑膜内层折叠成皱襞，形成包括大脑镰、小脑镰和小脑幕的重要结构（**图10-5**）。当使用产科干预措施（如产钳、胎头吸引术），或者发生急产时，这个区域就可能会存在撕裂的风险，从而导致脑出血（Areya & Dent, 1953; Holland, 1922; Reichard, 2008; Siu & Kwong, 2006）。

脑镰和脑幕是与筋膜层相连的，该筋膜层构成了覆盖大脑和下行的脊髓的三个结缔组织层。这些脑膜包括了硬脑膜、蛛网膜和软脑膜（通常在手法治疗中统称为*硬脑*）。它们还连接到双侧的颞骨。脑膜上有让血管和脑神经通过的孔（开口）（Standring, 2016）。整骨疗

第十章 支持母乳哺育：手法治疗

法和脊椎颅骶都总结了一系列在蝶基底交接处或其附近，发生在蝶骨和枕骨之间的运动（图10-6）。

手法治疗师通过定位和触诊特定的解剖标志来触摸整个颅骨的运动。在测试蝶基底交界处的运动或任何颅骨运动时，在每个运动方向上对颅骨轻微施压。在相反的方向上进行测试（例如弯曲和伸展，或右旋转和左旋转），以确定是否存在活动受限。运动的程度、长度和角度都要被评估到。运动将反映机体组织对专业人员施加在身体上的力的抵抗或顺应性。当颅骨功能正常时，在颅骨的所有方向上对起始力的顺应性都应平衡，尤其是与蝶基底交界处的平衡。

蝶基底交界处的结构或改变会在生理上产生怎样的影响？让我们来思考一下垂体与这个交界处的关系。在解剖学上，垂体有两个主要部分：后部（神经垂体）和前部（腺垂体）。在两者之间有专门的血管系统（垂体门脉系统）让大脑与周围内分泌器官和其他系统产生联系（Hill, 2010）。导致垂体激素分泌失败的病理因素包括肿瘤、感染、产后出血或因先天性畸形而导致的产时出血（Melmed & Jameson, 2005）。手法治疗领域的一些作者提出了有争议的假设，即当颅骨的半脱位或机械性损伤发生在蝶基底交界处时，蝶基底交界处的正常屈曲和伸展受到限制，这反过来就可能会对垂体功能产生影响（Dobson, 1994; Upledgwer, 1987）。其原因是与颅骨病变相关的垂体功能障碍可能会影响分娩的发动和产程进展，以及产后子宫的修复，并且可能因泌乳素（影响乳

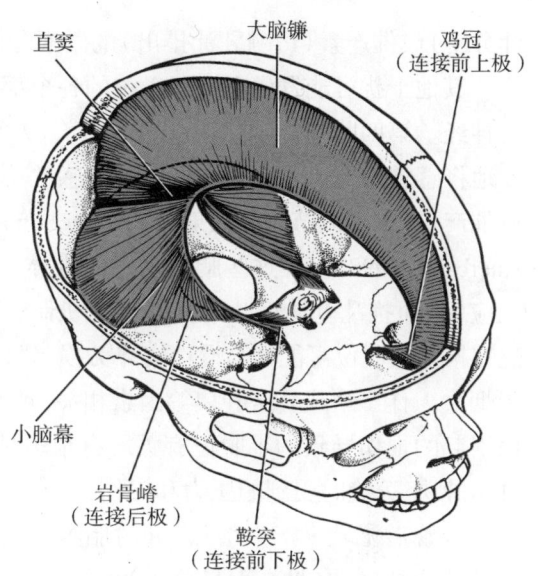

图10-5 脑镰和脑幕（去除脑组织）

Photograph copyright permission granted by Sutherland Cranial Teaching Foundation.

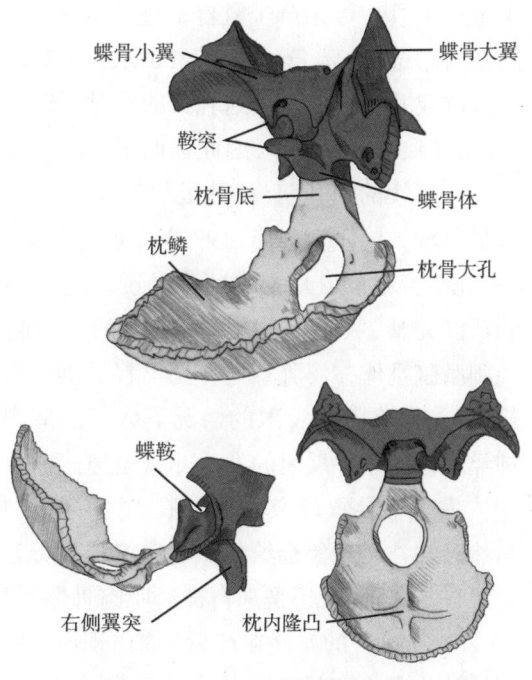

图10-6 蝶基底的交界处

Data from Craniosacral Therapy Educational Trust.

汁分泌)或催产素(影响乳汁排出)的激素分泌不足而影响母乳哺育。

其他干扰可能发生在神经系统的各个部位。支配乳房的神经来自第四、第五和第六肋间神经。第四肋间神经穿透乳房的后部(左乳房4点钟和右乳房8点钟的方向),并最大程度地将感觉传导给乳头和乳晕。这种感觉功能是对母亲垂体后叶的直接反馈,引起母亲释放催产素,从而调节排乳反射(milk ejection reflex, MER),也被称为下奶或奶阵(Riordan & Auerbach, 1998)。在这些胸椎水平的椎体半脱位可能会干扰这些重要的感觉神经的恰当反应,从而扰乱垂体后叶的反馈调节机制,并使婴儿在吃奶时乳房不能有效地释放乳汁。这些椎体半脱位可能是与慢性姿势劳损、脊柱侧弯、肺部功能不全(哮喘、慢性阻塞性肺病、吸烟)、人体工学或乳房肿块等因素相关,或者可能是与分娩和生产相关的姿势或生理活动而引起的损伤导致的半脱位有关。有很多种因素可能会导致这种情况(青少年脊柱侧弯、乳房肿块、分娩时受到的压力和损伤)。

分娩后泌乳素产生增加,同时胎盘娩出后雌激素和孕激素减少,从而产生乳汁分泌。泌乳Ⅱ期的启动(母乳大量分泌)可能会由于分娩时应激事件的发生而延迟。杜威发现,接受紧急剖宫产或阴道分娩但产程进展时间很长的女性,在分娩后的前几天,乳房开始充盈的时间很有可能会滞后(2001)。到了产后第三或第四天,就需要通过刺激乳房排出乳汁来维持泌乳。母亲产生乳汁的速率取决于乳房排空的情况。由吸吮而引起的泌乳素分泌的激增对维持泌乳至关重要(Lawrence & Lawrence, 2005)。正如前面所讨论的,由于胸椎半脱位或肋骨因素干扰到乳头的感觉反馈功能,会降低泌乳素的激增和抑制催产素的足量分泌,导致排乳反射差,因此强调了手法治疗在成功母乳哺育中的必要性。

在后续的哺乳期,泌乳量基于婴儿需求。母亲的平均泌乳能力远远超过婴儿的平均摄入量(Daly & Hartmann, 1995)。泌乳速度在一天之中有所不同。排空的乳房泌乳速度最快,完全充盈的乳房泌乳速度最慢,这种速度会随着时间的推移产生变化。如果神经结构和功能完整,吸吮或对乳房和乳头的人为刺激,可以刺激乳晕和乳头的感觉神经。这些神经刺激脑垂体在泌乳素的作用下释放催产素。当一位母亲听到自己婴儿哭泣时,会有乳汁排出,这是在条件反射的情况下分泌的催产素所致,但没有泌乳素的释放;这种基于感觉神经反馈的条件反射的发生非常迅速。

另一个导致母亲乳房亲喂能力受损的机械问题的例子是由雷诺氏现象引发的疼痛。虽然已知雷诺现象会给尝试乳房亲喂的母亲带来问题,但以下案例说明了鉴别母亲的疼痛是源自雷诺现象,还是来自神经肌肉骨骼紊乱而导致的血管痉挛的重要性。

一名28岁的女性在产后3周出现血管痉挛、过度换气、肩胛内和乳房深部疼痛,这些疼痛被认为是由于她的女儿含乳和母乳哺育不顺利引起的。该患者最初由医生转介到笔者的办公室来进行婴儿方面的评估,确定了是婴儿问题引起的母乳哺育不顺利。然而,我们

第十章　支持母乳哺育：手法治疗

在母亲的怀孕史中发现了一个有趣的现象。

孕中期，她曾在潮湿的厨房地板上滑倒了，背部撞到了厨柜边缘，导致右侧第七根肋骨的局部剧烈疼痛，位置在脊柱和肩胛骨之间。疼痛一直持续且不能缓解，但当她怀孕接近40周时，脊柱旁的局部疼痛强度降低了。

分娩后，母亲尝试给她的女儿乳房亲喂时，她的乳头发生破损，出现水泡、破裂、出血的情况，并伴随乳汁淤积而导致乳腺炎。医生建议她在乳头愈合前使用瓶喂代替亲喂。她听从建议后发现乳头疼痛较前有所缓解。她也听说患有雷诺氏现象的女性会经历类似的疼痛，但医生并不认为她符合这一诊断的所有标准。

我们建议她进行脊柱和胸腔功能性运动的完整性评估。评估发现，当她呼吸时，肩胛骨间正常的脊柱前后曲线（胸椎后凸）减少，脊柱与第六和第七胸椎之间的运动及右侧第七肋骨运动异常（呼吸时肋骨的正常运动类似于在每次吸气和呼气时，水桶把手的提升和降低）。

根据霍尔门和贝克（2009）的研究，乳头疼痛是离乳的常见原因，仅次于泌乳不足。乳头疼痛的最常见原因是哺乳姿势不良和含乳不当。乳头发白可能是由于机械压力而引起的，所以如果有其他症状（乳头双相或三相的颜色变化、因冷刺激诱发、双侧受累以及患者不母乳哺育时出现症状），应该在诊断乳头雷诺氏现象前也考虑其他的症状。同样重要的是不要将乳头疼痛及变白与念珠菌感染相混淆，这会导致不恰当地使用抗真菌药。总的来说，雷诺氏现象会在环境温度下降到某个阈值以下时发生，但这个阈值存在个体差异。通常建议患有雷诺氏现象的患者避免使用会引发血管收缩的药物或物质，如咖啡因、血管收缩剂和烟草等（Anderson, Held & Wright, 2004; Holmen & Backe, 2009）。

这位患者的症状不符合雷诺现象的诊断。最重要的是，当她暴露于寒冷或在哺乳以外的时间时，没有再出现症状。更确切地说，由于含乳不良导致乳头的机械损伤持续存在，导致母亲对任何一种伤害性刺激都会敏感。含乳痛，甚至婴儿的手接触母亲乳房都可能导致血管痉挛疼痛而成为她抱怨的根源。

患者继续遵循急性护理措施，以及为恢复受伤乳头而采取的干预措施，并纠正新生儿含乳过紧及摩擦而带来的机械性问题。随后，乳头破损得到了显著改善，但患者胸部深层的疼痛并未消退。因此，她开始在6天内对T6和T7，以及右侧第七肋骨内关节进行了3次脊椎调整按摩治疗，这让她的血管痉挛和肩胛内疼痛的情况得到了改善。

乳房血管痉挛是产后婴儿无法正确含乳而导致母乳哺育困难的女性常见的抱怨原因。对乳头的咬合、咬紧、咀嚼或舔，这些情况就会导致乳头组织受损（出血、破损、起泡和感染）。在这种特殊的临床情况下，乳头无疑会受伤。这种损伤可能是导致疼痛刺激通过传出神经末梢，从乳头传递到大脑呼吸中枢的原因，而这种刺激在每次乳房被触碰时，都会导致呼吸模式的改变，从而导致过度换气（甚至是在预见可能有含乳痛的情况下）。

在喂养期间患者的大脑直接从乳房神经末梢接收到的疼痛刺激似乎也因之前存在的T6-T7和第七肋骨的问题而复杂化。这种功能失调的运动会导致每根肋骨（肋间神经）之间延伸的神经和位于胸椎两侧的胸交感神经受到刺激。机械损伤压迫神经根或外周神经导致了神经的放电增加（在慢性条件下，则会导致神经的放电减少）。在这种情况下，神经放电的增加就可能导致了过度换气和血管痉挛（神经失调的结果）。如果神经受到刺激，母亲感到疼痛，她的呼吸频率增加，心率加快，血压也可能会升高，以及在乳房受累区域可能就会出现血管痉挛（或者与雷诺氏现象同时发生，出现在不同的部位），导致乳房和肩胛间疼痛。

正如该作者之前所述（Vallone, 2007），喂养姿势、人体工学、劳损或创伤引起的结构性功能障碍都可能破坏母亲成功母乳哺育的神经功能。因此，我们可以假设来自肌肉骨骼或外界（粗糙的衣服、新生儿的指甲或咬紧的下颌）的伤害性刺激，就会导致这位母乳哺育母亲的呼吸和循环模式的改变。具体的例子是蝶窦的颅骨病变会潜在地导致垂体功能的改变，以及当胸部病变导致从乳头到下丘脑的感觉神经传入减少，从而改变了催产素和泌乳素的释放。这表明对半脱位的整脊评估是对产后未能建立良好泌乳机制的母亲整体评估的关键因素。正如作者的临床实践所示，减少泌乳的神经激素轴相关的颅骨和椎骨节段的半脱位（机械损伤），可以成功促进乳汁分泌和移出。

作者希望本文中的案例研究能够证明对母亲在其他既有干预措施的同时，进行整脊治疗的优点，并鼓励对该患者群体进行进一步的观察和数据收集。

婴儿

正如托和瓦隆（2009）所列举的那样，当病史和通过肉眼观察发现以下情况时，宜进行转诊：

- 怀孕期间活动受限或分娩困难
- 可见的颅面不对称或头形状异常（**图10-7**），包括腭异常：
  - 腭弓极高，而不是轻柔的圆顶硬腭
  - 硬腭向前或向后倾斜，同时伴随宽阔的牙槽嵴
  - 窄腭弓
- 头部周围瘀伤或肿胀

第十章 支持母乳哺育：手法治疗

- 不对称的肌肉群
- 在某一特定位置抱婴儿时,婴儿反复出现明显不适
- 头部和颈部,或四肢无法活动自如
- 无法将头部保持在中线位
- 婴儿反射缺失或夸大(寻乳、吸吮、咬合)
- 在乳房上表现出各种无效或低效的行为：
  - 无法有效含乳,吃奶时有咔哒声、喷喷声或有嘴角漏奶的情况
  - 咬乳头
  - 含乳过度用力
  - 舌头抵抗
  - 推开乳房或身体后仰拱起,以远离乳房
  - 吃奶缺乏耐力(含乳后很快入睡)

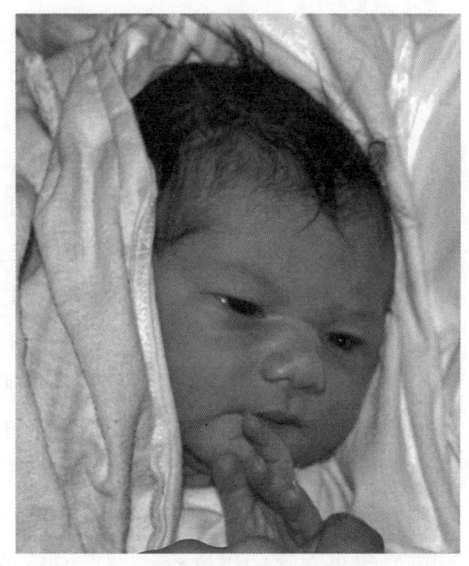

图10-7 不对称的头部形状及面部受压

脊椎按摩师可能会在出现舌强直或舌系带短的情况时提供第二种诊断意见。

婴儿的脊椎按摩护理

宫内受限、分娩过程、干预措施、分娩创伤和新生儿的早期处理都可能导致身体结构改变,从而影响正常功能。脊椎按摩师将评估婴儿的神经完整性,包括婴儿的寻乳和吸吮反射,吸吮、吞咽和呼吸的协调,以及其他神经系统发育里程碑(眼神接触、对感觉刺激的反应等);还将评估颅骨、脊柱和脊柱外关节(例如,肘关节、膝关节、肋胸关节或胸锁关节)的稳定性和活动范围,以及脑脊液和肌肉长度、肌张力和肌肉对称性。结合详细的病史,泌乳顾问和脊柱科医生在婴儿吃奶、休息和玩耍的过程中观察到的结果,以及神经肌肉骨骼的全面检查,能够表明伴随的神经、遗传或结构问题是否阻碍母乳哺育,包括舌系带、颞下颌关节损伤、骨折(最常见的是颅骨或锁骨)、撕脱伤(臂丛神经)、低血压(药理学诱导,神经发育迟缓或脑瘫)、食管裂孔疝导致膈肌功能障碍(和反流)或遗传综合征。

任何妨碍新生儿正常启动去寻求营养刚需的因素,都会导致神经发育正常的新生儿出现强烈的代偿行为。尽早发现功能障碍和及早采取积极的干预措施,对于防止婴儿体重减轻或生长受限、母亲乳头受损,泌乳刺激减少或母婴联结不良至关重要。对于新生儿来说,代偿时间越长、越重要,那么可塑性强的大脑就会对这种行为留下越深的烙印。话虽如此,但不是为了弱化要尽早而积极地进行干预,即使在已经存在数月甚至数年的情况下,这种相同的神经可塑性也仍为纠正功能障碍创造了可能性。在许多情况下,婴儿的大脑可以持

续性地去适应结构上的纠正性变化,以促进适当的功能。

本文的其他章节已经很好地描述了吸吮和吞咽的过程。然而,了解母乳哺育的每个阶段(口腔,咽部和食道)所依赖的特定生物力学至关重要。这些生物力学受脑神经功能、关节完整性和肌肉力量的影响。例如,在乳头周围形成密闭的腔需要下颌关闭和嘴唇的密封。下颌关闭需要使用咬肌、颞肌和内侧翼肌,并且受三叉神经(第Ⅴ脑神经)的运动支配。唇部的密封需要使用颊肌和口轮匝肌,它们都由面神经(第Ⅶ脑神经)支配(Lund et al., 2011)。当存在喂养功能障碍时,手法治疗师必须充分理解母乳哺育的解剖学、生理学和生物力学,以便区分和治疗所涉及的结构及潜在的病变或错位。

创伤或身体受限会干扰该过程或喂养过程(亲喂或瓶喂)中所涉及的任何正常生理过程。例如,胎儿胎方位异常引起的产程延长,会导致枕颈交界处(occipitoatlantal junction, CO)的过度屈曲错位,或试图缩小头骨直径以通过产道的颅骨塑形。过度屈曲错位会限制头部在寰椎或第一颈椎(C1)上颅底的正常伸展或向后倾斜,而这对于婴儿张大口并将乳头和乳晕包裹在嘴中以进行吮吸来说是必不可少的。检查可能会显示颈前和颌下肌的高张力和代偿行为,这可能表现为使用低位颈椎和上位胸椎以及颈部和背部较大的肌肉(肩胛提肌和斜方肌)拱起以远离乳房。这仅是婴儿烦躁、哭闹及肠绞痛的众多原因之一(Browning & Miller, 2008; Miller, 2007; Miller & Phillips, 2009)。颅骨的塑形不良可能导致顶骨和颞骨的正常运动发生紊乱,进而可能影响颞下颌关节的运动并改变下颌移动或张大口的能力。

另一个错位的例子是舌系带,这是由于先天性的生理限制而导致代偿,从而引起舌头运动(伸展、抬高和侧向偏离)范围的缩短和下颌偏移。代偿行为可能包括C1过度伸展以尝试张大口,以及下颌下肌过度发育。这种过度伸展可导致炎症,以及导致容易敏感和疼痛、肌肉痉挛和错位,再次导致了婴儿烦躁和哭闹。检查也发现,当婴儿试图将乳头放入口中并维持含乳时,咀嚼肌肌肉组织过度发育或张力过高(高肌张力或肌肉痉挛),如同含乳过度用力,看起来像婴儿通过嘴唇和牙龈在乳头上摩擦,通过左右横向移动下颌来含紧,咬合或研磨乳头(Tow & Vallone, 2009)。

后位舌系带(posterior tongue-tie, PTT)儿童出现功能障碍的表现与存在任何其他生物力学限制或结构改变的儿童一样多。每个孩子的表现都是独一无二的,但有相似的趋势。例如,PTT被认为是中线位置的缺陷,而且往往限制了舌头在所有运动范围内的活动。然而本章作者的经验发现,所有PTT都不是线性对称的,这可以通过观察右侧和左侧的限制差异来发现(婴儿可能有能力将舌头侧向一侧,或一侧比另一侧抬得更高)。有时,不对称性是自然发生的,有时是由于既往不完全的切开术或修正术所致。这就是为什么必须从功能上去观察和思考,而不仅仅是关注静态下的情况,才能设计出最佳的治疗方法。手法治疗师可能会看到婴儿出现如下的代偿行为:

- 受限的舌头可能需要儿童头部侧向倾斜(后外侧和内侧斜肌侧向屈曲,胸锁乳突肌向侧向屈曲并旋转)、屈曲(前斜角肌、颈阔肌)或延伸(枕下肌和头夹肌),从而使得孩子在吃奶过程中(通常吃奶效率较低)最大程度地控制舌头,或者孩子必须被动地接受强烈的乳汁流速而不呕吐、呛咳或乳汁误吸。
- 婴儿可能会倾斜头部以更好地控制母亲的乳汁流速并咬住乳头(压力会导致喂养结束后,乳头形状发生变化)。婴儿倾斜的方向取决于舌头是如何受限的(不一定总是对称的)、母亲乳头的形状,或母亲抱婴儿的姿势。婴儿可能会弯曲头部,同时咬或啃母亲的乳头,试图维持含乳,或者婴儿的嘴唇甚至可能会"爬上"乳头(就像你的嘴里已经塞满了意大利面,再用嘴唇内扣而用力多抿一口,从而造成含乳过度)。
- 下颌骨紧随受限的舌头,在吸吮过程中反复地一下一下上抬。如果婴儿抬起舌头以包住乳头,下颌就会紧随其后,咬紧下颚。婴儿将在第一颈椎C1处头部向后伸展以尝试再次张嘴,并且将遵循相同的顺序,导致嘴反复伸展和闭合。这会导致枕骨肌肉组织的高肌张力,有时甚至导致C1连接处及其相关肌肉组织的炎症。
- 受限的舌头使得需要重新启用下颌下肌来移动舌头。它们被剪开后,超声波显示这些肌肉在喂养时处于休息状态,而在剪切之前,超声波显示出这些肌肉的明显收缩(Genna, 2008)。
- 如果母亲有快速的排乳反射,她的奶量充足或很容易发生乳汁流量过多的情况,那么受限的舌头会导致婴儿对母乳流量控制较差。如果用咬的方法,那么咀嚼肌就会变得更加发达和活跃。如果婴儿呛到和推开乳房,斜方肌和肩胛提肌(有时是头夹肌)是过度活跃的。

无论这些情况中的任何一个是否确定,都需要与其他专家(儿外科、耳鼻喉科、牙科或口腔外科、骨科、神经科等专科医生)共同管理,手法治疗师为解决这些问题而制订的治疗计划通常是短期内(相隔1~2天)的连续几次就诊,以帮助实现成功含乳,这是因为孩子较小时,进一步的体重减轻或体重增加失败会带来更严重的后果。此外,当母亲的母乳哺育迅速、明显改善时,还将可能避免过早断奶的情况发生。

治疗包括相关软组织结构的肌筋膜松解(颅骨和下颌骨,颈椎和舌肌),对单个的颅骨和脊椎的调整(通过脊椎按摩师)或手法治疗(通过整骨医生),淋巴引流和轻按摩技术,以及特定的伸展运动或运动范围的练习。

治疗的频率和时间长短取决于先前存在的因素。例如,相较于产程延长所致的颅骨塑形不良的情况,由于宫内受限所致的严重颅骨塑形的治疗效果更慢。治疗计划可能需要在1~12周内进行每周一次的多次复诊(频率逐渐减少)。该计划可能会受到其他干预措施的影响。例如，如果婴儿需要进行舌系带切开术或激光治疗，那么在手术后尽快给婴儿复查是最有效的方法，以确保手术过程中继发于婴儿颅骨受限的结构完整性（可能在手术期间发生任何结构性改变的修复），并且通过减少任何残余组织代偿的干扰来促进增加的舌头运动范围的整合。应该为父母提供在每次复诊之间的家庭护理方案，以便他们继续与新生儿共同努力，并应提出有关持续哺乳和同伴支持的建议。尽管成功的母乳哺育可能是近期最直接的目标，但长期目标是结构的正常化，这可以增强神经系统能力和促进口面部结构、口腔运动技能，以及在某些情况下的呼吸技能的恰当发育。

在过去15年，笔者看到的患PTT的婴儿中，有很大比例的母乳哺育困难，虽然有少数人拒绝了，但大多数父母选择让他们的婴儿接受手术。由于更多的手法治疗师（脊椎治疗师、物理治疗师、作业治疗师、整骨疗法治疗师、按摩治疗师、颅骶治疗师）现在都可能会治疗这些新生儿，因此患者人群也很可能会出现偏差，而笔者收到的转诊情况都是较为困难的、在此前没有解决的情况。

话虽这么说，对泌乳顾问、临床医生、整骨医生、产科护理人员、助产士、高级执业护士和儿科医师的培训至关重要，他们需要了解如何识别PTT及其如何干扰母乳哺育（在许多重要的发育过程中，包括牙齿、语言的发育），同样重要的是不要把每个功能失调的母乳哺育情况都归因为PTT。对于筋膜、肌肉或关节受限或功能障碍，以及任何相关的潜在神经缺陷的评估是必要的。任何一个功能障碍（无论是由宫内受限引起的，还是由于产伤、产后创伤或人体工程学引起）都可能是新生儿无法寻乳、含乳、吸吮、维持有效吸吮或有效排空乳房的主要原因，也是损伤母亲乳头的原因。

如果颞下颌关节受伤并且下颌偏移受到限制，则是对母乳哺育正常生物力学的直接的机械性破坏。如果胎儿的分娩时间长且为面先露，这会导致枕骨交界处（颅底和第一颈椎之间的交界处）与颈椎的肌肉组织受伤和痉挛，因此颈部运动范围的限制可能是对母乳哺育正常生物力学的直接的机械破坏。如果在颅底（枕骨）处还存在一个分段的骨骼的移位，则可能导致从颅骨发出的脑神经功能发生改变，从而抑制婴儿与母乳哺育相关的正常反射（图10-8）。

对正常生物力学的机械性破坏可

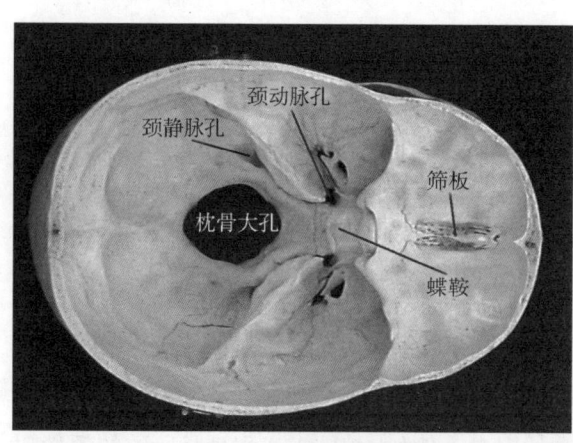

图10-8　脑神经发出的颅骨孔

© Robert S. Pope, PhD, Department of Neurobiology and Anatomy, West Virginia University.

能是各种代偿行为的根源,这些代偿行为发生在健康的、具有神经功能的新生儿中,以克服阻碍母乳哺育的因素(以及在某些情况下,母乳哺育失败后甚至无法瓶喂)。面临的挑战是要弄清这些代偿的根源是否由机械性问题(筋膜、肌肉、关节)而引起,还是真正的发育异常而引起,例如舌系带过短或发育迟缓等,从而干扰母乳哺育能力并导致了代偿性行为。

如果是单纯的机械性损伤,手法治疗(取决于婴儿的年龄)加上康复训练(如婴儿斜颈时拉伸其紧绷的胸锁乳突肌,或教会婴儿不要蜷缩舌头以保护呼吸道)就可以解决问题(Miller, 2009; Vallone, 2004)。如果机械问题是新生儿对PTT等情况的代偿造成的,那么新生儿可能需要在手术或激光治疗后进行一些手法治疗,以确保能够覆盖或抑制代偿模式的神经通路,并恢复到出生时原本的、预设的神经通路——这些原本的神经通路是完整的,但受到了异常组织的限制。

笔者实践中遇到的最复杂的案例是那些涉及多个问题或经历的儿童。患有PTT的儿童也可能经历了宫内受限,随后经历了艰难的分娩经历,导致需要辅助助产(产钳、胎吸、剖宫产等)。我见过三位经历过所有这些情况的婴儿,他们分别在第4、第6和第7个月时接受了鼻胃管或胃饲。经协会认证的泌乳顾问仔细研究了所有因素,为两个孩子完全解决了问题(并移除出了插管),并为另一个孩子提供了部分解决方案(Tow & Vallone, 2009)。

对于最后一名孩子,阻碍其完全成功的可能原因是该家庭的经历,其年长的孩子经手法治疗师的治疗后未能改善母乳哺育困难的情况,因此父母最初没有跟进并将最小的孩子转诊给我们。尽管他们在孩子7个月大仍在使用胃饲管时重新考虑向我们咨询,但是家长担心孩子如果脱离了已经维系很多个月的治疗会无法存活,并且担心更多的医疗干预会影响他们对当前治疗方案的依从性,以及有限的治疗的后续结果,所以这个孩子的问题没有得到完全解决。

案例学习

案例1

一对父母带着他们出生4天的女婴来寻求帮助,尽管他们做了最努力的尝试,仍无法将她唤醒进行母乳亲喂或奶瓶喂养。婴儿对手指或乳头触碰脸部没有反应(无寻乳反射),而且将奶瓶的奶嘴或手指放在她嘴里时不会吮吸。母亲无创伤性分娩史(产程8小时、在家分娩、助产士参与),出生时的Apgar评分为9/10(1分钟/5分钟)。她在最初含上乳房后很快就睡着了,而且从那之后就很难被唤醒。检查发现,除了枕骨(颅骨底部)在寰椎(第一椎骨）上的旋转之外，头部和颈部的所有被动运动均在正常范围内。

出生时，枕骨由单独的四部分组成，而不是一个坚硬的环（后期随着骨骼骨化后固化）。侧方的两部分有个凸起或称为枕骨髁，能与第一椎骨上的凹痕完美对合（如碟子中的杯子），从而实现在所有方向上的关节运动，并允许颅骨在第一椎骨上活动自如。而这位婴儿的情况是，枕骨髁被压缩并向中线移动，既限制了整个运动范围，又潜在降低了枕骨大孔的通畅性，从而影响了从那里发出的与寻乳和吸吮相关的脑神经。用颅骶疗法矫正枕骨髁的位置，包括以指尖轻柔的接触作为支点，让新生儿通过头颈部的有效活动范围来自动调节关节。在此案例中，通过矫正实现了婴儿觉醒并立即在乳房上吃奶20分钟，而且无需进行进一步治疗。

案例 2

母亲的主诉是，尽管有泌乳顾问的支持，但她的新生儿自出生以来一直无法成功含乳和有效吸吮。该婴儿早产6天，由于无法顺利分娩而在产钳助产下出生，在左耳上方的颞骨和右侧下颌骨的下颌角处有明显的瘀伤。观察到宝宝在尝试含乳时，头会往左侧轻微地倾斜（侧向弯曲）以及头部和颈部会右旋转，下颌不对称偏移。当张开下颌时，右侧颞下颌关节在关节上（耳郭正前方）突然出现一个可见的、短暂的肿块，只有嘴的左侧能打开。新生儿既不能张开嘴充分包裹乳头和乳晕，也无法在乳头和乳晕周围形成密闭空间。采取交叉摇篮式时，新生儿会试图在右侧乳房含乳，但用左侧乳房哺乳时，婴儿则拱背表现出拒绝并哭泣。如果采取橄榄球式的哺乳姿势，无论在哪一侧乳房哺乳，她都会哭。

触诊显示枕骨与第一活动椎骨（寰椎或C1）交界处的运动障碍。轻柔的触诊也会引起不适，婴儿表现出反射性地试图回避触摸并哭泣。她无法将头部保持在中线位状态，向右侧弯曲，或转向左侧。其左侧颈部肌肉（左侧胸锁乳突肌和前斜角肌）绷紧，因此限制了这些运动，造成了轻微的斜颈。这同时限制了右侧颞下颌关节的运动，导致了婴儿在试图张嘴时，左侧颞下颌关节运动过度。

可以假设损伤机制是由于子宫内位置受限所导致，但根据颅骨和下颌瘀伤的位置进行推断，损伤更可能是与出生时产钳牵引的位置和方向有关。

一部分治疗针对颅底运动功能失调，以允许全范围的运动。头部左右转动，左右倾斜，以及向颞下颌关节倾斜，以增加右侧的运动并减小左侧的运动范围。这样可以使下颌均匀地下垂，嘴巴张开，完全包裹住乳头和乳晕。还有一部分治疗包括了软组织松解和对不能在正常运动范围内活动的关节的运动调动。

在第一次治疗后，婴儿能成功在右侧乳房上含乳和吸吮，但她在吸吮左侧乳房时依然

第十章　支持母乳哺育：手法治疗

拱背,表示抗拒乳房。在又接受了两次治疗后,她就能在两个乳房上舒适地接受亲喂了。

案例3

一位母亲带着她3个月大的男婴来,主诉不能成功含乳、不能排空乳房、胃食管反流以及啃咬乳房,这些最终导致了婴儿的生长受限。分娩时因头位倾势不均而导致产程延长,最终选择了剖宫产。婴儿右侧顶颞缝处肿胀,头部呈平行四边形(升高的峰高于同侧顶颞缝)。当观察脸部时,发现婴儿的眼睛和耳朵看起来对不齐(图10-7)。

评估显示婴儿的下颌回缩、移动减少以及头部向胸部屈曲,且伸展受限(婴儿会把母亲向上推,而不是向后倾斜头部)。口腔内评估正常,除了双侧翼状肌僵硬导致了下颌骨紧绷和回缩,以及舌骨始终隆起,并伴随附着其上的下颌下肌张力增加。呼吸道膈肌紧绷,食管和胃的交界处被结缔组织牵拉。经过4次治疗之后,所有的结缔组织和肌肉筋膜得到了松解,也实现了C1关节、顶骨、颞骨和蝶骨的颅骨矫正,最终解决了母乳哺育问题。在持续一个月的10个疗程治疗后,通过松解结缔组织粘连并促进由更多功能性口腔生物力学引发的正常蠕动,颅面不对称得到了75%的矫正,反流问题也得到了解决。

案例4

这个案例比较复杂,一位母亲带着她10周大的女婴来,主诉是无法在不压迫乳头的情况下进行哺乳,这导致了母亲的疼痛,也破坏了乳头的完整性(出血、破损、起泡)。母亲的分娩过程充满挑战,宝宝脐带绕颈2周,且绕腹1周。出生后,新生儿立即被放到乳房上开始哺乳。婴儿首次含乳就导致了母亲乳头疼痛,在第一次喂养结束后,母亲的乳头破裂并出血。左侧乳房喂养更加困难,乳头损伤也更大。尽管疼痛难忍,母亲一直坚持母乳亲喂,直到最近,有人建议母亲应该尝试泵奶并用奶瓶喂养,这样她的乳头才能愈合。但是在奶瓶喂养时,婴儿会咀嚼奶瓶的奶嘴,嘴的两侧会漏奶,还会用舌头将瓶子从嘴里顶出。婴儿的体重增加缓慢,但并未落到第25百分位以下。她经常会胀气,虽然最初她每次进食都会排便,但现在每天只有两次大便。

体格检查显示健康、营养正常的白人女性颅骨塑形。其颅骨(上面观)呈菱形,有几块颅骨重叠,颅骨的底部被两侧的顶骨和颞骨压住。后颅骨有一个细长的水平压痕,很可能是脐带绕头部和颈部两周的地方。因颈前肌肉的牵拉,而没有颈后肌肉的阻抗(颈后肌肉似乎完全没有作用),所以耳朵很突出。这可能是由于C1关节连接处受限,表现为前屈固定(下颌至胸部)并且无法伸展。当试图抬起头时,婴儿从背部中后部拱起,将头部和颈部

303

作为一个整体抬起。当她俯卧时，如果不抬起胸椎就无法抬头，这让她很容易感到烦躁（看起来好像她正在尝试做俯卧撑）。

触诊颅底显示两侧枕骨髁都向中线移动。由于下颌向胸部弯曲和颈前部肌肉的紧张，下颌骨的偏移（张口）受到限制。由于周围附着肌肉的紧张，舌骨回缩。在喂养期间，可见下颌下肌和咀嚼肌的活动，并可以观察到明显的咀嚼运动。

口腔内评估显示右侧翼状肌非常紧绷（导致腭部侧向移动和回缩），从而限制了右颞下颌关节的运动。左下颌比右侧更容易下垂。上腭呈平缓的圆顶状，但宽度较窄。舌头不易伸出超过牙龈，也不易抬高或侧向移动。当婴儿打呵欠或张开嘴时，舌后部隆起或成束状。当她哭泣或完全平躺时，舌形成一个浅碗状。很难用手将她的舌头从口底拉起，但是当她哭泣时，可以观察到一个横向膜状附着物，在舌头前半部分后面的中线处，是密集的白色垂直韧带。嘴唇似乎没有受到任何组织的限制，嘴周围的圆形肌肉（口轮匝肌）是放松的。婴儿的呕吐反射很容易被触发，并且乳汁流速大的时候，她看起来无法协调正常的吞咽。

治疗包括了大范围的颅骨板活动，包括人字缝的减压术和枕骨髁和上颌骨的扩展，将C1恢复为伸展状态，放松下颌下肌，并活动舌骨、咀嚼肌和翼状肌，以及松解舌部下方和颈椎的肌筋膜。治疗包括对上述关节轻柔地用指尖施压作为支点，以允许新生儿利用其自身肌肉的作用，并仅使用她感到舒适的力量来活动关节或拉伸软组织。

指导母亲如何支撑婴儿头部，同时通过放在婴儿颈背部的手及呈V形的手指来让婴儿的头部和颈部伸展。对于母亲和婴儿来说，这种技术通常比握住婴儿的头并将其推到乳头上更成功，虽然在婴儿无法支撑和放置自己的头部时，可以指导母亲按后者那样做。同时也建议母亲让婴儿自主寻乳（母亲正确地将乳头不对称地指向婴儿上腭）。此外，指导父母在家中按摩婴儿的肌肉，拉伸翼状肌，并每天手动拉伸舌头6～10次，每次总时间只需1～2分钟。也建议母亲咨询是否需要进行舌系带切开术。

在初步治疗后，父母注意到婴儿头部和颈部的运动范围变大，俯卧时会抬起头而不抬高肩膀。但母乳哺育没有改善，并且在治疗72～96小时后，她表现出对头和颈后部触摸敏感的迹象。俯卧时，她变得更加烦躁，开始表现出在这个体位下同样的运动范围变小，重新回到通过调动大肌肉（斜方肌和肩胛提肌）来抬头，以及将上半身到腰部作为一个不可分割的整体来进行伸展。回访证实了C1连接处的炎症和固定，这很可能是由于婴儿在试图张开嘴巴时，C1处反复出现的微小创伤所致。当她试图张开嘴巴并包裹乳头和乳晕时，婴儿把头往后摇，使下颌骨下降。但是当她每次尝试时，下颌骨都会抬高并使得口腔空间缩小，当她试图抬高舌头够乳头时，颈椎就受到了牵拉。她再次接受了治疗，恢复了整个颈椎的活动范围。

咨询儿科后，给婴儿做了舌系带切开术。但她的含乳和有效吮吸的能力没有立即改善,在接下来的3天里,她变得更加烦躁,并且出现了乳头混淆。根据外科医生的指导,父母每天在其舌下做数次手指按摩,当他们从右向左移动时仍感受到"减速带"样凸起。

在切除术后48小时的评估显示,在垂直中线跟后面的部分仍有残留的附着,继续限制了舌的抬高和侧向移动。尽管婴儿在休息和模仿母亲伸出舌头用舌头玩耍时,舌头的伸展能力大大提高,但当她打呵欠或哭泣时,舌头仍然向后回缩和抬起。随后在婴儿暴露的组织上进行了第二次手术。当她再一次被放到乳房上亲喂时,仍然没有立即改变,她似乎仍然无法有效组织吃奶的行为。

该婴儿进行了多次治疗,父母也被给予了很多支持,在耐心和温柔的鼓励下继续与女儿一起努力,继续进行面部和口腔内按摩,以及让婴儿学习模仿。通过训练舌头放平和伸展的运动,婴儿在3周半后,终于能够成功含乳并吮吸,她的肠绞痛症状也消退了,每天都会排便数次。

结论

从这些案例研究中可以看出,孩子就如同雪花,每个人都有各自独特的问题和代偿方式。我们有责任进行全面评估,对他们表现出的问题和可能原因进行全面的分析,并需要熟悉解决根本原因的最有效方法。通过与不同领域的医疗保健从业者进行合作交流,就能打开各种可能性的大门,扩大我们对患者和客户的价值,而如果我们单兵作战,就很容易忽视这些可能性。

本章鸣谢

对于我的导师珍妮弗·托,我充满了感激和最深切的敬意。我能在本章中如此深刻地反映她的思想、言语和精辟见解,是因为她是在我的职业生涯中,对我影响最大的人,因为她无所畏惧地为母亲和孩子们发声。她不仅教会了我用完整的视角去看待母乳哺育的神经学和生理学,及两者之间的形成关系,也教会了我早期干预的综合益处。同时,我也把感激和敬意给予贝蒂·科雷洛斯博士,她的温柔信念和惊人的技巧为很多医疗保健从业人员开阔了视野,也给予了许多孩子帮助。同时,我要表达对与科雷洛斯博士同行的凯西·沃森·吉娜,以及这个领域其他很多人的敬意,是他们让我们正确地看到了母乳哺育的方方面面,在我们理解和支持母乳哺育的能力和专业沟通上,能拓展自己的能力而做得更好。

最后，我要感谢敬业而又出色的校对员 JRP，没有他，这一章是无法完成的。

参考资料

Almeida, O. F., Yassouridis, A., & Forgas-Moya, I. (1994). Reduced availability of milk after central injections of corticotropin-releasing hormone in lactating rats. Neuroendocrinology, 59(1), 72–77.

American Academy of Orthopaedic Manual Physical Therapists. (2008). Orthopaedic manual physical therapy: Description of advanced specialty practice. Tallahassee, FL: Author. Retrieved from http://www.aaompt.org/publications/dasp.cfm

Anderson, J. E., Held, N., & Wright, K. (2004). Raynaud's phenomenon of the nipple: A treatable cause of painful breastfeeding. Pediatrics, 113, e360–e364.

Anglo-European College of Chiropractic. (2010). Master of Science in advanced professional practice (chiropractic pediatrics). Retrieved from http://www.aecc.ac.uk/cms/site/docs/MSc%20APP%20Chiropractic%20Paediatrics.pdf

Areya, J. B., & Dent, J. (1953). Causes of fetal and neonatal death with special reference to pulmonary and inflammatory lesions. Journal of Pediatrics, 42(2), 205–227.

Association of Chiropractic College. (1996) Issues in chiropractic, position paper 1. Retrieved from http://www.chiro.org/chimages/chiropage/acc.html

Berkley, K. J., Robbins, A., & Sato, Y. (1993). Functional differences between afferent fibers in the hypogastric and pelvic nerves innervating female reproductive organs in the rat. Journal of Neurophysiology, 69(2), 533–544.

Browning, M., & Miller, J. E. (2008). Comparison of the short-term effects of chiropractic spinal manipulation and occipito-sacral decompression in the treatment of infant colic: A single-blinded, randomised, comparison trial. Clinical Chiropractic, 11(3), 122–129.

Castro-Sánchez, A. M., Matarán-Peñarrocha, G. A., Sánchez-Labraca, N., Quesada-Rubio, J. M., Granero-Molina, J., & Moreno-Lorenzo, C. (2011). A randomized controlled trial investigating the effects of craniosacral therapy on pain and heart rate variability in fibromyalgia patients. Clinical Rehabilitation, 25(1), 25–35.

Chaitow, L. (2006). What is naturopathic physical medicine? Journal of Bodywork and Movement Therapies, 2007(10), 1016.

Cuccia, A. M., Caradonna, C., Annunziata, V., & Caradonna, D. (2010). Osteopathic manual therapy versus conventional conservative therapy in the treatment of temporomandibular disorders: A randomized controlled trial. Journal of Bodywork and Movement Therapies, 14(2), 179–184.

Daly, S. E. J., & Hartmann, P. E. (1995). Infant demand and milk supply. Part 1: Infant demand and milk production in lactating women. Journal of Human Lactation, 11(1), 21–26.

Dewey, K. G. (2001). Maternal and fetal stress are associated with impaired lactogenesis in humans. Symposium: Human lactogenesis Ⅱ: Mechanisms, determinants and consequences. Journal of Nutrition, 131, 30128–30158.

Dewey, K. G., Nommsen-Rivers, L. A., Heinig, M. J., & Cohen, R. J. (2003). Risk factors for suboptimal infant breastfeeding behavior, delayed onset of lactation, and excess neonatal weight loss. Pediatrics, 112, 607–619.

Dobson, J. (1994). Baby beautiful: A handbook of baby head shaping. Carson City, NV: Heirs Press.

Educational Council on Osteopathic Principles of the American Association of Colleges of Osteopathic Medicine. (2009). Glossary of Osteopathic Terminology. Retrieved from http://www.aacom.org/resources/Documents/Downloads/GOT2009ed.pdf

Frey, K. I. (1999). Craniosacral therapy and the visual system. Journal of Behavioral Optometry, 10(2), 31–35.

Frost, R. (2002). Applied kinesiology: A training manual and reference book of basic principles and practices. Berkeley, CA: North Atlantic Books.

Fuhr, A. W., & Menke, J. M. (2005). Status of activator methods chiropractic technique, theory and practice. Journal of Manipulative Physiologic Therapeutics, 28(135), e1–e20.

Fuhr, A. W. (2011). Activator Methods. Retrieved from http://www.activator.com/about

Gatterman, M., & Hanson, D. (1994). Development of chiropractic nomenclature through consensus. Journal of Manipulative Physiological Therapeutics, 17(5), 302–309.

Genna, C. W. (2008). Partial ankyloglossia: Ultrasound examination of breastfeeding before and after treatment for posterior tongue-tie. VELB/ILCA Conference: A Worldwide View on Breastfeeding, Vienna, Austria.

Graham, J. M., Miller, M. E., Stephan M. J., & Smith, D. W. (1980). Limb reduction anomalies and early in utero limp compression. Journal of Pediatrics, 96(5), 1052–1056.

Green, C., Martin, C. W., Bassett, K., & Kazanjian, A. (1999). A systematic review of craniosacral therapy: Biological plausibility, assessment reliability and clinical effectiveness. Complementary Therapies in Medicine, 7(4), 201–207.

Greenman, P. E., & McPartland, J. M. (1995). Cranial findings and iatrogenesis from craniosacral manipulation in patients with traumatic brain syndrome. Journal of the American Osteopathic Association, 95(3), 182–188.

Hall, J. G. (2010). Importance of muscle movement for normal craniofacial development. Journal of Craniofacial Surgery, 21, 1336–1338.

Hartman, S. E., & Norton, J. M. (2002). Interexaminer reliability and cranial osteopathy. Scientific Review of Alternative Medicine, 6(1), 23–34.

Hill, M. (2010). UNSW embryology: Endocrine development—pituitary. Retrieved from http://embryology.med.unsw.edu.au/Notes/endocrine7.htm

Hoffman, S., & Harris, J. (2000). Introduction to kinesiology: Studying physical activity. Champaign, IL: Human Kinetics.

Holland, E. (1922). The causation of foetal death. Reports on public health and medical subjects (No. 7 Ministry of Health). London, England: His Majesty's Stationery Office.

Holmen, O. L., & Backe, B. (2009). An underdiagnosed cause of nipple pain presented on a camera phone. British Medical Journal, 339, b2553.

Howat, J. (2000). The philosophy of sacro-occipital technique. British Journal of Chiropractic, 4(4), 75.

Humphreys, K. (2010). Possible adverse events in children treated by manual therapy: A review. Chiropractic and Osteopathy, 18, 12.

Hutti, L., & Montgomery, P. (Eds.). (2006). Textbook of Logan Basic Methods and Logan Basic Technique (4th ed.). Chesterfield, MO: LBM.

International College of Chiropractic Pediatrics. (2011). Homepage. Retrieved from http://internationalcollegeofchiropracticpediatrics.org/index.htm

International College of Applied Kinesiology. (2005). What is applied kinesiology? Retrieved from http://

www.icak.com

John, C. (2003, March/April). Directional non-force technique. Today's Chiropractic, 20−23.

John, C. (2011). Directional non-force technique. Retrieved from http://www.nonforce.com

Joseph, R. (2000). Fetal brain behavior and cognitive development. Developmental Review, 20(1), 81−98.

Kase, K. (2010). Kinesio taping method. Retrieved from http://www.kinesiotaping.com

Keating, J. C., Jr. (2005). Philosophy in chiropractic. In S. Haldeman et al. (Eds.), Principles and Practice of Chiropractic (3rd ed., pp. 77−98). New York, NY: McGraw-Hill.

Kinsella, M. T., & Monk, C. (2009). Impact of maternal stress, depression and anxiety on fetal neurobehavioral development. Clinical Obstetrics and Gynecology, 52(3), 425−440.

Korr, I. M., & Peterson, B. (Eds.). (1978). The collected papers of Irvin M. Korr. Colorado Springs, CO: American Academy of Osteopathy.

Lajeunie, E., Crimmins, D. W., Amaud, E., & Renier, D. (2005). Genetic considerations in nonsyndromic midline craniosynostoses: A study of twins and their families. Journal of Neurosurgery: Pediatrics, 103(4), 353−356.

Laroia, N. (2010). Pediatric cardiac birth trauma. Retrieved from http://emedicine.medscape.com/article/980112

Lau, C. (2001). Effects of stress on lactation. Pediatric Clinics of North America, 48, 221−234.

Lawrence, R. A., & Lawrence, R. M. (2005). Breastfeeding: A guide for the medical profession (6th ed.). Philadelphia, PA: Elsevier Mosby.

LeDoux, J. (2002). Synaptic self: How our brains become who we are. New York, NY: Penguin.

Leon, D. (2008). Commentary: The development of the Ounsteds' theory of maternal constraint—a critical perspective. International Journal of Epidemiology, 37(2), 255−259.

Leung, E., Tasker, S. L., Atkinson, L., Vaillancourt, T., Schulkin, J., & Schmidt, L. A. (2010). Perceived maternal stress during pregnancy and its relation to infant stress reactivity at 2 days and 10 months of postnatal life. Clinical Pediatrics, 49(2), 158−165.

Littlefield, T., Kelly, K. M., Pomatto, J. K., & Beals S. P. (1999). Multiple-birth infants at higher risk for development of deformational plagiocephaly. Pediatrics, 103(3), 565−569.

Lund, G. C., Edwards, G., Medlin, B., Keller, D., Beck, B., & Carreiro, J. E. (2011). Osteopathic manipulative treatment for the treatment of hospitalized premature infants with nipple feeding dysfunction. Journal of the American Osteopathic Association, 111(1), 44−48.

Makino, I., Matsude, Y., Yoneyama, M., Hirasawa, K., Takagi, K., Ohta, H., & Konishi, Y. (2009). Effect of maternal stress on fetal heart rate assessed by vibroacoustic stimulation. Journal of International Medical Research, 37(6), 1780−1788.

Mathai, M., Sanghvi, H., Guidotti, R., Broekhuizen, F., Chalmers, B., Johnson, R., ... Zupan, J. (2000). Managing complications in pregnancy and childbirth: A guide for midwives and doctors. Geneva, Switzerland: WHO.

Melmed, S., & Jameson, J. L. (2005). Disorders of the anterior pituitary and hypothalamus. In D. L. Kasper et al. (Eds.), Harrison's principles of internal medicine (16th ed., pp. 2076−2097). New York, NY: McGraw-Hill.

Miller, J. E. (2007). Cry babies: A framework for chiropractic care. Clinical Chiropractic, 10(3), 139−146.

Miller, J. E. (2009). Safety of chiropractic manual therapy for children: How are we doing? Journal of Clinical Chiropractic Pediatrics, 10(2), 655−660.

Miller, J. E., & Phillips, H. L. (2009). Long-term effects of infant colic: A survey comparison of chiropractic treatment and nontreatment groups. Journal of Manipulative and Physiologic Therapeutics, 32(8),

635–638.

Mootz, R. D., & Phillips, R. B. (1997). Chiropractic belief systems. In D. C. Cherkin & R. D. Mootz (Eds.), Chiropractic in the United States: Training, practice, and research. Rockville, MD: Agency for Health Care Policy and Research.

Moran, R., & Gibbons, P. (2001). Intraexaminer and interexaminer reliability for palpation of the cranial rhythmic impulse at the head and sacrum. Journal of Manipulative and Physiological Therapeutics, 24(3), 183–190.

Morter, M. (2011). Bioenergetic synchronization technique (BEST). Retrieved from http://www.morter.com/what_is_best.php

Moskalenko, Y. E., & Kravchenko, T. I. (2004). Wave phenomena in movements of intracranial liquid media and the primary respiratory mechanism. American Academy of Osteopathy Journal, 14, 29–40.

Nelson, K. E., Sergueef, N., & Glonek, T. (2004). Cranial manipulation induces sequential changes in blood flow velocity on demand. American Academy of Osteopathy Journal, 14, 15–17.

Nelson, K. E., Sergueef, N., & Glonek, T. (2006). Recording the rate of the cranial rhythmic impulse. The Journal of the American Osteopathic Association, 106(6), 337–341.

Nelson, K. E., Sergueef, N., Lipinski, C. L., Chapman, A., & Glonek, T. (2001). The cranial rhythmic impulse related to the Traube-Hering-Mayer oscillation: Comparing laser-Doppler flowmetry and palpation. Journal of the American Osteopathic Association, 101, 163–173.

Nimmo, R. (2011). Nimmo Educational Foundation. Retrieved from http://nimmoed.org/history.shtml

O'Connor, M. (2011). Breastfeeding basics. Retrieved from http://www.breastfeedingbasics.org

Pecka, C. C., & Hannamb, A. G. (2006). Human jaw and muscle modeling. Archives of Oral Biology, 52(4), 300–304.

Peppin, J. F. (1993). The osteopathic distinction: Fact or fancy? Journal of Medical Humanities, 14, 203–222.

Putta, L., & Spencer, J. (2000, September). Assisted vaginal delivery using the vacuum extractor. American Family Physician. Retrieved from http://www.aafp.org/afp/20000915/1316.html

Reichard, R. (2008). Birth injury of the cranium and central nervous system. Brain Pathology, 18(4), 565–579.

Retzlaff, E. W., Michael, D., Roppel, R., & Mitchell, F. (1976). The structures of cranial bone sutures. Journal of the American Osteopathic Association, 75(6), 607–608.

Riordan, J., & Auerbach, K. (1998). Breastfeeding and human lactation (2nd ed.). Sudbury, MA: Jones and Bartlett.

Rogers, J. S., Witt, P. L., Gross, M., Hacke, T., & Genova, P. A. (1998). Simultaneous palpation of the craniosacral rate at the head and feet: Intrarater and interrater reliability and rate comparisons. Journal of the American Physical Therapy Association, 78(11), 1175–1185.

Sacro Occipital Research Society International. (2011). About SORSI. Retrieved from http://www.sorsi.com/about-us.html

Sergueef, N., Nelson, K. E., & Glonek, T. (2002). The effect of cranial manipulation upon the Traube Hering Meyer oscillation. Alternative Therapies in Health and Medicine, 8, 74–76.

Siu, S. L. Y., & Kwong, K. T. S. (2006). A 10-year review of intracranial hemorrhage in term neonates. Hong Kong Journal of Pediatrics, 11(2), 140–146.

Sperino, G. (1939). Anatomia umana (Vol. 1, pp. 203, 342). Torino, Italy: Unione Tipografico-Editrice Torinese.

Standring, S. (Ed.). (2016). Gray's anatomy: The anatomical basis of clinical practice. New York, NY: Elsevier.

Sutherland, W. G., Adah, S., & Wales, A. L. (1967). Collected writings of William Gamer Sutherland 1914-1954. Yakima, WA: The Sutherland Cranial Teaching Foundation.

Swedenborg, E. (1882). The Cerebrum and Its Parts: The Brain Considered Anatomically, Physiologically and Philosophically. London, England: James Speirs.

Todd, T. W., & Lyon, D. W., Jr. (1924). Endocranial suture closure, its progress and age relationship. American Journal of Physical Anthropology, 7(3), 325-384.

Tow, J., & Vallone, S. (2009). Development of an integrative relationship in the care of the breast-feeding newborn: Lactation consultant and chiropractor. Journal of Clinical Chiropractic Pediatrics, 10(1), 626-632.

Unger, J. F. (1995, September). The legacy of a chiropractor, inventor and researcher: Dr. Major Bertrand DeJarnette. In Conference proceedings of the Chiropractic Centennial Foundation. Davenport, IA: Chiropractic Centennial Foundation.

Upledger, J. E. (1977). The reproducibility of craniosacral examination findings: A statistical analysis. Journal of the American Osteopathic Association, 76, 890-899.

Upledger, J. E. (1987). Craniosacral therapy II —Beyond the dura. Seattle, WA: Eastman Press.

Upledger, J. E. (1995). Craniosacral therapy: Response to Virginia Wirth-Pattullo and Karen W. Hayes, Physical Therapy, 75, 328-330.

Upledger, J. E. (2003). Applications of craniosacral therapy in newborns and infants, Part I. Massage Today, 3(5), 1-4. Retrieved from http://www.massagetoday.com/archives/2003/05/08. html?no_b=true

Upledger, J. E., & Vredevoogd, J. D. (1983). Craniosacral therapy. Seattle, WA: Eastland Press.

Vallone, S. (2004). Chiropractic evaluation and treatment of musculoskeletal dysfunction in infants demonstrating difficulty breastfeeding. Journal of Clinical Chiropractic Pediatrics, 5(1), 349-368.

Vallone, S. (2007). Role of subluxation and chiropractic care in hypolactation. Journal of Clinical Chiropractic Pediatrics, 8(1, 2), 518-524.

Vohra, S., Jonston, B., & Humphreys, K. (2007). Adverse events in the manipulation of pediatric patients: Flaws in a systematic review. Pediatrics, 119(6), 1266-1267.

Wadhwa, P. H. (2005). Psychoneuroendocrine processes in human pregnancy influence fetal development and health. Psychoneuroendocrinology, 30(8), 724-743.

Ward, R. C. (1993). Myofascial release concepts. In J. V. Basmajian & R. Nyberg (Eds.), Rational manual therapies (pp. 223-240). Philadelphia, PA: Lippincott Williams and Wilkins.

Wirth-Patullo, V., & Hayes, K. (1994). Interrater reliability of craniosacral rate measurements and their relationship with subjects' and examiners' heart and respiratory rate measurements. Physical Therapy, 74(10), 908-916.

World Federation of Chiropractic. (2009). Definitions of chiropractic. Retrieved from http://www.wfc.org/website/index.php?option=com_content&view=article&id=90&Itemid=110&lang=en

WHO. (2010). Benchmarks for training in osteopathy. Geneva, Switzerland: Author. Retrieved from http://www.who.int/medicines/areas/traditional/BenchmarksforTraininginOsteopathy.pdf

第十一章

感觉统合与母乳哺育

凯瑟琳·沃森·吉娜　迪克拉·巴拉克

什么是感觉统合？

感觉统合（Sensory integration, SI）是大脑协调所有来自感官的信息，以计划和执行恰当的和相应（适应）的行为的过程。作业治疗师珍·爱尔斯（1979）通过对学习障碍儿童的仔细观察和测试，提出了这一大脑-行为关系理论。感觉统合（SI）理论不断被治疗师和科学家完善，并且最近也与婴儿气质和副交感神经系统功能的多迷走神经理论的研究相结合（DeSantis, Harkins, Tronick, Kaplan & Beeghly, 2011）。对于从事婴儿护理的专业人员来说，理解SI的原理很重要，因为不良的感觉处理（Sensory Processing）可能导致或加剧喂养困难。

感觉统合的过程：重要的概念

注册（*registration*）是感官信息的输入和记录。如果信息没有注册，就不能对其采取行动。每个人都有自己的感官阈值。低于阈值强度的刺激不被接受，只有高于每个人感官阈值的刺激才可能被接受。一个饥饿的婴儿如果忽略了乳头的触碰，可能是由于阈值异常高而表现出注册不良，或者由于阈值低而主动忽略了过多的信息输入。饥饿本身是一种警觉性状态，会降低运动和感官阈值（Berg, Pangborn, Roessler & Webb, 1963），提高寻找食物的能力。已经受到挑战的婴儿，阈值降低可能发生混乱，从而降低进食能力。

接下来，信息需要调节。在*调节*（*modulation*）过程中，神经信号会得到增强（促进）或减弱（抑制）。有用的信息通常受到促进，而无关紧要的、重复的刺激，如衣服产生的身体的感觉，通常会受到抑制。选择要促进的刺激是这一过程中至关重要的一步。如果关注无关的细节，就会丢失引导进食的重要刺激。兴奋性（谷氨酸、去甲肾上腺素、血清素和多巴胺）和抑制性（GABA）神经递质之间的平衡提供了调节机制，即在保持对新奇事物的敏感性的同时，停止对重复刺激的反应。

比较（*comparison*）是感觉加工的下一步。大脑皮质呈层状和束状排列。这种安排允许有组织的、三维的信息关联，因为它可以在大脑中上下左右传递。新的感觉信息与以前在联想皮层的经验相比较，边缘系统增加了情感上的细微差别。想象你正准备过马路，看到汽车开过来，听到它们排气的声音，然后根据过去的经验来判断过马路是否安全，决定需要走多快，然后实现这个速度。这种视觉和听觉的*交叉处理*（*cross-modal*）提高了你的准确性。如果你之前在过马路的时候有差点被撞到的经历，边缘系统则会增加一些恐惧来鼓励你加速或者等待一个更安全的机会过马路。这种联想的过程可能会导致那些过去遇到困难而感到沮丧的婴儿即使饿了也拒绝进食。在作者的实践中遇到过一个被诊断为白血病的幼儿，在化疗期间拒绝母乳哺育或摄入任何形式的牛奶，尽管她会吃其他食物。通过一些调查发现，孩子在移动到母乳哺育位置的过程中，母乳的味道加剧了孩子的呕吐。当服用止吐药消除恶心后，她又恢复了母乳哺育。

特殊的感官

传统上，我们被教导，孩子们有五种感官：视觉（看见的）、听觉（听到的）、触觉（触碰到的）、嗅觉（闻到的）和味觉（尝到的）。实际上，还有其他一些特殊的感官对我们感觉身体及其在空间中的定位和移动很重要。这些感官包括前庭觉（平衡和重力）、动觉（关节运动）和本体觉（身体位置）。

前庭（*vestibular*）器官位于内耳。来自耳石和半规管的信息被用来感知头部的方向和运动，并减去重力的静态效应，同时把重力方向的改变（下降或倾斜）记录下来。前庭感觉的类似机制也在保持稳定的注视能力中发挥作用（Green & Angelaki, 2003）。神经典型者（没有神经发育障碍）的婴幼儿通常发现有节律性的前庭输入信号（Schaaf et al., 2010）。前庭信息处理困难的婴儿可能由于重力的不安全感而害怕移动，所以当向乳房移动时，他们可能会乱动并受到惊吓。

动觉（*kinesthesia*）和*本体觉*（*proprioception*）同样与触觉系统相互作用，形成*身体图式*（*body schema*），从而定位身体的位置及其在空间中的运动。从关节囊和肌梭伸展感受器的信息中获得的本体感觉，会加工成整体的身体位置感觉。动觉会使用类似的信息来识别每个关节的运动。婴儿从紧紧包裹的子宫和低重力的液体环境中刚刚出生后，需要应付不受限制的活动。这些因素，加上神经系统的不成熟和出生后陌生的环境，导致婴儿的运动能力较差。

关于触觉消退的研究（Vaishnavi, Calhoun & Chatterjee, 2001）表明，实际上有三种心理

表征或地图,是通过触觉-本体觉-动觉和视觉输入之间的交叉处理形成和细化的:

- 自体空间来自皮肤表层之下。
- 近体空间从皮肤表面到四肢可及的周围空间。
- 远体空间触手不可及,但在视觉范围之内。

这些地图的存在解释了近视患者在摘除眼镜或隐形眼镜时产生的迷失方向、封闭的感觉,因为大脑的外部空间与大脑的地图不再一致。这似乎是合理的,当地图和现实不能完全吻合时,地图构造不良的孩子们会有类似的迷失方向的感觉。

准确的身体建模是实际运用(*praxis*)所必需的,这是一种构想、计划,并执行全新的运动任务的能力。婴儿和实践能力差的儿童被认为有运用障碍,而失去这种能力的成年人会被诊断为失用症。运动规划的困难可能出现在这三个组成部分中的任何一个。孩子可能缺乏思考如何使用身体的新方法的能力,可能无法计划一系列的动作,以及/或者在执行这些动作上有困难。有运用障碍的孩子会笨手笨脚,需要更多的环境稳定和锻炼良好的运动技能。对于有运用障碍的母乳哺育的婴儿,每一次喂养都尽量保持简单和相似环境可以促进喂养。

正向建模

当运动系统激活时,一种称为*推测放电*(*corollary discharge*)的神经信号发送到大脑的感觉区域,形成对动作产生的感觉的预测。这种预测被称为*正向模式*(*forward model*)。运动的精细化依赖于小脑中模式与现实的快速比较。预测的感觉和实际感觉之间的差异越大,传入的感觉就越会被放大(促进),从而解决差异之间的冲突(例如,如果你下楼梯时少了一步,你会突然意识到身体和这层台阶在空间中的位置)。如果一个动作产生了自我触碰,正向模式可能是相当准确的,并且触觉会减弱(抑制)。这就解释了为什么我们给自己呵痒感觉不到痒(Blakemore, Wolpert & Frith, 2000),也解释了为什么具有口腔防御能力的儿童能够接受自主把物体放进嘴里,而不是别人把同样的物体放进他们的嘴里。让婴儿获得掌控可以让他更准确地预测动作产生的感觉。相反,看到触碰发生而不是实际感受到,就增加了触觉的敏感性。用镜子诱导受试者,让他们看到另一只手被轻轻碰了一下,在实验结束后几分钟内,他们说感觉两只手都有被触碰,并且没有被触碰的那只手的敏感度有所增加(Ro, Wallace & Hagedorn, 2004)。这种现象可能就解释了一个人看见昆虫但还没有碰到，就感觉到了昆虫在身体上爬行的原因。

这是一个假设，运动指令的感知副本（*efference copy*）能够在大脑中形成每一个动作。感知副本是大脑向肌肉发出（传出）的信号的完整副本，类似于将传出的电子邮件被复制到了已发送文件夹。这个系统允许小脑在身体条件改变和目标中断时引导运动反应的快速变化，因为如果依赖整个感觉反馈回路会导致延迟（Shadmehr, Smith & Krakauer, 2010）。感知副本可以提供模板来指导未来同一动作的重复，并有助于解释熟练动作的自动的、潜意识的本质。即使反馈被打断，感知副本也足以形成正确的活动（Lewis, Gaymard & Tamargo, 1998）。

把它们放在一起：感觉处理和整合

这些过程在实践中不断被改进。当一个人第一次拿起一个重物时，可能会对用多大的力量判断错误，导致物体不动或移动得太快。然后，大脑必须在接收到来自感官的反馈信息后，才能对肌肉的指令进行调整，以表示动作没有按照预期发生（与正向模型相比）。随着时间的推移，包括感觉输入与注册、调节与联想、根据正向模型自适应运动行为，以及最终提供更多输入的感官反馈，都会随着时间的推移而变得更加迅速和精确。

感觉统合的过程对于保持学习就绪状态非常重要。威廉逊和安佐仑（2001）解释了感觉统合如何维持4个"A"：唤醒（arousal）、注意力（attention）、情感（affect）和行动（action）（适应性行为）。唤醒是大脑中兴奋性和抑制性传导的平衡，与自主神经系统（交感神经和副交感神经）两部分的张力有关。如果唤醒过度，婴儿会变得紧张不安，无法平静下来进食。而过度抑制唤醒，婴儿甚至可能没有注意到喂养机会的存在。迷走神经张力（副交感神经活动的增加）的增高是降低心率和呼吸频率，以及改善消化所必需的。在一个具有挑战性的情况下，迷走神经张力降低，会让我们更多地去注意环境。如果婴儿发现喂养具有挑战性，这也可能会适得其反。注意力还需要感官过滤，它需要专注于相关或变化而产生的感觉，而不是静态的感觉。一个过于注意衣服一直蹭到脸的婴儿，会去寻找衣领而不是乳房，而一个注意力低的婴儿会过滤掉乳房带来的感觉而不做回应。情感是与心情相关的情绪状态。相对积极、稳定的情感是对喂养最好的。在婴儿中，过低的情感通常与被动和很"高兴"挨饿的行为联系在一起，而过高的情感可能会导致组织混乱，使婴儿更难发展出以喂养为导向的行为。

跨模式处理感官信息，或几个感官的共同使用，在纠正和改进相适应的行为时很重要。单独的触摸或移动可能会给婴儿带来压力，尤其是那些早产或生病的婴儿（Medoff-Cooper,

Rankin, Li, Liu & White-Traut, 2015）。当你在移动或喂养他们时，温柔地对他们说话、给予他们深情的眼神接触、抚摸他们、轻摇他们，这会更好。跨模式处理信息还允许我们对环境中的物体有一个整体认识（*gestalt*），或者说是一种整体或多感官合成的感觉。例如，如果你看到一罐未开封的熟悉的汽水，你没有碰它就知道这罐饮料有多重，你需要用多少力气来抓住它，制成罐子的铝材料是怎样的光滑和凉爽，你需要有多大的抓握力才不会捏扁它或让它掉在地上，你需要以什么样的速度把饮料放到嘴边而不让它洒出来，当你抬起罐子时饮料到你嘴里的流速如何，以及它闻起来如何和尝起来如何。你可以从罐子上是否有凝结的水珠来判断它的温度。你记得碳化作用产生的气体会让鼻子有什么样的感觉，这样你就不会被吓得打喷嚏了，等等。

对单一感官系统有缺陷的中风患者的研究表明，结合不同感觉的信息可以帮助恢复受损的系统。在手指触觉受损的患者中，看到触摸的发生可以让他们能真正感受到（Vaishnavi et al., 2001）。在视觉领域有缺陷的患者中，听觉线索与视觉线索在空间上的协调会改善视觉功能（Frassinetti, Bolognini, Bottari, Bonora & Ladavas, 2005）。如果婴儿对触觉信号反应较差，但能看到并闻到乳头，那么他会做得更好。

感觉信号处理障碍

想象一下，你的感官信号处理能力很差，使得一些信息彼此不同步，就像不戴3D眼镜看红蓝边的图像（3-D图片）。所以，如果你想捡起地上的饮料罐，它可能并不在你看到的地方，你可能会把它打翻而不是捡起来。你也可能会把它抓得太紧而挤出一些液体洒在手上，或者抓得不够紧，罐子从手里滑出去。你还可能会把罐子倾斜得太多而让液体流得太快，感觉就像一根消防水管正在往嘴里喷水。即使是正常的流速也会有这样的感觉，因为你的大脑和舌头需要花更长的时间去"沟通"如何处理口中的液体。

其他能力也会受到影响。四处走动会让你很害怕。你可能会很害怕梯子和楼梯，因为没有信心正确地定位台阶的位置（我们可能都有过这样的经历：走下楼梯时，误以为前面还有一级台阶，把脚踩得太狠而感受到撞击感）。这就是感觉信号处理障碍（sensory processing disorder, SPD）患者眼中的环境。每一个行为都需要付出更多的努力，因为第一次尝试很少是正确的，或者它看起来很可怕和不可预测；收到的信息是模糊的，并且对自己努力的反馈又比较差；感觉调节很差，可能会让患者感到不知所措。事实上，患有严重感觉调节障碍的儿童，其静息迷走神经张力较低（维持内稳态的能力较差），当受到多个领域的感觉刺激时，会表现出应激性的迷走神经反应，提示了压力（Schaaf et al., 2010）。如果你是一个母乳亲喂的婴儿，你可能根本不会特别注意到柔软的乳房乳头在嘴里，或它可能会触发呕吐反射。你可能因为饥饿变得混乱而无法组织吃奶的行为，以至于无法让嘴动起来去含乳。然而，如果父母对你的状态和需求保持敏感，他们为你的努力提供适当的支持时，你的应对能力就会有所增加（Douglas & Hill, 2011; Zeskind, Marshall & Goff, 1996）。让我们来看看母乳哺育所带来的一些特殊的感官任务，以及如何帮助患有SPD的婴儿和母亲。

感觉统合和感觉信号处理在母乳哺育中的作用

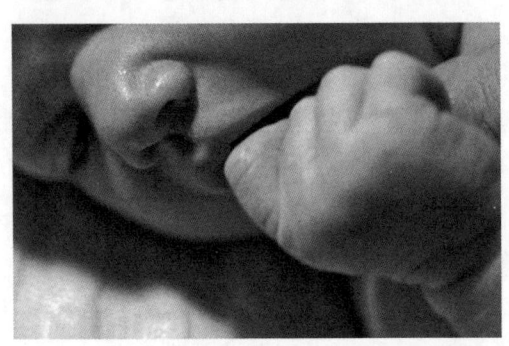

图11-1　手放到嘴里的动作是饥饿的早期信号

完整的感觉和感觉信号处理（sensory processing）对于母乳哺育来说很重要。婴儿必须能够唤醒对饥饿的感觉，并向父母发出信号来引起他们的注意（图11-1）（Stewart et al., 2013; Zeskind et al., 2011）。当朝乳房的方向移动或在乳房上时，他们必须耐受触碰和空间上的移动。婴儿还必须能够对触觉和嗅觉的提示做出反应，以确定乳晕和乳头的方向，适当地张开嘴，并含到足够数量的乳房组织来移出乳汁。舌前肌必须正确地形成沟壑绕在乳头周围，既要轻柔得足以避免伤害母亲，又要牢固得足以把它固定在口腔内。婴儿必须适当地调节肌肉张力和保持足够的唤醒水平来促进吃奶的工作，还需要对口腔里柔软乳房的触觉和本体感受输入做出反应和开始吸吮。舌头的波浪形运动需要一小束舌头肌肉的连续激活，舌头前部随下颌运动，而舌的其余部分持续做出蠕动状的波浪运动（Elad et al., 2014）。与此同时，软腭从后面封住口腔，以及颊部和嘴唇的肌肉必须保持足够的张力来对抗口腔内的负压。触觉和动觉的输入和对舌头、腭（软腭）和咽部肌肉的精细控制，对于吞咽和呼吸的协调是必要的。最后，中枢神经系统发出氧含量的信号，需要与呼吸动力、心率和喂养中暂停相结合，以在进食期间保持足够的氧气。甚至在感觉信号处理方面也需要保持开放的喉气道用于呼吸，因为感觉运动问题很可能导致喉软化症（Thompson, 2007）。

先天行为程序（见第二章）有助于提供一个模板，这样喂养行为就不必从头开始学习，但也还是需要立即进行调整，来实现适应和熟练。变量包括婴儿下颌骨的长度和舌头的灵活性，母亲的乳房和乳头的特征，以及动态变化的乳汁流速。初乳相对来说量比较小而且

第十一章 感觉统合与母乳哺育

有较高的黏度,减少了缺乏经验的婴儿由于吞咽和呼吸协调能力不完全而带来的后果。学习必须迅速进行,因为奶量会在产后第一周迅速增加。

神经科学研究(Diedrichsen, Verstynen, Hon, Lehman & Ivry, 2003)表明,为了进行正确的肌肉调整以补偿负荷的变化(从手中拿走重物),参与者必须执行导致负荷变化的肌肉动作。仅仅准确地知道什么时候将会被提起,不足以引导这些预期调整(anticipatory adjustments)。对于母乳哺育而言,该研究建议婴儿必须是喂养的积极参与者,让肌肉活动产生正确的变化,以适应喂养任务的预期变化。这就是为什么把婴儿的头推向乳房并不能促进含乳的原因。被动地进食而不吸吮(管饲)或将乳头放入口腔内,对于学习吃奶的精细控制的效果不如主动地吸吮、吞咽和含住乳房。同样地,人为的干预并不能帮助婴儿更熟练地吃母乳,反而可能使吞咽和呼吸的协调变得更加困难(Lefton-Greif, 1994)。

由于婴儿不成熟、缺乏经验、在唤醒状态中循环更快,并且难以抵抗压力、饥饿和疼痛的破坏性影响,他们的感觉统合较年长儿童差。神经行为组织对于信号处理所有传入的感觉以及计划和执行必要的运动反应的能力是至关重要的(Als, 1991)。安静觉醒和活动觉醒是最具组织性的婴儿神经行为状态,哭泣和保护性回避是最缺乏组织的。婴儿在缺乏组织性的状态下更容易出现进食问题。父母提供的照顾环境对婴儿神经行为的组织至关重要(Bell, Lucas & White-Traut, 2008)。在一些婴儿中,组织性可以通过前庭和触觉本体感觉的输入得到改善,特别是在带有爱意的谈话和眼神凝视相结合时。早产儿、生病的婴儿或其他压力大的婴儿可能需要通过睡觉来重新组织神经行为。

对大多数婴儿来说,与母亲的肌肤接触是最具组织性的输入。福德曼和艾德曼(2003)及其他研究人员表明,母婴间的肌肤接触(袋鼠式护理)会支持发育系统并加强婴儿的发育,促进更好的神经发育结果。有些婴儿会对紧贴大人的胸部并有节奏地轻摇做出反应,有些婴儿会对拉起包裹他们的毯子轻柔地摇摆做出反应(图11-2),或者有些婴儿仅仅是被简单包裹,成人将手靠近他们的脸时就会做出反应(图11-3)。在这些前庭-触觉刺激的活动中,一些婴儿对重复的声音有反应,如传统的沙沙声。婴儿的吸吮也是有组织的,以及用成人手指(通过适当的感染控制措施)、橡胶奶头或安抚奶嘴进行短暂的非营养性吮吸,也可以帮助婴儿达到有组织的状态。在饥饿期间阈值会降低,感官输入的增加可能会破坏婴儿的组织,而以适合婴儿的方式(汤匙、杯子、手指喂养、奶瓶)提供少量乳汁可以让婴儿安定下来并开始母乳哺育。

婴儿会表现出非常明显的感觉压力(Als, 1991)。照顾婴儿的成年人应该意识到这些"暂停信号",并减少刺激,防止婴儿变得组织混乱。特别是早产儿或生病的婴儿,暂停的迹象可能是微妙的:避开视线、举起手指,或自主神经不稳定的迹象,如呼吸频率增加、皮肤颜色变化、打哈欠。在更有活力的婴儿中,更容易观察到做鬼脸、手指张开或手举起来躲避的

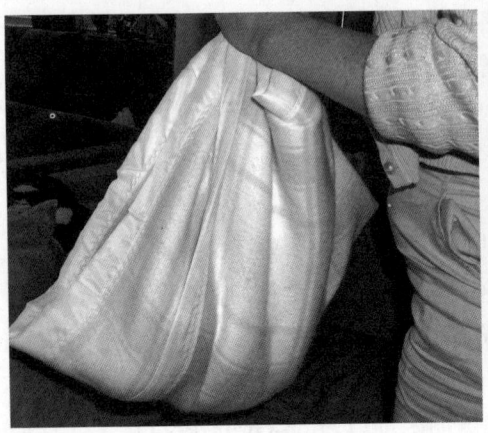

图11-2 把婴儿从头到脚裹在毯子里摇晃是一种组织建立

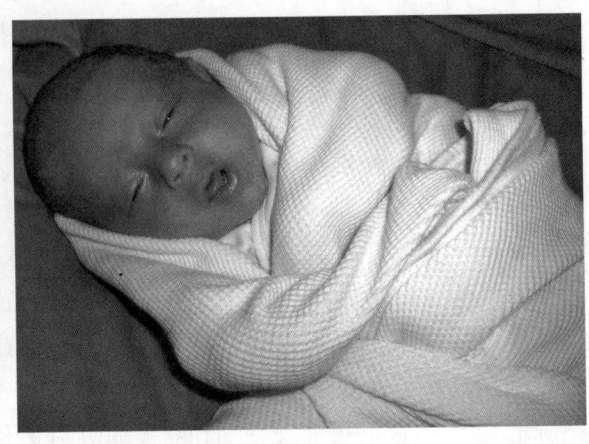

图11-3 屈曲位包裹（将双臂交叉于胸前，外展肩膀）以稳定颈部和下颌

姿势（图11-4）。深情的抚摸有助于缓解婴儿在面部表情平静状态下的压力，但当婴儿转移视线时非同步刺激的触摸（擦脸或移动位置）会提高婴儿的皮质醇水平（Feldman, Singer & Zagoory, 2010）。情感同步（affective synchrony）在母婴依恋中很重要，持续的不匹配如果没有得到纠正（修复），会影响成年后的心理健康（Beebe, 2000）。重要的是要认识到，受到过度刺激的婴儿可能会封闭自己来试图不接受额外的刺激。一个封闭自我的婴儿会闭着眼睛而且非常安静，但可能会表现出肌肉紧绷和皮肤颜色的变化，这可以将过度警觉的状态与睡眠区分开来（图11-5）。唤醒活动只对困倦的婴儿有适当的效果，而会让封闭的婴儿压力更大。一般来说，当婴儿表现出压力信号时，刺激应该停止，直到婴儿停止发出信号，并且应该使用更温和的组织性强的刺激。环境的改变，比如让婴儿与母亲肌肤接触，也许还应该减少光线和噪声，这些都是能让婴儿进入更能接受喂养的状态所需要的。

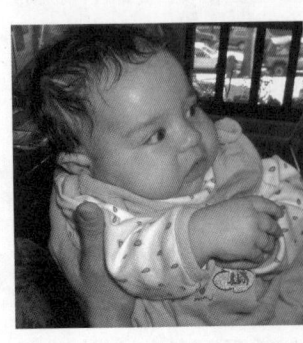
a

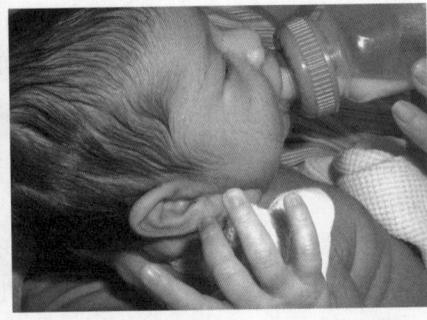
b

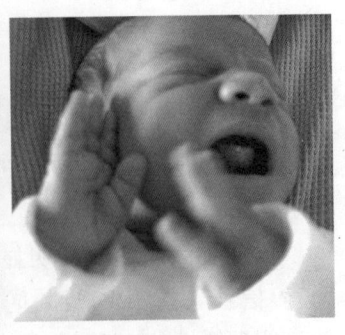
c

图11-4 婴儿的一些压力信号，包括（a）回避注视，（b）张开手指，（c）挡住或避开

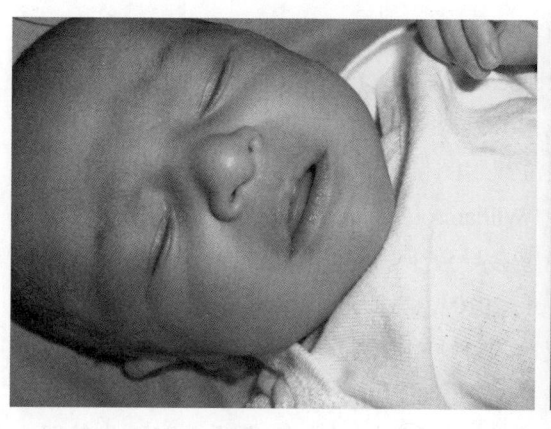
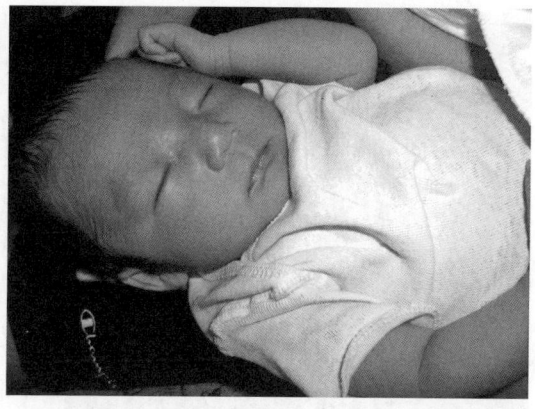

图11-5 比较(a)和(b)。a. 关闭自我的婴儿:注意鼻梁和紧闭的眼睑周围的肌肉紧张。b. 睡觉的婴儿:注意光滑的前额和放松的手

母亲通常会对婴儿的压力信号做出适当的反应,但不一定会特意意识到它们。当它们发生时,告诉母亲她与婴儿发生的这些互动可以加强母亲对婴儿的敏感性并增加她的信心(**图11-6**)。

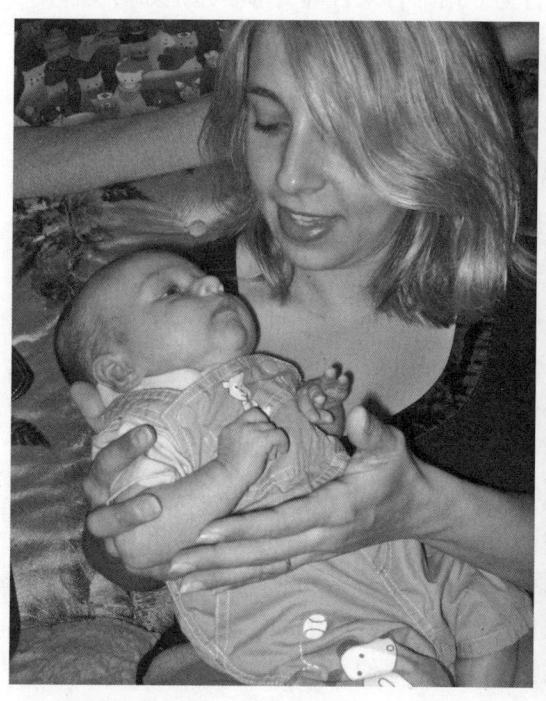
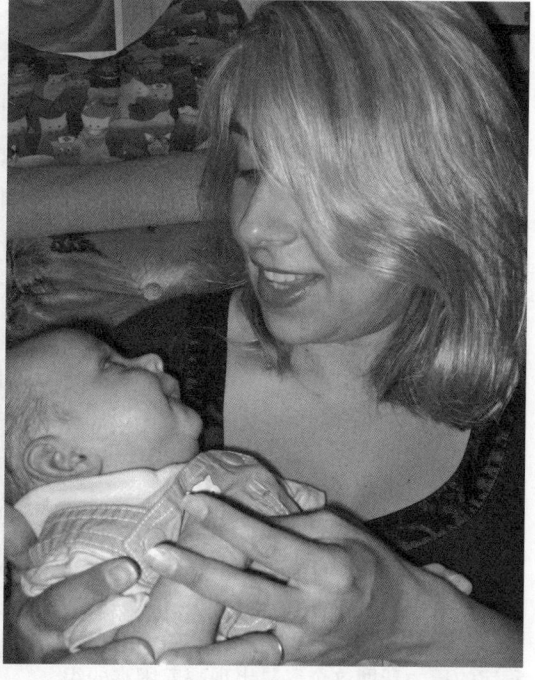

图11-6 当婴儿看向别处时,母亲停止动他并与他说话(a),当宝宝看回母亲时,母亲继续与他互动(b)

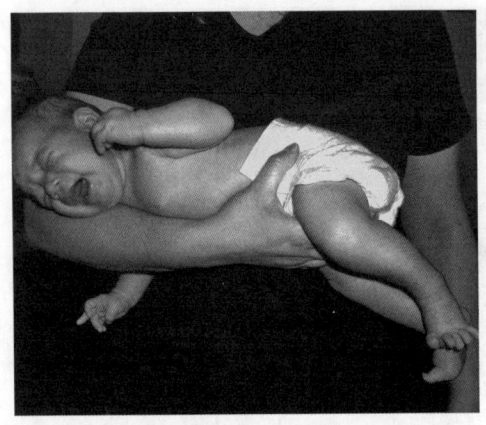

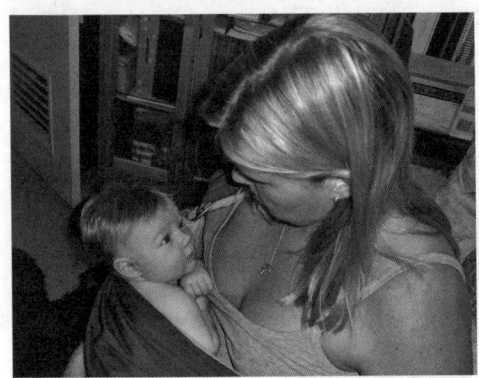

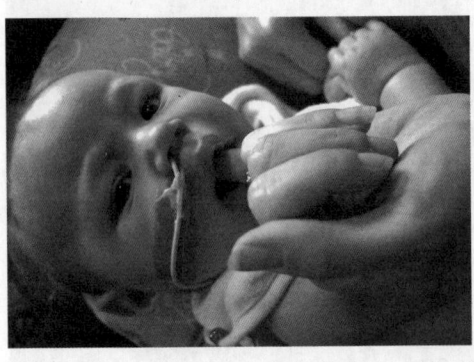

图11-7 帮助婴儿组织的策略。a. 肠绞痛的抱姿。b. 使用舒适的婴儿背巾。c. 前腭施加稳定的压力帮助这个容易出现喂养困难的组织混乱的婴儿重新组织和为哺乳做准备。婴儿的母亲发现并强化了这种支持技术

抑郁的母亲通常对婴儿的靠近行为不太敏感（Beebe et al., 2008）。整合性差的母亲不能正确地调节她对婴儿的反应，当婴儿变得不知所措、哭泣或封闭自我时，会导致婴儿感到被排斥或拒绝（Williamson & Anzalone, 2001）。母亲带来的拒绝感会导致干扰婴儿依恋的侵入性行为（Beebe et al., 2010）。教母亲如何识别宝宝的暗示，并相应地调整她的方法，可以改善婴儿的功能和母婴关系。母亲的感觉功能也与婴儿的行为相互作用：较敏感的母亲对于低感觉阈值婴儿的哭和睡眠具有调节作用（McGeorge, Milne, Cotton & Whelan, 2015），而较高阈值的母亲注意到的婴儿的暗示较少，婴儿哭得更多并主动避免睡觉。

父母可能会用不同的方式来解释婴儿的压力行为。用语言来告诉父母婴儿是如何交流的，来重新描述（reframing）婴儿的行为，可以帮助父母更恰当地照顾他们的孩子。例如，当观察到婴儿把手放进嘴里时，模仿婴儿的高音调说："妈妈，我饿了！我没有奶喝了！"这是在用一种幽默的方式来让父母注意到这个重要的饥饿信号。将频繁的婴儿喂养需求或烦躁解读为控制欲强或会被宠坏，这将适得其反，但在西方文化中却很普遍。一个简单的关于母乳哺育生理学和母亲的适应性能力的教育对弥补婴儿的喂养不足有益（Lau & Schanler, 1996），也许可以回顾一下婴儿的饥饿暗示或行为（舔和嘴巴的运动、寻乳、把手放到嘴里、身体来回扭动、把身体从看护者的肩膀拱到胸前，或用脸颊搜寻和寻找乳房）。为父母演示帮助婴儿降低唤醒水平的方法，如摇晃他们，使用缓解肠绞痛的抱姿（图11-7a），用背巾背着他们（图11-7b）和其他方法（图11-7c），可以帮助父母培养应对婴儿的技能。

教导父母关于如何避免过度刺激婴儿和支持幼儿发展自我安慰技能的方法,不仅有助于增强婴儿的感觉运动能力,而且可以保护亲子依恋(DeSantis, Harkins, Tronick, Kaplan & Beeghly, 2011)。一些技巧包括在抱起婴儿前让婴儿转向侧方(避免仰卧抱起),或给予肩膀支撑以避免拥抱反射,抱着宝宝时让宝宝的手靠近嘴巴,这样更利于婴儿自我安抚和发出信号,以及在换尿布之前,用眼神交流和深情的抚摸让宝宝做好准备。的确,将父母增加的敏感度和缓慢的、渐进的变化整合到婴儿的所有照料中,可以支持婴儿的正常功能(Dunn, 2007)。感觉调节对自闭症儿童来说尤其困难,他们往往对环境(高阈值)毫无兴趣,并主动避免他们无法忽略的刺激(Ben-Sasson et al., 2007)。母乳哺育可能能通过激活催产素系统来促进自闭症遗传风险儿童的依恋和社会行为(见第十二章)。

有感觉信号处理困难(SPD)的母乳哺育婴儿

米勒和同事将SPD分为3类:感觉调节障碍(sensory modulation disorder)、感觉辨别障碍(sensorydiscrimination disorder)和感觉基础性运动障碍(sensory-based motor disorder)(Lane, Miller, & Hanft, 2000)。*感觉调节障碍有3种亚型:*

- 感觉反应过度(sensory overresponsivity),在这种情况下,普通的感觉被过度促进,可能会感到痛苦和危险。反应过度的婴儿在想吃奶时可能难以选择重要的输入,并可能被他们的衣服、手或其他无关的刺激分心。
- 感觉反应不足(sensory underresponsivity),即阈值异常高。
- 感觉寻求(sensory seeking),即感觉输入不佳的儿童寻求强烈的感觉,以便为神经系统提供足够的输入。
- 感觉回避(sensory avoidance),即不正常的低阈值导致尽可能回避感官输入。*邓恩,1997年《婴幼儿感官档案》*

邓恩的观点强调了阈值和感官信息的敏感性,与被动和主动处理感觉的方式之间的相互作用。在这种模式下,孩子们要么按照感觉阈值工作,要么抵抗他们的感觉阈值。对于父母和照顾者来说,了解阈值和行为结果很重要,这样他们才能支持孩子的需求。儿童可以根据自己的阈值被动地接受感官输入,也可以主动地寻求增加刺激或主动避免刺激来争取更正常的生活。例如,一个低阈值的婴儿要么哭着回避环境,要么努力拒绝它。识别孩子什么时候在主动回避感觉,什么时候不寻求更多的感觉很重要。一位敏感的照看者就可能会避免外部灯光或噪声的刺激,或在安静的房间喂养婴儿。一个高阈值的婴儿可能也似乎是关闭了所有感觉,但婴儿需要有更多刺激的环境或变得有趣的环境。婴儿可能通过制造噪声,或稍后做一些诸如摇晃或敲头的动作来产生这种感觉。经常通过异常的举止来引起母亲的注意可能是婴儿寻求感觉的早期表现。通过按摩、抱起以及伴随前庭刺激进行更多激烈的游戏等方式为这些儿童提供更多的输入,可以满足他们更多的感觉需求和帮助停止这些异常的举止。

感觉辨别障碍与感觉信号处理能力差有关。患有感觉辨别障碍的人可能无法通过感觉来识别一个物体,或者在身体上定位触觉的刺激有困难。有这种障碍的婴儿可能对来自乳房和乳头的触碰很难有反应,或者由于感觉不到嘴里的奶水而出现吞咽困难。有针对性的口腔感觉输入可以增加宝宝的意识,改善功能。

感觉基础性运动障碍是由感觉信号处理不良引起的。姿势障碍(postural disorders)的特征是前庭和本体感受信息的整合不良,使身体不能正确地对抗重力。运用障碍(dyspraxia)是这类疾病中的另一种,是一种基于感觉的运动规划障碍,与触觉处理能力差有关。有运用障碍的儿童会在新任务上表现出有困难,然而,一旦他们成功地做了某件事,重复做这件事对他们来说就变得更容易。

患有SPD的婴儿很少只有一种感觉形态发生困难。他们很可能在相关的感觉系统上都有困难,比如前庭、本体感、动觉和视觉系统。当婴儿对感官刺激的反应频繁且异常强烈时,就会怀疑是否是SPD。这些反应包括了逃避反应、自我刺激行为(如撞头)、唤醒困难、自主神经功能控制缺陷(包括低或可变的肌张力),以及易激惹。

SPD婴儿的父母可能也存在管理自我的困难。感觉处理与情绪反应密切相关(DeSantis et al., 2011)。副交感神经系统参与情绪反应,功能改变可能是遗传所致(Schaaf et al., 2010)。母亲在怀孕期间的压力、焦虑或抑郁可能导致她的婴儿由于子宫动脉血流的缓慢变化,和通过胎盘的皮质醇转移而导致调节能力更差(Kinsella & Monk, 2009),"特别是,抑郁和对日常压力的多重评估结果是慢性情绪状态支持了这一观点,即在怀孕期间,胎儿反复暴露于情绪多变的女性生理变化中,会影响其神经行为的发育"。感觉信号处理能力有改变的父母也可能对婴儿自身发展的感觉运动能力提供较少的支持。

调节不良是SPD的一个普遍特征(DeGangi & Laurie, 1991),这使得抚养SPD的婴儿较为困难。德桑蒂斯、科斯特、比格斯比和莱斯特(2004)的一项前瞻性研究表明,表现出更多的烦躁(而非哭泣)与儿童时期诊断SPD有关。史库哈和他的同事(2009)表明,在小学生中,过度敏感,主要是触觉极度敏感,是存在睡眠和行为问题的一个预测因素。鼓励母亲用母乳哺育来安抚婴儿,不仅仅只在她们认为婴儿饿了的时候,这可能会给她们另一种应对技巧,并延长纯母乳哺育的时间(Howard, Lanphear, Lanphear, Eberly & Lawrence, 2006)。从出生开始更频繁的母乳哺育和更多地将婴儿带在身边,这些都与2月龄时哭闹更少有关

(Barr & Elias, 1988)。

SPD会引发育儿工作流程和互动方式的改变。高度回避和消极的SPD幼儿的母亲，会比活动性和消极性较低孩子的母亲，花更多的时间关注环境特征，而花更少的时间通过教学或预期指导来扩展、鼓励、影响（赋予意义）或调节行为（Klein, Laish-Mishali & Jaegermann, 2008）。如果孩子患有注意力缺陷多动障碍（他们与有感觉信号处理问题的孩子有共同的特征），他们的母亲不得不分解任务，以便减少一次的工作量以适应其子女的需要，这样母亲增加了自己的工作负荷，也减少了自己的自由时间（Segal, 2000）。

有进食问题和发育不良的儿童更容易出现感觉信号处理问题。在一个专门的喂养指导的诊所（Davis et al., 2013），当孩子们参加一个有效的工具评估（感觉数据量表），只有18%的"行为"出现喂养障碍的儿童拥有正常的感官加工和处理能力。这些神经行为功能上的细微差异很难用现有的工具来识别，但是实验中的哭泣分析显示出更高的基础频率和其他神经介导的变化（Zeskind, Marshall & Goff, 1996）。81%的学步儿被转到三级中心接受非器质性发育障碍的治疗，他们口腔运动评估量表（SOMA）中的口腔运动功能得分是正常的，但大多数都有明显的口腔、前庭和触觉过度敏感（Yi, Joung, Choe, Kim & Kwon, 2015）。与对照组相比，他们在进餐时也有更强烈的消极行为，这使得作者推测，与拒绝食物相关的感官防御减少了他们对环境的探索，并导致了发育迟缓。体格生长不良的婴幼儿应考虑有SPD并进行治疗，因为这些疾病可以同时导致并加剧治疗的困难。戴维斯和他的同事们（2013）找到了体格生长不良的青少年患者的心肺及胃肠疾病与感觉信号处理困难之间的相互作用。任何一种感官的问题都会导致进食技能和口腔运动功能的下降。

早期干预可以提高婴儿的功能和满足他们生长发育的需求。母乳哺育通常等不到转诊、检测和治疗完成之后再进行，不幸的是，母亲太多时候被鼓励使用奶瓶喂养，所以泌乳顾问需要知道该如何帮助患有SPD的婴儿的家庭。

重力不安全感

当新生儿仰卧或被放下时，重力会让他们感到恐惧。婴儿具有在进食时有积极作用的重力抵抗反射（antigravity reflex），但当婴儿趴在半躺着的母亲身上时，这种反射最有效（Colson, Meek & Hawdon, 2008）。如第五章所述，新生儿的稳定性来自体位的支持。当趴在乳房上时，婴儿在承受减少的支撑和运动刺激方面的能力是不同的。一个有重力不安全感的婴儿会胡乱摆动，感到惊吓，并在需要依靠头部移动时变得无序。在将婴儿从平面上抬起之前，让婴儿侧着身子，这样可以加强颈部控制，并使婴儿稳定自己的头部，即使是新

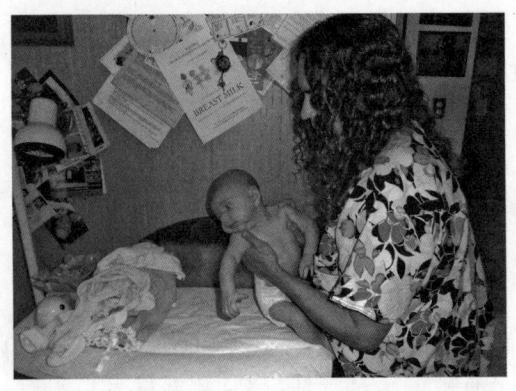

图11-8 在抱起婴儿之前将其侧身可以减少惊吓反应

生儿也应如此（图11-8）。从侧卧姿势抱起，稳稳地抱着婴儿，让他的头和肩膀呈一直线（Creger, 1995），通过语言提示和眼神接触为移动做准备，然后缓慢移动，并让婴儿看到他要去哪里，这些都是对重力不安全的婴儿有帮助的干预措施。当婴儿处于母乳亲喂的姿势时，如果他的身体通过重力或手臂主动偎依在母亲身上，而不是被动地躺在枕头上，他将是最安全的，也能更好地吃奶。或者可以在婴儿还在睡觉，但表现出早期喂养行为的时候把他抱起来，放在母亲身上肌肤接触，让婴儿自己贴在乳房上。

肌张力

肌张力（muscle tone）反映了大脑对肌肉的激活程度，为身体对抗重力提供了合适的支持，并为运动提供了稳定的基础（见第十二章）。它是婴儿神经行为的指标之一。肌肉激活减少（张力减退）也可能与情感、唤醒和注意力的激活减少有关。功能正常的神经行为预示着更有效的母乳哺育行为（图11-9）。神经和适应能力评分（neurologic and adaptive capacity score, NACS）得分较高的婴儿在出生后1小时和24小时有最有效的母乳哺育行为，与得分较低的婴儿相比，这些婴儿在出生后24小时内更有可能含乳、有更长的吸吮，并能吸出更多的乳汁（Radzyminski, 2005）。

在喂养前，通过觉醒刺激会对肌张力低的婴儿有好处。需要婴儿主动调整姿势而带来的刺激可以改善低肌张力和低觉醒性（Lefton-Greif, 1994）。给予婴儿肩膀、脖子和臀部支撑并使婴儿保持竖直位置摇晃他（Karl, 2004），或者抱着婴儿，以不规则的节奏轻轻颠一颠婴儿，都可以满足这一要求。如果婴儿耐受触碰，则进行有力但温和的抚触，并在肌张力低的区域给予一些振动也可能有帮助（图11-10）。可以找一些带震动的按摩牙胶，对于在喂养前增加口腔内的张力是有用的。振动也可以通过指尖快速摆动来实现，或者通过放在手掌上的电动振动器，以及用来按摩婴儿舌头、脸颊和嘴唇的手指来实现。任何口腔刺激必须小心使用，并获得婴儿的同意。眼神接触和温和的语言可以为宝宝的口腔刺激或口腔检查做好准备（图11-11）。婴儿会通过张开嘴巴，积极的注意力和睁大眼睛来表示同意，也

第十一章　感觉统合与母乳哺育

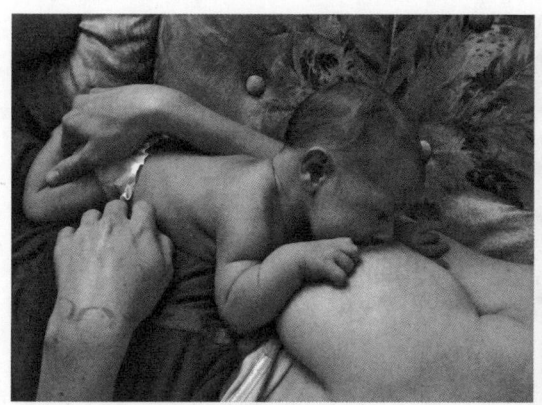

图 11-9　健康婴儿用俯卧位在半躺的母亲身上进行母乳哺育,以获得重力的最佳支持。注意正常的肌张力和想要吃奶的表现

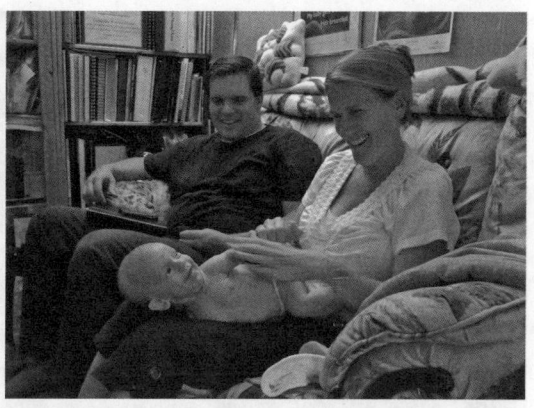

图 11-10　喂奶前按摩,来为哺乳做准备。它可以降低婴儿的呼吸频率,实现更安全的吞咽,增加肌张力

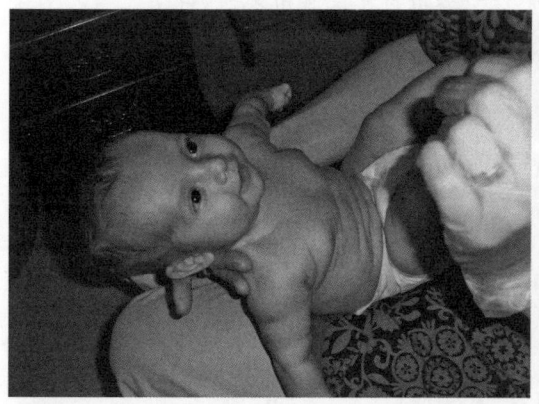

图 11-11　与婴儿做社交性互动,来为口腔检查做准备

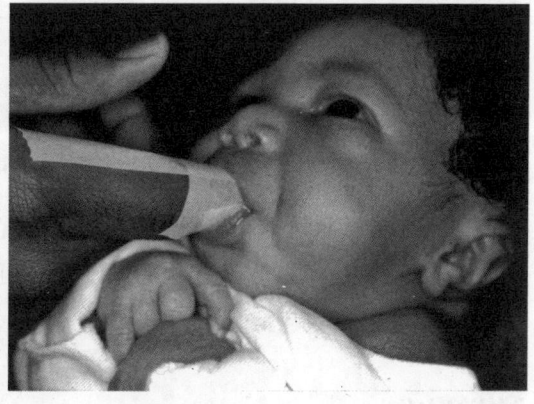

图 11-12　"嗯"的面部表情,手呈中线位,表示婴儿在享受指喂

会通过噘起嘴唇、转动眼睛、把头转开或表现出紧张来表示拒绝(图 11-12)。

肌张力增高(高肌张力)也可以通过按摩暂时缓解,或者通过有节奏的前庭刺激,包括从头到脚的摇晃或摆动。可以用毯子做简单的摆动,同时可以实现全身的屈曲位。婴儿被斜放在一张结实的毯子里,成年人抓住毯子的四个角。婴儿从头到脚摇摆着,直到肌肉张力降低,身体屈曲度增加。重力不安全感的婴儿可能无法接受摇摆。与任何干预一样,应该理解婴儿的压力或痛苦的暗示。

颠着玩可以改善婴儿的组织和肌张力。小婴儿可以支撑好他的躯干,把脚往下稍压一些,稍微大一点的孩子可以给予最小的支撑而让他站立(图 11-13)。

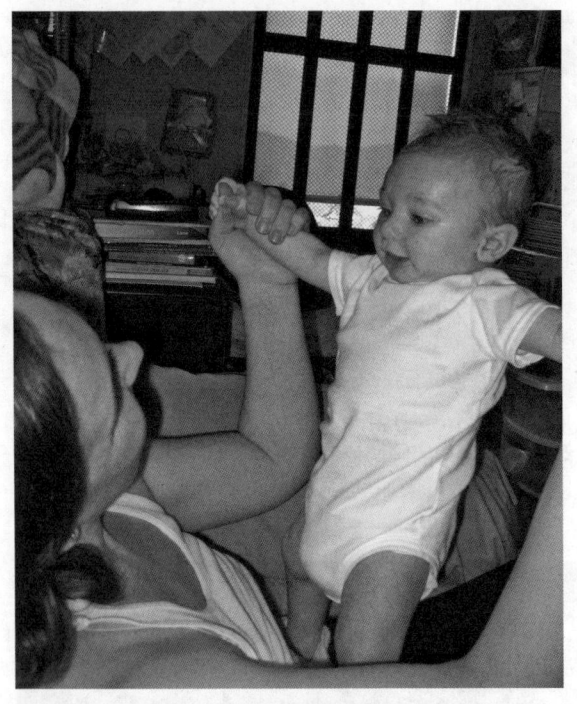

图11-13 用双脚颠可以增强肌张力,促进宝宝进食

区分肌张力高,而不是姿势性及运动性应激,以及逃避行为,这是很重要的。姿势性肌张力高是一种不正常的通过肌肉收缩来补偿低肌张力的状态,肌肉被拉紧并固定在适当的位置,人为地提供稳定性。姿势性肌张力高会干扰正常的活动范围。拱起或延展头部、颈部和躯干向后,如果这是全身延展的一部分,而且是婴儿的习惯性姿势,这可以是因为高肌张力而引起的,但它也可能表达了婴儿感到烦躁和希望避免母乳哺育的姿势——一些婴儿试图推开乳房是为了看见乳头而帮助含乳(Colson, Meek & Hawdon, 2008; Genna & Barak, 2010),或者可能是为了拉长食管以应对胃食管反流的疼痛(Sandifer综合征的表现)。一个烦躁的婴儿通常在离开乳头,并让脸触碰到上方的乳房后变得平静。有反流症状的婴儿会出现其他症状,包括胃里的乳汁反流又再被咽下,喜欢单次少量的喂养,爱吵闹,可能会、也可能不会频繁呕吐或吐奶。

触觉防御

触觉输入高度敏感的婴儿可能会认为触碰是痛苦和危险的。事实上,触觉防御型的孩子会更强烈地感受到触觉,并试图避免它。对针刺和刺痛感的反应被认为是更痛苦的,与其他儿童相比,感觉调节障碍儿童的疼痛持续时间更长,这表明感觉信号处理过程,而不仅仅是阈值受到了影响(Bar-Shalita, Vatine, Seltzer & Parush, 2009)。一般来说,更坚实的触摸比轻柔的触摸更容易耐受。视觉比触觉更占主导,所以只在婴儿可以看得见你的手的地方触摸婴儿,就可以让婴儿更好地进行感觉调节。此外,自我触碰能够降低感官的敏感,因为正向模式与实际输入匹配良好,因此更容易耐受(Voss, Bays, Rothwell & Wolpert, 2007)。把一个具有防御性的婴儿放在母亲身上,这样婴儿就可以自己靠在乳房上,有时比试图主动尝试所有刺激来让婴儿含乳都更容易被接受。柔软、光滑的棉质衣物有助于减少注意力分散和刺激，而肌肤接触会让婴儿更加舒适。一些具有防御意识的婴儿只有在被放在与乳房同样高度的哺乳枕上时才愿意进行母乳哺育，并且需要他们自己靠近并完成含乳。一些防御性的婴儿更喜欢腰部以下和臀部被包裹，并处于一种屈曲位来进行母乳哺育，而另一些婴儿则喜欢用背巾包裹带来的坚实的本体感受。另一种方法是通过一条有分量的毯子来提供较深的压力；一些防御性的婴儿在下半身被盖住的时候母乳哺乳进行得更好（图11-14）。

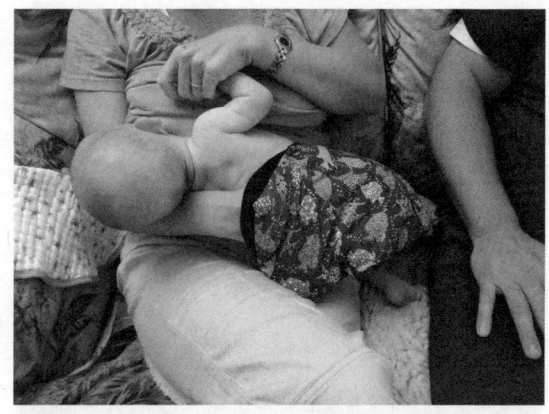

图11-14　婴儿在吃奶时，屁股上盖着有分量的毯子

对于防御型婴儿来说，应谨慎使用口腔刺激。为宝宝提供有质感的玩具，让他主动探索会有帮助。有触觉信号处理问题的婴儿，比起强加的触觉刺激，他们一般更能忍受自己对自己的触碰。最好的方式是把玩具放在婴儿的嘴唇附近，让他自己用嘴咬。稍大一点的婴儿会抱住在嘴里成人的手指来帮助自己获得控制。在成人手指上套上婴儿牙刷就可以在这种情况下使用。不连续的刺激，例如像轻叩手指，通常不太好接受，这是因为它们不可预测的自然属性，但是接触身体（长直线或画圈的按摩）的抚触可能更好被婴儿接受。在按摩动作中使用稳定的节奏也有助于提高行为的可预见性。

触觉信号处理不良的婴儿也可能表现出较高的感觉阈值。这些婴儿似乎不会注意到乳房或乳头，无法很好地寻乳。给予乳房塑形可以提高他们含乳的能力（图11-15）。如果紧靠着母亲，并且下颌触碰到乳房不会触发婴儿含乳，或者如果在一次失败的吸吮尝试后，婴儿试图拿起乳房并推开它，甚至没有注意到乳头就在嘴里，这时候就可以使用乳盾来放大来自乳房的触觉刺激（高阈值或舌系带过短的婴儿可能无法含乳，即便乳头已经在嘴里了。让婴儿沿着母亲的身体滑动，让舌尖离乳头稍远一些，这样可以让他用舌头定位乳房，并正确地裹住乳房）。

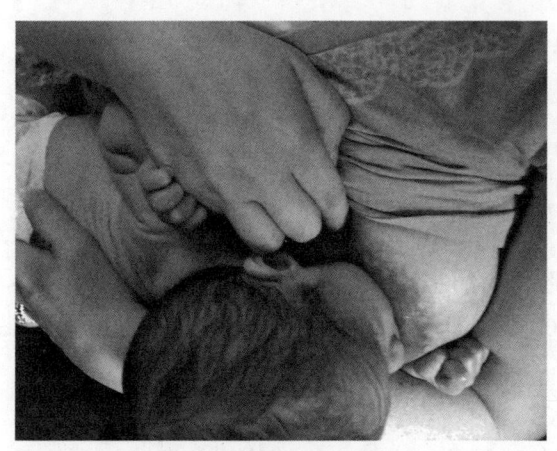

图11-15　用一根手指压住乳房，来促使一大口乳房组织能更好地被婴儿含住

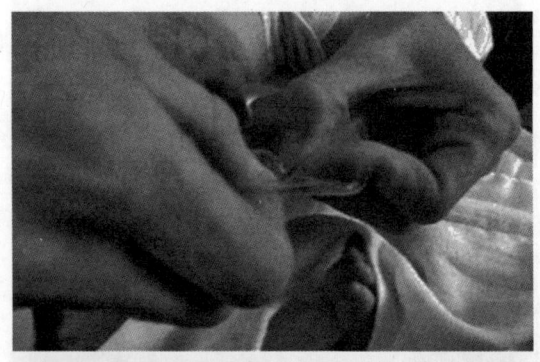
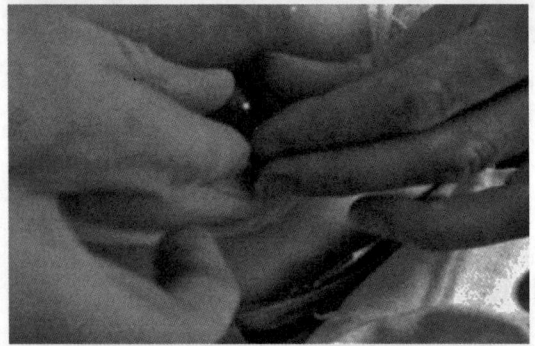
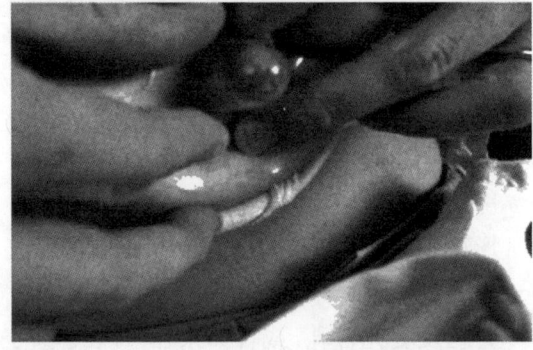

图 11-16 外翻并在乳头上放置一个薄硅胶质地的乳盾

最好的乳盾材质是硅胶，奶嘴部分的直径能足够容纳母亲乳头和周围的一些乳房组织，但又足够短能使整个奶嘴的部分和周围一些扁平的部分充满婴儿的口腔。乳盾可以拉短（像乌龟的脖子往后一样后缩）并放在乳头上，然后母亲两只手各用一根手指把乳盾压紧，手指稍微向外移动将乳盾往两边拉长，在其外翻时迅速把乳房套进去（图 11-16）。乳盾应与裸露的乳房呈现出的形状相同，乳头应贴到婴儿的人中，或至少是上唇，以促进向母乳亲喂的过渡（图 11-17）。重要的是，含乳时不要让婴儿的嘴唇从乳盾上往下滑，因为这会把母亲的乳头从婴儿的嘴里推出来。对于那些通过下颌碰到乳房而实现含乳的婴儿来说，目前制造的乳盾的乳头高度可能会让他们很难避开上嘴唇。希望有不同的发明能够解决这一难题。与此同时，乳盾的触感更强，通常会让婴儿在接触到嘴唇时能够实现含乳，即使下颌接触不到乳房。

按摩疗法

按摩疗法对于有感官、神经或其他医疗问题的婴幼儿的家长来说，是一个非常有用的方法。按摩疗法改善了高危婴儿神经行为的组织和生长（Dieter, Field, Hernandez-Reif, Emory & Redzepi, 2003; Feijo et al., 2006; Ferber et al., 2002; Field, 1998, 2002; Field, Diego, Hernandez-Reif, Deeds & Figuereido, 2006）。母亲适度的按摩改善了母婴依恋（Ferber et al., 2005），并改善了早产儿的生长（Field et al., 2006），但力道轻微的按摩则没有这些作用。家长可以从作业治疗师、婴儿抚触教练和书籍中学习恰当的婴儿按摩技巧（图 11-10）。

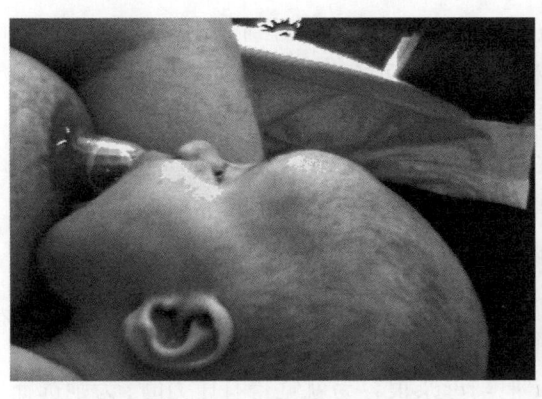 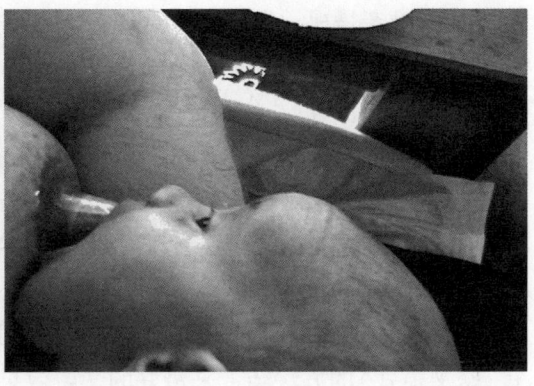

图11-17　a. 将婴儿放置在正确位置，就像他对裸露的乳房含乳一样，下颌贴在乳房上，人中尽可能靠近乳盾的乳头尖端。b. 婴儿同时裹住乳盾的乳头和下面的部分乳房

母亲的感觉信号处理

　　感觉信号处理能力差的母亲可能在母乳哺育方面有困难，就像学习任何新技能一样。和婴儿一样，成年人在最佳的神经行为组织状态下比在紊乱状态下表现得更好。组织行为对有感觉信号处理问题的人来说是一个挑战。当你初次与这位母亲见面或到她家的时候，可以对她的生理组织（可以反映神经的组织）进行一个基本的评估。此外，婴儿的自我调节和从照顾者那里获得抚慰的能力，与照顾者的反应和他们成功满足婴儿需要的能力一致。患有SPD的母亲可能会导致母婴互动的不同步，由于母亲对婴儿暗示的感知降低，可能会提供不恰当的强烈刺激或刺激不足。这些母亲的婴儿表现出更多痛苦的迹象——更为烦躁，哭泣更多和睡眠困难（McGeorge et al., 2015）。满足母亲的情感需求将有助于激活她的副交感神经系统来改善神经行为，以及降低异常强烈的情感和觉醒。她可能需要理解转变母亲身份的困难，可能需要聊一聊分娩，或者可能需要通过问一些问题来评估你的专业能力，以确保在你面前她是安全的。

　　识别和利用母亲的最佳感觉模式会很有帮助。有时候，从她使用的语言中可以明显看出她的主要学习方式，"我看懂你的意思了"（视觉）、"我听懂你说的了"（听觉）、"感觉不错"（动觉）。如果主要的形式不明显，可能需要进行简短的讨论，来了解她喜欢如何学习身体技能。一位患有运动障碍的母亲说，她觉得自己在健身操课上感觉很糟，她需要放慢速度并不断重复，以至于感觉不到自己比其他人慢三步。这些信息使得我们的咨询可以专注于只练习一个哺乳姿势，在这个姿势中，这位母亲可以看到婴儿的脸，并以慢动作重复几次。

如果母亲是视觉学习者，可以在她身边放一面小镜子，她可以看到婴儿如何靠近乳房，或者婴儿的身体可以倾斜，这样下面的肩膀和臀部比上面的肩膀和臀部更贴近母亲的胸部，尤其是当乳头静止向下的时候。可以为母亲提供用专用相机拍摄的关于婴儿含乳或把婴儿放在母亲乳房上的过程的照片，让母亲来掌握提供适当支持和将婴儿放置成一条直线的新技能。用母亲的手机拍照或者录一段视频，可以为她提供随时可看的记录，这可能更容易被她有限的感觉所接受。玩偶或毛绒动物的视觉演示对视觉学习者也很有帮助。

听觉型学习者可能更喜欢与你交流一步一步的程序，而动觉型学习者可能更喜欢咨询师的手放在自己的手上来指导自己的动作，并有机会练习多次。对大多数母亲来说，多感官（交叉模式）的方法会带来最好的学习效果，但当母亲很容易就觉得有压力时，为她选择一种最好的模式并更频繁地使用它可以减少过度刺激。

母亲也可能会有触觉防御。一位母亲需要在她的手臂和婴儿的皮肤之间放一块薄布才能接受母乳哺育。一个循规蹈矩的母乳哺乳的管理方法，会因为皮肤与皮肤接触的重要性而要求把布拿掉，但对于这位母亲来说，可能母乳哺育就无法进行下去了。在帮助患有SPD的母亲时需要有创造力和灵活性。

当给予一位具有触觉防御的母亲咨询时，避免偶然的接触是很重要的。对触摸的恐惧会增加生理上的警觉，并激活防御程序（尼尔斯·伯格曼指出，防御和喂养是相互排斥的，参见第二章）。

与母亲保持远于手臂可以接触的距离并在她的视野之内，让她看到你的手或把你的手放在背后，可能有助于降低她的觉醒和防御水平，注意力集中到照顾婴儿上面。鼓励她紧紧抱着宝宝，不仅能提供更深的、更可耐受的接触，还能在一定程度上了解宝宝的动作，让她们感觉一切更可预测。向母亲解释婴儿在短暂的含乳中需要的触觉信号（用手抱住乳房、下颌触及乳房、乳头碰到人中、舌头裹住乳晕）和婴儿在贴近乳房时的动作（搜寻、张口、头部伸展、猛地向前和裹住乳房），会帮助母亲做好准备。反复强调宝宝的能力并劝阻她不要阻止宝宝也会有帮助。例如，让婴儿吮吸自己的手，而不是试图把手指从他嘴里拿出来。当孩子意识到手不能产生和排出乳汁时让宝宝更接近乳房，可以减少母亲和孩子的挫败感（Genna & Barak, 2010）。同样，视觉会通过提高母子间行为的准确性来减弱触觉，所以为母亲提供镜子，让她看到婴儿的嘴可能会帮助她更好地耐受婴儿的触摸和含乳。

一个触觉防御的母亲也可能会有更低的疼痛阈值。她可能会把相关的感官体验解读为痛苦，而对于另一种类型的母亲来说可能只是一种烦恼。这并不意味着她的痛苦不是真实的从而可以被忽略。她需要帮助来实现完美的喂养，让她没有不适，而且她需要对疼痛表示认可。检查乳房和乳头，排除会产生疼痛的炎症或感染。如果常规的母乳哺育管理技巧（确保正确的哺乳姿势和良好的含乳）没有帮助，或已经纠正，但母亲仍然感觉不适，应该检查一下婴儿是否有舌系带过短、斜颈或其他任何容易导致吸吮功能失调的机械性问题，并且所有的问题都应该得到解决。最近，使用超声波和压力导管的研究已经确定了母乳哺乳期间几个看不见的疼痛来源，包括乳头的基底部受压（Geddes et al., 2008）和吸吮时过高的负压（McClellan et al., 2008）。

患有运动障碍的母亲需要简化动作和不断重复，以及策略上微小的、渐进的改变。咨询应设定实际的目标，例如，完成某一个使喂养舒适和有效的哺乳姿势。尽量减少环境干扰对所有患有SPD的母亲都是有帮助的，对患有运动障碍的母亲尤为重要。试着调暗灯光，关掉电视和手机。对母亲来说，一次只改变一小步并使之可行会比做一些完全不同的事情更容易让母亲接受。对有运动障碍的人来说，练习是至关重要的。充分的练习会使母乳哺育至少在目前的环境里从一项全新的、困难的任务变成一件熟练的事情。

如果需要母乳哺育的工具（乳盾、辅具、枕头），请仔细评估它们对母亲的神经行为和应对技能的影响。患有SPD的母亲可能比伴有某种并发症的神经典型者的母亲有更多的困难。良好的指导和练习可以减少使用新工具带来的混乱，不过有时也不足以让母亲继续为母乳哺育做努力。补充喂养也许不是最佳，但总比逼得母亲离乳要更好。一点点创意通常会让你想出一个可以接受并且有效的B计划。

患有SPD的父母可能由于他们对刺激的调节不当而在不知不觉中扰乱了婴儿。当他们维持内环境平衡（一个正常运作的神经系统）的能力受到过度刺激而被损害时，婴儿也会通过行为表现出来。这些症状包括回避注视、打哈欠、活动增加，以及自主神经变化，如皮肤颜色或呼吸模式的改变。当婴儿表达出接收到了无法处理的过度刺激时，成人需要后退，减少或消除刺激，让婴儿缓一缓，然后使用更温和的刺激来帮助婴儿组织神经行为。指出婴儿的暗示，并将婴儿的回避重新解读为自我保护，而不是拒绝母亲是至关重要的。当父母或其他照顾者有SPD时，他们可能需要积极的指导来帮助婴儿保持神经行为的组织性。对于神经典型者的父母来说，演示及时恰当的互动就足够了，但是缺乏神经行为组织的父母需要更多的帮助。

当家庭成员中有SPD时，接受过感觉统合培训的治疗师和物理治疗师是重要的团队成员。早期干预项目一般包括对有喂养问题和自我管理问题婴儿的相关服务。泌乳顾问或喂养专家应与婴儿干预小组合作，为促进正常喂养的目标，即母乳哺育而努力。

结论

最近的神经科学研究已经阐明了人类与环境进行的有意义的互动、应对挑战以及在受到压力后恢复内环境稳态的过程。随着时间的推移，持续的互动会有助于提升感觉信号处理和整合。由于缺乏经验、不成熟和神经行为状态的快速循环，以及一些患有SPD的成人进一步的干扰，新生儿的感觉信号处理能力可能不太发达。促进神经行为组织、利用效果最佳的感觉形态，以及增强刺激的可预测性，可以改善受这些问题影响的母婴双方的母乳哺育能力。

参考资料

Als, H. (1991). Neurobehavioral organization of the newborn: Opportunity for assessment and intervention. NIDA Research Monograph, 114, 106–116.

Ayres, A. J. (1979). Sensory Integration and the Child. Los Angeles, CA: Western Psychological Services.

Baranek, G. T., Foster, L. G., & Berkson, G. (1997). Tactile defensiveness and stereotyped behaviors. American Journal of Occupational Therapy, 51(2), 91–95.

Barr, R. G., & Elias, M. F. (1988). Nursing interval and maternal responsivity: Effect on early infant crying. Pediatrics, 81(4), 529–536.

Bar-Shalita, T., Vatine, J. J., Seltzer, Z., & Parush, S. (2009). Psychophysical correlates in children with sensory modulation disorder (SMD). Physiology & Behavior, 98, 631–639.

Beebe, B. (2000). Coconstructing mother-infant distress: The microsynchrony of maternal impingement and infant avoidance in the face-to-face encounter. Psychoanalytic Inquiry, 20(3), 421–440.

Beebe, B., Jaffe, J., Buck, K., Chen, H., Cohen, P., Feldstein, S., & Andrews, H. (2008). Six-week postpartum maternal depressive symptoms and 4-month mother-infant self- and interactive contingency. Infant Mental Health Journal, 29(5), 442–471.

Beebe, B., Jaffe, J., Markese, S., Buck, K., Chen, H., Cohen, P., ... Feldstein, S. (2010). The origins of 12-month attachment: A microanalysis of 4-month mother-infant interaction. Attachment & Human Development, 12(1–2), 3–141.

Bell, A. F., Lucas, R., & White-Traut, R. C. (2008). Concept clarification of neonatal neurobehavioural organization. Journal of Advanced Nursing, 61(5), 570–581.

Ben-Sasson, A., Cermak, S. A., Orsmond, G. I., Tager-Flusberg, H., Carter, A. S., Kadlec, M. B., & Dunn, W. (2007). Extreme sensory modulation behaviors in toddlers with autism spectrum disorders. American Journal of Occupational Therapy, 61(5), 584.

Berg, H. W., Pangborn, R. M., Roessler, E. B., & Webb, A. D. (1963). Influence of hunger on olfactory acuity. Nature, 197, 108.

Biel, L., & Peske, N. (2005). Raising a sensory smart child: The definitive handbook for helping your child with sensory integration issues. New York, NY: Penguin.

Blakemore, S. J., Wolpert, D., & Frith, C. (2000). Why can't you tickle yourself? Neuroreport, 11(11), R11–R16.

Blanche, E., Botticelli, T., & Hallway, M. (1995). Combining neuro-developmental treatment and sensory-integration principles: An approach to pediatric therapy. San Antonio, TX: Therapy Skill Builders.

Capra, N. F. (1995). Mechanisms of oral sensation. Dysphagia, 10, 235–247.

Colson, S. D., Meek, J. H., & Hawdon, J. M. (2008). Optimal positions for the release of primitive neonatal reflexes stimulating breastfeeding. Early Human Development, 84, 441–449.

Creger, P. (Ed.). (1995). Developmental interventions for preterm and high-risk infants. San Antonio, TX: Therapy Skill Builders.

Davis, A. M., Bruce, A. S., Khasawneh, R., Schulz, T., Fox, C., & Dunn, W. (2013). Sensory processing issues in young children presenting to an outpatient feeding clinic: Journal of Pediatric Gastroenterology and Nutrition, 56(2), 156–160.

DeGangi, G. A., & Laurie R. S. (1991). Assessment of sensory, emotional, and attentional problems in regulatory disordered infants: Part 1. Infants and Young Children, 3, 1–8.

DeSantis, A., Coster, W., Bigsby, R., & Lester, B. (2004). Colic and fussing in infancy, and sensory processing at 3 to 8 years of age. Infant Mental Health Journal, 25(6), 522–539.

DeSantis, A., Harkins, D., Tronick, E., Kaplan, E., & Beeghly, M. (2011). Exploring an integrative model of infant behavior: What is the relationship among temperament, sensory processing, and neurobehavioral measures? Infant Behavior and Development, 34(2), 280–292.

Diedrichsen, J., Verstynen, T., Hon, A., Lehman, S. L., & Ivry, R. B. (2003). Anticipatory adjustment in the unloading task: Is an efference copy necessary for learning? Experimental Brain Research, 148, 272–276.

Dieter, J. N., Field, T., Hernandez-Reif, M., Emory, E. K., & Redzepi, M. (2003). Stable preterm infants gain more weight and sleep less after five days of massage therapy. Journal of Pediatric Psychology, 28, 403–411.

Douglas, P., & Hill, P. (2011). Managing infants who cry excessively in the first few months of life. BMJ, 343, d7772.

Dowling, D., Danner, S., & Coffey, P. (1997). Breastfeeding the infant with special needs. New York, NY: March of Dimes Birth Defects Foundation.

Dunn, W. (1997). The impact of sensory processing abilities on the daily lives of young children and their families: A conceptual model. Infants and Young Children, 9, 23–35.

Dunn, W. (2007). Supporting children to participate successfully in everyday life by using sensory processing knowledge. Infants & Young Children, 20(2), 84–101.

Elad, D., Kozlovsky, P., Blum, O., Laine, A. F., Po, M. J., Botzer, E., ... Sira, L. B. (2014). Biomechanics of milk extraction during breast-feeding. Proceedings of the National Academy of Sciences, 111(14), 5230–5235.

Feijo, L., Hernandez-Reif, M., Field, T., Burns, W., Valley-Gray, S., & Simco, E. (2006). Mothers' depressed mood and anxiety levels are reduced after massaging their preterm infants. Infant Behavior and Development, 29, 476–480.

Feldman, R., & Eidelman, A. I. (2003). Skin-to-skin contact (Kangaroo Care) accelerates autonomic and neurobehavioural maturation in preterm infants. Developmental Medicine & Child Neurology, 45(04), 274–281.

Feldman, R., Singer, M., & Zagoory, O. (2010). Touch attenuates infants' physiological reactivity to stress. Developmental Science, 13(2), 271–278.

Ferber, S. G., Feldman, R., Kohelet, D., Kuint, J., Dollberg, S., Arbel, E., & Weller, A. (2005). Massage therapy facilitates mother-infant interaction in premature infants. Infant Behavior and Development, 28, 74–81.

Ferber, S. G., Kuint, J., Weller, A., Feldman, R., Dollberg, S., Arbel, E., & Kohelet, D. (2002). Massage therapy by mothers and trained professionals enhances weight gain in preterm infants. Early Human Development, 67, 37–45.

Field, T. (1998). Massage therapy effects. American Psychologist, 53, 1270−1281.

Field, T. (2002). Massage therapy. Medical Clinics of North America, 86, 163−171.

Field, T., Diego, M. A., Hernandez-Reif, M., Deeds, O., & Figuereido, B. (2006). Moderate versus light pressure massage therapy leads to greater weight gain in preterm infants. Infant Behavior and Development, 29, 574−578.

Fisher, A., Murray, E., & Bundy, A. (Eds.). (1991). Sensory integration: Theory and practice. Philadelphia, PA: F. A. Davis.

Frassinetti, F., Bolognini, N., Bottari, D., Bonora, A., & Ladavas, E. (2005). Audiovisual integration in patients with visual deficit. Journal of Cognitive Neuroscience, 17(9), 1442−1452.

Gaebler, C. P., & Hanzlik, J. R. (1996). The effects of a prefeeding stimulation program on preterm infants. American Journal of Occupational Therapy, 50(3), 184−192.

Geddes, D. T., Langton, D. B., Gollow, I., Jacobs, L. A., Hartmann, P. E., & Simmer, K. (2008). Frenulotomy for breastfeeding infants with ankyloglossia: Effect on milk removal and sucking mechanism as imaged by ultrasound. Pediatrics, 122, e188−e194.

Genna C. W., & Barak, D. (2010). Facilitating autonomous infant hand use during breastfeeding. Clinical Lactation, 1, 15−21.

Green, A. M., & Angelaki, D. E. (2003). Resolution of sensory ambiguities for gaze stabilization requires a second neural integrator. Journal of Neuroscience, 23(28), 9265−9275.

Gribble, K. D. (2006). Mental health, attachment and breastfeeding: Implications for adopted children and their mothers. International Breastfeeding Journal, 1(1), 5.

Howard, C. R., Lanphear, N., Lanphear, B. P., Eberly, S., & Lawrence, R. A. (2006). Parental responses to infant crying and colic: The effect on breastfeeding duration. Breastfeeding Medicine, 1(3), 146−155.

Karl, D. J. (2004). Using principles of newborn behavioral state organization to facilitate. American Journal of Maternal Child Nursing, 29(5), 292−298.

Kinsella, M. T., & Monk, C. (2009). Impact of maternal stress, depression & anxiety on fetal neurobehavioral development. Clinical Obstetrics and Gynecology, 52(3), 425.

Klein, P. S., Laish-Mishali, R., & Jaegermann, N. (2008). Differential treatment of toddlers with sensory processing disorders in relation to their temperament and sensory profile. Journal of Developmental Processes, 3, 52−129.

Lane, S. J., Miller, L. J., & Hanft, B. E. (2000). Towards a consensus in terminology in sensory integration theory and practice: Part 2: Sensory integration patterns of function and dysfunction <Special interest section>. Sensory Integration, 23(2), 1−3.

Lau, C., & Schanler, R. J. (1996). Oral motor function in the neonate. Clinics in Perinatology, 23(2), 161−178.

Lefton-Greif, M. A. (1994). Diagnosis and management of pediatric feeding and swallowing disorders: Role of the speech-language pathologist. In D. N. Tuchman & R. S. Walter (Eds.), Disorders of feeding and swallowing in infants and children (pp. 97−113). San Diego, CA: Singular Publishing Group.

Lewis, R. F., Gaymard, B. M., & Tamargo, R. J. (1998). Efference copy provides the eye position information required for visually guided reaching. Journal of Neurophysiology, 80, 1605−1608.

Lundqvist-Persson, C. (2001). Correlation between level of self-regulation in the newborn infant and developmental status at two years of age. Acta Paediatrica, 90(3), 345−350.

McClellan, H., Geddes, D., Kent, J., Garbin, C., Mitoulas, L., & Hartmann, P. (2008). Infants of mothers with persistent nipple pain exert strong sucking vacuums. Acta Paediatrica, 97, 1205−1209.

McGeorge, K., Milne, L., Cotton, L., & Whelan, T. (2015). Effects of infant and maternal sensory processing on infant fussing, crying, and sleep: Sensory profile and infant crying. Infant Mental Health Journal, 36(3), 275−286. http://doi.org/10.1002/imhj.21510

Medoff-Cooper, B., Rankin, K., Li, Z., Liu, L., & White-Traut, R. (2015). Multisensory intervention for preterm infants improves sucking organization. Advances in Neonatal Care, 15(2), 142−149.

Palmer, M. M. (1998). Weaning from gastronomy tube feeding: Commentary on oral aversion. Pediatric Nursing, 23(5), 475−478.

Palmer, M. M., & VandenBerg, K. A. (1998). A closer look at neonatal sucking. Neonatal Network, 17(2), 77−79.

Pelz-Sherman, D. (2014). Supporting breastfeeding among women on the autistic spectrum: Disability, difference, and delight. Clinical Lactation, 5(2), 62−66.

Radzyminski, S. (2005). Neurobehavioral functioning and breastfeeding behavior in the newborn. Journal of Obstetric, Gynecologic, & Neonatal Nursing, 34(3), 335−341.

Ro, T., Wallace, R., & Hagedorn, J. (2004). Visual enhancing of tactile perception in the posterior parietal cortex. Journal of Cognitive Neuroscience, 16(1), 24−30.

Royeen, C. B. (1986). The development of a touch scale for measuring tactile defensiveness in children. American Journal of Occupational Therapy, 40(6), 414−419.

Schaaf, R. C., Benevides, T., Blanche, E. I., Brett-Green, B. A., Burke, J. P., Cohn, E. S., ... Schoen, S. A. (2010). Parasympathetic functions in children with sensory processing disorder. Frontiers in Integrative Neuroscience, 4(4).

Segal, R. (2000). Adaptive strategies of mothers with children with attention deficit hyperactivity disorder: Enfolding and unfolding occupations. American Journal of Occupational Therapy, 54(3), 300−306.

Shadmehr, R., Smith, M. A., & Krakauer, J. W. (2010). Error correction, sensory prediction, and adaptation in motor control. Annual Review of Neuroscience, 33, 89−108.

Shochat, T., Tzischinsky, O., & Engel-Yeger, B. (2009). Sensory hypersensitivity as a contributing factor in the relation between sleep and behavioral disorders in normal schoolchildren. Behavioral Sleep Medicine, 7(1), 53−62. http://doi.org/10.1080/15402000802577777

Stevenson, R. D., & Allaire, J. H. (1991). The development of normal feeding and swallowing. Pediatric Clinics of North America, 38(6), 1439−1453.

Stewart, A. M., Lewis, G. F., Heilman, K. J., Davila, M. I., Coleman, D. D., Aylward, S. A., & Porges, S. W. (2013). The covariation of acoustic features of infant cries and autonomic state. Physiology & Behavior, 120, 203−210.

Thompson, D. M. (2007). Abnormal sensorimotor integrative function of the larynx in congenital laryngomalacia: A new theory of etiology. Laryngoscope, 117(S114), 1−33.

Vaishnavi, S., Calhoun, J., & Chatterjee, A. (2001). Binding personal and peripersonal space: Evidence from tactile extinction. Journal of Cognitive Neuroscience, 13(2), 181−189.

Voss, M., Bays, P. M., Rothwell, J. C., & Wolpert, D. M. (2007). An improvement in perception of selfgenerated tactile stimuli following theta-burst stimulation of primary motor cortex. Neuropsychologia, 45, 2712−2717.

Weiss-Salinas, D., & Williams, N. (2001). Sensory defensiveness: A theory of its effect on breastfeeding. Journal of Human Lactation, 17(2), 145−151.

Williamson, G. G., & Anzalone, M. E. (2001). Sensory integration and self-regulation in infants and toddlers: Helping very young children interact with their environment. Washington, DC: Zero to Three.

Wolf, L., & Glass, R. (1992). Feeding and swallowing disorders in infancy: Assessment and management. San Antonio, TX: Therapy Skill Builders.

Yi, S.-H., Joung, Y.-S., Choe, Y. H., Kim, E.-H., & Kwon, J.-Y. (2015). Sensory processing difficulties in toddlers with nonorganic failure-to-thrive and feeding problems: Journal of Pediatric Gastroenterology and Nutrition, 60(6), 819−824. http://doi.org/10.1097/MPG.0000000000000707

Zeskind, P. S., Marshall, T. R., & Goff, D. M. (1992). Rhythmic organization of heart rate in breast-fed and bottle-fed newborn infants. Early Development and Parenting, 1, 79−87.

Zeskind, P. S., Marshall, T. R., & Goff, D. M. (1996). Cry threshold predicts regulatory disorder in newborn infants. Journal of Pediatric Psychology, 21(6), 803−819.

Zeskind, P. S., McMurray, M. S., Garber, K. A., Neuspiel, J. M., Cox, E. T., Grewen, K. M., ... Johns, J. M. (2011). Development of translational methods in spectral analysis of human infant crying and rat pup ultrasonic vocalizations for early neurobehavioral assessment. Frontiers in Psychiatry, 2(56). doi:10.3389/fpsyt.2011.00056

第十二章

神经系统问题和母乳哺育

凯瑟琳·沃森·吉娜　朱迪·莱文·弗拉姆　丽莎·桑德拉

神经系统是身体其他系统的指挥者,并且有层层叠叠的以复杂方式相互作用的系统,以帮助婴儿满足他们的需要并保持体内平衡。脑干中心包含了呼吸、吮吸和吞咽的中心模式发生器,并为这些功能提供基础程序(Kelly, Huckabee, Jones & Frampton, 2007; Barlow & Estep, 2006; Miller, 1999)。二氧化碳的化学感受器调节呼吸频率,气道中的水分受体会引起呼吸暂停,从而起到限制液体吸入的作用(Thach, 2001)。更高级的大脑中枢根据这些受体、脑神经(尤其是迷走神经)和特殊感觉的输入修改基本程序,它们还通过反馈回路对自主神经功能进行控制。大脑发育异常或发育过程中的损伤会对婴儿进行喂养和吞咽时需要协调许多动作的能力产生重大影响。

新生儿神经功能障碍的原因

颅内出血

颅内出血或脑组织供血不足是导致胎儿或婴儿暂时性或永久性神经功能障碍的常见原因。早产儿更容易因下列原因发生颅内出血而导致细胞死亡:

- 在缺氧或外周血压改变的情况下,对脑血流的控制不足。
- 大脑主要动脉之间的血管系统发育不全。
- 某些细胞群的易损性增加,特别是在妊娠32周前的少突胶质细胞前体,它们会分化为产生髓鞘的细胞(Volpe, 2001; Johnston et al., 2009)。
- 抗氧化屏障发育不完全,不能抵抗由于出血、缺血、或感染引起的自由基损伤。

足月婴儿不易发生颅内出血,但在以下情况下可能会发生:血管畸形、凝血因子基因突变、导致极端血压的心肺疾病、手术(负压引产或产钳)分娩(Towner, Castro, EbyWilkens & Gilbert, 1999)和应对感染而释放细胞因子。极端的睡眠训练所引发的剧烈哭泣也可能导致颅内出血风险增加(Brazy, 1988; Luddington-Hoe, Cong & Hashemi, 2002)。

胎盘氧运输减少会导致胎儿缺氧。容易受损伤的模式取决于特定的能量需求和大脑区域的发育特征。例如,在与妊娠年龄相关的模式中,缺氧会导致离子通道不受控制地打开。钙离子对神经元的毒性尤其大。在32周以下的胎儿中,脑室周围白质(含少突胶质细胞前体)是最脆弱的,因为它们的兴奋性(AMPA)受体缺乏抑制性谷氨酸受体2(GluR2)亚基(Johnston et al., 2009)。妊娠32周后,皮质灰质损伤的可能性更大。轻度、慢性缺氧对血液供应不足区域的损害更大(Triulzi, Parazzini & Righini, 2006),而较严重和急性缺氧则通过离子通道和线粒体的一氧化氮中毒造成损害。

母体健康和免疫功能可通过炎症、胎儿生长受限、凝血功能障碍,如血栓性血友病、继发于胎儿耐受失败的慢性绒毛膜葡萄膜炎等机制影响胎盘灌注,对婴儿神经系统健康产生不良影响。胎盘组织学、妊娠史和母体对血栓性血友病等遗传疾病的筛查对新生儿脑病病因的鉴别诊断具有重要意义,可为治疗决策提供依据(McIntyre, Badawi, Blair & Nelson, 2015)。

新生儿脑病

新生儿脑病(neonatal encephalopathy, newborn encephalopathy)这一术语反映了除了缺血以外破坏神经完整性的许多可能机制。缺氧缺血性脑病(hypoxic-ischemic encephalopathy, HIE)约占新生儿脑病的25%,但这些术语有时可互换使用,特别是在亚低温治疗的研究中。

新生儿脑病的定义为中枢神经系统抑制,表现为意识水平下降、自主神经或感觉功能受损,以及肌张力异常。喂养困难需要管饲或静脉内营养是大脑抑制的征象,最可能与之后的轻度神经功能障碍有关。下一个最有可能的关联是新生儿癫痫发作的发生和对机械通气的需要(Moster, Lie & Markestad, 2002)。Apgar评分是在出生后1分钟和5分钟内的自主神经功能评分为0~10分,它提供了一种简单的方法,区分正在进行出生后生理转变的婴儿与那些需要进一步观察或立即干预的婴儿。尽管尚未证明Apgar评分与神经系统疾病风险之间有线性关系,但5分钟内低Apgar评分(低于5分)与婴儿死亡,以及足月儿、低风险婴儿的脑瘫风险增加有关(Moster, Lie, Irgens, Bjerkedal & Markestad, 2001)。在医疗资源充足的环境中对患有新生儿脑病的婴儿进行头部或全身亚低温治疗,可以减少死亡和脑瘫的风险(Perlman, Davis, Wyllie & Kattwinkel, 2010; Kattwinkel et al., 2010)。亚低温治疗通常在出生后6小时内开始,持续72小时,然后在大约4小时内逐渐恢复。接受亚低温治疗婴儿的母亲将需要帮助以建立泌乳的启动,并将其婴儿在条件允许的情况下过渡到母乳亲喂。

神经发育的结构性问题

神经细胞增殖障碍

大脑结构与功能是整体联系的。孕期发育中的错误不仅会影响大脑,还会影响其他器官。异常大的(大头畸形)或异常小的头(小头畸形)可能是妊娠期脑细胞异常增殖的标志。神经细胞分化和过度增殖的异常与组织结构不良的大脑有关(巨头症或者如果主要累及一个半球则为半巨头症)、伴有异常细胞和异常排列、紊乱的灰质团块(异位症)。当神经细胞组织紊乱时,就会出现运动、认知和行为缺陷。一个异常小的大脑(小头畸形)可能是由于怀孕期间感染、母亲饮酒(Gohlke, Griffith & Faustman, 2005)、代谢紊乱或暴露于其他有毒物质,包括药物滥用和辐射引起的神经细胞破坏或脑细胞增殖减少造成的。遗传原因可以是家族性的,也可以是偶发性的。小脑儿的智力通常低于平均水平,许多婴儿伴有运动障碍和癫痫。

妊娠期寨卡病毒疾病是一个新发现的导致胎儿小头畸形的病因,在妊娠期受到影响的从1%(Cauchemez et al., 2016)至29%(Brasil et al., 2016),特别是如果是在妊娠早期感染。通过伊蚊传播的寨卡病毒会优先感染并破坏神经组织,受感染胎儿的脑组织(Mlakar et al., 2016)和羊水(Calvet et al., 2016)中可分离出复制病毒。损伤的脑组织钙化是一个常见现象,在巴西,怀孕期间被感染寨卡病毒后出生的婴儿,有三分之一出现视神经、视网膜或黄斑的损害(de Paula Freitas et al., 2016)。法属波利尼西亚寨卡病毒流行期间出生的小头畸形的婴儿有进食和吞咽问题,需要管饲喂养,其中两名受影响的婴儿在出生的第一年死亡(Besnard et al., 2016)。贝斯纳德病案系列中的2个婴儿除了小头畸形症外,还患有皮埃尔罗宾序列征。确定的病例很可能是受影响最严重的,并且也受到了轻度的神经损伤。

随着该病毒继续进入免疫系统尚未成熟的人群,可能会出现更多病例,特别是因为即使在血液中清除病毒后,它仍可通过精液传播。控制蚊虫、通过使用驱蚊剂、纱窗和防护服避免被叮咬、注意要使用避孕套或避免没有任何保护措施的性交,以及潜在暴露后推迟受孕,这些都是降低先天性寨卡病风险的建议(CDC, 2016)。在旅行中被感染的人返回后也要保护自己不被其他蚊子叮咬,以防止病毒传播到其家乡的蚊子种群中。

胎儿酒精综合征

子宫内酒精暴露是最常见的可预防的发育障碍。胎儿酒精综合征(fetal alcohol syndrome, FAS)是通过一系列典型的面部特征、生长受限和中枢神经系统异常来诊断的(Bertrand, Floyd & Weber, 2005)。在FAS患儿中,典型面部特征的严重程度(睑裂短、人中部扁平、上唇薄)与通过脑成像和心理测试测得的神经功能缺陷密切相关(Astley & Clarren, 2001)。然而,与酒精相关的神经发育障碍(alcohol-related neurodevelopmental disorder, ARND)可以在没有面部特征的情况下存在。即使在怀孕期间低水平的酒精(饮酒)暴露也会影响新生儿的神经行为功能,降低正常喂养所需的唤醒和操作性学习,并习惯这种低水平唤醒和技能学习(Streissguth, Barr & Martin, 1983)。FAS患儿生长迟缓,常出现低张力,精细运动和大肌肉运动能力受损,上颌骨较小。

神经元迁移障碍

可能伴随大脑结构异常,也可能不伴随脑组织大小的变化。正常大脑中有组织的、分层的、网状的结构是由于在胎儿发育过程中,新神经元沿着神经胶质或神经路标细胞(*guidepost cell*)通路从大脑中心向外迁移而形成的皮层(Squarzoni, Thion & Garel, 2015)。少数神经元以垂直方式(通过正常的径向迁移线)移动,成为连接不同大脑结构的中间神经元。这些中间神经元中的一些变成了γ-氨基丁酸能神经元(GABAergic, 使用γ-氨基丁酸作为它们的神经递质)(Gressens, 2005)。GABA是主要的抑制性神经递质,对调节输入和反应、神经元的分化和迁移,以及降低癫痫的易感性具有重要作用。

神经元迁移障碍可导致多种具有功能后果的脑结构障碍。如果患病区域很小,那么直到婴儿出现发育滞后或癫痫发作才能诊断出该疾病。如果涉及的范围更广,婴儿在日常生活(如保持适当的警觉性、与母亲和环境互动、协调吮吸、吞咽和呼吸)中可能会遇到更大的困难。

无脑回(*lissencephaly*)畸形是一种严重的神经迁移障碍,它会减少脑回的形成,导致大脑表面光滑。由于神经元未生长到合适的指定区域,大脑结构可能极不正常。其严重程度可从无脑回功能减退(脑结构不成熟,脑曲缺失)到不同程度的脑回肥厚(脑回形成减少,脑沟浅)。无脑回畸形的患儿通常发育不佳,一般由误吸引起(Ashwal, 1999)的肺炎风险较高(Pavone, Rizzo & Dobyns, 1993)。在出生后的第一年就会发生小头畸形和癫痫发作,最初的低张力可能会演变为痉挛,智力低下为中度至严重。患有无脑畸形综合征的患儿下颌骨（下颚）较小，这会进一步影响进食能力。

皮层下带状灰质异位现在被认为是无脑回畸形谱系的一部分，由正常到减少的脑回组成，皮质增厚，皮层下有一条带状白质，皮层上有一层异位的灰质（Guerrini, 2005）。正常情况下，负责神经元迁移的细胞骨架编码的五种基因（包括LIS1和DCX）中的任何一种突变，都是导致无脑回到巨脑回疾病谱的原因（Kato & Dobyns, 2003）。改变蛋白质产物的错义突变导致的病例不那么严重，而缺失或截断突变则会导致更严重的无脑回畸形，出现相应的认知和运动障碍。LIS1是常染色体，对男孩和女孩的影响是一样的。DCX与X染色体相关，因此，单个副本可导致女孩的皮质下带异位症较轻，但严重程度取决于X染色体在神经细胞中失活的程度，而男孩则导致无脑回畸形。对于有上述任何一种情况的患儿家庭，应该提供遗传咨询（Kato, 2015）。典型的无脑回畸形婴儿在太阳穴和小下颌骨有凹痕，可能吮吸力较弱。吞咽困难、误吸、严重的反流和拒绝进食可能会在几个月后恶化，因为肌张力低下会导致痉挛（异常的肌肉僵硬）。母乳对这些婴儿尤其重要，因为他们是吸入性肺炎的高危人群。

皮质发育不良

皮质发育不良是由神经元的迁移紊乱引起的大脑皮质分层结构的异常。最常见的皮质发育不良是多小脑回畸形，或小而密集的大脑皮层回旋，可发生在大脑的几个区域之一。有些微小脑回根本没有分层，在另一些病例中，大脑皮质的6层只有4层。最近的遗传学研究表明，引导神经元迁移的微管编码基因缺陷导致皮质神经元过度迁移，进而导致大脑结构异常（Bahi-Buisson et al., 2010; Poirier et al., 2010）。双侧背外侧多小脑回与假性延髓性麻痹相关，可引起面部、舌、咀嚼肌、腭肌的无力或双瘫（双侧麻痹），可明显影响进食。库兹涅基、安德曼和格雷尼在31例双侧周围性多小脑回患儿中发现了与进食相关的残疾（1993）。这些儿童的舌头运动很弱，尤其是伸（突出）和侧化以及口轮匝肌很弱，而且他们经常没有呕吐反射。吞咽问题在这种障碍中很突出（Kim, Palmini, Choi, Kim & Lee, 1994），可能是由于舌头和咽部肌肉无力和运动控制差。在最近一份关于TUBA1a突变引起的多小脑回的报告中，一半婴儿会出现母乳哺育/吮吸问题和肌张力低下的症状（Bahi-Buisson et al., 2008）。尽管如此，这种疾病的严重程度有很大的差异，一位作者（Genna）发现有几个患有双侧额前多脑回的儿童能够进行母乳哺育。

癫痫发作和抗惊厥药的作用

癫痫（大脑中异常的同步和电脉冲的扩散）通常与新生儿的神经功能障碍有关，最常见的是缺氧缺血性脑病。如果癫痫发作导致意识、血流动力学或呼吸不稳定,抗惊厥是重要的治疗手段(Shetty, 2015)。癫痫发作可能是由于在异常神经元迁移或脑损伤(有症状)的存在下,神经细胞尝试建立工作连接而产生的,也可能是由于神经元放电引起的离子通道遗传性功能障碍(特发性)而导致的,婴儿期抑制性受体和氯化物转运蛋白表达的降低加剧了这种情况(Kang, Markowitz, Kim, Johnston & Kadam, 2015)。癫痫发作在年幼的婴儿中很难识别,因为通常在较大的儿童中能看到的明确的发作模式在幼儿身上则看不到。任何不能通过刺激或分散孩子注意力而被打断的周期性、刻板的运动或感觉事件都可能是癫痫发作。被诊断为癫痫发作的婴儿可能存在特殊的喂养问题。

癫痫会影响婴儿的觉醒水平,使他们无法正常进食。有些患儿癫痫发作后意识水平下降。先兆或部分癫痫发作预示着大脑中超同步电活动的广泛传播,会使孩子感到不安或迷失方向,从而降低其饥饿感或含乳的能力。即使是意识没有改变的局部癫痫(简单的局部癫痫)也会降低孩子的进食欲望。癫痫发作可引起味觉或嗅觉不良(顶叶)、强烈的无端恐惧(边缘系统)、阵发性胃痛、恶心或胃内容物上升感(颞叶)。目前尚不清楚婴儿是否经历过这种感觉性癫痫,但仔细观察婴儿的行为信号可有助于确定最佳喂养状态。

抗惊厥药物的副作用可能导致喂养问题。苯巴比妥通常是新生儿的一线用药,因为它可以迅速起作用,但其镇静作用较强,可能会导致发育迟缓。苯巴比妥还可以在不抑制大脑异常活动的情况下停止癫痫的临床症状(临床脑电图解耦)(Scher, Alvin, Gaus, min & Painter, 2003)。苯二氮卓类药物对阻止长时间的癫痫发作是有用的,但它们也具有镇静作用,并且由于未成熟的肝酶系统的分解作用减少,它们可能在新生儿中积聚(Mandelli, Tognoni & Garattini, 1978)。抗惊厥药还可大大增加(丙戊酸盐)或减少(托吡酯或唑尼沙胺)食欲。用于婴儿痉挛的促肾上腺皮质激素(ACTH),可引起过敏。保持和婴儿的亲密关系并提供有组织的活动,例如皮肤接触和婴儿背巾,可以帮助母亲培养亲子感情并利用喂养准备状态,从而使喂养更加频繁和有效。

生酮饮食是一种高脂肪、低碳水化合物的饮食,可以帮助很大一部分患有药物抵抗性癫痫的儿童。一直以来,母乳哺育的婴儿在开始这种饮食之前都会停止母乳哺育,但最近的一系列病例报告显示,除了生酮配方外,部分母乳哺育还成功地减少了癫痫发作(Cole, Pfeifer & Thiele, 2010; Poirier et al., 2010)。采用生酮饮食的婴儿同时进行母乳哺育,或喂养挤出的母乳(母乳中脂肪:碳水化合物=2:1),然后再喂养4:1配方奶(Zupec-Kania, Aldaz, Montgomery & Kostas, 2011),不会影响到癫痫发作的控制。增加牛奶中脂肪含量的干预措施包括了人乳再造工程、通过乳房按摩使附着在乳腺管壁上的母乳脂肪球脱落至母乳中(Christina Smillie, Personal communication, March 2012),或人工挤出母乳。

脑积水

脑脊液(cerebrospinal fluid, CSF)在大脑和脊髓中流动循环,对大脑起到缓冲作用。如果脑脊液的循环通道有堵塞,就会在脑室内积聚;如果有过度分泌或吸收减少,脑脊液就会在整个头部积聚。在年幼的婴儿中,脑部压力的增加会导致囟门的隆起和/或骨缝分离。频繁的呕吐、烦躁不安和异常的眼球运动是颅内压升高的早期影响(**图12-1**)。应当提醒婴儿的主治医生警惕呕吐,该呕吐会影响婴儿的生长发育或与婴儿病情危重程度有关。随着CSF压力的增加,进食能力迅速下降。当通过外科安装分流装置将多余的脑脊液排入腹膜以缓解压力时,进食能力通常会恢复。在1岁以下的婴儿和早产儿中,分流有很

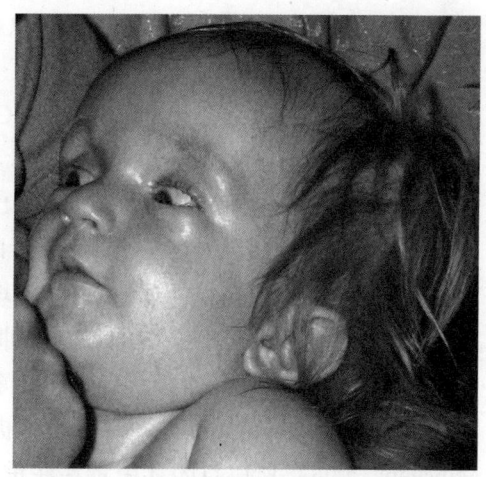

图12-1 头部快速生长,眼睛向下旋转(日落征),脑积水的可能性较大

高的失败率(McGirt et al., 2002),如果再次出现症状,则需要重新检查。在放置后的前6个月,母乳哺育降低了分流感染的风险,呈剂量-反应趋势(Nejat et al., 2008)。电子设备的磁场可能会干扰可编程分流阀的设置。应建议脑积水患儿的母亲不要在婴儿身上或附近放置手机或电子平板电脑(Strahle, Selzer, Muraszki, Marton & Maher, 2012; He, Murphy, Roland & Limbrick, 2013)。

自闭症谱系障碍

患有自闭症或广泛性发育障碍的儿童在社交互动、非语言和语言交流以及行为灵活性方面存在缺陷。近年来,自闭症基因关联的信息激增。候选基因由Simons基金会孤独症研究所(SFARI)的数据库编译。通过表观遗传机制相互作用的基因和环境与自闭症风险有关(SFARI, 2015)。自闭症个体的神经发育、突触形成、线粒体效率、炎症和免疫功能均受到影响(Loke, Hannan & Craig, 2015; Nardoneet al., 2014)。

视觉注意力和视觉功能的差异在婴儿期是显而易见的。自闭症儿童的兄弟姐妹,在其7月龄时已经表现出非典型的视觉注意力,后来也被诊断为自闭症(Elison et al., 2013)。磁共振成像(MRI)显示,在这些高危婴儿和低风险对照组之间,胼胝体的压部白质存在差

异(Elison et al., 2015)。在视觉任务之间切换较慢的7月龄婴儿,在2岁时被诊断为自闭症(Elsabbagh et al., 2013)。9月龄的婴儿找到分散在干扰物中的字母的能力越强,在15和24月龄时自闭症症状的严重程度越高(Gliga, Bedford, Charman, Johnson & BASIS Team, 2015)。作者认为这种优越的视觉能力是发展轨迹变化的一部分,随着时间的推移,将导致出现更多自闭症的症状(Gliga, Bedford, Charman, Johnson & BASIS Team et al., 2015)。

早期发现自闭症和干预可以恢复社交活动的发展。在一项Infant Start项目的初步研究中,训练父母将干预策略融入日常照顾活动中,改善了自闭症症状(Rogers et al., 2014)。

对感觉刺激的超敏性是自闭症患者的普遍问题。佩克及其同事(Peiker et al.)发现在较强的视觉刺激下,信号处理的"增益"增加。换句话说,感觉输入的轻微增加导致了更强的大脑反应,这表明神经系统的兴奋和抑制不平衡。温和的方法和减少环境刺激可能有助于自闭症婴儿进行母乳哺育。自闭症儿童似乎从复杂的刺激中提取的信息较少,神经处理的差异可能会阻碍自闭症儿童从环境中提取信息来指导适应性行为(Williams, Goldstein & Minshew, 2006),所以自闭症患者在注重细节和集中注意力任务上的表现要优于全局任务(Gadgil, Peterson, Tregellas, Hepburn & Rojas, 2013)。

催产素系统似乎受自闭症谱系障碍的影响。催产素的释放和传递的基因发生改变会增加个体患自闭症的风险。鼻喷雾催产素可以暂时解决许多自闭症的社交/交流症状(Watanabe et al., 2015)。

催产素神经传递酶(CD38 rs3796863 CC)的多态性在自闭症患者中过多表达。7个月大的这种基因型婴儿纯母乳哺育超过6个月,与纯母乳哺育不到4个月的婴儿相比,其注视快乐眼睛的时间比注视愤怒眼睛的时间长。作者指出,CD38的遗传变异和母乳哺育经历可能是通过婴儿在进行母乳哺育时催产素水平的升高而相互作用的。

有证据表明先天免疫系统存在遗传差异(Grigorenko et al., 2008),自闭症儿童血液中巨噬细胞迁移抑制因子的水平是正常儿童的两倍。在出生后的头几个月内进行纯母乳哺育对于通过激活肠道中的toll样受体来让先天免疫系统得到恰当的发育很重要(LeBouder et al., 2006)。许多小型研究表明,自闭症家庭的微生物群存在差异,最近有证据表明,细菌代谢物会影响大脑功能(krajmalick-brown, Lozupone, Kang & Adams, 2015)。阴道分娩、与母亲(然后是父亲)的直接肌肤接触和纯母乳哺育都有助于促进婴儿体内的正常菌群。在对11项研究的荟萃分析发现,自身免疫性疾病的家族史与后代患自闭症的风险增加有关(Wu et al., 2015)。

一项针对自闭症儿童和神经系统正常儿童的病例对照研究显示,自闭症儿童在出生第一周断奶的风险是正常儿童的三倍多(Tanoue & Oda, 1989)。该研究的作者指出,很难确定这种差异是由于母乳哺育的潜在保护作用,还是与自闭症婴儿开始母乳哺育的难度增加

第十二章　神经系统问题和母乳哺育

有关。

一项由图表回顾和对有自闭症遗传风险儿童的父母问卷调查组成的研究表明，母乳哺育超过12个月的儿童的自闭症诊断率降低了80%以上（Shafai, Mustafa, Hild, Mulari & Curtis, 2014），而母乳哺育超过2年的三个孩子中没有自闭症。在这项研究中，母乳瓶喂对自闭症风险没有影响。研究人员假设，母乳亲喂时催产素的释放会影响婴儿的社交体验。一项自闭症儿童与神经典型发育儿童配对的婴儿喂养病例的对照研究表明，自闭症与初乳喂养不足、母乳哺育延迟、母乳哺育起始时间和持续时间较短有关，且剂量－反应趋势呈线性关系（Al-Farsi et al., 2012）。

卢卡斯和卡特勒（2015）采用结构化访谈法，对母乳哺育自闭症儿童的母亲进行了定性研究。16位母亲中有9位报告说，她们的婴儿尽管长得很好，但没有表现出任何饱足的迹象，作者将其称为失调的母乳哺育行为，并假设持续有力的吮吸是一种早期、持续的重复行为。接受母乳哺育的母亲继续按需哺乳或一半天中的一些时间母乳哺育婴儿。

母乳哺育对有自闭症谱系障碍（ASD）风险的家庭尤为重要。ASD患儿更容易出现胃肠道问题，如疼痛、腹泻或便秘（McElhanon, McCracken, Karpen & Sharp, 2014），这些问题在配方奶喂养的婴儿中更为严重（Le hueroui-luron, Blat & Boudry, 2010）。无论自闭症儿童的兄弟姐妹在36个月后是否被诊断为自闭症，纯母乳哺育对他们的便秘都具有高度保护作用（Penn et al., 2015），部分母乳哺育对婴儿的便秘提供了中度保护作用。自闭症婴儿的睡眠模式被打乱，可以通过母乳亲喂时昼夜释放褪黑激素（Engler, Hadash, Shehadeh & Pillar, 2012）和色氨酸，以及母乳中诱导睡眠的核苷酸（Sanchez, Barriga, Rodriguez & Cubero, 2013）等氨基酸来改善。母乳亲喂还可以缓解神经系统压力。

由于自闭症谱系障碍是可遗传的，受影响婴儿的母亲可能会受益于更直接、具体的沟通，由同一位专业人士提供的持续护理，以及对护理和环境的感官方面的关注，以避免超负荷（Pelz-Sherman, 2014）。自闭症患者通常难以转移注意力和行为策略，但这并不一定意味着他们的思维是僵化的（Geurts, Corbett & Solomon, 2009）。患有ASD的成年人在事先被提醒需要改变策略时，似乎会更好地转向新"规则"。泌乳顾问可以清楚地解释之前的母乳哺育策略何时不再有用，以及为什么新的母乳哺育策略可能有用。自闭症患者在视觉任务中具有感知加工优势（Samson, Mottron, Soulieres & Zeffiro, 2012）。因此，照片或插图对自闭症谱系的母亲尤其有用。

母乳哺育是一种典型的互惠性社会互动，它依赖于婴儿的持续暗示、母亲的反应（提供母乳）、婴儿对母乳的反应（通过含乳和喂养）以及在吃饱时松开乳房。虽然自闭症通常要到学龄前才得以诊断，检查家庭录像通常会发现面部表情和眼神接触的发生率非常低，缺乏共同注意力（观察看护者在看什么，然后注意力转移到他们感兴趣的项目上），难以耐受环境变化，以及从婴儿期开始就存在刻板化的玩耍行为。关于婴儿广泛性发育障碍筛查测试Ⅱ（Pervasive Developmental Disorders Screening Test-Ⅱ）的相关问题包括：睡眠模式的不可预测性或比生理上正常的睡眠周期短；凝视或忽略周围环境；忽略大多数玩具，只喜欢少数玩具；对语言学习没有兴趣；享受追逐和挠痒痒的乐趣，而不是像躲猫猫和相互拍手这样的互动游戏（Siegel，1996）。将不熟悉的事物排除在外，这不仅适用于人，也包括物体，婴儿可能会对家庭成员做出反应，也可能会忽视其他人。

在新生儿中最常见的症状包括面部表情和眼神接触较少，以及有闭上眼睛和不理会的倾向。在作者的实践中，后来被诊断出患有ASD的新生儿对正常的喂养刺激反应欠佳，需要用手指逐步刺激喂食顺序中的每一个步骤，并在完成喂食顺序后提供母乳，然后再过渡到在乳房上喂养的各个动作。循序渐进地刺激与进食有关的反射运动是一种方法（参见本章后面的口腔刺激部分中的口腔练习）。

遗传神经系统疾病

遗传综合征可通过干扰大脑结构或功能而导致神经功能障碍。唐氏综合征（21三体）是其中最常见的一种，它会导致不同程度的认知障碍、肌张力减退（低肌肉张力）（**图12-2**）、下颌骨变小、精力和觉醒下降（**图12-3**）。唐氏综合征患儿的心脏畸形进一步影响了他们的

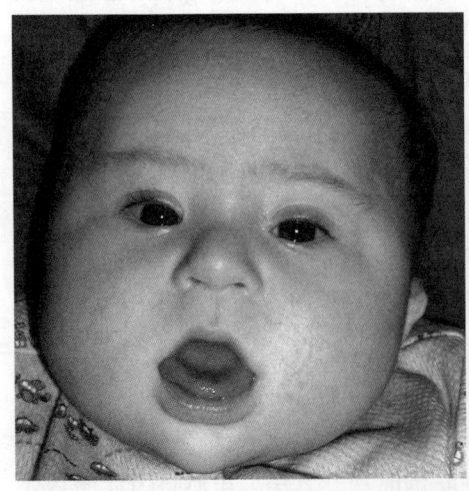

图12-2　营养状况良好的母乳哺育的唐氏综合征婴儿。注意肌张力低下的影响—嘴巴张开，舌头轻度突出，面部纹路减少

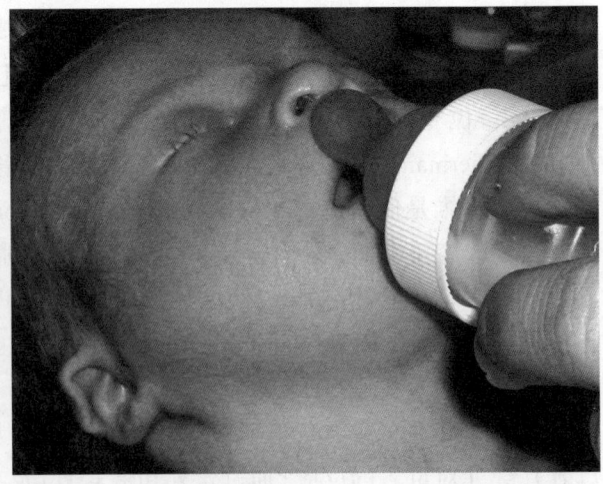

图12-3　把奶瓶放在嘴唇上有助于保持正常的张嘴反应。注意这个患有唐氏综合征的婴儿的低觉醒性和精力不足

进食能力。喂养问题可能包括由于小颚，舌相对较大而导致含乳困难，由于肌肉张力较低而导致喂养期间的稳定性降低和消耗增加，以及吮吸动作的协调性降低（**图12-4**）。如果稳定的话，让婴儿在出生后立即学会母乳哺育看起来是很重要的。在唐氏综合征的患儿中，稳定头部和颈部尤为重要，因为前两节颈椎的韧带可能出现畸形或松弛（寰枢椎不稳定），这会对脑干或脊髓造成压力，导致头部弯曲或过度伸展。通过母亲的半躺式或侧卧位，利用微妙的重力作用来增加稳定性，能改善低张力和/或小下颌婴儿的喂养效果。

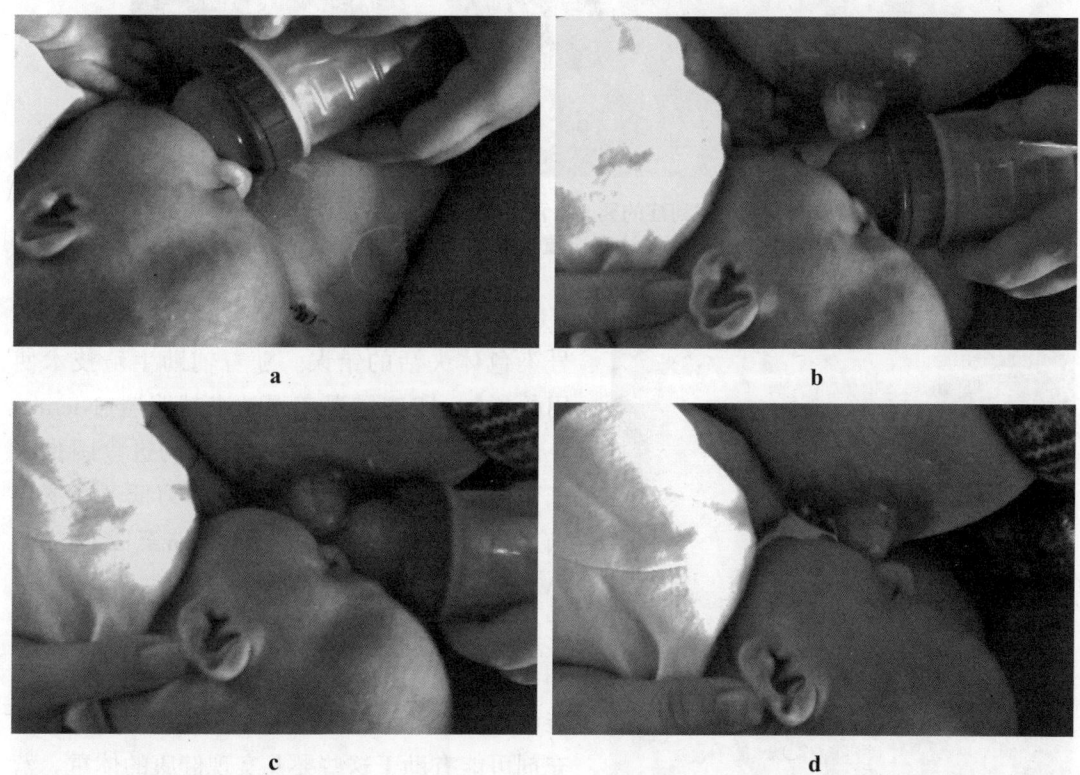

图12-4　利用乳盾诱导婴儿从奶瓶转移到乳房进食。婴儿从靠近乳房的慢流速奶瓶进食，而且当奶瓶被移走时，婴儿被移动到合适的与乳房相对的位置以保持良好的含乳。婴儿裹住乳房继续吮吸。如果乳盾能帮助婴儿保持含乳和吸吮，就可以继续使用，或者一旦母乳哺育变得熟练，也可以停止使用乳盾

对于某些基因，由于亲代性别的差异而导致的失活，因此存在"亲代起源效应"。当父母一方的DNA没有被完全灭活时，就会产生印记障碍，从而导致该基因蛋白质产物的有效剂量加倍。普拉德-威利综合征（PWS）在出生后的最初几年里会引起肌张力低下和进食困难（**图12-5**），可能是由于父系15号染色体长臂带11-13（简写为15q11-13）的缺失导致、母源单亲二体（15号染色体中的两条来自母亲，但没有来自父亲染色体）或父体15

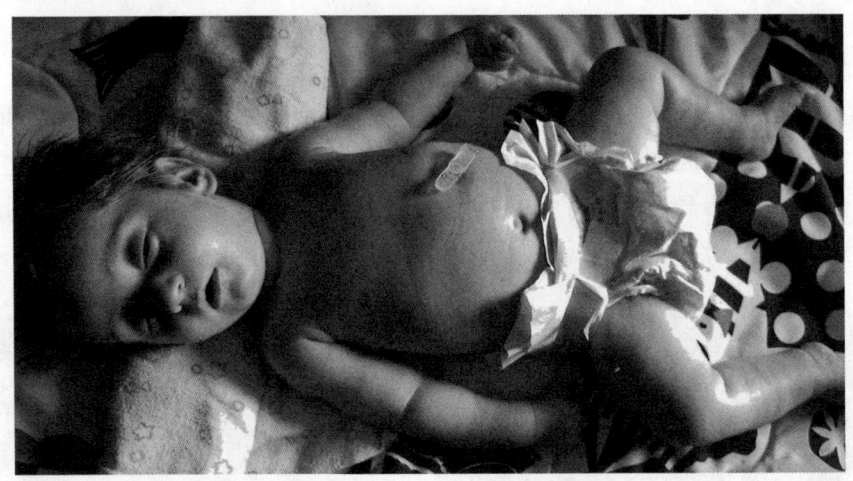

图12-5 患有普拉德-威利症的婴儿。注意肌张力低,下颌小,嘴巴向下弯曲和胃造口"纽扣"。使用g管可以让有严重喂养困难的婴儿通过管饲获得母乳,从而可以无压力地进行母乳哺育

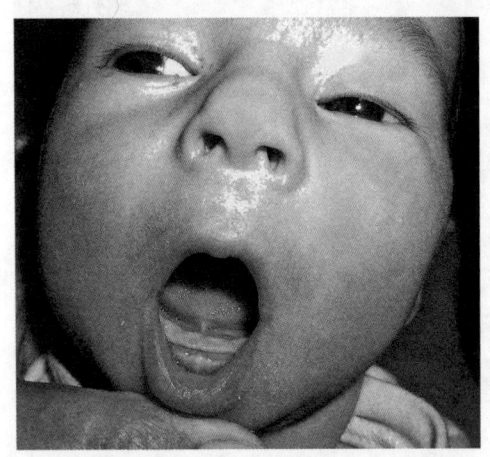

图12-6 这名患有普拉德-威利症的婴儿患有舌系带过短和肌张力低下的情况,使口腔喂养更加困难

号染色体失活的错误。随着辅助生殖技术使用的增加,印迹错误变得越来越普遍(Niemitz & Feinberg, 2004)。这种综合征的进食困难源于口腔运动不协调、明显的肌张力低下和下丘脑对饱足感的控制受损(图12-6至图12-9)。PWS患儿喉软化/气管软化发生率高,可进一步影响喂养。患有普拉德-威利症的儿童在体重和年龄上需要的热量减少了30%,因而极有可能出现肥胖的情况。纯母乳哺育和生长激素补充剂可能有助于这些婴儿实现健康的体重。营养学家可能需要对母乳哺育婴儿的正常摄入量进行宣教,以避免过量喂养,尤其是通过胃造瘘管(g管)喂养婴儿(Holm & Pipes, 1976)。

染色体上的小片段DNA丢失(缺失)会引起严重的问题。威廉姆斯综合征(7q11.23)导致婴儿出现喂养困难和生长减缓,并伴有认知能力的优势(记忆力和音乐)和劣势(视觉空间处理和精细运动迟缓)。当母亲的7号染色体缺失时,生长迟缓通常更严重,因为涉及父系相关区域似乎有印迹。患有威廉姆斯综合征的婴儿和儿童不愿进食,如果在进食时播放音乐,他们可能会吃得更好。

第十二章 神经系统问题和母乳哺育

Phelan-McDermid综合征(22q13缺失综合征)导致低张力、发育障碍、睡眠需求减少、语言极度延迟或缺失(图12-10)。导致语言延迟和说话困难的神经功能障碍也会导致新生儿喂养困难。对于患有Phelan-McDermid综合征的婴儿来说,吞咽可能有很大问题,所以他们特别注意自我调节进食。喂奶姿势的调整可以让婴儿将未吞下的母乳流到口腔的前部或脸颊的内侧(当婴儿俯卧、半俯卧在母亲的躺椅上或侧卧时),这会帮助婴儿处理母乳的流速。如果婴儿无法控制乳汁流出,也可以鼓励母亲在乳汁快速流出时用手的一侧按压乳房。

Cri du chat综合征(5p单体综合征),也称为猫叫综合征,导致畸形的喉头和会厌而引起有特征性的哭声,表现为出生体重下降、圆脸和小头(小头症)、小下颌(小颌)、肌张力减退和

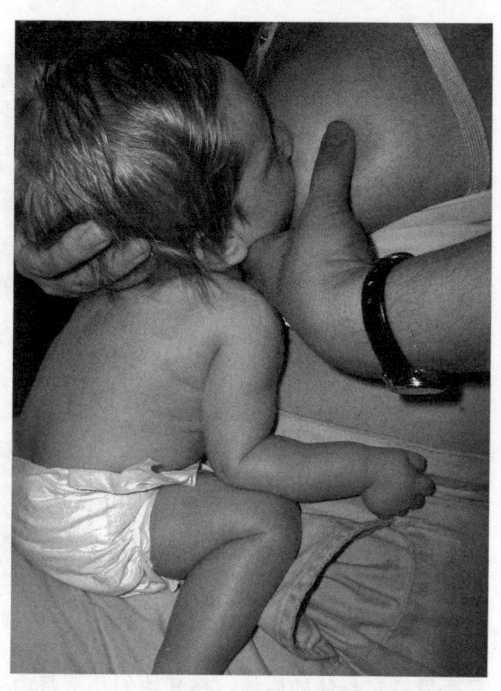

图12-7 跨坐姿势,下颌得到支撑,头部伸展适度

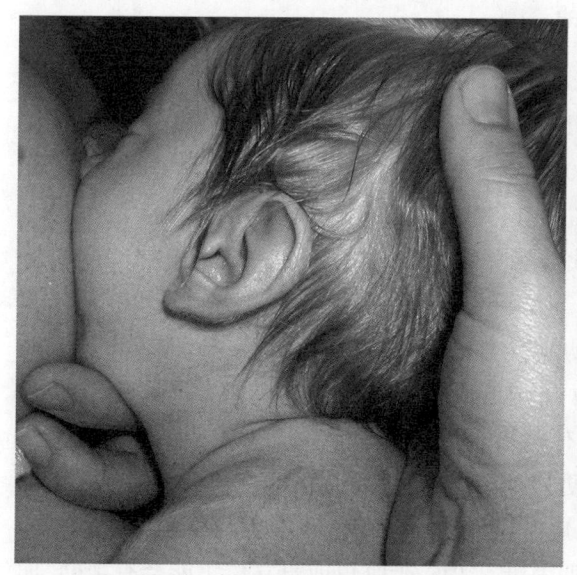

图12-8 下颌支撑的近距离观察

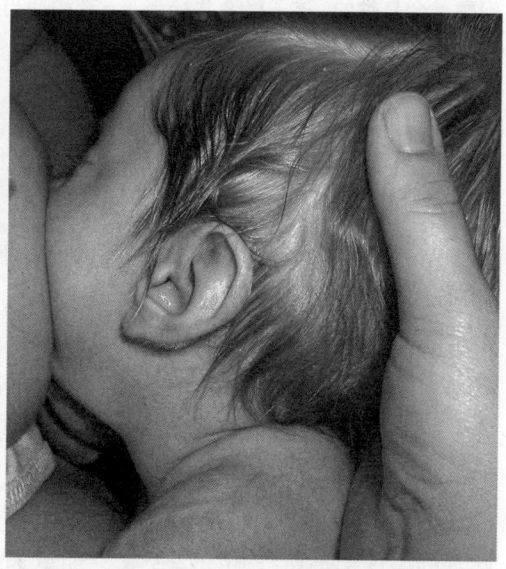

图12-9 舌下支撑和按摩可以代替下颌支撑。对乳房的轻微牵引或集中在下颌下方,而不是颌骨的,环形按摩以支持吮吸过程中舌头的运动

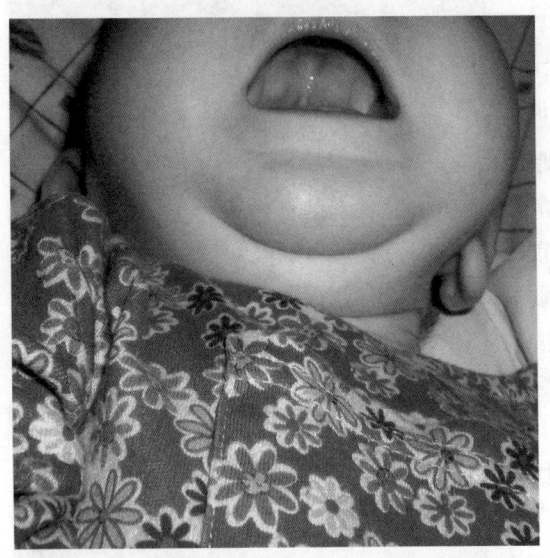

图12-10 患有Phelan-McDermid综合征的婴儿，耳位低而突出，上腭异常。该婴儿的惯用姿势是一只手臂横过身体的中线。在开始的几个月中生长缓慢（每月重约1磅），并且出生时就被诊断出肌张力低下。4~5个月大时的体重减轻最初归因于母乳哺育。这位医生接受了泌乳顾问的建议，认为该问题是全身性的，孩子确诊并接受了g管和适当的治疗

严重发育迟缓。表达性语言（口语）通常比接受性语言（理解）延迟。母乳哺育是可能实现的，如果有吮吸或吞咽问题，应尽早开始治疗（Cerruti Mainardi, 2006）。注意力分散（Clarke & Boer, 1998）可能会增加喂养这些婴儿的挑战。让婴儿俯卧，并温和伸展脖子的姿势进行喂养可以提供良好的支持，帮助缓解呼吸道症状，同时让婴儿的下颌更好地接触乳房。短时间、频繁的喂养可以帮助这些婴儿在呼吸储备耗尽之前摄入足够的热量。

歌舞伎综合征是一种罕见的疾病，有多种症状。歌舞伎综合征患儿的眼睛与日本传统歌舞伎演员的眼睛相似，有长长的眼睑裂隙，下眼睑外翻（图12-11）。在歌舞伎综合征中有几种基因可能发生突变。大多数病例与KMT2D（以前称为MLL2）基因突变有关，该基因编码成为组蛋白甲基转移酶。组蛋白是一种控制染色体缠绕的蛋白质，使DNA具有可读性或使其不被转录因子发现。组蛋白甲基转移酶在控制表观遗传过程中起重要作用（Ng et al., 2010）。少数报道的病例与KDM6A的突变有关，KDM6A是一种组蛋白去甲基化酶。在30%的报告病例中没有发现已知的突变。

歌舞伎综合征的特征包括了高腭弓，由于胎儿舌头运动微弱而形成的宽的牙龈嵴，口腔运动功能差，张力减退，婴儿期发育不良。胎儿的手指垫可能会持续存在，使得指尖看起来不成比例的大而圆。关节过度活动（活动范围增加）在婴儿期很明显。可能发生触觉防御和运动障碍，而且多器官系统的缺陷很常见（Adam & Hudgins, 2005）。气促（快速呼吸）或发绀或苍白（皮肤颜色变化）的婴儿可能有相关的心脏缺陷。

在哺乳时用力地触摸有助于这些婴儿更好地耐受触摸，并且不同次的哺乳中尽可能保持相似的喂养姿势可以帮助弥补运动功能减少（见第十一章）。在喂养时把婴儿抱得紧一些有助于增加稳定性和保持含乳。如果吞咽困难，侧卧、半卧位或直立位可能会有帮助，而挤压乳房可以改善婴儿在喂养过程中的乳汁转移。在母乳哺育期间，如果婴儿能够接受更快速的乳汁流速，则可以通过管饲（乳旁加奶、母乳哺育辅助工具）提供泵出的母乳。如果

第十二章　神经系统问题和母乳哺育

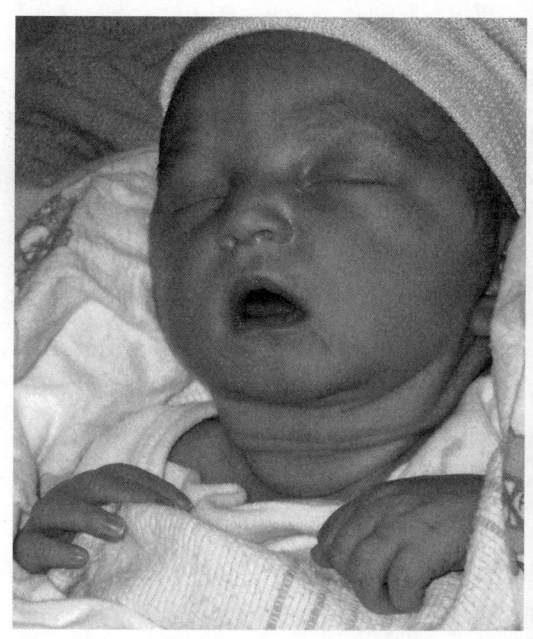

图12-11　患有歌舞伎综合征的纯母乳哺育婴儿。注意以下体征：肌张力减退（张嘴、面部柔软的折痕）、关节过度活动（搭便车拇指）、长长的睑裂（眼裂）、眉毛弯曲稀疏

有心脏问题的症状，短时间、非常频繁的喂养可以帮助婴儿平衡对食物和氧气的需求。进食前的预备性口腔刺激可暂时改善肌肉张力和口腔运动耐力。婴儿在学习母乳哺育期间可能需要胃造瘘管喂养，这可能需要几个月的时间。

　　这些综合征中的许多喂养困难是由于肌张力低下和难以协调进食、吞咽和呼吸的动作而造成的。肌张力低下使每一个喂养动作变得虚弱且费力，从而减少了吸吮的母乳量并容易疲劳。舌头运动不协调、技巧不熟练、下颌张开和闭合较弱、用舌头维持和增加口腔负压的能力较弱、用脸颊和嘴唇抵抗负压的能力较弱，且安全吞咽的能力较差。尽管如此，作者还是对那些确诊为某种综合征，完全或部分母乳哺育的婴儿进行了研究。应该评估每个婴儿的喂养技巧，并通过改进技术和调整期望值来支持喂养，同时提供有效的技术来改善肌张力和发展缺失的技巧。泌乳顾问和喂养治疗师一起工作的团队合作方式是理想的选择。

　　一般来说，研究综合征症状有助于了解婴儿可能受到的影响。美国国立卫生研究院（NIH）在线孟德尔人类遗传数据库（NIH, n.d.）是一个人类基因和遗传疾病的概要，包括了临床概要。许多疾病都有支持组织，他们的网站包含准确但技术性较低的信息，而这些信息可能有助于制订受影响婴儿进食的策略。关于新生儿疾病或儿科神经病学的一般教科书可以提供有用的背景信息，通常可以在图书馆或互联网上找到。泌乳顾问和治疗师应该仔细查看资料和网站，然后再将其介绍给父母以获取喂养信息，因为其中有一些内容过分轻视母乳哺育，而另一些包含了过时或商业倾斜的信息。通过本地或国际专业协会和在线网络列表（http://community.lsoft.com/archives/LACTNET.html）与同行建立联系，来与有和这些罕见疾病有直接工作经验的同行交流，这也是很有价值的。

即使在同一诊断中，严重程度也有明显的差异，认识到这一点是很重要的。这就是综合征的本质。每个婴儿都应作为个体进行评估，不能因为诊断而武断地排除母乳哺育的可能性。随着时间的推移，母乳哺育似乎可以促进婴儿神经系统的成熟。总体动作质量是神经完整性的一个敏感指标，在纯母乳哺育至少6周的婴儿中，总体动作质量比他们自己的基线测量有显著改善（Bouwstra et al., 2003）。母乳哺育促进舌头运动的正常发育，并优化口腔形状（Palmer, 1998），通过唾液进入乳头在母婴之间提供免疫的交互应答（Densmore & Pflueger, 2008），这对母婴都是正常的体验。有严重喂养困难的通过管饲获取营养的婴儿可以在乳房上练习母乳哺育。如果有明显的误吸风险，可以在喂养前排出部分母乳，以降低乳汁的流速（Narayanan, Mehta, Choudhury & Jain, 1991），尽管母乳哺育期间有较小的误吸风险，但与其他液体相比，母乳误吸的风险更小。此外，与配方奶或水相比，用母乳瓶喂婴儿更安全（Mizuno, Ueda, Kani & Kawamura, 2002）。母亲的姿势倾斜，婴儿俯卧，也能改善吞咽和呼吸的协调。

特殊的生长曲线可用于多种综合征，包括唐氏综合征、威廉姆斯综合征、特纳氏综合征和猫叫（5p）综合征。这些特殊图表的使用可以将婴儿与同龄人进行比较，并避免父母的焦虑和过多的补充。喂养问题非常严重的婴儿可能会受益于放置一根胃造瘘管，这使得母乳可以在婴儿经口喂养的同时被输送到胃中。如果使用喂养管，应在喂奶前、喂奶中或喂奶后立即给婴儿亲喂，以加强乳房上吸吮与饱腹感之间的关系。

在婴儿发育不良之前，可能无法诊断出罕见的综合征。仔细监测早期生长情况，并尽早转诊给泌乳顾问，可以帮助产妇维持泌乳。可能很难区分体重增加不理想对婴儿的能量和喂养技巧的影响，以及对神经系统疾病的影响。由于结构、管理或母体问题，营养不良的婴儿可能通过减少运动和增加睡眠来保存能量。它们的肌张力起初看起来很低，但当解决了进食问题，他们开始增重，能量和活动明显改善。相反，患有神经系统疾病的儿童不会以同样的方式改善。神经功能障碍的患儿出现的症状包括迅速疲劳，但呼吸模式却没有改变，也没有其他心肺应激的症状；肢体松软，特别是与头部、手臂或下肢相关联部位的异常姿势；动作质量差。在有神经系统疾病的婴儿中吞咽障碍或吞咽困难更为常见，并且他们可能导致拒绝进食,特别是在3~4个月大时,这时的防止误吸的解剖保护减弱时。有些患有遗传疾病的婴儿只是看起来很不寻常,面部有细微的畸形或异样的面部特征。对遗传影响特别敏感的区域包括:

- 人中,或鼻和嘴之间的峭。
- 眼睛之间的间距,眼距离过宽(眼睛间距异常大,可能与黏膜下腭裂或遗传疾病有关)(图12-12)。
- 眼裂的长度(短或长睑裂)。
- 颅骨的形状:小头畸形或肩胛头畸形(颅骨长而窄,不成比例)、短头畸形(通常是扁平的头颅)或三角脑(因前额骨缝早闭合形成的尖前额)。
- 鼻(鼻梁塌陷是遗传疾病的共同特征)。
- 上腭(通常高度拱起,形状异常)。
- 下颌骨短,可能由于子宫内体位正常遗传或遗传疾病。
- 耳,通常为低位且形状异常,有时有凹陷(耳坑)或在耳屏(耳瓣)附近有额外的肉质突起(耳前结节)(图12-13和图12-14)。

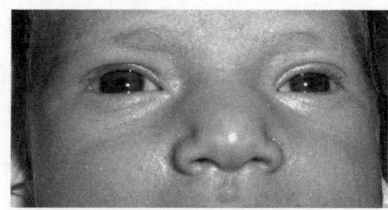

图12-12 远距视觉障碍(眼距过宽)和副鼻翼突出怀疑存在上腭畸形

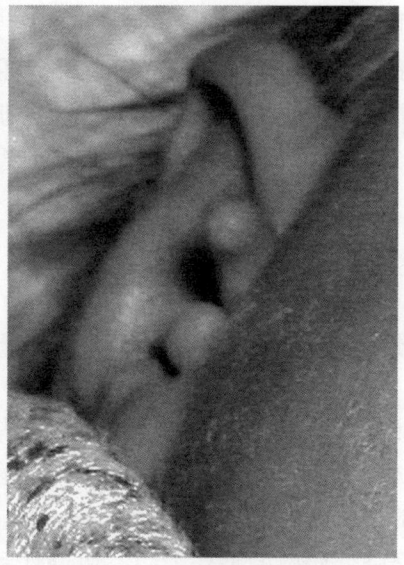

图12-13 耳前赘生物

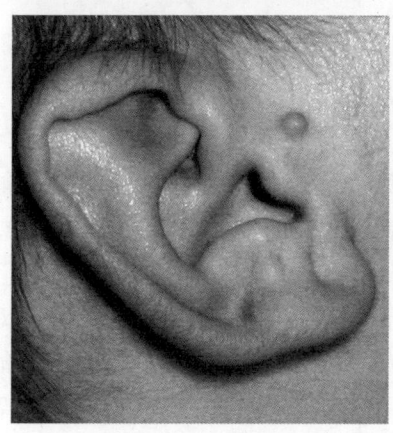

图12-14 BeckwithWeidemann综合征婴儿的耳凹和耳前赘生物

泌乳顾问可以帮助确定是否存在母乳哺育问题，或者是否存在更综合的婴儿喂养问题，并将这些发现告知婴儿的医护人员，以便对婴儿进行仔细检查。不明原因的肌张力低下的婴儿通常由神经学家和遗传学家进行检查。如果婴儿似乎具备良好的喂养技能，但体重没有增加，通常首先由胃肠学家排除吸收不良综合征。

神经肌肉连接问题

重症肌无力（myasthenia gravis, MG）是一种自身免疫过程，抗体攻击乙酰胆碱（ACh）受体，导致骨骼肌无力和疲劳，尤其是重复活动后更为明显。这些免疫球蛋白G（IgG）抗体可以通过胎盘转移（Shehata & Okosun, 2004），但只有少数婴儿表现出有症状（Tellez-Zenteno, Hernandez-Ronquillo, Salinas, Estanol & da Silva, 2004）。在意大利的一项大型研究中，所有母亲都成功地母乳哺育了未受影响的婴儿（Batocchi et al., 1999）。虽然母亲的免疫抑制剂药物可能通过母乳进入婴儿体内，但几项研究表明，母亲摄入环孢霉素对母乳哺育的婴儿没有不良影响（Moretti et al., 2003; Munoz-Flores-Thiagarajan, Easterling, Davis & Bond, 2001; Nyberg, Haljamae, Frisenette-Fich, Wennergren & Kjellmer, 1998）。

新生儿MG的体征在出生后的最初几个小时内逐渐演变，包括肌张力减退、进食困难以及对呼吸机的依赖。抗胆碱酯酶药物可改善大多数患儿的症状（Ciafaloni & Massey, 2004）。受影响婴儿的喂养问题包括快速的肌肉疲劳和张力减退。在治疗有效之前，一般需要管饲（鼻胃管或胃管）喂养，但如果母婴条件允许，婴儿可以在乳房上进行短时间的喂养。

神经系统疾病对喂养的影响

影响神经系统疾病患儿喂养技能的一些问题包括肌张力的改变、阻碍学习的认知障碍、协调困难、特定神经或神经肌肉单位功能障碍，以及缺乏适当的觉醒或喂养能力。

大脑负责肌肉的活动，而神经则是大脑活动方向的信使，因此任何一方或双方的功能障碍都会降低肌肉的工作能力。协调性和节奏对喂养动作的有效性至关重要（Lau & Schanler, 1996），因此，即使在不对的时机执行正确的动作也可能是无效的。观察正在学习演奏乐器的孩子就会是一个类似的熟悉的现象。初学者要花很长时间才能辨认出一张纸上的音符，弹奏该音符，然后再继续下一个音符，旋律的节奏会变得紊乱和无法识别。喂养中抓不住特定运动时机的婴儿也是类似的问题。帕默的新生儿口腔运动评定量表（NOMAS）包括一个吮吸紊乱的类别，其定义为吸吮速率和节律方面的缺陷（Palmer & VandenBerg, 1998）。此外，母乳哺育的计算机模型显示，波浪状舌头运动在吸吮周期中的最佳时机出现会增加乳汁的流量（Zoppou, Barry & Mercer, 1997）。

肌肉活动的交互性质

  肌肉是成对活动的，包括弯曲（使两块骼之间的夹角变小）和伸展（使两块骨骼之间的夹角变大）。例如，当婴儿弯腰时，腹部肌肉收缩，而背部肌肉伸展。如果后伸肌的张力高于正常，婴儿不仅会在髋部弯曲方面有困难，甚至在保持髋部的中立位置方面也有困难。伸肌张力高的模式也可能引起进食困难，因为过度紧张的伸肌会将其他肌肉一起牵拉，从而牵扯婴儿的肩膀和上段脊柱，这使得婴儿的耳–肩–臀很难呈一条直线，也使得通过伸缩舌部来含乳成为一种挑战。物理和/或作业治疗可以通过前期准备的治疗手法，以及将婴儿放置合适的体位，抑制异常的模式来降低异常的张力，从而来帮助婴儿恢复正常。

增加或降低肌张力

  肌肉系统是平衡的奇迹，能够弯曲和伸展、收缩和放松、缩短和延长。此外，这种缩短和延长以一种精确受控的方式发生在关节的任意一侧。当相互拮抗的肌肉之间，或一组协同的肌肉之间的肌张力失衡时，运动的顺应性就会降低，所需的工作量就会增加，能量消耗也会增加。如果张力因为太高而失去平衡（高张力），运动就可能会受到限制，因为肌肉群被卡住，无法释放伸展，收缩就会发生在关节的另一侧。

  这是我们鼓励妈妈们在哺乳时保持舒适的一个原因，这不仅会让妈妈感觉更好，而且哺乳能更持久，因为过度的紧张会消耗能量。应用人体工学的特点可减少受伤的风险，增加运动的便利性。用大肌群来抱婴儿比用小肌群来要容易。鼓励母亲使用重力和躯干来支撑婴儿的重量，而不是使用相对较弱的手腕，这对于预防重复性应力损伤，比如腕管综合征，是很重要的。

  另一种失去平衡的方式也很有挑战性。肌张力低下（低张力）可能意味着肌肉缺乏力量来达到必要的运动范围，例如，一个下颚肌肉张力低的婴儿可能无法张开嘴很好地含乳。此外，这些活动范围的限制可能会导致婴儿调动其他肌肉来协助。这是很有挑战性的，因为参与其中的肌肉可能无法有效地适应它们的新角色。当观察一个有结构性舌头限制的婴儿时，大多数泌乳顾问都很熟悉这种情况的影响。一个具有限制性舌系带的婴儿，不能用足够深的含乳来稳定有力地进食，会用上唇肌肉来弥补浅含乳带来的不稳定性。这不仅对母亲来说是痛苦的，对婴儿来说也是耗费体力的，因为上唇肌肉更适合于细微的语言动作，而不是重复喂养的力量型动作。肌肉以类似的方式来弥补由于神经限制而造成的活动范围不足，会导致肌肉迅速疲劳。

早期转诊干预

患有神经系统疾病的婴儿通常会在产后立即被诊断，但有时母乳哺育困难是发育异常的第一个表现。在美国，早期干预项目会为正在经历或处于发展迟滞高风险的婴儿提供免费或补贴性的评估和治疗。通常情况下，在美国，医生、家长和其他医护人员（包括泌乳顾问）可以通过联系当地的协调员或机构来转诊婴儿。会委派一位病例协调人拜访父母家庭，对父母进行面谈，并由认知、语言和运动发育方面的专家对孩子进行测试。如果为3岁以下的儿童开出处方，通常治疗是可以在家里完成的。

在奶瓶喂养已成为一种文化习惯的情况下，泌乳顾问可能会是第一个指出婴儿需要治疗或帮助的人。如果在奶瓶喂养期间对吮吸、吞咽和呼吸之间的不协调认识不够，有喂养问题的婴儿可能就无法得到诊断。如果看护人放下婴儿，主动塞入人工乳头，然后将奶瓶倒置，使牛奶迅速流入婴儿的嘴中（如奶瓶和配方奶粉制造商的文献和网站所建议），则可能会让婴儿无法启动并掌握正常的喂养技能，例如张大口，舌头呈凹槽状和伸展来裹住乳头，舌头在乳头周围蠕动，以及有节奏地活动舌头和颌骨来吸吮母乳。标准奶瓶喂养具有更消极或更被动的性质，导致快速、大口吞咽的喂养并使婴儿出现溢奶和/或吐奶，掩盖了婴儿主动进食时的困难。奶瓶喂养带来的生理挑战，包括缺乏标准化的乳头流速，高流速会影响呼吸，以及缺乏与婴儿解剖结构相符合的一致性，这些都可能会对获取和维持正常的喂养技巧产生负面影响。因此，异常的补偿性吸吮可能会发展并超越正常的技能。

泌乳顾问可能是第一个或唯一一个提出婴儿可能有喂养问题的人。这个问题可能是暂时的，也可能是基于静态或渐进的神经功能缺陷。我们使家长相信，早期干预评估的建议并不意味着婴儿需要终身应对这种问题。如果母乳哺育是一种文化规范，那么所有难以达到这一规范的婴儿都将得到评估和支持。因为一些医护人员仍然认为母乳哺育只需尝试即可，只要婴儿可以用奶瓶喂养，即使效果很差也可以接受，因而也没有建议进行早期干预。父母没有遵循母亲的喂养方式，只是希望他们的孩子能达到正常的发育里程碑，因而把母乳哺育看成简单常规的事情，他们需要额外的支持。把母乳哺育理解成简单、常规的喂养是至关重要的。父母需要信息和支持来理解孩子并不是被要求去做一些非常有挑战性的事情（比如马拉松赛跑），而只是为了达到标准（比如走路）。

支持技术

对于肌张力低下的婴儿，喂奶时支撑身体，并对准乳房是至关重要的。恰当的、短暂的身体弯曲动作（臀部和膝盖弯曲，手放在中线，肩膀轻轻向前）可以帮助松软的婴儿更熟练地使用他们的舌头和下颌。低肌张力的婴儿很难保持含乳或下颌进行大幅度的活动，可以通过对脸颊和下颌的支持给予他们帮助。用类似舞蹈者的手势（McBride & Danner, 1987），用虎口来支撑婴儿的下颌，用拇指和食指支撑婴儿的脸颊。一般情况下，当支撑脸颊时，可以同时朝嘴唇和胸部牵拉（见第十三章的照片）。采用不抬高乳房的喂养姿势（将婴儿带到乳头自然下垂的地方），可以减少婴儿含乳时乳房对于舌头和下颌的压力。

那些舌头运动较弱的婴儿可以通过舌下支持得到帮助，喂养者将指尖置于婴儿下颌下方颌骨后面的软组织上（图12-15）。轻柔地向上施加压力有助于舌头的运动，并向乳房方向牵引。与以往一样，需要仔细观察这些干预措施的效果。奶瓶喂养的婴儿，对其下颌和脸颊的支撑可以加大每次吸吮的奶量。虽然母乳哺育的婴儿不太可能出现同样的情况，但应该观察婴儿是否有吞咽和呼吸协调困难。

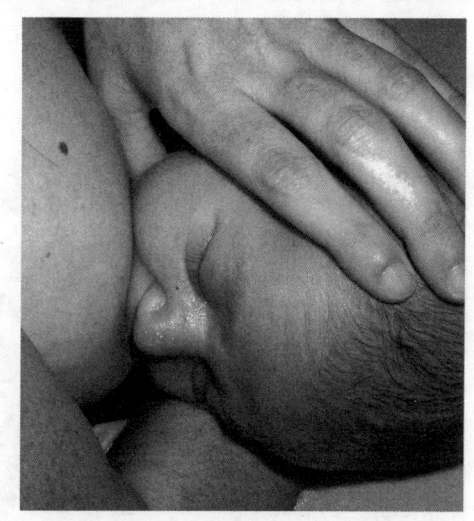

图12-15 舌下支持

哺乳姿势

患有低张力、虚弱和警觉性下降的婴儿可能会需要以更直立的姿势进食（图12-16），比如跨坐式或更垂直的摇篮式（图12-17）。最佳的支持对于这些姿势稳定性下降的婴儿获得稳定性会很重要。当使用侧卧的姿势进行哺乳时，母亲可能想要将婴儿的头放在她的上臂上，并使用下臂使婴儿依偎在自己的身体上以保持位置稳定（图12-18）。（更多关于治疗性体位的信息见第十三章）

在喂养过程中，对神经系统受损婴儿的头部定位存在争议。对于健康的足月婴儿来

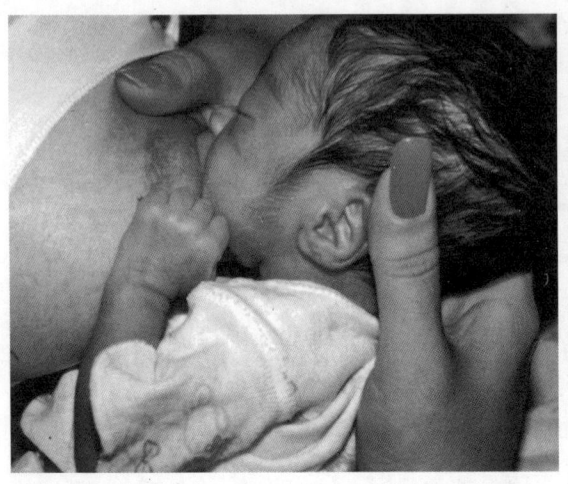

图12-16 低肌张力的早产儿可以从较直立的姿势中受益

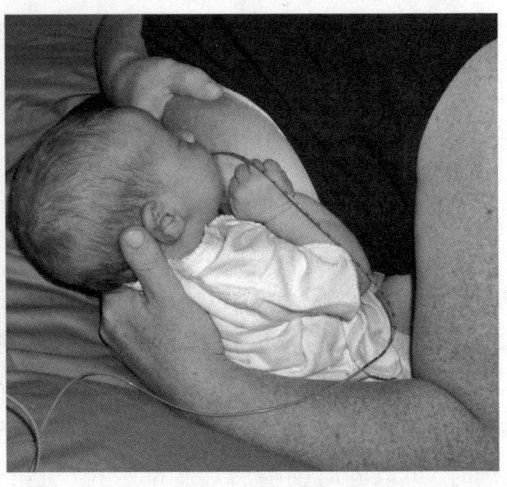

图12-17 坐式姿势。请注意,婴儿的膝盖和臀部弯曲。如果母亲斜躺,则该位置更符合人体工学(见图1-40)。喂管可提供额外的乳汁

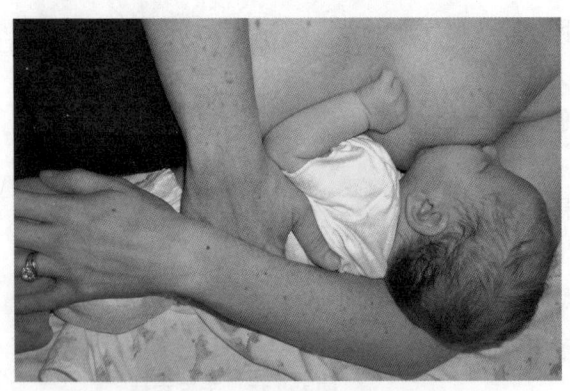

图12-18 为侧卧提供最佳支撑

说,在母乳哺育时理想的头部位置是轻微的伸展,使下颌前伸,增加舌头和下颌与乳房的接触,打开气道,以减少对气流的阻力,实现无压力呼吸。放射学证据表明,在一个残疾婴儿中,用改良过的奶瓶喂养时,头部伸展有助于正确的吮吸和吞咽(Takagi & Bosma, 1960)。长期以来,治疗师们一直被教导在给神经功能受损的婴儿喂食时,要使用头部中立的姿势或收下颌的方法。人们认为,轻微的下颌收缩可以机械性地改善吞咽的安全性,因为屈肌使气道变窄,喉头抬高。有证据表明,吞咽过程中收缩下颌可以减少成年人手术史或与年龄有关的吞咽问题的误吸次数(Rasley et al., 1993; Shanahan, Logemann, Rademaker, Pauloski & Kahrila, 1993)。但是,对于更小的患者和那些吞咽问题不是由会厌谷处外溢而引起的患者,这种方法的效果较差。新生儿气道的解剖结构为其提供了保护,防止吮吸过程中由于软腭和会厌的位置而引起的误吸。此外,呼吸不稳定的婴儿不太可能调整适当的吞咽时机。在新生儿,特别是早产儿中,颈部过度屈曲可能会导致喉部咽喉软骨阻塞(Ardran & Kemp, 1968)。

当泌乳顾问面对神经功能受损的婴儿时,需要权衡这些相互冲突的问题,并特别仔细

地观察任何干预的结果。由于误吸可能发生在未咳嗽的幼儿中（Arvedson, 2006; Arvedson, Rogers, Buck, Smart & Msall, 1994），因此必须仔细评估吞咽声的协调性并观察婴儿的呼吸音是否有湿啰音或阻塞的感觉。喂养有神经功能障碍的婴儿时，颈部听诊对此特别有用（请参阅第一章）。

出生干预与神经系统疾病的相互作用

任何影响婴儿安静、觉醒状态的运动模式或状态，即便是放松但准备好的肌肉组织和神经运动反应，都会阻碍婴儿顺利完成喂养程序的能力。有些婴儿由于经历过产前或分娩时使用的药物治疗或分娩操作，会存在短暂但明显的问题。在最初的48小时内，喂养频率有助于校准未来的泌乳量，与通常推荐的8~12次喂养次数相比，多胎妊娠的女性在分娩后第2天会进行13~16次母乳哺育，在6周后也能显著增加泌乳量（Chen, Nommsen-Rivers, Dewey & Lonnerdal, 1998）。新生儿需要频繁和不定时地吸吮乳房以获得足够的初乳，初乳提供了不可替代的免疫保护和营养功能，也让肠道为大量成熟乳的到来做好了准备。如果婴儿过于急躁或不堪重负而无法进食，那么喂养就会很困难。与母亲肌肤间的早接触有时足以让婴儿在15~30分钟内恢复正常的喂养行为。期望新生儿像较大婴儿那样定时喂哺的医院的常规做法，会扰乱头几天的重要校准和学习周期，并可能危及母亲的泌乳量和婴儿的健康。

初乳的量少、黏度高，有助于练习吸吮、吞咽和呼吸的协调，吸入的风险低。这对于那些在母乳量和流量增加时可能有较大吸入风险的神经系统受损的婴儿来说尤其重要（Arvedson et al., 1994; Stevenson & Allaire, 1991）。

健康的、未经药物治疗的婴儿在他们准备好、不是非常饿且急需进食的时候，会表现出对吃的兴趣，并主动进食，特别是如果他们从出生起就与母亲保持肌肤接触时。神经功能受损的婴儿也会受到药物、医疗程序或与母亲分离的影响，这些干预措施会让他们可能比神经功能正常的婴儿更紊乱。

预备工作

对于无法控制行为或存在困难的婴儿来说，在乳房上哺乳之前婴儿以某种特定姿势摆放或移动他们都会很有帮助。某些姿势可以增强中枢神经系统功能或使之稳定，并使婴儿的肌张力统一协调地连续工作。

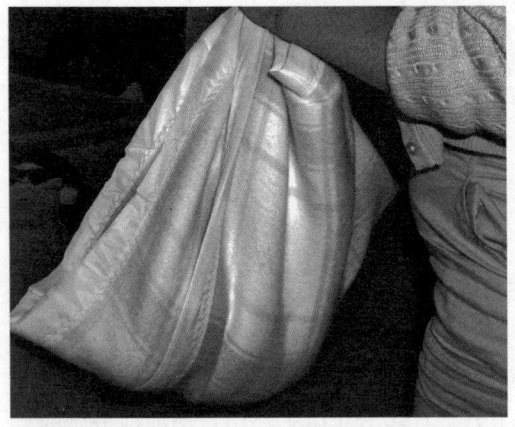

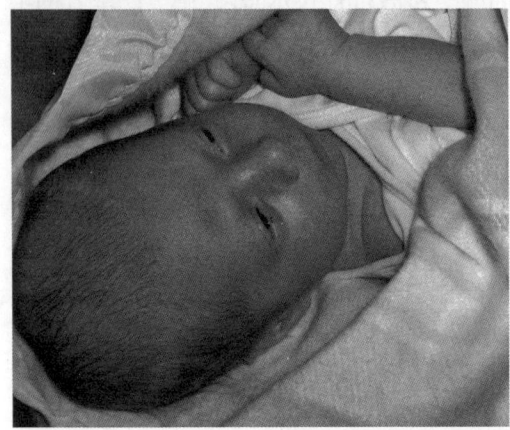

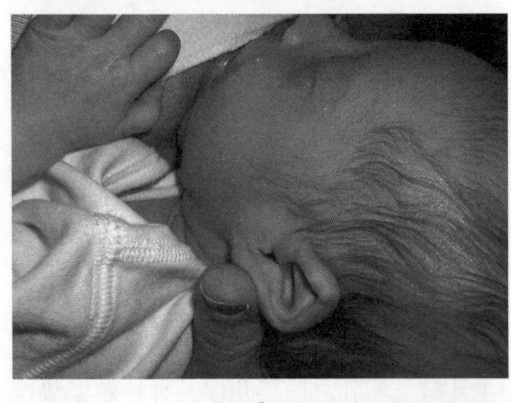

图12-19　用毯子做被单操,来放松紧张、反弓的婴儿,使其屈曲,改善神经行为组织,促进母婴依恋

肌张力增高

通过脊柱有节奏地运动(从头到脚)是有章法地放松肌张力的方法。一个张力高的婴儿被放在毯子里摇晃着做被单操可能会受益。婴儿被斜放在毛毯上,毯子要足够大,抓住毯子的四个角后可以完全包裹并支撑婴儿的头部、颈部和身体。然后婴儿可以从头到脚在空中轻轻摇晃(**图12-19**)。这可以使较高肌张力的婴儿放松,肌张力降低到正常水平,并允许婴儿将头部和颈部更加独立于躯干和四肢而移动。它也可以使过度兴奋或过度紧张的婴儿平静下来。

也可以采用缓解肠绞痛的飞机式抱法使婴儿平静下来,将婴儿的腹部沿着照护者的前臂肌肉悬挂在前臂上,并沿着成人的手臂固定,使婴儿的头放在前臂最宽的一侧,让婴儿的腿和手臂在左右两侧放松(**图12-20**)。

通过交换手臂,成人将婴儿抱在另一前臂上,婴儿的双腿放在手掌的两侧,成人用另一只手支撑着婴儿的前额。可以让婴儿保持这个姿势并吸吮手指(请参阅第十三章),以帮助婴儿的舌骨和舌头向前移动,并给了泌乳顾问对舌头的肌张力、活动范围和强度的另一种视角。在仰卧姿势舌头回缩但在俯卧时可以向前伸的婴儿,应检查是否有斜颈和其他肌肉失衡的情况(请参阅第八章)。

肌张力偏低

当婴儿以坐姿放在成人的膝盖上时,刺

激平衡反应（equilibrium reaction）可以增强肌张力。成人轻轻地但有节奏地弹跳，或让婴儿前后倾来刺激婴儿出现纠正反应——试图保持原来姿势，尽管动作会远离稳定的中心（**图12-21**）。刺激平衡反应的动作增加了婴儿的警觉和/或肌张力，因此婴儿可以更好地按照本能的喂养起始顺序移动脖子和下颌。颈部力量合适的婴儿可以站着，脚放在坐着的成年人的大腿上。大多数处于这种姿势的婴儿都喜欢通过伸展和弯曲膝盖来不断地下压自己的身体重心（**图12-22**）。在一个稍微有弹性的表面弹跳或跳跃的本体感受输入被认为可以改善低张力儿童的肌肉张力和运动表现。

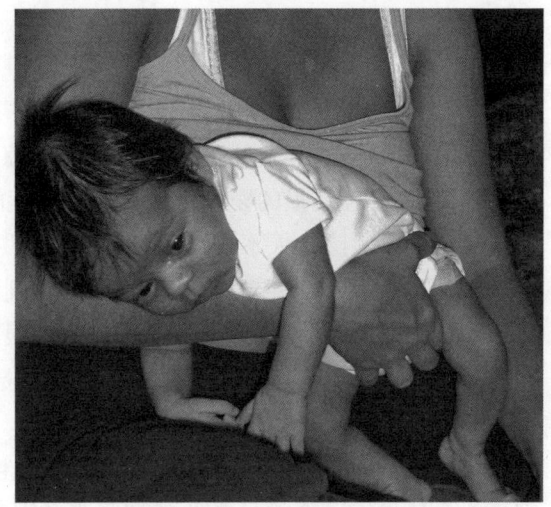

图12-20　缓解肠绞痛的飞机抱

这些动作和姿势简单且短暂，但可能会有助于改善暂时或轻度受肌张力或状态问题影响的婴儿的正常含乳、喂养准备和进食能力。有严重或持续问题的婴儿除了继续与泌乳顾问一起工作外，还可以将其转诊并进行早期干预（功能、物理或言语治疗师），或转介给言语治疗师、喂养治疗师、骨科医生、脊椎指压治疗师或其他躯体训练人员。团队沟通、分享观点和技能，对于优化婴儿期及以后的正常喂养技能至关重要。

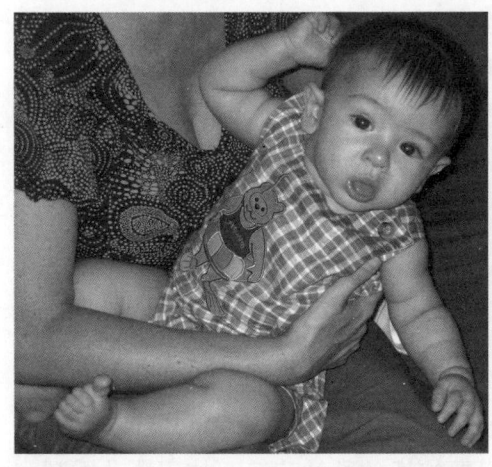

图12-21　通过让婴儿向后稍稍倾斜来刺激平衡反应

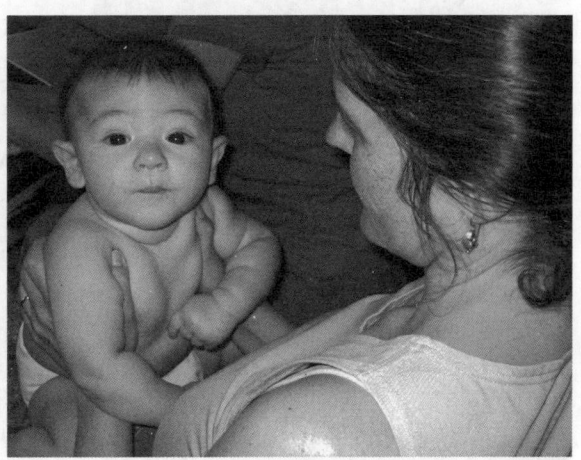

图12-22　婴儿的准备工作

警觉状态

大脑抑郁会导致警觉性下降和意识水平下降，严重程度从昏迷到睡眠时间增加不等。如本章前面所述，用于新生儿癫痫发作的抗惊厥药可进一步使婴儿镇静。在新生儿重症监护的环境中，神经受损的婴儿可能在经受持续的过度刺激后，加重至无法喂养的程度。

尽可能地去除令人不舒适的刺激，并提供有组织的刺激（拥抱、肌肤接触、轻微摇动或摇摆），可能会帮助大脑已经处于关闭接收刺激状态的婴儿感到安全。一般来说，观察浅睡眠的行为迹象（蠕动、说梦话、吮吸、快速眼球运动）是有帮助的，一旦这些迹象出现，就把婴儿放在乳房上。肌肤亲密接触的护理（袋鼠式护理）可以帮助母亲利用婴儿短暂的觉醒，让婴儿接近乳房，并处于更有条理的状态。

一般来说，无节奏的前庭刺激引发警觉性，而有节奏的刺激是有组织性的。任何运动都可能会让发育不全或早产儿感到紧张和混乱。在没有抚摸和母亲移动的情况下让婴儿与母亲进行肌肤接触，可能有助于有压力的婴儿进食。对婴儿的敏感性观察会让我们发现其有紧张的表现，从而及时停止刺激。

神经功能受损婴儿的吸吮问题

有神经系统缺陷的婴儿在吮吸过程中可能会出现整个舌头的运动混乱，表现为上下活塞状运动。患有严重神经系统疾病的婴儿可能没有吸吮负压（Mizuno et al., 2006）。患有神经系统疾病的婴儿通常能够提高其喂养技巧（McBride & Danner, 1987），并且根据病情的严重程度，许多婴儿可能学会母乳哺育。喂养技巧的提高是未来神经系统功能良好的预后指标（Mizuno & Ueda, 2005）。母乳哺育可以在婴儿还在管饲喂养时就开始，并且随着母乳能够满足婴儿的营养需求后，可以减少或取消管饲喂养（图12-23和图12-24）。

只要快速的乳汁流速不妨碍婴儿吞咽和呼吸的协调，就可以建议母亲保持比婴儿需要

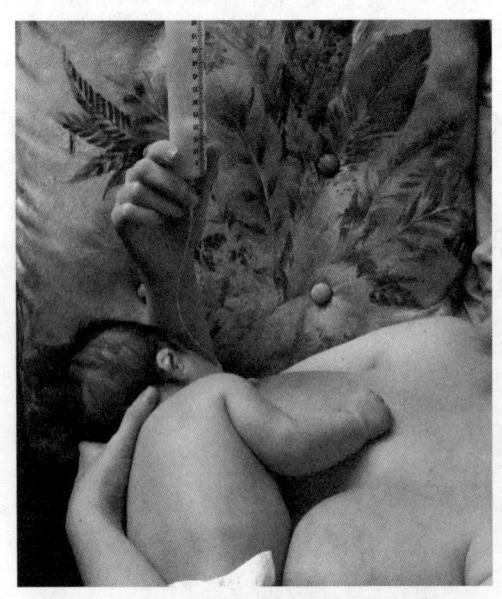

图12-23 婴儿在哺乳期间的鼻胃管喂养

第十二章 神经系统问题和母乳哺育

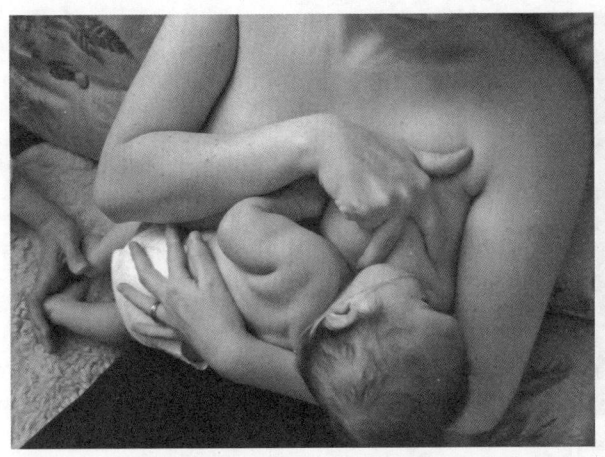

图12-24 在用鼻胃管给婴儿喂奶时,确保鼻孔不被堵塞

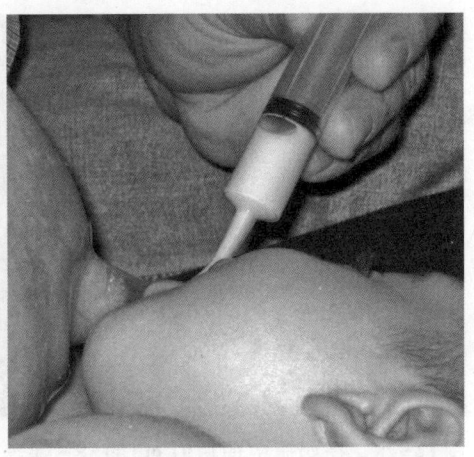

图12-25 使用弯曲的尖端(牙周)注射器在婴儿大口含上乳房的时候提供即时奖励

更高水平的乳汁供应,这样对吸吮技巧不完善的婴儿是有帮助的。有时,通过挤压乳房或用牙周注射器、滴管或管子将少量乳汁引入口中来诱发吞咽,可能会刺激婴儿的吞咽反射区并启动吮吸、吞咽、呼吸运动的协调(图12-25)。在喂母乳之前,请确保婴儿已经准备好可以应付母乳的流速(至少要吸吮),并保持母乳是小剂量的。一个健康婴儿所能耐受的母亲的喷乳状况可能会吓到一个神经功能受损的婴儿,或使神经受损的婴儿失去稳定的进食。

如果母亲的泌乳量低或婴儿身体虚弱且需要付出更多的努力时,可以通过乳房上的一根管子来补充乳汁。有几种商业设备可以用于此目的,包括Lact-Aid哺乳辅助训练系统、the Supply Line和美德乐乳旁加奶系统(SNS)(图12-26和图12-27)。确保正确的母乳流

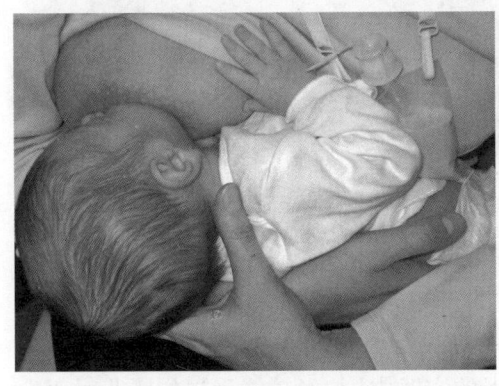

图12-26 Lact-Aid哺乳辅助训练系统在乳旁提供额外的乳汁,并且易于清洁和组装

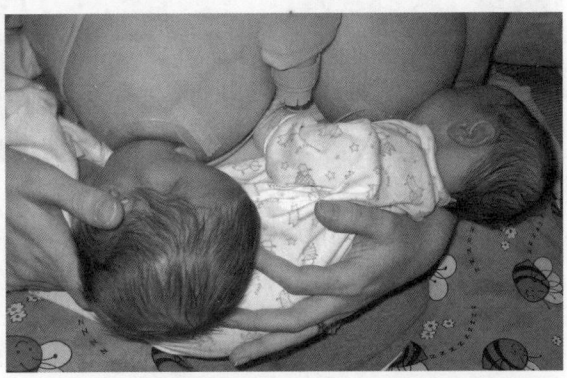

图12-27 SNS有2个导管,可用于双胞胎和单胎

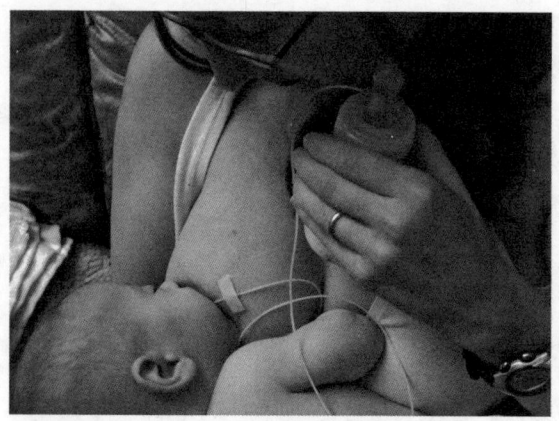

图12-28 在奶瓶中使用91 cm的5F-喂养管作为哺乳辅助工具,可使母亲根据需要改变辅助方式

速是很重要的。流速过大会迫使婴儿频繁吞咽、抑制呼吸、降低血氧含量,从而给心肺系统带来压力。流量过快还会影响正确协调吞咽的能力,并增加误吸风险。流量太低无法为持续的努力吸吮提供一致的感觉输入,并可能导致疲劳加剧、喂养不佳和体重减轻等不良反应的螺旋式加重。喂养者可以用一种由5F长饲管组成的自制辅助加奶装置,装在一个盛满挤出乳汁的奶瓶里协助婴儿,通过抬高奶瓶来增加乳汁流量,通过降低奶瓶来减少乳汁流量(**图12-28**)。

除了母亲促使婴儿开始吸吮而给予的第一口乳汁,喂奶时最好由婴儿控制吸吮量,或者通过补充喂养装置主动吸吮出乳汁,或者由母亲配合婴儿的吸吮能力来输送补充的乳汁(**图12-29**)。除了吸入的危险之外,如果乳汁流出不来自于婴儿的努力,他也难以学会吸吮。有认知障碍的婴儿尤其需要在吸吮母乳时获得与口腔运动保持一致的暗示。

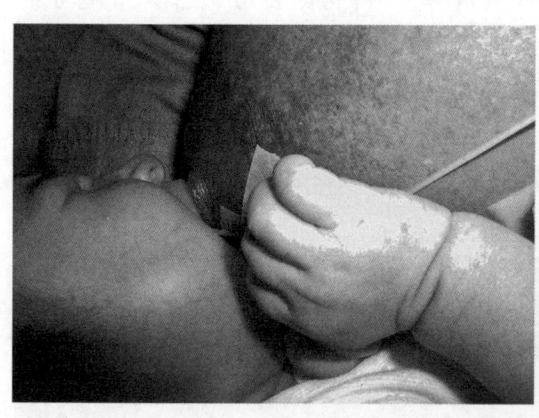
a

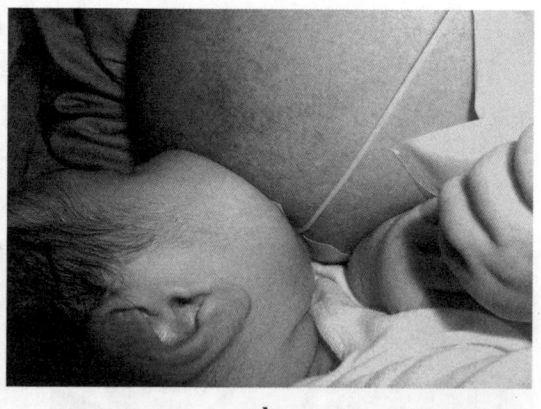
b

图12-29 使用Lact-Aid哺乳辅助训练系统的含乳。将导管置于下唇的中心有助于确保导管正确地放置在舌的顶部,而不会破坏含乳机制

奖励婴儿继续尝试母乳哺育和强化不正常的吮吸行为之间存在着微妙的平衡。有时候,动机可能比刺激正确的吮吸更重要。在作者的实践中,神经功能受损的婴儿对弯尖注射器,或蝶形管和注射器内在乳盾中反复注满乳汁做出反应。尽管使用了吐舌的模式,

但一些婴儿从预填充乳汁的奶嘴中吸吮到了乳汁,然后学会了从乳房中移出乳汁(图12-30)。婴儿通过乳房获得乳汁的积极反馈,促进了更多的吸吮母乳的行为。通过使用辅助吸吮技术和婴儿自己的实践,婴儿的舌运动便会逐渐得到改善。

为什么即使母亲有充足的母乳,有些婴儿仍需要补充喂养?

戴利和同事发现,母乳哺育的婴儿平均能从乳房中移出76%的储存乳汁(Daly, Owens & Hartmann, 1993)。在作者的实践中,有吮吸问题的婴儿,尤其是舌系带短或神经功能受损的婴儿,能够吃掉母亲随后挤出的10%~60%的母乳。

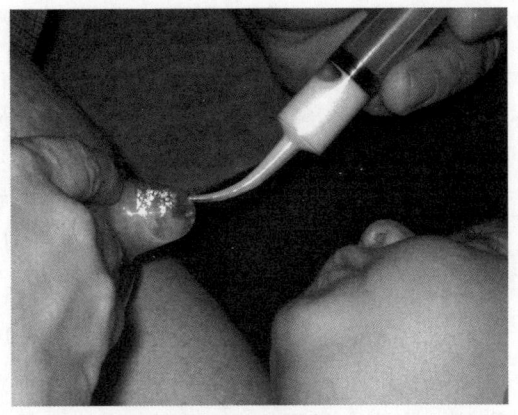

图12-30 在新生儿脑病康复后,乳盾的预填充使婴儿能够回到乳房

补充母乳通常会增加这类婴儿从乳房中获得的母乳量。这可以通过分别在喂奶前和喂奶后立即称量装有奶液的补充喂养装置和婴儿的体重来证明,体重秤是用来检测母乳摄入量的。这些秤通常能精确到几克,可以很好地估计母乳的摄入量。称重后立即进行喂养,然后立即重新称重,减少了不显性失水(insensible water)的影响,或正常新陈代谢和呼吸过程中丢失的水蒸气。如果婴儿本身吸吮能力不足,使用补充喂养装置可能会从乳房中获得更多乳汁(婴儿获得的乳汁要多于补充喂养装置丢失的)。如果所有的母乳摄入量都来自补充喂养装置,那么婴儿可能只是在吮吸导管(空气被吸入口中的声音和婴儿噘起的嘴唇可以明显知道这一点)。如果没有通过导管获得乳汁,也无法从乳房中获得多少乳汁,那么产妇的泌乳量可能非常低。在这种情况下,应努力刺激增加母乳的泵出量,以增加供应。

一些婴儿的喂养尝试特别依赖于乳汁流速:当乳汁流动减慢时,婴儿似乎就放弃并停止了吸吮。在乳房上通过一根管子进行乳旁加奶可以为挤压乳房不足够的婴儿提供连续的乳汁量。耐力有限的婴儿可从乳旁加奶的母乳哺育方式中获益,使他们在合理的时间范围内进食,并给母亲挤奶的时间以帮助维持或增加泌乳量。

有两种类型的补充喂养装置:一种需要抽吸(口腔内负压)的装置,另一种是主动型,或者是由喂养者控制的。牙周注射器或连接到导管的注射器是一种主动补充喂养装置。显然,对于不能在口腔内产生负压的明显腭裂的婴儿,需要采用主动的补充喂养。该方法对于能量储备低的营养不足的婴儿也是很有效的。实施时需谨慎进行,以避免加剧任何导致婴儿不能良好喂养的风险。例如,心脏和呼吸系统问题会导致呼吸频率增加或呼吸功耗增加,导致吞咽时间减少。让有这些问题的婴儿更频繁地吞咽很容易会减少其呼吸的机会，使呼吸低于维持氧合所需的水平。喂养者通常会等待婴儿开始吮吸，然后在每次吮吸时提供少量乳汁。如果婴儿从嘴唇中溢出乳汁，或表现出压力或流量不耐受的迹象（手指张开、焦虑的表情、咳嗽、呼吸急促或喘气）时，乳汁量就要减少和/或使流量减慢。如果婴儿表现出不耐烦（用力、扭动、吞咽困难），则乳汁量可以增加。允许婴儿调整喂养速度，喂养者在婴儿暂停吸吮进行呼吸时停止输送奶水。如果婴儿没有自我调整，喂养者应停止喂养并观察是否有呼吸频率或应激信号的增加（见第八章和第十一章），直到婴儿恢复状态后再重新开始喂养。

Lact-Aid哺乳辅助训练系统、the Supply Line、美德乐的SNS系统以及通过将喂养管放置在装有奶液的容器中而组装起来的乳汁辅助设备都需要口腔内的负压。当婴儿吸吮时，乳汁就从乳房中吸出。如果婴儿满嘴都是来自乳房的乳汁，那么就只有少量或没有乳汁来自补充喂养装置。如果婴儿从乳房中仅吸出一小口，那么补充喂养装置中的奶液就会通过管子流进婴儿嘴里。从该设备流出的奶液流速可以通过几种方式控制：将软管卷曲在商用辅助设备的卡槽中，或将该管从装置中拿出来，从而阻止乳汁的流出；升高容器可以增加重力，从而增加乳汁流速；使用更大直径的管道也可以增加流量；对于像SNS这样的双管装置，可以通过打开第二根管子排气来增加流量。用胶带把排气管固定在容器上，开口朝向天花板，这样有助于保持空气流入，防止乳汁流出（关于个别设备及其使用细微差别的更多细节可以在Genna, 2009中找到）。

管状设备可能使喂奶时的含乳更具挑战性。在含乳过程中用手捏住或用胶带将导管粘在婴儿下唇的中心位置，可以改善导管的放置，使其位于舌头的中线和乳头的下方。当管子放在上唇时，母亲要注意确保婴儿上唇覆盖管子，并允许下唇滑到乳头的底部。这与最佳的含乳相反，后者是在下唇和舌尖尽可能远离乳头时进行含乳。使用导管装置的时机很重要，指导母亲在婴儿开始主动吸吮时立即释放乳汁，太迟释放乳汁会让婴儿感到沮丧，然后他们可能会松开乳房以示抗议。当婴儿还没有准备好适应乳汁流速时，母亲释放奶水会导致婴儿松开其在乳房上的口唇密封，并导致乳汁溢出。湿滑的乳房会增加含乳的困难，如果发生这种情况，在两次尝试喂奶之间要擦干皮肤。

导管装置的另一个挑战是，一些婴儿只从导管中吸吮乳汁。轻微地抽出导管，使其不再延伸到乳头尖端或更远处，可以减少这种现象。婴儿喂养涉及学习，提供正确的教程是很重要的。如果在乳房处进行补充而不能进行正确的吮吸，从而无法从乳房中移出乳汁，那么这可能不是正确的干预措施。应重新评估婴儿，并可考虑其他干预措施（或不同的补充喂养装置）。

即使使用了补充喂养装置，如果喂养时间仍然延长，也需要检查导管在婴儿口中的位置，并检查导管以确保无卷曲或堵塞。使用配方奶粉是导管堵塞的一个常见原因，Lact-Aid

哺乳辅助训练系统配有一个过滤器，可以滤出结块。将堵塞的导管浸泡在一碗热水中，用拇指和食指摩擦管道，可以软化结块或释放卷曲的管道，改善奶液的流量。如果婴儿获得足够的母乳与补充，但乳房喂养时间较长（超过30~45分钟），则可以建议母亲每隔一次哺乳使用一次该设备，并在两次哺乳之间使用更快速的替代喂养方法，以帮助保持母婴双方的能量，以及保证挤奶的时间。乳汁的移出对持续泌乳至关重要，对于母婴双方来说，在婴儿技能提高之前，减少在乳房上挣扎的时间，多花点时间泵奶是对他们精力的最佳利用。从其他方面来说，即使没有乳汁从乳房中转移，婴儿在乳房上与母亲在一起的时间也是宝贵的。

逐渐停止使用补充喂养装置

由于婴儿从乳房中吸取乳汁的能力有所提高，可以建议母亲逐渐减少补充喂养装置中的奶液或控制每日使用该装置喂养的次数。让婴儿脱离导管喂养的方法之一是在喂奶开始时（当排乳反射最强时）将导管关闭，仅在乳汁流量变慢时才打开，或者如果双侧乳房交替喂奶，则仅在换到另一只乳房喂奶时才使用此设备。一般情况下，婴儿在早晨第一次吃奶，或在乳房最充盈时，可以靠自己在乳房上独立进食，而且会在没有装置的情况下逐渐地、越来越多地进食。

口腔运动功能障碍及辅助技术

特殊的促进技术通常用于帮助口腔运动功能异常的婴儿。虽然这些并不一定是纠正补偿性吸吮的策略，但它们可以帮助婴儿获得更加功能性的喂养。应用这些措施应该基于对每个结构进行正常活动的充分理解。

下颌

下颌骨是下颌可移动的部分。下颌牙龈嵴应与上颌牙龈嵴平行排列，下颌开口应光滑对称，开口应大。受损的神经传输会导致下颌张开不均等，就像在子宫内受限所导致的位置不对称（如斜颈）一样。舌系带紧与口腔打开不充分有关，可能是由于舌骨牵引所致。斜颈是与下颌骨在张开时向较弱一侧倾斜有关（Genna, 2015）。

在母乳哺育期间，下颌过度活动可能是低肌张力的结果，在这种情况下，下颌支撑可能是有帮助的。神经系统受损的婴儿若不能很好地控制下颌，可能会导致下颌滑脱，导致舌

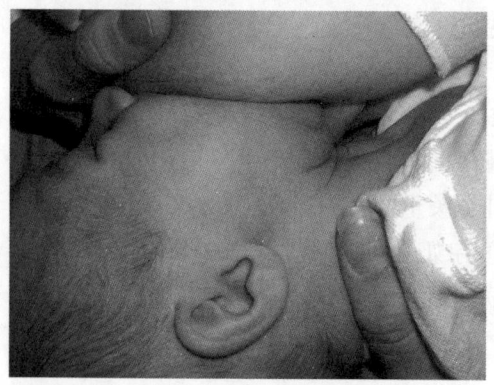

图12-31 过度的下颌偏移会导致脸颊变平或凹陷,并失去含乳能力

头运动不稳定(Morris & Klein, 2001),并导致乳汁吸出减少和容易疲劳。

一个更常见的原因是下颌过度的运动会干扰婴儿含乳,这就是舌系带短缩。当后方舌头受压时,前方舌头无法保持与乳房的接触会扩大口腔,并需要较大的下颌偏移以产生足够的负压以从乳头中吸出乳汁。过度的下颌偏移可能会影响嘴唇在乳房上密封的能力,从而导致婴儿失去口腔对乳房的附着。婴儿脸颊可能无法承受口腔前部的负压而可能会凹陷。足月婴儿在母乳哺育间脸颊上的酒窝表明可能发生了这种情况(图12-31)。

舌头和嘴唇通过更好地保持含乳的动作来增加含乳的深度,这通常会改善吮吸的力度。

一些有神经功能障碍的婴儿会将下颌侧向移动(横向偏移)或以圆圈的形式移动(旋转运动),而不是直接上下移动。斜颈可能导致侧偏,旋转运动在咀嚼过程中是正常的,但在小婴儿的发育过程中不会发生。旋转运动可能是对舌头较弱婴儿的灵活性或协调性补偿。下颌支撑可以使这些婴儿的下颌足够稳定以进行母乳哺育,而治疗可以解决异常运动模式背后的神经和/或肌肉失衡。

舌部

许多健康的但存在舌部异常运动的婴儿,会试图弥补舌系带短缩。有神经学上的吸吮困难的婴儿经常表现出不协调的上下活塞式的舌头运动,或强有力的向外推的舌头运动(推力)。通常舌部肌张力较差,舌中央凹槽也不明显。通常会观察到婴儿可能难以组织和开始吮吸的动作,以及会观察到下颌和舌头的震颤(McBride & Danner, 1987)。与神经问题相关的震颤通常在喂养开始时被观察到,并且会频繁和持续存在,而舌系带短的婴儿在喂养的后期更有可能发生疲劳震颤。舌中央凹槽不良会导致舌头的侧面边缘很难接触到上腭来进行安全的食物处理,导致乳汁从舌部溢出,进一步造成吞咽的难度。

特定的口腔练习可能有助于提高对口腔结构和运动的认识,并为婴儿喂养做好准备。一项系统综述(Arvedson, Clark, Lazarus, school & Frimark, 2009)发现,在住院的早产儿中,接受了喂养前的口周刺激和/或非营养性吸吮的早产儿较早进入了经口喂养阶段,并且较早出院。目前,支持使用口腔练习的研究,特别是针对婴幼儿的研究,还处于起步阶段。随着对将大脑可塑性原理应用于吞咽干预(包括口腔训练)的兴趣的增加,语言病理学家目前正在通过力量训练研究其效果,特别是针对成年人(Kleim & Jones, 2008; Robbins et al., 2008)。儿科喂养专家琼·阿芙德森鼓励治疗婴幼儿的治疗师增加他们对大脑可塑性(包括神经可塑性)的知识,以了解实际经验是如何影响大脑神经元水平的实际结构变化(Arvedson, 2014)。重要的是要认识到,口腔练习以及任何其他治疗技术是如何改善喂养行为,而不会干扰它们的。

早产儿与神经系统受损的婴儿有许多共同的困难,尤其是反射能力、肌肉张力、警觉性和神经系统受损的状态。纠正喂养行为可能对发声产生重大影响,因为喂养时使用的舌部运动也会在发声时使用(Hiiemae & Palmer, 2003)。

唇部

舌头提供了乳房和口腔之间的大部分前部密封。在亲喂时,嘴唇越放松,口轮匝肌(嘴唇周围的环形肌肉)越不如颏肌活跃(Jacinto-Goncalves, Gaviao & Berzin, 2004)。当一个肌张力低的婴儿试图过度使用这块肌肉来提高稳定性时,可能会发生口轮匝肌的僵硬(**图12-32**)。如果嘴唇有明显的乳汁溢出(**图12-33**),在嘴唇的朱红色边缘外的口腔周围轻拍或环形按摩可能会暂时增加嘴唇的张力,来帮助改善唇部密封。

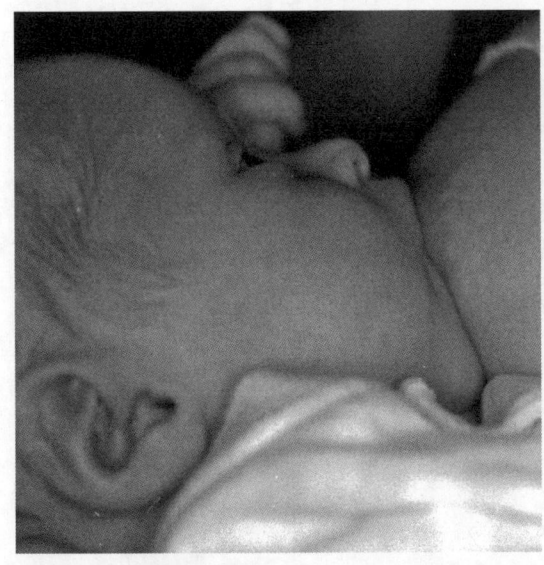

图12-32 嘴唇固定在乳房上。使用哈伯曼喂食器(Haberman Feeder)奶嘴而更窄的含乳(见彩图3)

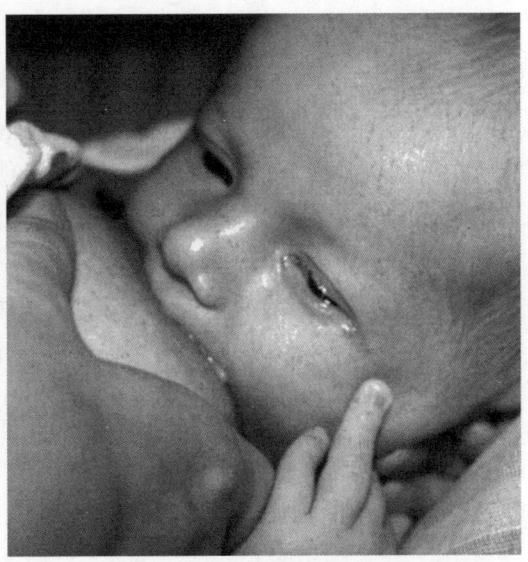

图12-33 从上唇溢出乳汁

婴儿含乳吸吮的理论与实务

有吞咽困难的婴儿可能会故意从嘴唇上漏出乳汁来减少口腔内的乳汁量,以改善吸吮、吞咽、呼吸的协调性。如果婴儿正在溢奶,检查他们的呼吸速度、舌头的活动能力和舌头形成凹槽的能力。检查乳汁的流速也很重要,以确定流动的速度和婴儿造成吞咽困难的乳量大小。轻度困难的婴儿如果调整成更竖直的位置(跨坐或坐着)或俯卧位,可能就可以触发母亲快速或有力的排乳反射。那些有中度或严重吞咽问题的婴儿,可能在乳汁正常流速的情况下也会出现溢奶的情况,包括呕吐、咳嗽、喷溅或误吸。还有一些其他的策略可以用来改变乳汁的流动:用手挤压局部乳房,并用一只手在乳房上暂时压迫一些导管,使这些导管内的乳汁缓慢流动,从而使吞咽困难的婴儿可以练习口腔进食。有些婴儿会自己选择在触发排乳反射之后松口,直到乳汁流得更慢更容易处理的时候再继续吃奶。这种情况会搞得周围一团糟,但这也是可行的,母亲可以在身边放一块布来擦拭漏出的母乳或根据需要擦拭婴儿的脸。没有严重神经问题的健康婴儿更有可能有足够的组织能力来处理这种喂养被打断的情况。对于其他的母婴共同体,如果婴儿的自我解决方案有效,应鼓励他们的创造性行为。

过度的嘴唇来回摩擦可能被认为是对舌系带短的一种补偿行为,通常与大的吸吮泡和上唇的摩擦老茧有关。这些水泡和老茧通常出现在上唇中线处,然而,根据作者的经验,在稳定性极度困难的婴儿中,他们的上唇和下唇的皮肤上都会出现水泡和老茧。如果上唇系带也非常紧,缺乏弹性,当嘴唇轻轻抬起时会变白,维持含乳可能就会是一个挑战。修正唇系带和舌系带有时是有帮助的(Pransky, Lago & Hong, 2015)。

脸颊

足月婴儿的每侧脸颊上都有一个大的脂肪垫,形成舌头运动的边界,有助于在吮吸时让舌头保持在中线位,并增加脸颊的体积,使它们在吮吸的负压阶段保持圆润。在低肌张力的婴儿中,脸颊肌肉可能没有足够的张力来抵抗下颌正常张开时造成的负压,在吮吸时可能会塌陷。神经系统受损的婴儿可能会一直存在脸颊的低张力,但早产儿或小于胎龄儿的低张力,随着时间的推移可能会改善。用指尖分别在两个脸颊予以支撑,并向前轻轻牵拉(朝向嘴唇的角度),这对舌头难以保持在中线的婴儿或嘴反复从乳房上脱落下来的婴儿都是有帮助的。生物性滋养(Colson, de Rooy & Hawdon, 2003)体位也有助于改变重力的方向,帮助婴儿停留在乳房上,而不是将婴儿拉开。

硬腭、软腭和咽部

硬腭是不动的、可塑的,它是由舌头运动形成的(**图12-34**)。硬腭形状越不正常,舌头运动就越不正常（**图12-35**）。干预应以改善舌部功能为目标。异常的上腭形状可能是遗传疾病的结果。

像所有的骨骼结构一样，上腭也要服从沃尔夫定律（*Wolff's law*），也就是骨头会适应施加在它们身上的负荷。当肌肉力量或范围受到神经系统功能损害的影响产生高、低或波动的张力时，这些肌肉附着的骨骼就会适应这些异常的压力。

在早期的宫内生活中，腭通常是高的、狭窄的和拱形的，因为两个腭架在舌的中线处汇合，并与前主腭相连接。随着时间的推移，在子宫内吮吸和吞咽的动作会把硬腭塑造成一个更宽的拱形。当运动范围、力量或持续的节奏受到损害时，上腭可能无法伸展到最有效的进食状态（当舌头因为舌系带过短受到机械限制时，沃尔夫定律同样适用）。一个受限的或薄弱的舌头会让上腭保持更高、更窄、更拱形的形状。把早期的腭部想象成哥特式建筑的拱门，把正常的、完整的腭部想象成罗马式建筑的拱门，这有助于想象腭部发育的最后阶段。

相关从业人员可能会注意到舌运动受限而导致的一系列喂养困难。这些困难包括无法伸展、侧化或稳定舌头，造成舌头隆起或成束状，以及伴随节奏上的困难，无法由负压和正压的相互影响而产生的有效、舒适的母乳移出和吞咽。

软腭的运动与舌的运动相协调，在吮吸时下降与舌形成密封，在吞咽时上升与咽壁接触以密封鼻部气道。软腭功能障碍的症状包括吮吸时乳汁从鼻子滴下、喂奶后或喂奶之间出现鼻部反流、短暂的阵发性吸吮，并伴有在吮吸暂停期间发出尖锐的呼吸声或湿啰音，甚至是乳汁倒流至鼻咽引起的呼吸暂停。在有神经问题的婴儿中，腭咽功能不全可能是由于软腭和咽部肌肉之间的协调性和时机不佳，因此在吞咽时鼻腔没有完全封闭，或没有在正确的时

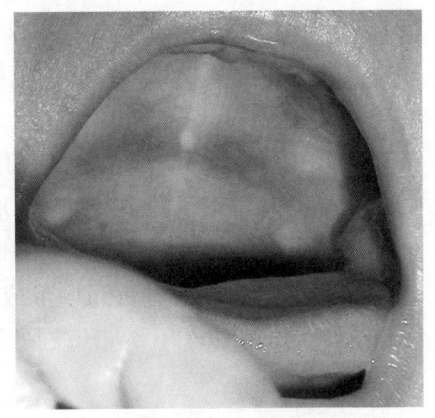

图12-34 正常上腭

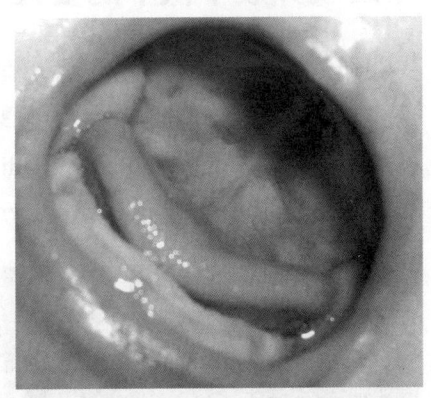

图12-35 高而窄的上腭形状与舌系带短有关。注意（a）舌的上抬高度降低，（b）张开度降低

间进行封闭以防止奶液进入。呼吸不稳定（如喉软化）的婴儿更容易因吞咽时机不当而导致乳汁流入鼻咽。严重的胃食管反流也会伴有鼻反流。

竖直的喂养姿势（**图12-7**）对于因为软腭功能障碍而导致吞咽困难的婴儿是有帮助的，同样，控制好进食的节奏也是有帮助的。在连续几次吞咽后，更容易发生误吸、从鼻腔渗出和鼻咽部的反流（Newman, Keckley, Petersen & Hamner, 2001）。因此，对于有吞咽问题的婴儿而言，在几个吸吮-吞咽-呼吸循环之后中断喂养让婴儿休息，可以减少乳汁进入气道的风险。促进舌凹槽形成的运动加强婴儿对食团的控制，从而来帮助改善吞咽（Morris & Klein, 2001）（关于解剖学问题引起的腭咽功能不全的信息，详见第八章）。

帮助喂养效率低下的婴儿

如果婴儿不能经口喂养，应鼓励母亲挤出母乳用喂养管喂养。当吸乳器组件与母亲乳房匹配（在使用吸乳器泵奶过程中，乳头能在喇叭罩的管道中有自由伸缩的空间），在出生后的第一小时内开始挤奶（Parker, Sullivan, Krueger, Kelechi & Mueller, 2012），24小时内两侧乳房同时泵奶（Jones, Dimmock & Spencer, 2001）约8次（Hill, Aldaq & Chatterton, 2001），并在吸乳之前进行非常简短的乳房按摩，以上这些操作都极有可能让母亲实现充足的泌乳。

手挤奶也是有效的，甚至可能比机器能更有效地挤出初乳（Ohyama, Watabe, Hayasaka, Saito & Mizuguchi, 2007），直到母乳量增加且黏度下降。在产后最初几天使用吸乳器之前或之后，每天用手挤奶3~5次，可以显著增加没有进行亲喂的婴儿母亲的泌乳量（Morton et al., 2009）。初乳可以用手挤奶的方式挤在茶匙内，直接喂给婴儿，也可以挤在药杯里，用注射器或滴管喂给婴儿，或者用棉签蘸取，擦拭在禁食的婴儿嘴里（非营养性喂养或口腔护理）。如果在生命的最初几天使用吸乳器，应使用非常小的收集容器，避免浪费初乳。一个备用的阿美达硅胶隔膜可以倒扣在任何标准口径的储奶瓶的顶部，用来收集母乳，然后可以进行杯喂（**图12-36**）。

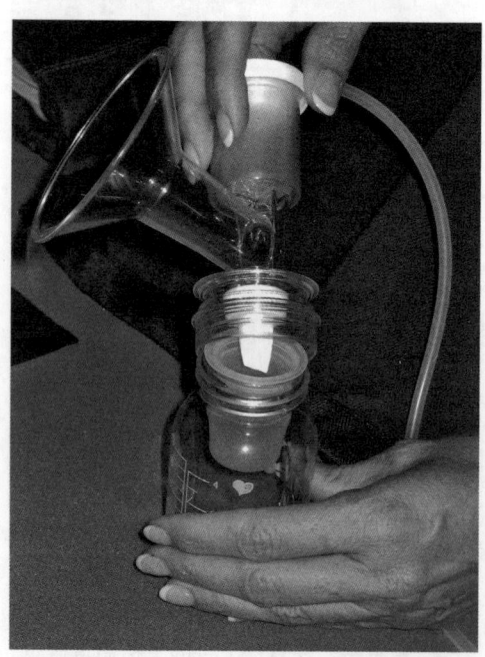

图12-36　使用阿美达隔膜作为初乳收集器

如果要储存初乳,可以使用无菌的带盖的初乳容器,例如 Snappies(Genna,2009)。

尽管给予了干预,但婴儿仍不能有效地进行母乳哺育时,在乳房处进行短暂的亲喂以供练习,同时以另一种方式提供婴儿大部分的营养可能是有帮助的。限制哺乳时间,直到婴儿可以吸吮大量的乳汁,有助于保存母亲和婴儿的体力,并保证足够的时间进行挤奶以维持泌乳,但它可能会导致婴儿出现流量偏好和拒绝母乳。母亲不应规定母乳哺育的时限,而应通过婴儿较低的吸吮-吞咽比、较慢的吮吸速度、平稳持续的节奏、睁开的眼睛和专注的表情来识别有效喂养的迹象。挤压乳房(交替按摩)有助于增加婴儿可获得的乳汁流量。当婴儿停止吞咽时,

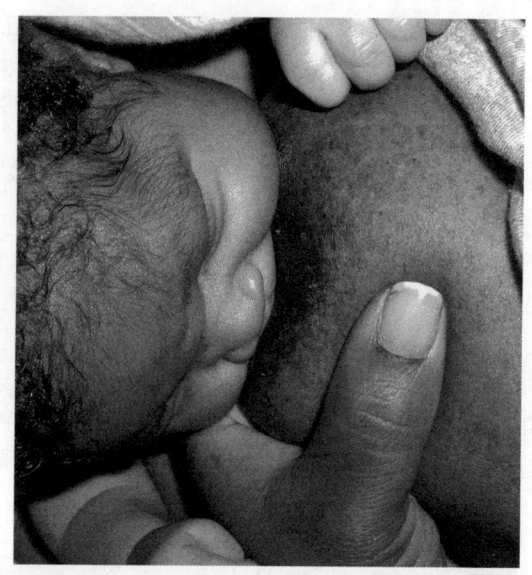

图12-37 当挤压乳房时,手指应远离婴儿的嘴,以避免破坏含乳

母亲轻柔地挤压乳房(距离婴儿的嘴足够远,以避免破坏含乳),在吮吸时保持挤压,并在婴儿停下来呼吸休息时放开(图12-37)。一些喂养效率不高的婴儿会因脸颊或下颌被挠痒痒而引发阵发性吸吮,而另一些婴儿则会对通过导管或牙周(弯曲的尖端)注射器滴入少量母乳做出反应。这些技术必须谨慎使用,并仔细观察婴儿的呼吸模式。这些适用于能量储备低或警觉性差但心肺功能正常的婴儿。早产儿和神经系统受损的婴儿,以及那些有心肺问题的婴儿,如果不按照自己的速度进食,会有发生缺氧的高风险。

替代喂养

奶瓶喂养

当婴儿在乳房亲喂时不感到受挫,且替代喂养也能保持婴儿积极主动的参与,并尽可能多地进行适合母乳哺育的行为时,婴儿就不太会拒绝母乳哺育(图12-38)。当将奶瓶用于母乳哺育的婴儿时,或者为了鼓励尚未进行母乳哺育的婴儿掌握更多的正常喂养技巧时,应使用圆柱形的人工奶嘴,该乳头的一端是圆形的,其乳头的斜度很平滑(没有凹痕),宽口径的基地更好(Kassing, 2002)(图12-39)。较短或较软的乳头可能对呕吐反射敏感的婴儿,或那些不能适应宽口径奶嘴的婴儿比较有帮助。允许奶瓶水平放置以减缓乳汁流速的奶瓶设计也很有帮助,这样它就可以由婴儿启动和控制奶液流速(图12-40)。那些必须

婴儿含乳吸吮的理论与实务

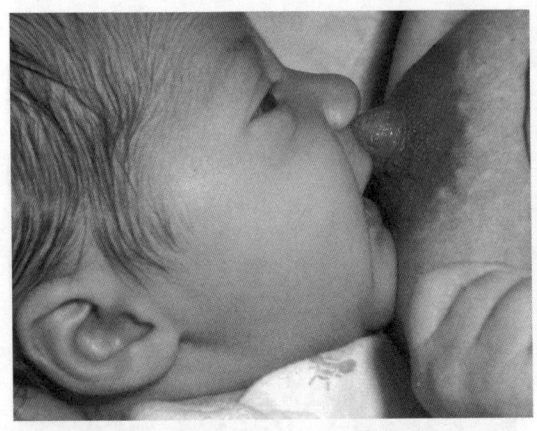

图12-38 依附乳房的本能姿势。注意婴儿面部接触乳房的位置

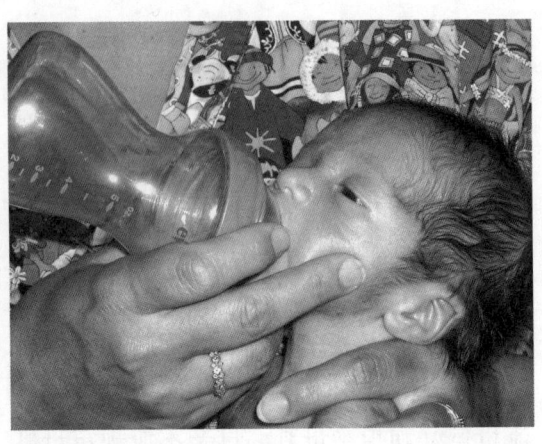

图12-39 在奶瓶喂养期间,用宽口径的奶嘴支持脸颊和下颌

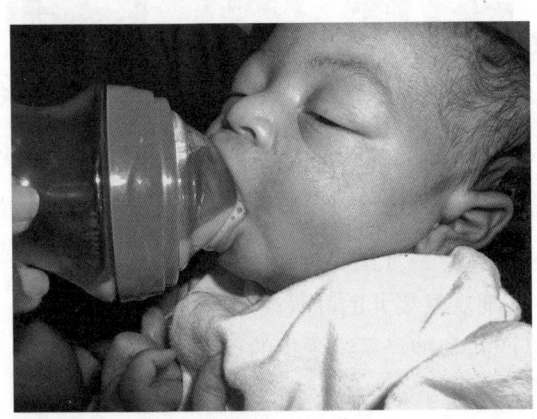

图12-40 水平放置的奶瓶会减少流量,但是从嘴唇处溢出的乳汁可以看出这个婴儿吃奶仍然有困难。另一种选择是将婴儿的头抬高,以侧卧姿势喂养婴儿

将奶瓶的高度调高才能使乳汁流动,特别是那些流动速度不是很慢的奶瓶,可能会促使婴儿被动接受奶液。因此,随着启动喂养所需的技巧和耐心逐渐消失,奶瓶过渡到乳房就会变得更加困难。

如果能鼓励婴儿像在乳房上含乳那样含接奶瓶的奶嘴,他们可能会更好地保持含乳的技能。奶嘴的位置可以保持在婴儿的上下嘴唇上,尖端在人中(鼻子和上唇之间的峰)引发婴儿张大嘴,当奶瓶倾斜进入婴儿口腔时,婴儿可以紧贴奶瓶(**图12-41和图12-42**)。如果宝宝没有压下舌头并伸出舌头去裹奶瓶的奶嘴,喂养者可以在婴儿用嘴裹奶瓶时轻轻地将奶嘴的底部触碰到舌尖,鼓励这种行为的发生。可以鼓励非常被动的婴儿逐渐自己进行掌控,这样他们最终会张开嘴、向前冲,并像裹住乳房一样裹住奶瓶。奶瓶可以倾斜,让婴儿在最初的几次很少或没有吸吮到乳汁,像在乳房上吸吮乳汁一样,以保持婴儿的耐心。吞咽空气不是一个大问题——在有控制的吞咽过程中,软腭将空气推出鼻子,而由于气流快速流动而产生的吞咽则会导致吞咽空气。

类似的方法可以用于指喂——喂食者应该刺激人中,用第一或第二指间关节(指关节)的背面触摸舌尖,并鼓励婴儿在学会吸吮乳汁之前将手指深深地吸吮入嘴中并开始

第十二章 神经系统问题和母乳哺育

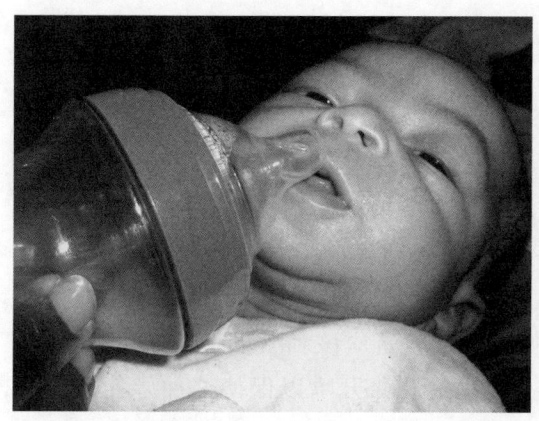

图12-41 将奶瓶从婴儿的口中取出,并置于人中。当婴儿准备再次喝奶时,他们就会张开嘴

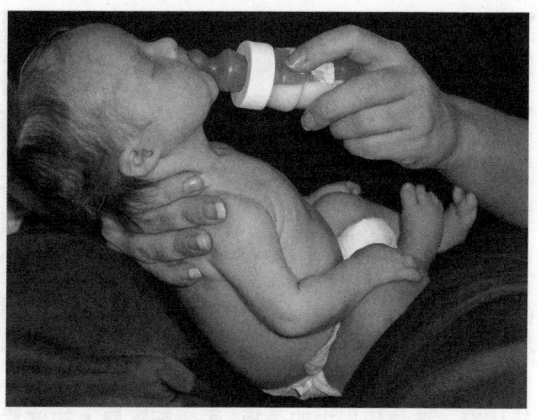

图12-42 奶嘴被放在双唇上以刺激最大的张口反应。婴儿的臀部靠在喂养者的大腿上,喂养者的另一只手支撑他的上背部/颈部。婴儿处于稍微直立的姿势,以提高灵敏性并改善稳定性和肌张力

正确地吮吸。可以在裸露的乳房上或附近进行交替喂养,以帮助婴儿将乳房与喂养联系起来。

手指喂食

很少有关于新生儿手指喂养的研究发表,尽管它被资深的临床医生推荐作为无法用杯喂进行母乳哺育的婴儿的替代方法(Marmet, Shell & Aldana, 2000; Newman, 1990, 1996)。在澳大利亚珀斯的一家医院,对正在发育中或吸吮技术有缺陷的早产儿用手指喂养代替奶瓶喂养,在出院时母乳哺育的比率从44%增加到了71%(Oddy & Glenn, 2003)。比起用手指但不提供奶水,或是安抚奶嘴进行口腔练习,指喂可能有助于改善进食行为的协调性,因为指喂更加具有任务针对性的特点。对进食的神经学基础的研究发现,营养口味对大脑整合进食区域很重要。

更具体地说,当被试者品尝潜在的营养口味时,被观察到大脑岛叶和进食网络之间有更强的连通性。综上所述,这些结果表明,当口腔刺激具有潜在的营养价值时,前腹侧岛叶的腹上感觉系统优先与控制进食行为和体内平衡的区域相互作用(Rudenga, Green, Nachtigal & Small, 2010)。

手指喂养强化了喂养的偶然性(Bovey, Noble & Noble, 1999)。如果处理得当,它会让婴儿获得掌控感。喂养工具的选择首先应由婴儿的能力和需要而定,然后取决于父母的能力和偏好。具有一定口腔运动能力的婴儿可以使用Hazelbaker手指喂食器。将它的容器放在喂食者的手上,柔软的软管可以放在手指上用大拇指握住,或用胶带粘在手指上(图12-43)。容器的顶部有一个阀门,因此婴儿需要通过在口腔中形成负压来从管道中吸取

婴儿含乳吸吮的理论与实务

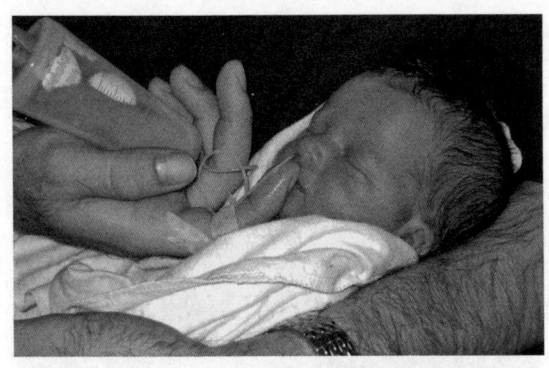

图12-43　1名早产婴儿的父亲在使用Hazelbaker指喂器。注意使用大的手指，手指在嘴唇上的位置会刺激张大嘴巴

乳汁。如果需要的话，喂食者可以挤压容器来补充婴儿的需要。

无论选择哪一种装置，试管都可以放在成人手指上方或侧边。较大的手指（如食指或中指）是首选，以便更好地模拟乳房上的口腔位置和提供更好的口腔内稳定性。手指腹朝上，以便更好地与上腭贴合。喂食者应该刺激婴儿的寻乳反射，并鼓励婴儿张开嘴以保持这种母乳哺育的行为。为了刺激寻乳反射，喂食者可以将手指的指甲侧越过婴儿的嘴唇，第二指节弯曲，指尖位于婴儿的人中。当婴儿张嘴时，手指沿着上腭滑动进入口腔，直至软硬腭的交界处。婴儿将很快学会用舌头将手指吸入嘴里，如果没有，喂食者可以用手指的后部去挠舌尖，直到宝宝把舌头向前伸下。这项技能可以推广到母乳哺育中。

当婴儿吮吸时，可向婴儿推注少量乳汁（0.5～1.0 mL）。如果乳汁从婴儿的嘴角流出，则婴儿的呼吸频率会明显加快；如果婴儿出现任何应激的迹象（手指张开或眼睛睁大），则减慢乳汁流速。理想情况下，喂食的速度应该为在阵发性吮吸期间吮吸-吞咽比例1∶1，特别是在喂养开始的时候。根据婴儿的成熟程度和有氧运动能力，在吮吸5～20次之后，喂养应遵循正常的暂停-吸吮的模式，每3～5秒后中断并进行呼吸。只有当婴儿具有足够的喂养能力，能够可靠地将乳汁从设备中移出时，才应使用让婴儿自主控制功能的设备（Hazelbaker指喂器）。设计用于乳旁补充喂养的设备（Lact-Aid哺乳辅助训练系统、the Supply Line和SNS）对需要缓慢乳汁流速的指喂的婴儿很有用，例如存在呼吸问题导致有氧运动能力下降的婴儿。这些设备可能不能提供足够的流量，或者可能会给早产或患儿带来过多的工作。与往常一样，必须仔细评估任何干预的结果及其对每对母婴的适宜性。

使用牙周注射器可以很好地控制乳汁的输送，这是一种弯曲的针头注射器，牙医常用来冲洗口腔。对于极早产儿或吞咽困难的婴儿来说，精细控制尤其重要，他们需要练习吞咽间隔较长的少量乳汁的团块，因为单独吞咽比连续吞咽更好控制（Chi-Fishman & Sonies, 2000）。顶端弯曲（牙周）的注射器不像补充喂养装置的导管那样柔软和灵活，因此应在婴儿的口腔裹住手指至软腭和硬腭交界处后，将其靠在喂食者的手指上使用。喂食者应保持注射器尖端压在手指的一侧并正对婴儿的嘴，以避免针头碰到口腔黏膜。

手指喂养促进口腔运动。手指喂养可以在口腔刺激期间使用，并配合乳汁流速来改善舌部运动。这对减少舌尖抬高特别有用（坚实的触觉输入帮助婴儿意识到食物来源在舌头上),并减少舌部的回缩和舌后部的抬高。为了减少舌的回缩,可以用手指(修剪过的)指甲侧在后舌进行小幅度的环形按摩,刺激舌的伸展。舌头回缩时,乳汁无法转移,只有当舌尖在前牙龈嵴上,舌后部下降时,才会实现乳汁的转移。

为了减少在吮吸周期的错误时段发生舌后部抬高的情况,喂食者可以使指尖向下倾靠在隆起的后舌上以提供反压力,也可以使用轻柔的向前抚摸的动作(抚平隆起的舌头就像抚平一块布料上的皱纹一样)。可以同时提供舌下压力,以增加对舌头向前的牵引力(图12-44)。后舌抬高是正常的,因为在每次吞咽结束时,蠕动波从前到后沿舌的方向持续。喂食者不应试图使婴儿的舌头完全变平,而应只是阻止舌头在口腔内大量的向后运动。人们可以通过舌尖是否停留在婴儿的牙龈上来区分。在正常的吮吸过程中,舌尖停留在牙龈上,中间到后面的舌头向下移动,然后向上。当舌头不正常地缩回时,后舌隆起,前舌移到牙龈嵴后面,通常刺激反射性咬合。

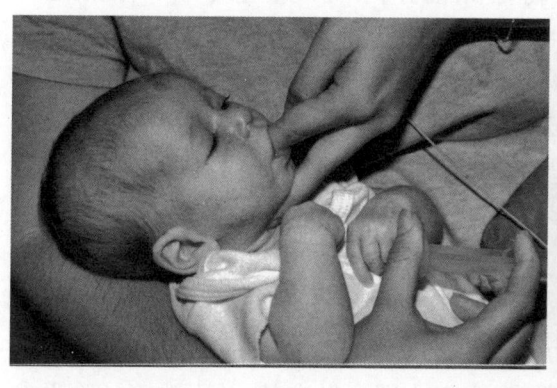
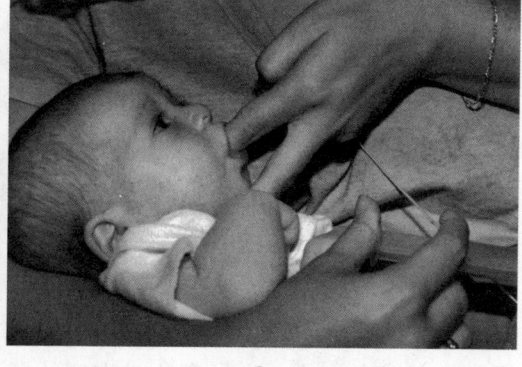

图12-44 a. 手指喂养时给予舌向下的压力 b. 当婴儿缩回舌头,咬住并隆起舌后部时,喂养者会提供反压力

口腔刺激

在胎儿吞咽羊水的研究中发现,口周的自我刺激通常发生在吞咽之前(Miller, Sonies & Macedonia, 2003)。把手放进嘴里的动作是新生儿寻求母乳(自我依恋)行为的一部分(Matthiesen, Ransjo-Arvidson, Nissen & Uvnas-Moberg, 2001)。婴儿持续地将手用作喂养方式的组成部分,并经常在含乳前吮吸他们的拳头(Genna & Barak, 2010)。新生儿重症监护室中的早产儿从口腔刺激中受益,并表现出更快的喂养技巧成熟度(Fucile, Gisel & Lau, 2005)。经口喂养的早期经验(Bromiker et al., 2005)和持续的肌肤亲密接触护理

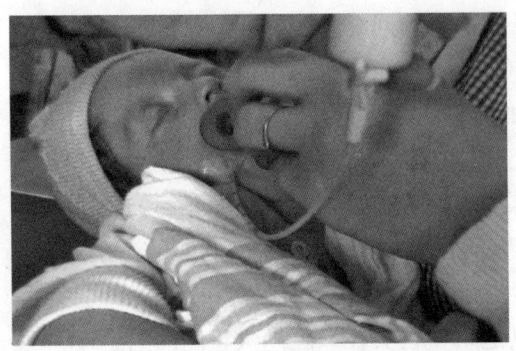

图12-45 早产、神经系统受损的婴儿在母乳哺育后接受管饲喂养，但很少转移母乳。在管饲喂养期间吸吮乳房或奶嘴有助于过渡到经口喂养

（袋鼠式护理）（Cattaneo et al., 2005; Penalva & Schwartzman, 2006）也改善了早产儿的喂养能力（图12-45）。

对于有口腔反射功能受损和喂养困难的婴儿，在一个随机双盲实验中，喂养前进行温和的口腔刺激可以减少婴儿的口腔运动功能障碍，并改善母乳和奶瓶的乳汁输送（Rendon-Macias et al., 1999）。只需要刺激婴儿张开嘴，吮吸干净的或戴着手套的成人手指，就可以激活婴儿大脑中枢模式发生器来吮吸，并促进喂养行为。这种机制可能是吸吮训练成功的基础（Marmet & Shell, 1984）。博维和他的同事（1999）建议观察特定的运动缺陷，并据此来制定干预措施，而不是用千篇一律的模式。

婴儿有很强的吮吸欲望。除了提供食物，吸吮还有助于改善神经行为组织和减轻疼痛。只要婴儿能控制手指是否进入口腔以及停留的时长，就可以使用适当的感染控制措施（在所有情况下都要洗手，如果喂食者不是家庭中的一员就需要使用手套或者指套），口腔训练不太可能造成伤害（图12-46）。这些练习可以为家庭带来有益的社交体验。鼓励父母将练习视为他们与婴儿一起玩的游戏，可以让他们记住要微笑、进行眼神交流，使用重复的模式，以及用有趣的声音与孩子交流。这种行为使训练成为一种多感官的体验，与单独的触觉（触摸）刺激相比，对婴儿的压力要小。梅多夫-库珀及其同事记录了一种结构化的多感官方法来为早产儿或生病的婴儿在NICU中喂食做准备，从而改善了吮吸参数（Medoff-Cooper, Rankin, Li, Liu & White-Traut, 2015）。这种方法被称为听觉、触觉、视觉和前庭神经（Auditory, Tactile, Visual, and Vestibular, ATVV）干预，按顺序进行刺激：先是母亲温柔地对婴儿说话，接着抚触或按摩，然后进行眼神交流，最后在喂养前从头到脚轻轻地摇晃婴儿。ATVV干预成功地让患病的婴儿或早产儿在没有压力的情况下觉醒并开始进食，它也可作为有母乳哺育问题的婴儿的准备技术。

重要的是要在所有的互动中，都要模拟表现出对婴儿的敏感和尊重，并积极指导父

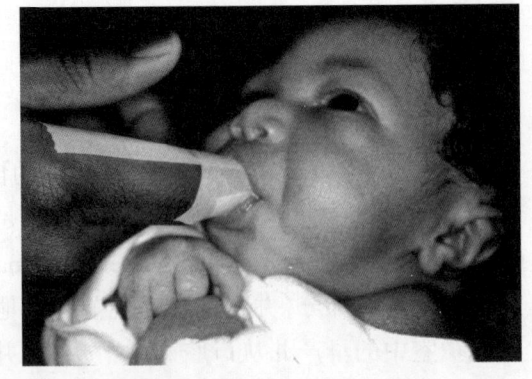

图12-46 婴儿喜欢手指喂养

母如何解读和回应婴儿的暗示。神经系统受损的婴儿,其压力信号可能比正常婴儿要微妙得多。稍稍收紧的口轮匝肌,抬起的一两个手指,闭上眼睛,呼吸模式或其他自主神经功能的细微变化都意味着婴儿受到了过度刺激,需要休息(图12-47和图12-48)。针对言语和作业治疗师的有关喂养问题的书籍是提供口腔运动促进信息的丰富来源,但其中许多都是基于美国的奶瓶喂养文化。泌乳顾问和治疗专家可以对母乳哺育婴儿的这些运动进行调整,以弥补母乳哺育所需的肌肉激活、运动和暗示方面的差异。总之,鼓励张大嘴巴,刺激舌头压低并向外延展,增加舌部中线位的舌凹槽和从前到后的波浪运动,减少后舌隆起引起的舌后缩(过度单独的后舌抬高),并加强唇部张力而不是嘴巴噘起,这些都是促进正常喂养的方法。

理想情况下,婴儿将积极参与口腔练习,并且对于婴儿和成人来说,都是非常愉快的。微笑、眼神交流,以及发出有趣的声音,并与触摸刺激一起使用,可以为婴儿耐受多模式刺激增加愉悦感。那些容易被过度刺激的婴儿可能更喜欢安静的声音和较少的眼神交流。低觉醒或体力弱的婴儿可能不会立即作出反应,但可以通过在颞下颌关节(TMJ)附近轻柔按摩和从TMJ到嘴角的脸颊轻抚来为口腔刺激做好准备。精力水平低的婴儿一开始可能不会自发地张开嘴。轻轻地用手指在嘴唇上按摩直到它们放松(图12-49),将手指滑到嘴唇里面以按摩牙龈的外表面,直到婴儿张开嘴巴(图12-50),抚摸硬腭,直到舌头试图裹住手指(图12-51),然后让其

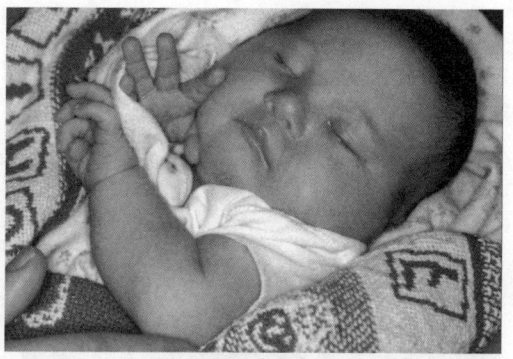

图12-47 一个患有唐氏综合征的婴儿拒绝刺激

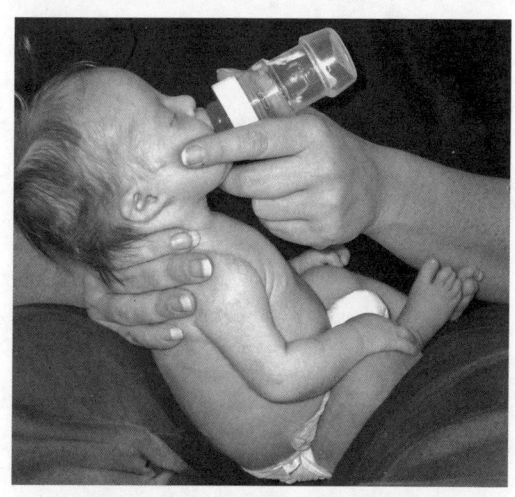

图12-48 唐氏综合征和严重低肌张力的婴儿在奶瓶喂养过程中的面颊和下颌支撑

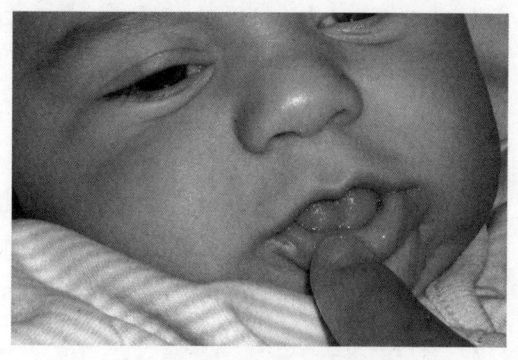

图12-49 触摸嘴唇会鼓励婴儿张开嘴

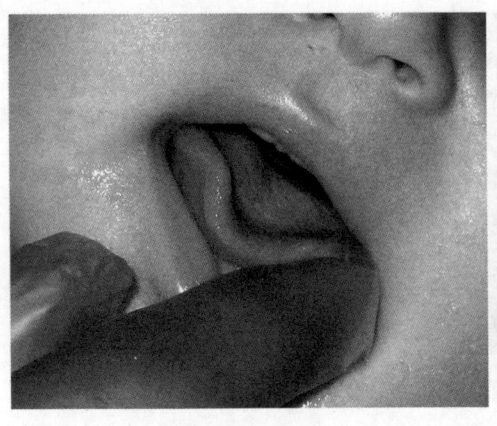 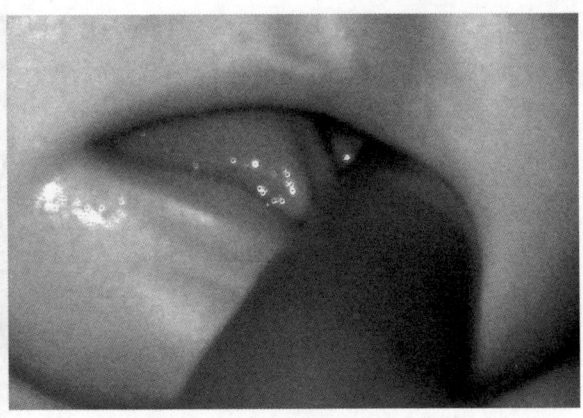

　　　　　　a　　　　　　　　　　　　　　　　b

图 12-50　刺激舌头的横向反射，当牙龈的一侧被抚摸时，引起舌头侧向运动

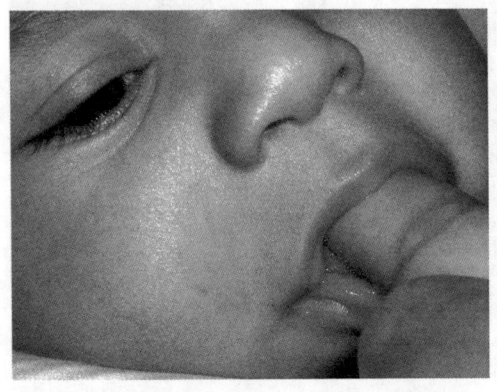

图 12-51　指腹向上并深入口腔，指尖位于软硬腭的交界处

吮吸手指，这可能会让精力或觉醒水平低的婴儿醒来并参与其中。

　　口腔练习的时机需要因人而异。认知障碍的婴儿可能更难以适应口腔练习。如果这些练习不与喂养及时产生联系，可能会使他们更难将通过手指新学会的舌部运动转移到乳房上。神经系统受损的婴儿也更容易受到刺激而变得混乱。仔细观察婴儿两次进食之间的间隔时间，在婴儿表现出喂养行为或提示之前开始训练，对于喂养前不能容忍短暂休息放松的婴儿来说，可以在结束一侧乳房的喂养后，换到另一侧乳房喂养之前（对于需要双侧乳房喂养的婴儿），利用所有可能的时机进行训练。

刺激的显著作用

　　在做口腔练习时，在手指上滴一滴乳汁有助于婴儿连接大脑中与进食有关的区域（Rudenga et al., 2010）。喂养时使用的口面部姿势是非常具有针对性的（Martin, 2009），因此，要尽可能与口腔结构的正常工作模式相接近。

吸吮基本训练

　　在马梅特和舍尔的吮吸基本训练技术中，寻乳反射是通过用指尖将面颊朝嘴唇方向抚摸，然后刷嘴唇以诱使婴儿张开嘴（Marmet & Shell, 1984）来触发的。对牙龈进行按摩，首先按摩下牙龈的外部，然后是承载牙齿的表面，然后是上牙龈的外部及其承载牙齿的表面。手指指腹朝上滑入口中，然后交替摩擦后硬腭和舌头，向舌头施加向下和向前的压力。或者，可以将手指伸入口腔，使指腹朝向舌头并置于隆起的后舌舌面，然后用指尖将其轻轻向前拉。当舌头正确置于下牙龈上方时，就可以提供乳汁了。作者建议在每次喂养之前都使用吸吮基本训练技术，直到婴儿恢复正确的吸吮模式。

患有神经学和医学上的吸吮障碍婴儿的口腔刺激计划

这个项目是由伦登-马西亚斯和他的同事们创建的，从婴儿头部的伸展开始，通过指尖轻触脸颊和嘴唇来轻微刺激寻乳反射。对上唇和牙龈前表面进行5分钟的小圆周按摩，然后在牙龈外侧和脸颊内表面进行直径为1厘米的圆周运动。对下唇施加轻柔的压力，然后在硬腭上施加稳固的压力以刺激吮吸。可以在较大婴儿的上腭放一滴蜂蜜（1岁以下的婴儿应补充人乳，以避免肉毒杆菌中毒的风险），并可以在两次喂养之间给婴儿经常使用安抚奶嘴。

作者报告说，"在我们的研究中，应用积极的口腔触觉刺激和去除有害刺激可以恢复婴儿的口腔反射"（Rendon-Macias et al., 1999, p. 326）。母乳哺育的婴儿可以经常在母亲乳房上进行非营养性吮吸，而不使用安抚奶嘴。

肌张力低的婴儿的口腔运动预刺激

对于不张嘴的婴儿，可以沿着下颌边缘画小圈，进行螺旋式的抚摸或按摩，从婴儿的耳朵前面开始，并同时从下颌的两侧向下延伸到下颌的尖端。这种刺激可以提示婴儿需要唤醒这些长肌肉，并为那些含乳和喂养良好的婴儿张大嘴和嘴巴的开合提供动力。这种按摩可以重复两次或三次，而花费不超过几秒钟的时间。

言语治疗师建议在下颌按摩之后，在两边脸颊中间轻轻地按压几下。用一只手的拇指和中指温柔地挤压脸颊的中心，当它们轻轻触碰到脸颊的脂肪垫时，舌头的侧面就会受到感官刺激。这样可以帮助舌头在口腔中向前移动，为含乳做准备。最后，也是短暂的，轻轻弹动或向下抚摸婴儿的下唇，为婴儿提供下颌接触到母亲乳房时相同的感觉——慢慢伸长脖子，张大嘴巴，舌头在牙槽嵴上向下和向前移动，并准备好将乳房组织深深地吸到口中，最终实现有效而舒适的吃奶。

刺激舌头的中央凹槽

侧扫。刺激婴儿张嘴后，将手指平放在舌头前半部分的中线上，暂停。然后用手指从舌尖中间向一侧横扫，停顿；再扫回中间，停顿；然后扫到另一侧，停顿，再扫回中间。这刺激了参与舌凹槽形成的颏舌肌和腭舌肌。

向后滑动。用手指刺激张嘴，再将指尖沿舌尖的中线往后滑到大约一半的位置。重复几次。这种练习也有助于形成从舌前向后的波浪状运动。

滑动抚摸舌头。这个练习不仅支持舌头形成中央凹槽,也有助于减少舌头的后缩。刺激婴儿张大嘴,将手指放在舌头中间的中线。指尖向下压在舌头的中线上,并在从嘴中抽出时沿舌头滑动。滑动抚摸开始时,可以告诉婴儿"舌头向下"。

刺激波浪状的舌部运动

手指在舌头上"振动"。通过接触人中或上唇来刺激婴儿张嘴。指尖放在舌头上,刚好超过舌尖,并在适当的位置摇晃,来振动舌头。手指向后滑动几毫米,再次在适当的位置摇晃。在整个舌头的前半部都重复此过程,在刺激出呕吐反射之前停止。

这个练习是为了刺激舌头的肌肉按照正常吮吸和吞咽时的波浪运动的方向,从前到后依次收缩。如果使用的是机械振动器,它应该放在成人的手中,这样振动就可以通过手指传递。振动的出牙玩具可供婴儿使用,可以用来做这个练习,也可以给婴儿放进嘴里吃,以这种方式来增加婴儿口腔的肌张力。

蠕动。言语治疗师琼·迪特里希·科姆里女士建议使用以下练习来刺激正常的舌部张力和运动。刺激婴儿张开嘴,手指指腹(直至第二个关节)置于舌头正中。由前向后抚摸舌头,向下的压力坚定而温和,就像揉面团一样。

与进食相关的反射动作的连续刺激

当婴儿似乎没有按照正确的动作顺序贴在乳房上时,这种顺序有时是有所帮助的。对于怀疑患有 ASD 的婴儿和其他很容易对感官刺激产生压倒性压力的婴儿,可以在进行锻炼之前设计环境以减轻他们感官输入的负担:调暗光线,关掉噪声来源,并尽可能脱下衣服或仅包裹婴儿身体的下半部分,让婴儿的手可以自由地参与进来。

将手指放在婴儿的嘴唇上,手指的指甲靠在人中,和在下唇正下方。当婴儿张口时,指尖触碰到下牙龈嵴的前面,直到舌头伸出并压下。然后用指尖轻轻挠,直到婴儿用舌头裹住手指,并开始把手指吸入嘴里。喂养者可以继续移动,直到手指指腹在后硬腭软腭交界处或附近。在上腭上摆动指尖会刺激吮吸反射。然后乳汁从喂养容器中流出,就像正常的指喂一样。当婴儿开始可以完成更多的进食顺序而不需要单独每一项的刺激措施(第一步用嘴唇和舌头搜寻手指;第二步拉入嘴里;第三步并立即开始吸吮),就可以把婴儿以本能姿势放在乳房上:俯卧或半俯卧将其脸部"埋入"母亲的乳房,下颌和嘴唇位于乳头正下方的乳晕上。如果婴儿没有张大嘴巴,也可以用乳头或指尖触碰婴儿的人中来刺激张口反应。可以在乳头上滴几滴乳汁,让婴儿闻到味道,可以用一个尖端弯曲的针管注射一点乳汁,以奖励任何在乳晕上试图合上嘴的婴儿。当婴儿变得更擅长母乳亲喂时,就可以不用这些诱导的方法了。

泌乳顾问可能会遇到婴儿表现出各种各样干扰哺乳能力的问题,一旦了解了问题的根本,就可以在合理的基础上选择帮助婴儿的干预措施和技术了。在口腔运动评估和促进成为泌乳顾问培训的标准化部分之前，每位咨询师需要决定哪些技术适合她的专业知识和舒适度。除非泌乳专家也是治疗师，否则有哺乳困难的婴儿应转诊进行言语或作业治疗师的评估，特别是在母乳亲喂和奶瓶喂养期间出现困难时。泌乳顾问是正常喂养方面的专家，可以为喂养团队的其他成员提供有价值的建议。

吞咽障碍和神经功能受影响的婴儿

有神经系统缺陷的婴儿更容易出现吞咽困难。足月儿可能有神经或结构上的吞咽困难，而对于出生体重很低的婴儿，吞咽困难可能是他们的残障之一。

吞咽造影检查（VFSS）是为了检查成人吞咽的口咽阶段，并在儿童中也得到了推广（Arvedson & Brodsky, 2002）。VFSS由语言病理学家（SLP）和放射科医生进行。在一些机构，作业治疗师可能会参与研究或在场协助。在进行VFSS之前，要进行临床评估，包括详细的病史。姿势和流速的调整是临床评估的一部分，以确定这些调整是否会提高喂养的安全性。在检查前需要对婴儿进行评估，以确保他们具有足够的耐力、稳定的医疗状况、认知能力和适当的觉醒水平。

VFSS允许治疗师在奶瓶喂养期间观察婴儿或儿童的口咽结构。一位SLP已经在使用母乳进行乳旁加奶的过程中使用钡造影剂。在母乳哺育期间实施VFSS的困难在于在成像的同时不破坏含乳。将母亲暴露在辐射中也有伦理上的考虑。有证据表明，亲喂和瓶喂之间的舌头运动学（空间和时间上的组织运动）是不同的（David Elad, Personal communication, September 2014）。用奶瓶评价母乳哺育的婴儿有许多不准确的地方。潜在的经验不足包括不同的运动模式、不同的奶水流速的模式和每口的奶量，所有这些都使我们很难从婴儿在奶瓶喂养期间在VFSS上的表现来推断他们在母乳亲喂期间控制乳汁流量和转移乳汁的能力。一项将早产儿的呼吸和心率作为对照的研究表明，母乳哺育对两者的干扰较小（Meier, 1988; Meier & Anderson, 1987）。此外，当用奶瓶装不同的液体进行比较时，相较于配方奶或水，用奶瓶装母乳时，婴儿吞咽更安全，在吸吮、吞咽和呼吸方面的协调性更好（Mizuno, Ueda & Takeuchi, 2002）。参考以上这些信息，婴儿的母乳哺育能力值得单独做评估。超声正成为研究吞咽口腔阶段的重要诊断工具，并可能为母乳哺育的婴儿提供另一种更准确的模式（Geddes, Chadwick, Kent, Garbin & Hartmann, 2010; Weber, Woolridge & Baum, 1986; Yang, Loveday, Metreweli & Sullivan, 1997）。

纤维内窥镜下吞咽功能检查法（FEES）是研究吞咽运动的另一种形式。一个细长的光纤摄像头通过鼻子向下穿过，婴儿可以在任何体位上正常进食。FEES可以直接观察咽部和喉部的结构，使治疗师能够在喂养前就发现任何异常，在喂养时观察这些结构，并探索各种有用的治疗策略。美国（Willette, Molinaro, Thompson & Schroeder, 2015）和新西兰（Dr. Nikki Mills, Personal communication, 2015）的几个中心都在母乳哺育时使用了FEES。与VFFS相比，FEES可能是一个更好的选择，因为进行FEES检查期间，可以在乳房上实施与喂养干预，以确认其有效性。

在仪器检查期间如果发生误吸，有许多可供选择的方法。对于母乳哺育婴儿，方法包括哺乳姿势的调整（俯卧在母亲身上可以很好地改善母乳哺育期间的吞咽），调整哺乳的节奏（在排乳反射期间，预先吸出部分乳汁或按压乳房以阻塞一些导管，或者把婴儿放下休息片刻），或根据婴儿的吸气阶段，给予非常频繁的短时喂奶以降低由于疲劳而导致的吞咽安全性下降。用奶瓶喂养增稠的母乳是吞咽困难（Gosa, school & Coleman, 2011）和胃食管反流（Horvath, Dziechciarz & Szajewska, 2008）的常见治疗方法。由于有坏死性小肠结肠炎（NEC）的风险，禁止对婴儿使用黄原胶增稠剂（**方框12-1**）。体重至少2 700克且妊娠42周以上的婴儿可使用瓜尔豆胶质增稠剂，与母乳一起使用。乳汁与增稠剂粉末混合后应静置5分钟，并在喂奶前重新搅拌。米糊通常被推荐用于给母乳和配方奶粉增稠。用米糊来增稠母乳是有问题的，因为随着时间的推移，消化酶会改变母乳的黏度。在奶瓶中使用增稠的食物会影响母乳哺育的关系以及影响母婴免疫系统的交互应答。如果婴儿必须用乳房亲喂以外的方式喂养，另一种选择是使用慢流速的奶瓶进行喂养，将婴儿侧卧放置，头部抬高（Park, Thoyre, Knafl, Hodges & Nix, 2014）（**图12-52**），这种方式应该与婴儿在刚挤完奶的乳房上进行持续的亲喂锻炼一起实施。

方框12-1　FDA警告不要向婴儿喂食黄原胶

美国食品和药物管理局（FDA）警告称，不能将含黄原胶的商业增稠剂用于1岁以下婴儿，由于其导致大量早产儿（Beal, Silverman, Bellant, Young & Klontz, 2012; Woods, Oliver, Lewis & Yang, 2012）以及后来的足月儿出现严重和致命的坏死性小肠结肠炎（NEC）。在进一步研究含有黄原胶的其他增稠剂的安全性时，FDA扩大了警告范围（FDA, 2011）。增稠剂的生产商将FDA的注意事项扩展到了年龄在12岁以下曾患有NEC的任何儿童（SimplyThick, n.d.）。如果医生开了任何一种增稠剂的处方，美国食品和药物管理局（FDA）都建议，这种增稠剂应根据医嘱进行特别调配，并应由医生严密追踪儿童的健康状况。

数据来源于：U.S.FDA (2015). FDA expands caution about Simply Thick. Retrieved from www.fda.gov/ForConsumers/ConsumerUpdates/ucm256250.htm

何时应用以上哪种技术取决于吞咽过程中出现问题的部位(口腔、咽部和/或食管阶段),以及这些技术如何促进安全的进食。SLP和泌乳顾问在关于仪器检查中选择何种技术需要进行良好沟通,这样有助于保留婴儿在乳房吸吮的可能性。在母乳哺育期间,吞咽和呼吸的协调可能是最佳的,而且母乳是一种生物相容性液体,比其他物质对人体气道的刺激性更小。除非婴儿出现明显的误吸后遗症,否则不应停止母乳哺育。

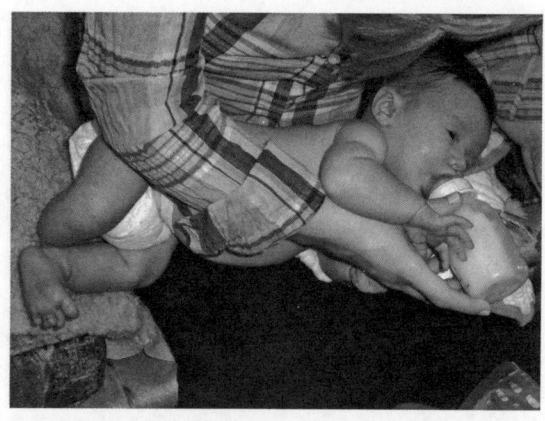

图12-52 使用适合婴儿口型的慢流速的奶瓶,让婴儿侧卧接受喂养(舌可以良好地形成凹槽)。尽量减少奶嘴中的乳汁量以进一步减少流量。如果需要,可以将头部抬高更多

一些婴儿不能安全地经口喂养。如果一个婴儿反复肺炎,发育不良,或者即使改变喂养方式也拒绝喂养,他可能需要以最小的口服摄入量进行试管喂养。停止经口喂养可能会对婴儿学习安全喂养的能力产生不良后果。如果婴儿停止经口喂养,喂养方面的促进是必不可少的。母乳哺育是帮助婴儿在最安全的环境下练习的一种方法。鼓励在刚刚完成泵奶的乳房上进行吮吸有助于保持婴儿唾液和母体肠道免疫系统之间的免疫交流,这至少保留了一部分对母亲和孩子都很重要的关系。

有神经性喂养问题的婴儿和儿童需要定期监测他们能力的变化。患有退行性神经系统疾病的儿童,吞咽能力很可能会随着时间的推移而恶化,而轻度脑瘫儿或早产儿可能会继续改善。每一个婴儿或儿童都应该作为一个个体来对待,因为他们有长处也有劣势。应协助母亲进行母乳哺育,无论是纯母乳哺育还是与其他喂养方法相结合。

鼻胃管对进食能力的影响

喂养管会影响婴儿的母乳哺育能力。鼻胃管占用一个鼻孔,减少空气流动,增加呼吸的工作量,从而让喂养时的呼吸储备不足(Greenspan, Wolfson, Holt & Shaffer, 1995)。由此导致的口呼吸增加会加重用于吮吸和吞咽的肌肉负担。异常的肌肉使用会对面部骨骼产生异常的压力,从而对气道、面部和腭部发育产生不利影响(Trabalon & Schaal, 2012)。

如果短期需要管饲喂养,那么收益通常大于风险。然而,那些已经存在呼吸困难的婴儿可能会因为鼻胃管的位置而无法经口喂养。这对于已经需要很努力来呼吸的喉头软化症或患有心脏病的婴儿来说,这种情况尤其可能发生。在食物和氧气之间,婴儿选择氧

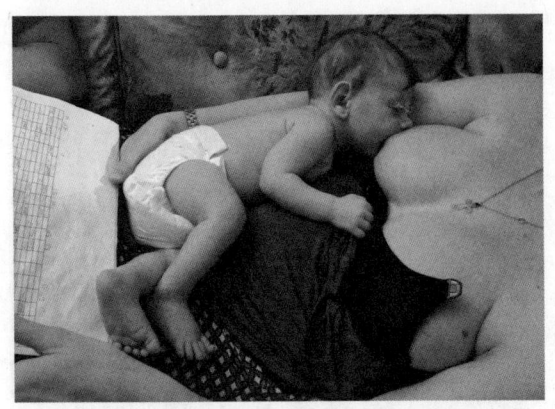

图12-53 俯卧喂养可以帮助婴儿实现吮吸-吞咽-呼吸的协调。在这个案例中,是在移出喂养管后进行的喂养

气。即使婴儿适应了鼻胃管,移除鼻胃管也会暂时打乱吞咽时的感觉运动模式(图12-53)。如果需要短时间内使用喂养管,则采用经皮内镜下胃造瘘术(PEG)或类似的方法植入喂养管,这可能对婴儿更好,对长期吸吮和吞咽技能更有帮助(图12-5)。

除了先前列举的为吞咽困难的婴儿调整喂养节奏和喂养姿势的策略外,其他策略对于已放置和近期刚取出鼻胃管的婴儿也有帮助。如果母亲用传统的摇篮式抱法进行哺乳,她可以试着让婴儿被管子堵住鼻孔的那一侧朝下,这样可以避免阻塞自由通气的鼻孔。或者她可以轻柔地给乳房塑形来确保婴儿的呼吸道畅通(图12-24)。管子占据的鼻孔在侧卧时更靠近床垫,也可以使婴儿感到舒适。对脆弱的黏膜来说,插管可能会引起疼痛和刺激。注意避免挤压管子,将提高婴儿在喂养期间的舒适感。在喂养前进行一些有组织的活动(轻微的摇晃或拥抱)可以帮助降低婴儿的压力水平和氧气需求,也有助于降低婴儿的呼吸频率和体力消耗。

刚被取下鼻饲管的婴儿在吞咽功能完全恢复正常之前,可能需要几天到几周的时间,以俯卧的姿势进行短时、频繁的喂养。

在管饲期间做好母乳哺育的工作

我们从多项研究中得知,有呼吸窘迫的婴儿会降低吮吸强度和速度,并缩短吮吸次数,以保护他们的呼吸道和氧气状态(Mizuno et al., 2007; Barlow, 2009)。肌肉不使用将会萎缩。患有神经系统疾病的婴儿可能出现肌张力和协调性下降,这会降低肌肉力量。在管饲喂养期间将婴儿放在乳房上,可以帮助婴儿锻炼口面肌肉,将母乳哺育与饱腹感联系起来,并逐渐提高吸吮技巧(图12-24)。

哺乳姿势的支持

除了支持性的体位和做好准备工作外,某些姿势的改变也可能有助于吞咽困难的婴儿。有些婴儿侧卧时处理乳汁流速的能力最佳，而有些婴儿需要头部高于身体其他部位的姿势，如跨坐式。俯卧位（图12-53和图1-40）对于有吞咽困难的母乳哺育婴儿来说可能是最有帮助的姿势。当婴儿在喂奶过程中表现出较为紧张，可以通过中断哺乳对婴儿的哺乳节奏进行调整。应指导母亲将手指插入牙龈之间，或按压婴儿的嘴角以打断吸吮。因为打断吸吮和从婴儿口中取出乳房会使婴儿很难重新组织吸吮动作，所以只有在绝对必要的时候才应该这样做。当母亲大声说"一、二、三"时，让她的婴儿知道，停顿是暂时的。如果早产儿或神经系统受损的婴儿由于吮吸、吞咽和呼吸的不协调而需要频繁地在乳房处调整哺乳节奏，另一种选择是让母亲在哺乳前挤奶，直到第一次排乳反射（通常是最强烈的）减弱。这就减弱了母乳的流速，因为婴儿通常很难控制母乳的流量，但这也会产生增加泌乳量的不良反应，而泌乳量的增加本身就增加了母乳的流量。用手的一侧按压乳房以阻挡一些导管是另一种暂时减少流量的方法，特别是在第一次和最强的排乳反射期间（**图1-41**）。进食困难的症状包括鼻腔扩张、呼吸急促、反复吞咽而没有呼吸停顿（屏气），接着是喘不过气来、吞咽、呛、咳嗽、喘鸣、乳汁溢出或面色改变。有关改进流程控制问题的进一步建议和信息，请参见第六章。

喂养环境

一个安静的光线微弱的喂养环境可以辅助婴儿达成有组织的安静觉醒状态，从而来帮助神经发育不成熟或功能紊乱的婴儿。抱起婴儿，让他弯曲身体靠在母亲或协助者的身体上，保持舒适状态，这将有助于婴儿从浅睡眠过渡到进食的状态（Waitzman, 2002）。一些喂养治疗师发现，以每秒一次摇摆的速度摇动足月或更大一些的婴儿，有助于强化吸吮-吞咽-呼吸的节奏。轻柔、重复地摆动身体，就像横躺在吊床上一样，会效果很好。其他治疗师使用的古典音乐也具有相同的每秒一拍的节奏（Morris & Klein, 2001）。然而，摇摆和音乐可能会对早产儿产生过多的刺激，一般不建议该群体使用。不过，可以考虑本章前面讨论的ATVV干预。

胃食管反流

胃食管反流（gastroesophageal reflux, GER）在1岁以下的婴儿中是正常现象，71%的婴儿在6~7个月后反流会消失，纯母乳哺育的婴儿会改善得更快（Campanozzi et al., 2009）。

坎帕诺齐及其同事的前瞻性研究表明，短时间、频繁的喂养、喂养时的适当姿势以及喂养后拍嗝，可以将72%婴儿的症状降低到无症状水平。根据鲁道夫的说法，GER本身并不是一种疾病，但是反流的后果会导致疾病（Rudolf, 2006）。当腹压或胸腔压力的增加超过食道下括约肌的力量时，就会发生反流（Bibi et al., 2001）。较长时间的非生理性喂养等文化习俗也会触发或加剧反流（Bergman, 2013）。除了更短、更频繁的喂养，减少婴儿或母亲饮食中容易引起过敏的食物也可以减少反流症状（Orenstein & McGowan, 2008; Heine, 2006）。牛奶蛋白是最常见的与症状性反流相关的过敏原之一。婴儿配方奶粉和"人"乳强化剂若是牛奶蛋白的来源，也可能会加剧脆弱婴儿的反流。

任何增加呼吸困难或使吞咽协调困难的情况都可能增加胃食管反流病（gastroesophageal reflux disease, GERD）的风险。这些情况包括早产、先天性心脏病、食道闭锁、气管食道瘘、脑干肿瘤、气道异常和神经损伤。GER和吞咽之间有许多相互作用。GER影响吞咽的食管期，可伴随或不伴随口咽吞咽困难。GERD可通过刺激和降低喉返神经的敏感性，破坏食管内壁，使婴儿易产生误吸（Suskind et al., 2006）。这种情况在治疗后很快就会好转。GER可导致或加重呼吸系统疾病的严重程度，包括以循环方式出现的哮喘：呼吸困难会增加胸腔内压力并增加反流，从而增加误吸的风险。

GERD的体征和症状包括恶心、呕吐，可能伴随有痛苦表情的吐舌和打嗝时酸性的呼吸气味、窒息、呼吸暂停、口臭和频繁的吞咽、喘鸣、咳嗽、打嗝，以及有呼噜声的呼吸、易激惹、桑迪弗迹象（拱着胳膊，头旋转和往后仰，和眼睛移到同一侧）、反复呼吸道感染、拒奶，甚至严重危及生命的症状（Arvedson & Brodsky, 2002）。一些有GERD的婴儿非常频繁地进食，呕吐，然后再次进食，已明显超过了实际所需要的食物量。保持婴儿以竖直的姿势靠在母亲的身体至少15分钟或者由他人抱宝宝，以免闻到母亲的乳汁和乳晕腺体的气味，可能会帮助孩子发现自己的不舒适实际上并不是饥饿引起的，并有助于打破这个循环。

消化内科医生使用各种测试来诊断GER。根据最近的研究报道，pH值检测与阻抗探头监测相结合更有效，阻抗探头能够检测非酸性回流和食团通过食道的运动（Wenzl, 2003; Wenzl et al., 2001）。内窥镜检查是评价GERD存在的另一种方法。食管胃镜检查用于观察食管、喉、气道周围的黏膜，可用于判断食管炎或GERD引起的其他侵蚀作用是否发生（Arvedson & Brodsky, 2002）。超声检查最近被证明有助于诊断婴儿和儿童的GERD（Hashemi, Mehdizadeh & Shakiba, 2009; Koumanidou, Vakaki, Pitsoulakis, Anagnostara & Mirilas, 2004）。

消化内科医生已经通过手术和药物治疗GERD。研究报告显示，H2受体拮抗剂和质子泵抑制剂均可使食管黏膜愈合，并减少年龄较大的婴幼儿的某些GERD症状（Tighe et al., 2014）。当过敏造成了GERD，消除过敏原就可能优于药物治疗。抗酸药和促进胃动力药物虽然仍在使用，但有报道认为其疗效更有限（Tighe et al., 2014）。当药物已被证明无效或出现危及生命的并发症时，就要考虑手术治疗。胃底折叠术是治疗GERD的常用方法。这个过程包括将胃底包裹在远端食道周围。为防止有时在胃底折叠术中出现的并发症，还可以放置一根g管，当婴儿或儿童出现严重症状时用于非口服喂养，或作为口服喂养的补充。外科手术的结果多种多样，根据症状选择患者手术会对成功率有不同的影响（Arvedson & Brodsky, 2002; Richards, Milla, Andrews & Spitz, 2001; Wales et al., 2002）。

许多内科医生通过喂养增稠的乳汁来治疗婴儿的GERD。在母乳中加入米糊是一种替代方法，但由于酶的含量，如果不准备立即使用奶瓶喂养，乳汁的黏度会随着时间的推移而降低。

阿维森和布罗兹基报道，如果患者因运动障碍而延迟胃排空，增稠剂可能使症状恶化（2002）。麦克弗森、赖特和贝尔（2005）回顾了一些控制反流的方法。他们总结了采用各种方法治疗呕吐和反流症状的研究结果，并报告了使用米糊时症状的减轻。在通过pH值探针监测酸度来衡量改善的研究中，角豆胶增稠剂显示出的混合效果较好，而米糊增稠则没有改善。在体位方面，当pH值测试时，婴儿坐在靠背倾斜60度的座椅上，他们的症状会恶化；而当婴儿躺在床上，头部抬高到30度，他们的症状没有改善。作者指出，这些不同的研究主要集中于配方奶喂养的婴儿，报告的结果不足以应用于母乳哺育的婴儿。此外，他们还表示，在婴儿接受治疗期间，没有提供支持母乳哺育的策略。

几项研究表明，许多增稠剂与配方奶粉混合后的纤维含量会导致钙、铁和锌的吸收困难（Bosscher, Van Caillie-Bertrand & Deelstra, 2001; Bosscher et al., 2000; Corvaglia et al., 2006）。研究发现，将母乳与基于淀粉的增稠剂混合后，这些矿物质具有更好的生物利用度（Bosscher et al., 2001; Bosscher, Van Caillie-Bertand & Deelstra, 2001; Bosscher, Van Dyck, Van Cauwenberg & Deelstra, 2001）。然而，一项对早产儿的研究发现，用含淀粉的产品增稠的母乳哺育的婴儿，没有证据表明反流减少（Corvaglia et al., 2006）。

喂养小组应尽一切努力保护婴儿能在乳房上进行母乳哺育。除了H2受体拮抗剂或质子泵抑制剂（减少胃酸释放的药物）外，非药理学策略包括短时间、频繁喂养、喂养后将婴儿直立抱20分钟、喂养后进行非营养性吸吮以帮助刺激食管蠕动。重要的是要预防或治疗食道黏膜和声带区域的损伤，因为它们会进一步加重吞咽和进食的压力。

结论

患有神经功能缺陷的婴儿可能面临严重的喂养挑战。补偿策略和温和的辅助技巧相结合可以帮助有神经系统疾病的婴儿实现正常喂养。尽管了解神经系统疾病的机制有助于制定辅助喂养的策略，但应将每个婴儿作为单独的个体来评估，而不是仅仅根据诊断结果。有明显缺陷的婴儿会受益于喂养小组和早期干预专家的介入。理想情况下，泌乳顾问将继续留在孩子的团队，以提供正常喂养方面的专业知识。

参考资料

Adam, M. P., & Hudgins, L. (2005). Kabuki syndrome: A review. Clinical Genetics, 67(3), 209−219.
Al-Farsi, Y. M., Al-Sharbati, M. M., Waly, M. I., Al-Farsi, O. A., Al-Shafaee, M. A., Al-Khaduri, M. M., ... Deth, R. C. (2012). Effect of suboptimal breast-feeding on occurrence of autism: A case-control study. Nutrition, 28(7), e27−e32.
Ardran, G. M., & Kemp, F. H. (1968). The mechanism of changes in form of the cervical airway in infancy. Medical Radiography and Photography, 44(2), 26−38.
Arvedson, J. (2014). Management of pediatric feeding and swallowing. ASHA self-study publication. Rockville, MD, American Speech-Language-Hearing Association.
Arvedson, J. C., & Brodsky, L. (2002). Pediatric swallowing and feeding: Assessment and management (2nd ed.). Albany, NY: Singular Thomson Learning.
Arvedson, J., Rogers, B., Buck, G., Smart, P., & Msall, M. (1994). Silent aspiration prominent in children with dysphagia. International Journal of Pediatric Otorhinolaryngology, 28(2−3), 173−181.
Ashwal, S. (1999). Congenital structural defects. In K. F. Swaiman & S. Ashwal (Eds.), Pediatric neurology: Principles and practice (3rd ed., pp. 234−300). St. Louis, MO: Mosby.
Astley, S. J., & Clarren, S. K. (2001). Measuring the facial phenotype of individuals with prenatal alcohol exposure: Correlations with brain dysfunction. Alcohol and Alcoholism, 36(2), 147−159.
Bahi-Buisson, N., Poirier, K., Boddaert, N., Fallet-Bianco, C., Specchio, N., Bertini, E., ... Chelly, J. (2010). GPR56-related bilateral frontoparietal polymicrogyria: Further evidence for an overlap with the cobblestone complex. Brain, 133, 3194−3209.
Bahi-Buisson, N., Poirier, K., Boddaert, N., Saillour, Y., Castelnau, L., Philip, N., ... Chelly, J. (2008). Refinement of cortical dysgenesis spectrum associated with TUBA1A mutations. Journal of Medical Genetics, 45, 647−653.
Barlow, S. M. (2009). Oral and respiratory control for preterm feeding. Current Opinion in Otolaryngology & Head and Neck Surgery, 17(3), 179.
Barlow, S. M., & Estep, M. (2006). Central pattern generation and the motor infrastructure for suck, respiration, and speech. Journal of Communication Disorders, 5, 366−380.
Batocchi, A. P., Majolini, L., Evoli, A., Lino, M. M., Minisci, C., & Tonali, P. (1999). Course and treatment of myasthenia gravis during pregnancy. Neurology, 52(3), 447−452.
Beal, J., Silverman, B., Bellant, J., Young, T. E., & Klontz, K. (2012). Late onset necrotizing enterocolitis in infants following use of a xanthan gum-containing thickening agent. Journal of Pediatrics, 161(2), 354−356.
Bergman, N. J. (2013). Neonatal stomach volume and physiology suggest feeding at 1-h intervals. Acta Pdiatrica, 102(8), 772−777.
Bertrand, J., Floyd, L. L., & Weber, M. K. (2005). Guidelines for identifying and referring persons with fetal alcohol syndrome. Morbidity and Mortality Weekly Report, Recommended Reports, 54(RR-11), 1−14.
Besnard, M., Eyrolle-Guignot, D., Guillemette-Artur, P., Lastère, S., Bost-Bezeaud, F., Marcelis, L., ... Rozenberg, F. (2016). Congenital cerebral malformations and dysfunction in fetuses and newborns

following the 2013 to 2014 Zika virus epidemic in French Polynesia. Eurosurveillance, 21(13). doi:10.2807/1560-7917.ES.2016.21.13.30181

Bibi, H., Khvolis, E., Shoseyov, D., Ohaly, M., Ben Dor, D., London, D., & Ater, D. (2001). The prevalence of gastroesophageal reflux in children with tracheomalacia and laryngomalacia. Chest, 119(2), 409−413.

Boiron, M., Da, N. L., Roux, S., Henrot, A., & Saliba, E. (2007). Effects of oral stimulation and oral support on non-nutritive sucking and feeding performance in preterm infants. Developmental Medicine and Child Neurology, 49, 439−444.

Bosscher, D., Lu, Z., Van Caillie-Bertrand, M., Robberecht, H., & Deelstra, H. (2001). A method for in vitro determination of calcium, iron and zinc availability from first-age infant formula and human milk. International Journal of Food Science and Nutrition, 52(2), 173−182.

Bosscher, D., Van Caillie-Bertrand, M., & Deelstra, H. (2001). Effect of thickening agents, based on soluble dietary fiber, on the availability of calcium, iron, and zinc from infant formulas. Nutrition, 17(7−8), 614−618.

Bosscher, D., Van Caillie-Bertrand, M., Van Dyck, K., Robberecht, H., Van Cauwenberg, R., & Deelstra, H. (2000). Thickening infant formula with digestible and indigestible carbohydrate: Availability of calcium, iron, and zinc in vitro. Journal of Pediatric Gastroenterology and Nutrition, 30(4), 373−378.

Bosscher, D., Van Dyck, K., Van Cauwenberg, R., & Deelstra, H. (2001). In vitro availability of calcium, iron, and zinc from first-age infant formulae and human milk. Journal of Pediatric Gastroenterology and Nutrition, 32(1), 54−58.

Bouwstra, H., Boersma, E. R., Boehm, G., Dijck-Brouwer, D. A., Muskiet, F. A., & Hadders-Algra, M. (2003). Exclusive breastfeeding of healthy term infants for at least 6 weeks improves neurological condition. Journal of Nutrition, 133(12), 4243−4245.

Bovey, A., Noble, R., & Noble, M. (1999). Orofacial exercises for babies with breastfeeding problems? Breastfeeding Review, 7(1), 23−28.

Brasil, P., Pereira, J. P., Jr., Raja Gabaglia, C., Damasceno, L., Wakimoto, M., Ribeiro Nogueira, R. M., ... Calvet, G. A. (2016). Zika virus infection in pregnant women in Rio de Janeiro—Preliminary report. New England Journal of Medicine. Advance online article. doi:10.1056/NEJMoa1602412

Brazy, J. E. (1988). Effects of crying on cerebral blood volume and cytochrome aa3. Journal of Pediatrics, 112(3), 457−461.

Bromiker, R., Arad, I., Loughran, B., Netzer, D., Kaplan, M., & Medoff-Cooper, B. (2005). Comparison of sucking patterns at introduction of oral feeding and at term. Acta Paediatrica, 94(2), 201−204.

Calvet, G., Aguiar, R. S., Melo, A. S., Sampaio, S. A., de Filippis, I., Fabri, A., ... Tschoeke, D. A. (2016). Detection and sequencing of Zika virus from amniotic fluid of fetuses with microcephaly in Brazil: a case study. The Lancet Infectious Diseases. Advance online article. http://dx.doi.org/10.1016/S1473-3099(16)00095-5

Campanozzi, A., Boccia, G., Pensabene, L., Panetta, F., Marseglia, A., Strisciuglio, P., ... Staiano, A. (2009). Prevalence and natural history of gastroesophageal reflux: Pediatric prospective survey. Pediatrics, 123, 779−783.

Cattaneo, A., Davanzo, R., Worku, B., Surjono, A., Echeverria, M., Bedri, A., ... & Tamburlini, G. (1998). Kangaroo mother care for low birthweight infants: A randomized controlled trial in different settings. Acta Paediatrica, 87(9), 976−985.

Cauchemez, S., Besnard, M., Bompard, P., Dub, T., Guillemette-Artur, P., Eyrolle-Guignot, D., ... Fontanet, A. (2016). Association between Zika virus and microcephaly in French Polynesia, 2013−2015: A retrospective study. Lancet. Advance online article. doi:10.1016/S0140-6736(16)00651-6

Centers for Disease Control and Prevention (CDC). (2016). Update: Interim guidance for health care providers caring for women of reproductive age with possible Zika virus exposure—United States, 2016. Retrieved from http://www.cdc.gov/mmwr/volumes/65/wr/mm6512e2.htm

Cerruti Mainardi, P. (2006). Cri du chat syndrome. Orphanet Journal of Rare Diseases, 1, 33.

Chen, D. C., Nommsen-Rivers, L., Dewey, K. G., & Lonnerdal, B. (1998). Stress during labor and delivery and early lactation performance. American Journal of Clinical Nutrition, 68(2), 335–344.

Chi-Fishman, G., & Sonies, B. C. (2000). Motor strategy in rapid sequential swallowing: New insights. Journal of Speech, Language, and Hearing Research, 43(6), 1481–1492.

Ciafaloni, E., & Massey, J. M. (2004). The management of myasthenia gravis in pregnancy. Seminars in Neurology, 24(1), 95–100.

Clarke, D. J., & Boer, H. (1998). Problem behaviors associated with deletion Prader-Willi, Smith-Magenis, and cri du chat syndromes. American Journal of Mental Retardation, 103(3), 264–271.

Cole, N. W., Pfeifer, H. H., & Thiele, E. A. (2010). Initiating and maintaining the ketogenic diet in breastfed infants. Infant, Child, & Adolescent Nutrition, 2, 177–180.

Colson, S. D., de Rooy, L., & Hawdon, J. M. (2003). Biological nurturing increases duration of breast-feeding for a vulnerable cohort. MIDIRS Midwifery Digest, 13, 92–97.

Corvaglia, L., Ferlini, M., Rotatori, R., Paoletti, V., Alessandroni, R., Cocchi, G., & Faldella, G. (2006). Starch thickening of human milk is ineffective in reducing the gastroesophageal reflux in preterm infants: A crossover study using intraluminal impedance. Journal of Pediatrics, 148(2), 265–268.

Daley, H. K., & Kennedy, C. M. (2000). Meta analysis: Effects of interventions on premature infants' feeding. Journal of Perinatal and Neonatal Nursing, 14, 62–77.

Daly, S. E., Owens, R. A., & Hartmann, P. E. (1993). The short-term synthesis and infant-regulated removal of milk in lactating women. Experimental Physiology, 78(2), 209–220.

de Paula Freitas, B., de Oliveira Dias, J. R., Prazeres, J., Sacramento, G. A., Ko, A. I., Maia, M., & Belfort, R. (2016). Ocular findings in infants with microcephaly associated with presumed Zika virus congenital infection in Salvador, Brazil. Journal of the American Medical Association Ophthalmology. Advance online article. doi:10.1001/jamaophthalmol.2016.0267

Densmore, L., & Pflueger, S. (2008). Using interphase fluorescence in situ hybridization (I-FISH) to detect the transfer of infant cells during breastfeeding. Journal of Human Lactation, 24(4), 401–405.

Elison, J. T., Paterson, S. J., Wolff, J. J., Reznick, J. S., Sasson, N. J., Gu, H., ... IBIS Network. (2013). White matter microstructure and atypical visual orienting in 7-month-olds at risk for autism. American Journal of Psychiatry, 170(8), 899–908.

Elsabbagh, M., Fernandes, J., Webb, S. J., Dawson, G., Charman, T., Johnson, M. H., & British Autism Study of Infant Siblings Team. (2013). Disengagement of visual attention in infancy is associated with emerging autism in toddlerhood. Biological Psychiatry, 74(3), 189–194.

Engler, A. C., Hadash, A., Shehadeh, N., & Pillar, G. (2012). Breastfeeding may improve nocturnal sleep and reduce infantile colic: Potential role of breast milk melatonin. European Journal of Pediatrics, 171(4), 729–732.

Fucile, S., & Gisel, E. G. (2010). Sensorimotor interventions improve growth and motor function in preterm infants. Neonatal Network, 29, 359–366.

Fucile, S., Gisel, E. G., & Lau, C. (2005). Effect of an oral stimulation program on sucking skill maturation of preterm infants. Developmental Medicine and Child Neurology, 47(3), 158–162.

Gadgil, M., Peterson, E., Tregellas, J., Hepburn, S., & Rojas, D. (2013). Differences in global and local level information processing in autism: An fMRI investigation. Psychiatry Research, 213(2), 115–121.

doi:10.1016/j.pscychresns.2013.02.005

Geddes, D. T., Chadwick, L. M., Kent, J. C., Garbin, C. P., & Hartmann, P. E. (2010). Ultrasound imaging of infant swallowing during breast-feeding. Dysphagia, 25, 183−191.

Genna, C. W. (2009). Selecting and using breastfeeding tools: Improving care and outcomes. Amarillo, TX: Hale.

Genna, C. W. (2015). Breastfeeding infants with congenital torticollis. Journal of Human Lactation, 31(2), 216−220.

Genna, C. W., & Barak, D. (2010). Facilitating autonomous infant hand use during breastfeeding. Clinical Lactation, 1(1), 15−20.

Geurts, H. M., Corbett, B., & Solomon, M. (2009). The paradox of cognitive flexibility in autism. Trends in Cognitive Sciences, 13(2), 74−82.

Gliga, T., Bedford, R., Charman, T., Johnson, M. H., & BASIS Team. (2015). Enhanced visual search in infancy predicts emerging autism symptoms. Current Biology, 25(13), 1727−1730.

Gohlke, J. M., Griffith, W. C., & Faustman, E. M. (2005). A systems-based computational model for dose-response comparisons of two modes of action hypotheses for ethanol-induced neurodevelopmental toxicity. Toxicological Sciences, 86(2), 470−484.

Gosa, M., Schooling, T., & Coleman, J. (2011). Thickened liquids as a treatment for children with dysphagia and associated adverse effects: A systematic review. Infant, Child, & Adolescent Nutrition. doi: 1941406411407664

Greenspan, J. S., Wolfson, M. R., Holt, W. J., & Shaffer, T. H. (1990). Neonatal gastric intubation: Differential respiratory effects between nasogastric and orogastric tubes. Pediatric Pulmonology, 8(4), 254−258.

Gressens, P. (2005). Neuronal migration disorders. Journal of Child Neurology, 20(12), 969−971.

Grigorenko, E. L., Han, S. S., Yrigollen, C. M., Leng, L., Mizue, Y., Anderson, G. M., ... Bucala, R. (2008). Macrophage migration inhibitory factor and autism spectrum disorders. Pediatrics, 122, e438−e445.

Guerrini, R. (2005). Genetic malformations of the cerebral cortex and epilepsy. Epilepsia, 46(Suppl. 1), 32−37.

Hashemi, H., Mehdizadeh, M., & Shakiba, M. (2009). Diagnostic efficacy of distal esophagus ultrasonography in diagnosis of gastroesophageal reflux disease in children. Research Journal of Biological Sciences, 4, 71−76.

He, Y., Murphy, R. K., Roland, J. L., & Limbrick, D. D., Jr. (2013). Interactions between programmable shunt valves and the iPad 3 with Smart Cover. Child's Nervous System, 29(4), 531−533.

Heine, R. G. (2006). Gastroesophageal reflux disease, colic and constipation in infants with food allergy. Current Opinion in Allergy & Clinical Immunology, 6, 220−225.

Hiiemae, K. M., & Palmer, J. B. (2003). Tongue movements in feeding and speech. Critical Reviews in Oral Biology and Medicine, 14, 413−429.

Hill, P. D., Aldaq, J. C., & Chatterton, R. T. (2001). Initiation and frequency of pumping and milk production in mothers of non-nursing preterm infants. Journal of Human Lactation, 17(1), 9−13.

Holm, V. A., & Pipes, P. L. (1976). Food and children with Prader-Willi syndrome. Archives of Pediatrics and Adolescent Medicine, 130, 1063−1067.

Horvath, A., Dziechciarz, P., & Szajewska, H. (2008). The effect of thickened-feed interventions on gastroesophageal reflux in infants: Systematic review and meta-analysis of randomized, controlled trials. Pediatrics, 122(6), e1268−e1277.

Jacinto-Gonalves, S., Gavio, M. B., & Berzin, F. (2004). Electromyographic activity of perioral muscle in breastfed and non-breastfed children. Journal of Clinical Pediatric Dentistry, 29(1), 57−62.

Johnston, M. V. (2003). Brain plasticity in paediatric neurology. European Journal of Paediatric Neurology, 7(3), 105–113.

Johnston, M. V. (2009). Plasticity in the developing brain: Implications for rehabilitation. Developmental Disabilities Research Reviews, 15(2), 94–101.

Johnston, M. V., Ishida, A., Ishida, W. N., Matsushita, H. B., Nishimura, A., & Tsuji, M. (2009). Plasticity and injury in the developing brain. Brain and Development, 31(1), 1–10.

Jones, E., Dimmock, P. W., & Spencer, S. A. (2001). A randomised controlled trial to compare methods of milk expression after preterm delivery. Archives of Disease in Childhood, Fetal Neonatal Edition, 85, F91–F95.

Kang, S. K., Markowitz, G. J., Kim, S. T., Johnston, M. V., & Kadam, S. D. (2015). Age-and sex-dependent susceptibility to phenobarbital-resistant neonatal seizures: Role of chloride co-transporters. Frontiers in Cellular Neuroscience, 9. http://dx.doi.org/10.3389/fncel.2015.00173

Kassing, D. (2002). Bottle-feeding as a tool to reinforce breastfeeding. Journal of Human Lactation, 18(1), 56–60.

Kato, M. (2015). Genotype-phenotype correlation in neuronal migration disorders and cortical dysplasias. Frontiers in Neuroscience, 9, 181.

Kato, M., & Dobyns, W. B. (2003). Lissencephaly and the molecular basis of neuronal migration. Human Molecular Genetics, 12(Spec. No. 1), R89–R96.

Kattwinkel, J., Perlman, J. M., Aziz, K., Colby, C., Fairchild, K., Gallagher, J., ... Zaichkin, J. (2010). Part 15: Neonatal resuscitation: 2010 American Heart Association guidelines for cardiopulmonary resuscitation and emergency cardiovascular care. Circulation, 122(18 Suppl. 3), S909–S919.

Kelly, B. N., Huckabee, M. L., Jones, R. D., & Frampton, C. M. (2007). The first year of human life: Coordinating respiration and nutritive swallowing. Dysphagia, 22, 37–43.

Khoshoo, V., Ross, G., Brown, S., & Edell, D. (2000). Smaller volume, thickened formulas in the management of gastroesophageal reflux in thriving infants. Journal of Pediatric Gastroenterology and Nutrition, 31(5), 554–556.

Kim, H. I., Palmini, A., Choi, H. Y., Kim, Y. H., & Lee, J. C. (1994). Congenital bilateral perisylvian syndrome: Analysis of the first four reported Korean patients. Journal of Korean Medical Science, 9(4), 335–340.

Kleim, J. A., & Jones, T. A. (2008). Principles of experience-dependent neural plasticity: Implications for rehabilitation after brain damage. Journal of Speech, Language, and Hearing Research, 51(1), S225–S239.

Koumanidou, C., Vakaki, M., Pitsoulakis, G., Anagnostara, A., & Mirilas, P. (2004). Sonographic measurement of the abdominal esophagus length in infancy: A diagnostic tool for gastroesophageal reflux. AJR American Journal of Roentgenology, 183, 801–807.

Krajmalnik-Brown, R., Lozupone, C., Kang, D.-W., & Adams, J. B. (2015). Gut bacteria in children with autism spectrum disorders: Challenges and promise of studying how a complex community influences a complex disease. Microbial Ecology in Health and Disease, 26. http://dx.doi.org/10.3402/mehd.v26.26914

Krol, K. M., Monakhov, M., San Lai, P., Ebstein, R. P., & Grossmann, T. (2015). Genetic variation in CD38 and breastfeeding experience interact to impact infants' attention to social eye cues. Proceedings of the National Academy of Sciences, 112(39), E5434–E5442.

Kuzniecky, R., Andermann, F., & Guerrini, R. (1993). Congenital bilateral perisylvian syndrome: Study of 31 patients. The CBPS Multicenter Collaborative Study. Lancet, 341(8845), 608–612.

Lau, C., & Schanler, R. J. (1996). Oral motor function in the neonate. Neonatal Gastroenterology, 23(2), 161–178.

LeBouder, E., Rey-Nores, J. E., Raby, A. C., Affolter, M., Vidal, K., Thornton, C. A., & Labeta, M. O. (2006). Modulation of neonatal microbial recognition: TLR-mediated innate immune responses are specifically and differentially modulated by human milk. Journal of Immunology, 176, 3742−3752.

Le Huĕrou-Luron, I., Blat, S., & Boudry, G. (2010). Breast-v. formula-feeding: Impacts on the digestive tract and immediate and long-term health effects. Nutrition Research Reviews, 23(01), 23−36.

Loke, Y. J., Hannan, A. J., & Craig, J. M. (2015). The role of epigenetic change in autism spectrum disorders. Frontiers in Neurology, 6, 107.

Lucas, R. F., & Cutler, A. (2015). Dysregulated breastfeeding behaviors in children later diagnosed with autism. Journal of Perinatal Education, 24(3), 171−180.

Ludington-Hoe, S. M., Cong, X., & Hashemi, F. (2002). Infant crying: Nature, physiologic consequences, and select interventions. Neonatal Network, 21(2), 29−36.

Mandelli, M., Tognoni, G., & Garattini, S. (1978). Clinical pharmacokinetics of diazepam. Clinical Pharmacokinetics, 3(1), 72−91.

Marmet, C., & Shell, E. (1984). Training neonates to suck correctly. American Journal of Maternal Child Nursing, 9(6), 401−407.

Marmet, C., Shell, E., & Aldana, S. (2000). Assessing infant suck dysfunction: Case management. Journal of Human Lactation, 16(4), 332−336.

Martin, R. E. (2009). Neuroplasticity and swallowing. Dysphagia, 24(2), 218−229.

Matthiesen, A. S., Ransjo-Arvidson, A. B., Nissen, E., & Uvnas-Moberg, K. (2001). Postpartum maternal oxytocin release by newborns: Effects of infant hand massage and sucking. Birth, 28(1), 13−19.

McBride, M. C., & Danner, S. C. (1987). Sucking disorders in neurologically impaired infants: Assessment and management. Clinical Perinatology, 14(1), 109−130.

McElhanon, B. O., McCracken, C., Karpen, S., & Sharp, W. G. (2014). Gastrointestinal symptoms in autism spectrum disorder: A meta-analysis. Pediatrics, 133(5), 872−883.

McGirt, M. J., Leveque, J. C., Wellons, J. C., III, Villavicencio, A. T., Hopkins, J. S., Fuchs, H. E., & George, T. M. (2002). Cerebrospinal fluid shunt survival and etiology of failures: A seven-year institutional experience. Pediatric Neurosurgery, 36(5), 248−255.

McIntyre, S., Badawi, N., Blair, E., & Nelson, K. B. (2015). Does aetiology of neonatal encephalopathy and hypoxic-ischaemic encephalopathy influence the outcome of treatment? Developmental Medicine & Child Neurology, 57(S3), 2−7.

McPherson, V., Wright, S. T., & Bell, A. D. (2005). Clinical inquiries: What is the best treatment for gastroesophageal reflux and vomiting in infants? Journal of Family Practice, 54(4), 372−375.

Medoff-Cooper, B., Rankin, K., Li, Z., Liu, L., & White-Traut, R. (2015). Multisensory intervention for preterm infants improves sucking organization. Advances in Neonatal Care, 15(2), 142−149.

Meier, P. (1988). Bottle- and breast-feeding: Effects on transcutaneous oxygen pressure and temperature in preterm infants. Nursing Research, 37(1), 36−41.

Meier, P., & Anderson, G. C. (1987). Responses of small preterm infants to bottle and breast-feeding. American Journal of Maternal Child Nursing, 12(2), 97−105.

Miller, A. J. (1999). The neuroscientific principles of swallowing and dysphagia. San Diego, CA: Singular Publishing Group.

Miller, J. L., Sonies, B. C., & Macedonia, C. (2003). Emergence of oropharyngeal, laryngeal and swallowing activity in the developing fetal upper aerodigestive tract: An ultrasound evaluation. Early Human Development, 71(1), 61−87.

Mizuno, K., Aizawa, M., Saito, S., Kani, K., Tanaka, S., Kawamura, H., ... Doherty, D. (2006). Analysis of feeding behavior with direct linear transformation. Early Human Development, 82(3), 199−204.

Mizuno, K., Nishida, Y., Taki, M., Hibino, S., Murase, M., Sakurai, M., & Itabashi, K. (2007). Infants with bronchopulmonary dysplasia suckle with weak pressures to maintain breathing during feeding. Pediatrics, 120(4), e1035−e1042.

Mizuno, K., & Ueda, A. (2005). Neonatal feeding performance as a predictor of neurodevelopmental outcome at 18 months. Developmental Medicine and Child Neurology, 47, 299−304.

Mizuno, K., Ueda, A., Kani, K., & Kawamura, H. (2002). Feeding behaviour of infants with cleft lip and palate. Acta Paediatrica, 91(11), 1227−1232.

Mizuno, K., Ueda, A., & Takeuchi, T. (2002). Effects of different fluids on the relationship between swallowing and breathing during nutritive sucking in neonates. Biology of the Neonate, 81(1), 45−50.

Mlakar, J., Korva, M., Tul, N., Popovic′, M., Poljšak-Prijatelj, M., Mraz, J., ... Vizjak, A. (2016). Zika virus associated with microcephaly. New England Journal of Medicine, 374(10), 951−958.

Moore, K. L., Persaud, T. V. N., & Torchia, M. G. (2015). The developing human: Clinically oriented embryology. Elsevier Health Sciences.

Moretti, M. E., Sgro, M., Johnson, D. W., Sauve, R. S., Woolgar, M. J., Taddio, A., ... Ito, S. (2003). Cyclosporine excretion into breast milk. Transplantation, 75(12), 2144−2146.

Morris, S. E., & Klein, M. D. (2001). Pre-feeding skills (2nd ed.). San Diego, CA: Academic Press.

Morton, J., Hall, J. Y., Wong, R. J., Thairu, L., Benitz, W. E., & Rhine, W. D. (2009). Combining hand techniques with electric pumping increases milk production in mothers of preterm infants. Journal of Perinatology, 29, 757−764.

Moster, D., Lie, R. T., Irgens, L. M., Bjerkedal, T., & Markestad, L. (2001). The association of Apgar score with subsequent death and cerebral palsy: A population based study in term infants. Journal of Pediatrics, 138(6), 798−803.

Moster, D., Lie, R. T., & Markestad, L. (2002). Joint association of Apgar scores and early neonatal symptoms with minor disabilities at school age. Archives of Disease in Childhood, Fetal and Neonatal Edition, 86(1), 16−21.

Munoz-Flores-Thiagarajan, K. D., Easterling, T., Davis, C., & Bond, E. F. (2001). Breast-feeding by a cyclosporine-treated mother. Obstetrics and Gynecology, 97(5 Part 2), 816−818.

Narayanan, I., Mehta, R., Choudhury, D. K., & Jain, B. K. (1991). Sucking on the "emptied" breast: Non-nutritive sucking with a difference. Archives of Disease in Childhood, 66(2), 241−244.

Nardone, S., Sams, D. S., Reuveni, E., Getselter, D., Oron, O., Karpuj, M., & Elliott, E. (2014). DNA methylation analysis of the autistic brain reveals multiple dysregulated biological pathways. Translational Psychiatry, 4(9), e433.

Nejat, F., Tajik, P., Ghodsi, S. M., Golestan, B., Majdzadeh, R., Yazdani, S., ... Moatamed, F. (2008). Breastfeeding: A potential protective factor against ventriculoperitoneal shunt infection in young infants. Journal of Neurosurgery: Pediatrics, 1(2), 138−141. doi:10.3171/PED/2008/1/2/138

Newman, J. (1990). Breastfeeding problems associated with the early introduction of bottles and pacifiers. Journal of Human Lactation, 6(2), 59−63.

Newman, J. (1996). Decision tree and postpartum management for preventing dehydration in the "breastfed" baby. Journal of Human Lactation, 12(2), 129−135.

Newman, L. A., Keckley, C., Petersen, M. C., & Hamner, A. (2001). Swallowing function and medical diagnoses in infants suspected of dysphagia. Pediatrics, 108(6), 106.

Ng, S. B., Bigham, A. W., Buckingham, K. J., Hannibal, M. C., McMillin, M. J., Gildersleeve, H. I., ... Shendure, J. (2010). Exome sequencing identifies MLL2 mutations as a cause of Kabuki syndrome. Nature

Genetics, 42(9), 790−793.

Niemitz, E. L., & Feinberg, A. P. (2004). Epigenetics and assisted reproductive technology: A call for investigation. American Journal of Human Genetics, 74(4), 599−609.

Nyberg, G., Haljamae, U., Frisenette-Fich, C., Wennergren, M., & Kjellmer, I. (1998). Breast-feeding during treatment with cyclosporine. Transplantation, 65(2), 253−255.

Oddy, W. H., & Glenn, K. (2003). Implementing the baby friendly hospital initiative: The role of finger feeding. Breastfeeding Review, 11(1), 5−10.

Ohyama, M., Watabe, H., Hayasaka, Y., Saito, K., & Mizuguchi, H. (2007). Which is more effective, manual or electric expression in the first 48 hours after delivery in a setting of mother-infant separation? A preliminary report. Breastfeeding Medicine, 2(3), 179.

Orenstein, S. R. & McGowan, J. D. (2008). Efficacy of conservative therapy as taught in the primary care setting for symptoms suggesting infant gastroesophageal reflux. Journal of Pediatrics, 152, 310−314.

Palmer, B. (1998). The influence of breastfeeding on the development of the oral cavity: A commentary. Journal of Human Lactation, 14(2), 93−98.

Palmer, M. M., & VandenBerg, K. A. (1998). A closer look at neonatal sucking. Neonatal Network, 17(2), 77−79.

Park, J., Thoyre, S., Knafl, G. J., Hodges, E. A., & Nix, W. B. (2014). Efficacy of semielevated side-lying positioning during bottle-feeding of very preterm infants: A pilot study. Journal of Perinatal & Neonatal Nursing, 28(1), 69−79.

Parker, L. A., Sullivan, S., Krueger, C., Kelechi, T., & Mueller, M. (2012). Effect of early breast milk expression on milk volume and timing of lactogenesis stage Ⅱ among mothers of very low birth weight infants: A pilot study. Journal of Perinatology, 32(3), 205−209.

Pavone, L., Rizzo, R., & Dobyns, W. B. (1993). Clinical manifestations and evaluation of isolated lissencephaly. Child's Nervous System, 9(7), 387−390.

Peiker, I., Schneider, T. R., Milne, E., Schttle, D., Vogeley, K., Münchau, A., ... David, N. (2015). Stronger neural modulation by visual motion intensity in autism spectrum disorders. PloS One, 10(7), e0134769. doi:10.1371/journal.pone.0134769

Pelz-Sherman, D. (2014). Supporting breastfeeding among women on the autistic spectrum: Disability, difference, and delight. Clinical Lactation, 5(2), 62−66.

Penalva, O., & Schwartzman, J. S. (2006). Descriptive study of the clinical and nutritional profile and follow-up of premature babies in a kangaroo mother care program. Jornal de Pediatria, 82(1), 33−39.

Penn, A. H., Carver, L. J., Herbert, C. A., Lai, T. S., McIntire, M. J., Howard, J. T., ... Dobkins, K. R. (2015). Breast milk protects against gastrointestinal symptoms in infants at high risk for autism during early development. Journal of Pediatric Gastroenterology and Nutrition. doi:10.1097/MPG.0000000000000907

Perlman, J. M., Davis, P., Wyllie, J., & Kattwinkel, J. (2010). Therapeutic hypothermia following intrapartum hypoxia-ischemia. An advisory statement from the Neonatal Task Force of the International Liaison Committee on Resuscitation. Resuscitation, 81(11), 1459−1461.

Poirier, K., Saillour, Y., Bahi-Buisson, N., Jaglin, X. H., Fallet-Bianco, C., Nabbout, R., ... Chelly, J. (2010). Mutations in the neuronal ss-tubulin subunit TUBB3 result in malformation of cortical development and neuronal migration defects. Human Molecular Genetics, 19, 4462−4473.

Pransky, S. M., Lago, D., & Hong, P. (2015). Breastfeeding difficulties and oral cavity anomalies: The influence of posterior ankyloglossia and upper-lip ties. International Journal of Pediatric Otorhinolaryngology, 79(10), 1714−1717.

Rasley, A., Logemann, J. A., Kahrilas, P. J., Rademaker, A. W., Pauloski, B. R., & Dodds, W. J. (1993).

Prevention of barium aspiration during videofluoroscopic swallowing studies: Value of change in posture. American Journal of Roentgenology, 160(5), 1005−1009.

Rendon-Macias, M. E., Cruz-Perez, L. A., Mosco-Peralta, M. R., Saraiba-Russell, M. M., Levi-Tajfeld, S., & Morales-Lopez, M. G. (1999). Assessment of sensorial oral stimulation in infants with suck feeding disabilities. Indian Journal of Pediatrics, 66(3), 319−329.

Richards, C. A., Milla, P. J., Andrews, P. L., & Spitz, L. (2001). Retching and vomiting in neurologically impaired children after fundoplication: Predictive preoperative factors. Journal of Pediatric Surgery, 36(9), 1401−1404.

Robbins, J., Butler, S. G., Daniels, S. K., Gross, R. D., Langmore, S., Lazarus, ... Rosenbek, J. (2008). Swallowing and dysphagia rehabilitation: Translating principles of neural plasticity into clinically oriented evidence. Journal of Speech, Language, and Hearing Research, 51(1), S276−S300.

Rogers, S. J., Vismara, L., Wagner, A. L., McCormick, C., Young, G., & Ozonoff, S. (2014). Autism treatment in the first year of life: A pilot study of infant start, a parent-implemented intervention for symptomatic infants. Journal of Autism and Developmental Disorders, 44(12), 2981−2995.

Rudenga, K., Green, B., Nachtigal, D., & Small, D. M. (2010). Evidence for an integrated oral sensory module in the human anterior ventral insula. Chemical Senses 35 (8), 693−703.

Rudolf, C. D. (2006). The impact of GERD on feeding in infants with neurodevelopmental disorders. Presented at Pediatric Dysphagia Series: Exploring the Brain-Gut Feeding Connection, Conference session, Cincinnati Children's Hospital Medical Center.

Samson, F., Mottron, L., Soulieres, I., & Zeffiro, T. A. (2012). Enhanced visual functioning in autism: An ALE meta-analysis. Human Brain Mapping, 33(7), 1553−1581.

Sánchez, C. L., Barriga, C., Rodríguez, A. B., & Cubero, J. (2013). Human milk nucleotides improve sleep: A focus on circadian profiles. In V. R. Preedy, V. B. Patel, & L.-A. Le (Eds.), Handbook of nutrition, diet and sleep (pp. 461−470). Wageningen Academic Publishers.

Sánchez, C. L., Cubero, J., Sánchez, J., Franco, L., Rodríguez, A. B., Rivero, M., & Barriga, C. (2013). Evolution of the circadian profile of human milk amino acids during breastfeeding. Journal of Applied Biomedicine, 11(2), 59−70.

Scher, M. S., Alvin, J., Gaus, L., Minnigh, B., & Painter, M. J. (2003). Uncoupling of EEG-clinical neonatal seizures after antiepileptic drug use. Pediatric Neurology, 28(4), 277−280.

Shafai, T., Mustafa, M., Hild, T., Mulari, J., & Curtis, A. (2014). The Association of Early Weaning and Formula Feeding with Autism Spectrum Disorders. Breastfeeding Medicine, 9(5), 275−276.

Shanahan, T. K., Logemann, J. A., Rademaker, A. W., Pauloski, B. R., & Kahrila, P. J. (1993). Chin-down posture effect on aspiration in dysphagic patients. Archives of Physical Medicine and Rehabilitation, 74(7), 736−739.

Shehata, H. A., & Okosun, H. (2004). Neurological disorders in pregnancy. Current Opinions in Obstetrics and Gynecology, 16(2), 117−122.

Shetty, J. (2015). Neonatal seizures in hypoxic-ischaemic encephalopathy: Risks and benefits of anticonvulsant therapy. Developmental Medicine & Child Neurology, 57(S3), 40−43.

Shiao, S. Y. P. K., Youngblut, J. M., Anderson, G. C., DiFiore, J. M., & Martin, R. J. (1995). Nasogastric tube placement: Effects on breathing and sucking in very-low-birth-weight infants. Nursing Research, 44(2), 82−88.

Siegel, B. (1996). World of the autistic child: Understanding and treating autistic spectrum disorders. New York, NY: Oxford University Press.

Simons Foundation Autism Research Institute. SFARI Gene Home. Accessed November 8, 2015. https://gene.

sfari.org/autdb/Welcome.do SimplyThick. Accessed November 22, 2015. http://www.simplythick.com/Frequently-Asked-Questions

Squarzoni, P., Thion, M.S., & Garel, S. (2015). Neuronal and microglial regulators of cortical wiring: Usual and novel guideposts. Frontiers in Neuroscience. 9(248). doi:10.3389/fnins.2015.00248

Stevenson, R. D., & Allaire, J. H. (1991). The development of normal feeding and swallowing. Pediatric Clinics of North America, 38(6), 1439−1453.

Strahle, J., Selzer, B. J., Muraszko, K. M., Garton, H. J., & Maher, C. O. (2012). Programmable shunt valve affected by exposure to a tablet computer: Laboratory investigation. Journal of Neurosurgery: Pediatrics, 10(2), 118−120.

Streissguth, A. P., Barr, H. M., & Martin, D. C. (1983). Maternal alcohol use and neonatal habituation assessed with the Brazelton scale. Child Development, 54(5), 1109−1118.

Suskind, D. L., Thompson, D. M., Gulati, M., Huddleston, P., Liu, D. C., & Baroody, F. M. (2006). Improved infant swallowing after gastroesophageal reflux disease treatment: A function of improved laryngeal sensation? Laryngoscope, 116(8), 1397−1403.

Takagi, Y., & Bosma, J. F. (1960). Disability of oral function in an infant associated with displacement of the tongue: Therapy by feeding in the prone position. Acta Paediatrica Supplementum, 49(Suppl. 123), 62−69.

Tanoue, Y., & Oda, S. (1989). Weaning time of children with infantile autism. Journal of Autism and Developmental Disorders, 19(3), 425−434.

Tellez-Zenteno, J. F., Hernandez-Ronquillo, L., Salinas, V., Estanol, B., & da Silva, O. (2004). Myasthenia gravis and pregnancy: Clinical implications and neonatal outcome. BMC Musculoskeletal Disorders, 5, 42.

Thach, B. T. (2001). Maturation and transformation of reflexes that protect the laryngeal airway from liquid aspiration from fetal to adult life. American Journal of Medicine, 111(Suppl. 8A), 69−77.

Tighe, M., Afzal, N. A., Bevan, A., Hayen, A., Munro, A., & Beattie, R. M. (2014). Pharmacological treatment of children with gastro-oesophageal reflux. Cochrane Database of Systematic Reviews, (11) Art. No.: CD008550. doi:10.1002/14651858.CD008550.pub2

Towner D., Castro M. A., Eby-Wilkens E., Gilbert, W. M. (1999). Effect of mode of delivery in nulliparous women on neonatal intracranial injury. New England Journal of Medicine, 341, 1709−1714.

Trabalon, M., & Schaal, B. (2012). It takes a mouth to eat and a nose to breathe: Abnormal oral respiration affects neonates' oral competence and systemic adaptation. International Journal of Pediatrics, 1−5. doi:10.1155/2012/207605

Triulzi, F., Parazzini, C., & Righini, A. (2006). Patterns of damage in the mature neonatal brain. Pediatric Radiology, 36(7), 608−620.

U.S. Food and Drug Administration. (2011). FDA warns not to feed Simply Thick to premature infants. Retrieved from http://www.fda.gov/ForConsumers/ConsumerUpdates/ucm256250.htm

U.S. Food and Drug Administration. (2015). FDA expands caution about Simply Thick. Retrieved from www.fda.gov/ForConsumers/ConsumerUpdates/ucm256250.htm

Volpe, J. J. (2001). Neurobiology of periventricular leukomalacia in the premature infant. Pediatric Research, 50(5), 553−562.

Waitzman, K. A. (2002). Developmental care/feeding readiness. Presented at Neonatal CORE, TriHealth Hospitals, Cincinnati, Ohio.

Wales, P. W., Diamond, I. R., Dutta, S., Muraca, S., Chait, P., Connolly, B., & Langer, J. C. (2002). Fundoplication and gastrostomy versus image-guided gastrojejunal tube for enteral feeding in neurologically impaired children with gastroesophageal reflux. Journal of Pediatric Surgery, 37(3), 407–412.

Watanabe, T., Kuroda, M., Kuwabara, H., Aoki, Y., Iwashiro, N., Tatsunobu, N., ... Yamasue, H. (2015). Clinical and neural effects of six-week administration of oxytocin on core symptoms of autism. Brain, 138(11), 3400–3412.

Weber, F., Woolridge, M. W., & Baum, J. D. (1986). An ultrasonographic study of the organisation of sucking and swallowing by newborn infants. Developmental Medicine and Child Neurology, 28, 19–24.

Wenzl, T. G. (2003). Evaluation of gastroesophageal reflux events in children using multichannel intraluminal electrical impedance. American Journal of Medicine, 115(Suppl. 3A), 161–165.

Wenzl, T. G., Schenke, S., Peschgens, T., Silny, J., Heimann, G., & Skopnik, H. (2001). Association of apnea and nonacid gastroesophageal reflux in infants: Investigations with the intraluminal impedance technique. Pediatric Pulmonology, 31(2), 144–149.

Williams, D. L., Goldstein, G., & Minshew, N. J. (2006). The profile of memory function in children with autism. Neuropsychology, 20(1), 21–29.

Willette, S., Molinaro, L. H., Thompson, D. M., & Schroeder, J. W. (2015). Fiberoptic examination of swallowing in the breastfeeding infant. Laryngoscope. Advance online article. doi:10.1002/lary.25641

Wilson, E. M., Green, J. R., Yunusova, Y., & Moore, C. A. (2008). Task specificity in early oral motor development. Seminars in Speech and Language, 29, 257–266.

Wolf, L. S., & Glass, R. P. (1992). Feeding and swallowing disorders in infancy: Assessment and management. Austin, TX: Pro-Ed.

Woods, C. W., Oliver, T., Lewis, K., & Yang, Q. (2012). Development of necrotizing enterocolitis in premature infants receiving thickened feeds using Simply Thick®. Journal of Perinatology, 32(2), 150–152.

Wu, S., Ding, Y., Wu, F., Li, R., Xie, G., Hou, J., & Mao, P. (2015). Family history of autoimmune diseases is associated with an increased risk of autism in children: A systematic review and meta-analysis. Neuroscience & Biobehavioral Reviews, 55, 322–332.

Yang, W. T., Loveday, E. J., Metreweli, C., & Sullivan, P. B. (1997). Ultrasound assessment of swallowing in malnourished disabled children. British Journal of Radiology, 70, 992–994.

Zoppou, C., Barry, S. I., & Mercer, G. N. (1997). Comparing breastfeeding and breast pumps using a computer model. Journal of Human Lactation, 13(3), 195–202.

Zupec-Kania, B. A., Aldaz, V., Montgomery, M. E., & Kostas, K. C. (2011). Enteral and parenteral applications of ketogenic diet therapy: Experiences from four centers. Infant, Child, & Adolescent Nutrition. doi:1941406411419657

第十三章

母乳哺育治疗性体位的重要性

切尔·马梅特 艾伦·壳

支持性体位有助于母乳哺育,并在必要时有助于补偿特殊问题。尽管年龄较大、身体健康的婴儿可以用自己发明的各种体位吃奶(包括倒立),但年幼的婴儿和那些有特殊问题的婴儿需要体位稳定性。母亲和婴儿会本能地采用各种各样的体位,而所有有效的体位都有一个共同点,那就是稳定。

新生儿的自然体位呈生理性的弯曲。婴儿最稳定的体位是俯卧在支撑面上,甚至可以协调地向前移动(Widscröm et al., 1987)。当婴儿仰卧时,肢体运动往往会引发惊跳反射,干扰可控制的行动能力。正常的神经肌肉发育增加了身体近端或中心部位(臀部和躯干)的稳定性。当这个近端的稳定基础建立后,婴儿就会有更大的灵活性和更精细的远端控制,包括对嘴和舌头的控制(Morris & Klein, 1987)。精细的口腔运动技能依赖于颈肩部的近端稳定性,而这样的近端稳定性又依赖于躯干和骨盆的稳定性(Wolf & Glass, 1992)。甚至面部和口腔结构也需要稳定性才能发挥作用。博斯玛认为,舌头与脸颊、软腭、牙槽嵴和嘴唇的接触为舌头提供了稳定性。他认为,口腔脂肪垫和其他皮下口腔脂肪沉积提供了一个功能性的"外骨骼",以支持口腔、咽和颞下颌关节的稳定,从而使下颌运动更加精细(Bosma, 1972)。

对新生儿神经运动发育与近端稳定性、远端移动性之间的关系有一个基本的了解是至关重要的,以便分析哪种治疗性体位可以适用于复杂的母乳哺育。神经运动和生理关系是复杂的,然而,这些概念的关键却很简单。从臀部开始的到嘴唇结束(稳定性),所以从嘴唇开始的(母乳哺育)就是到臀部结束(体重增加)。

实现最佳的含乳和体位通常是第一个,也是唯一需要的调整,以促进吸吮和纠正大多数母乳哺育问题。治疗性体位定通常是治疗乳头疼痛、拒绝乳房、乳汁供应问题和母亲或婴儿的解剖异常的重要部分。此外,治疗性体位有助于纠正或补偿哺乳问题(Marmet & Shell, 1993; Snyder, 1995)。

婴儿含乳吸吮的理论与实务

无论选择何种母乳哺育姿势，如果婴儿体重增加、茁壮成长，且母乳哺育让母亲和婴儿都感觉舒适，就不需要干预。由于母亲和婴儿在体型、身材、体力和偏好上的差异，没有一种体位是适合所有母婴的(Gioni, Ferrari & Prechtl, 1989)。同样，布莱尔和他的同事们发现，没有任何一组特征（头部位置、身体位置或母乳哺育的互动）比另一组与母亲所经历的疼痛程度更相关(Blair, Cadwell, Turner-Maffei & Brimdyr, 2003)。研究人员得出的结论是，没有任何一个方面的体位比另一个方面更重要。成功的干预需要认识到对特殊体位的需要，以及在必要时创造特殊母婴二分体体位的能力。

体位的命名

本章中选择使用的体位名称最常见的是描述婴儿在空间中的位置，但也有一些名称是为了反映母亲与婴儿的关系(Marmet & Shell, 1993)。选择具有普遍吸引力的描述性名称是因为它们易于记忆，并可翻译到其他文化和语言中。体位的标准化命名创建了一个通用的词汇表，这样就可以方便交换口头和书面信息。其目的不是创建一个术语体系，而是为了促进专业人员之间、与父母之间以及在记录中清晰和准确的沟通。在某些情况下，体位的描述性术语和医学名称都是可用的（例如，乳房向下俯卧位与西姆斯位，倾斜位与改良半坐卧位）。然而，当与母亲一起工作时，描述性术语更容易让她理解和记住。

肌肤接触的重要性

哺乳动物的神经行为是预先设定好了的，以期在新生儿时期获得特定的栖息地或场所(Alberts, 1958)。对于人类来说，这个栖息地是与母亲之间肌肤与肌肤的、心贴心的接触，温暖、安全，并能够靠近乳房进行喂养。著名的哈洛(1971)对灵长类动物依恋的研究表明，婴儿寻求与母亲身体的最大接触，这是健康生长发育的基础(Schore, 2001a)。同样，当人类婴儿在他的"栖息地"与母亲肌肤接触时，预设的神经行为就会自然地在母乳哺育中发挥作用，刺激母亲释放和生产乳汁。雷和马丁内斯在1983年报道，在使早产儿稳定方面，袋鼠式护理（持续的肌肤接触）要优于用恒温箱的护理，此后数百篇研究文章都证实了他们的发现(Anderson, Marks & Wahlberg, 1986; Anderson, Moore, Hepworth & Bergman, 2003; Browne, 2004; Charpak, de Calume & Ruiz, 2000; WHO, 2003)。

另一方面，动物和人类的研究表明，抗议-绝望行为是哺乳动物对脱离正确栖息地（母

第十三章 母乳哺育治疗性体位的重要性

亲)的普遍反应。当新生儿与他的栖息地(母亲)分开时,新生儿会表现出一种过度觉醒的反应。交感自主神经系统突然被显著激活,从而增加心率和血压(Christenson、Cabrera、Christenson、Uvn_s-Moberg & Winberg, 1995)。新生儿的痛苦"表现为哭泣,然后尖叫"(Schore, 2001b,第210页)。与母亲分离的人类婴儿发出的哭喊信号是肌肤接触护理婴儿的10倍(Rosenblum & Andrews, 1994)。安德森(1988)的研究表明,抗议状态下的哭喊对婴儿是有害的,因为它会影响肺功能和心脏卵圆孔的关闭,增加颅内压,并引发一连串应激反应,使婴儿面临宫外生活适应不良的风险。如果长期分离,抗议的哭声无法引起母亲关爱,婴儿就会感到绝望。然后,婴儿表现出分离、保存能量,以及为了生存会假装死亡,这是一种深度脱离的被动状态,即钝性内源性阿片类物质升高,心率和血压降低。对发育中的人脑进行的核磁共振成像(MRI)研究提供了虐待和忽视导致的"毒性神经化学"的证据(Schore, 2001b,第210页)。

理想情况下,肌肤接触是所有体位的开始。哈洛(1971)在讨论他的恒河猴研究(实验中的两只母猴,分别用绒布和铁丝做成)时说:

> "(我们)毫不惊讶地发现,接触舒适度(由绒布母猴提供的)是一个重要的基本情感变量,但我们并不期望它能完全掩盖护理变量。事实上,这种差异是如此之大,以至于我们认为,护理的主要功能是确保婴儿与母亲频繁和亲密的身体接触。"

同样,蒙特格(1971)重申,皮肤是人体最大的器官系统,并指出,也许是除了大脑以外,最重要的器官系统。在所有人体器官中,皮肤是最敏感的,也是第一种交流媒介。触觉不仅对婴儿至关重要,对母亲也很重要,因此培养母亲和婴儿之间的肌肤接触很关键。

一些母乳哺育专家报告说,在帮助母亲进行母乳哺育时,只需让母亲和婴儿无遮盖、胸部与胸部进行接触,让他们有时间一起放松,就能让婴儿自主含乳,并能很好地实现亲喂。当婴儿感受到压力时,他们无法获得喂养和生长反应。难以含住乳房会可能导致吸吮行为紊乱。婴儿和母亲之间持续的肌肤接触是否可能重新启动神经行为程序,使其进入喂养模式,并消除干扰母乳哺育的负面压力模式?虽然皮肤与皮肤的接触并不能纠正所有母乳哺育的问题,但它对于婴儿来说无疑是正确的栖息地,并在纠正任何问题的过程中都提供了坚实的基础。

看起来我们可以慎重地推断,不管可使用的体位有多少种,让母亲和年幼的婴儿尽可能多地保持肌肤接触是理想的。除了在换衣服、洗澡和偶尔受到其他家庭成员的关注之外,可以使用让婴儿与母亲保持皮肤接触的工具,如西班牙巴斯克社区传统使用的架子

(Crawford, 1994)，可能就会是一种普遍适用的理想工具。

如果肌肤接触护理可以治愈母乳哺育问题，那么我们可能会问，为什么要在特定的体位下进行分娩。答案是，即便是完全自然的分娩，也没有分离，一小部分足月婴儿也仍然会发生母乳哺育的困难。

治疗性体位

对于吸吮问题、解剖异常和神经功能缺陷来说，改变母乳哺育的体位是一种有效的补偿策略。选择治疗性体位的时候应该考虑以下问题：母亲和婴儿的一般解剖和健康状况、乳房和婴儿在空间中的关系以及具体的母乳哺育问题。例如，一位前臂较长、有腕管综合征和大乳房的母亲，她还有一个35周胎龄的早产儿，即便有相似乳房状况的母亲，以及有相似状况的、上腭有吸吮泡的足月儿进行参考，这位母亲和婴儿也可能需要在体位上进行非常不同的调整（Marmet & Shell, 1993; Snyder, 1995, 1997）。与所有干预措施一样，需要仔细评估体位建议的有效性。

手放在婴儿头部的底部

如果这个姿势需要母亲的手抓住婴儿的头，那么她的拇指和食指应该环绕位于耳朵下方的头骨底部（后枕骨）（图13-1）。将手放在宝宝后脑勺的高处会干扰宝宝的含乳能力，尤其是当宝宝遇到问题的时候。母亲的手掌跟、小指和无名指放在肩膀上，支撑着背部和颈部。通过为头部提供支撑，可以实现背部、颈部和肩部的稳定，从而保护颈部。

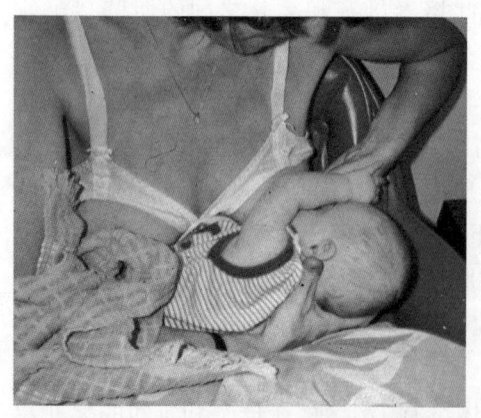

图13-1 母亲的拇指和食指在耳朵处或耳朵下方环绕颈部，在婴儿头部的枕底部提供支撑

宝宝坐姿，妈妈坐姿

对于许多发育不良的婴儿来说，竖直坐姿可能是一个不错的选择。研究表明，在袋鼠式护理中，早产儿最好保持竖直体位（WHO, 2003）。临床经验证明，婴儿竖直的体位有助于纠正一些母乳哺育问题。

跨坐、侧鞍坐和V形怀抱位

母亲的舒适度和婴儿的肌肉张力决定了选择这三个姿势中的哪一个,尽管跨坐和侧鞍坐要求的肌张力通常在婴儿6周以上才能达到。有些母亲喜欢在不同的喂养中使用这些体位的组合。选择坐姿的最常见原因如下:

- 协助舌头始终抬高的婴儿,竖直的体位可以利用重力使舌头下降。
- 对于腭裂、腭咽发育不全或反复耳朵感染的婴儿,尤其是在添加奶粉作为补充的情况下,垂直位置有助于防止奶水进入鼻咽部和咽鼓管。
- 把婴儿放在一个更直立的位置可以帮助提高警觉性,并为一些神经受损的婴儿提供更好的吸吮支持。

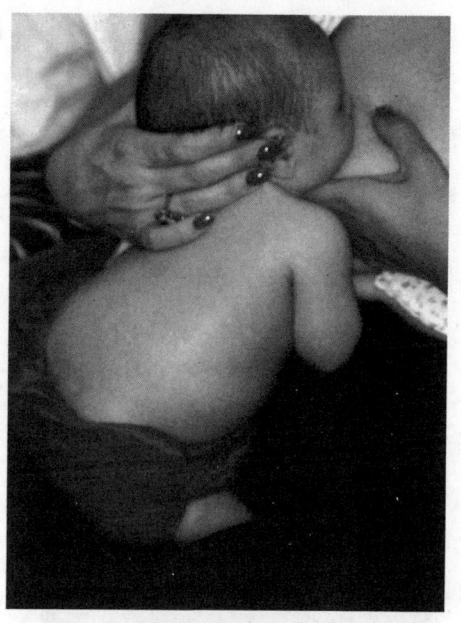

图13-2　跨坐式

跨坐。在跨坐式(图13-2)中,婴儿的腿分别跨在母亲一条腿的两边。如果需要,可以使用枕头或卷起的毯子来预防婴儿头部过度伸展。

侧鞍坐。婴儿呈侧鞍状坐在母亲的腿上,胸部对着母亲的胸部(图13-3)。大约4个月或更大的神经发育正常的婴儿可以在保持肩膀和耳朵对齐的同时,旋转臀部面向母亲。年幼的婴儿整个身体必须朝向母亲,并保持耳朵、肩膀和臀部的对齐。

V形怀抱位。这个体位实现了婴儿的身体弯曲和垂直体位。从橄榄球式开始(婴儿的身体和腿部在母亲一侧形成L形),抬高婴儿的肩膀,使婴儿在臀部弯曲成V形体位(图13-4)。根据母亲和婴儿的大小和体型等问题,婴儿的腿可以像胎儿一样弯曲,也可以向椅背上伸展。

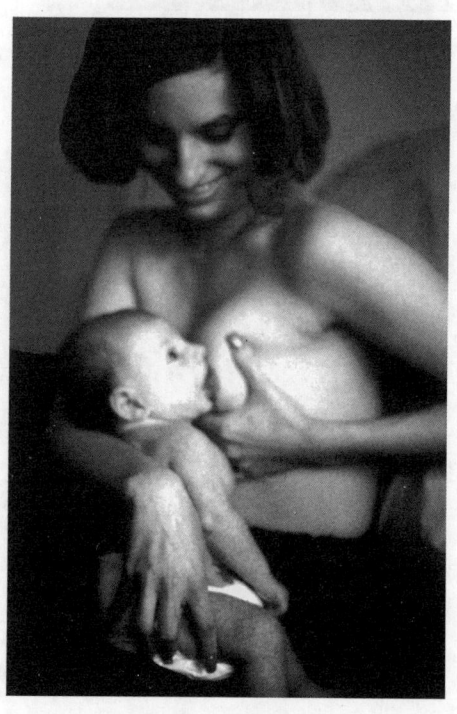

图13-3　侧鞍坐

母亲坐姿时婴儿的其他体位

生理弯曲

使用时间:生理弯曲有助于让极度紧张的婴儿安静下来,减少高肌张力婴儿的拱起。

描述:婴儿的胳膊和腿被放置在生理上的弯曲处,并保持蜷曲紧靠在母亲的躯干上(图13-5)。

假体位

使用时间:这个姿势对一侧母乳哺育困难但另一侧母乳哺育良好的婴儿很有帮助。这种体位使婴儿认为他处于喜欢的一侧,可以用于耳朵感染或单侧结构问题,如一侧更严重的斜颈、声带麻痹或呼吸畸形。

描述:在婴儿以喜欢的体位在喜欢的一侧母乳哺育后,将婴儿滑到另一侧乳房上,保持婴儿头部和身体处于相同的位置和平面(图13-6)。如果婴儿肌肤接触困难,婴儿的身体可能需要靠在枕头上而不是

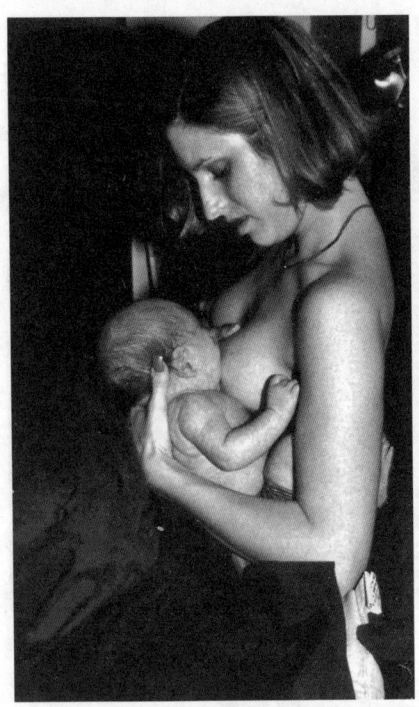

图13-4　V形橄榄球式体位

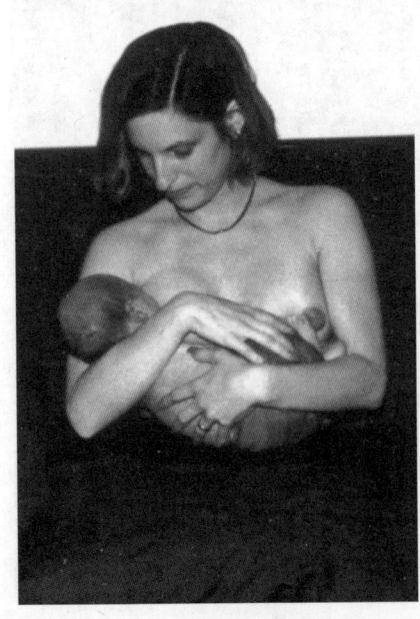

图13-5　生理弯曲

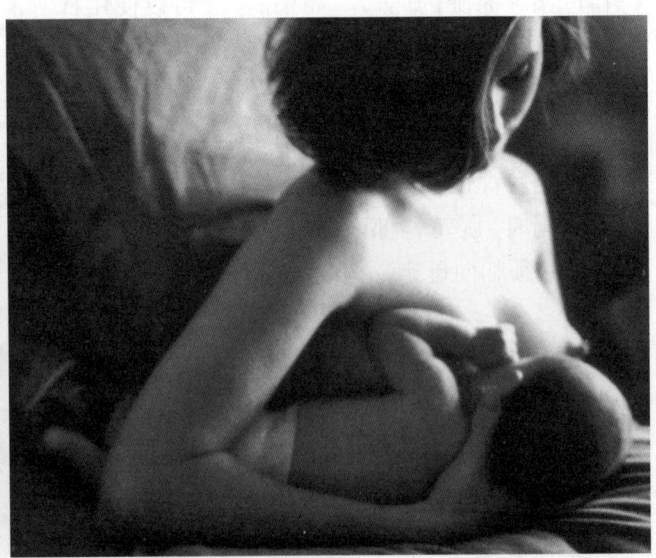

图13-6　假体位

靠在母亲的膝盖上休息。通过滑动枕头带动婴儿到另一个乳房会相对容易。

婴儿俯卧，母亲仰卧

罗宾（1934）的研究表明，婴儿在俯卧或部分竖直（直立）位进食时，口咽功能能立即得到改善，上呼吸道阻塞的症状能得到缓解。患病婴儿在俯卧位进行奶瓶喂养时，比仰卧时氧合更好，吸吮压力更高（Mizuno, Inoue & Takeuchi, 2000）。俯卧位对母乳哺育有问题的婴儿似乎很有帮助。母乳哺育的早产儿比奶瓶喂养的早产儿有更好的氧合（Meier & Anderson, 1987）。任何位置的母乳哺育都可能比奶瓶喂养更有利于患病婴儿。

婴儿处于垂直、水平和对角俯卧位

使用时间：垂直、水平和对角俯卧位可以互换使用。

- 俯卧位与重力共同作用，使舌头向前伸。
- 舌头比较短的婴儿，舌头保持在回缩位置，或舌系带短，可以利用重力改善舌头与乳房的接触。
- 俯卧位对于处理乳汁流动困难的婴儿有帮助。

描述：在这里描述的所有俯卧位中，母亲是仰卧的，婴儿是俯卧的，他们是肌肤相贴的。母亲可以用手在婴儿的前额或颅底控制婴儿的头部。良好的位置、牢固的枕头有利于母亲感到舒适和她帮助婴儿含乳的能力。在母亲的头下放一两个枕头，但不是在她的肩膀下，让她可以看到婴儿。母亲的两侧各放一个枕头，为她的手臂提供支撑，弯曲的膝盖下的枕头有助于避免背痛。

垂直俯卧位。婴儿竖直俯卧在母亲身上（图13-7）。
水平俯卧位。婴儿水平俯卧在母亲身上（图13-8）。
对角俯卧位。婴儿对角线样俯卧在母亲身上（图13-9）。

其他的俯卧位

俯卧位吸吮训练——指喂魔力抱（类似于飞机抱）

俯卧位吸吮训练对舌头回缩、舌头短或系带紧的婴儿也有好处。由母亲的手臂或手支

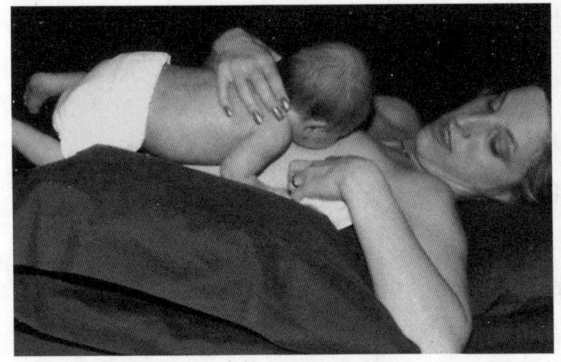
图13-7 垂直俯卧位

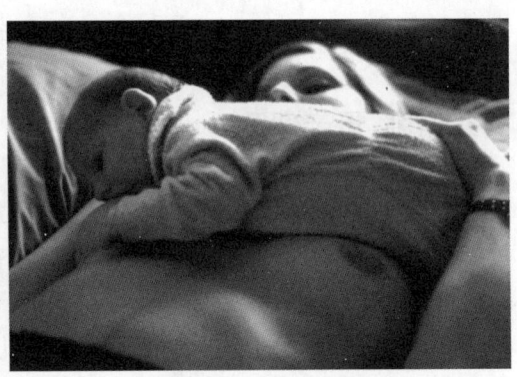
图13-8 水平俯卧位

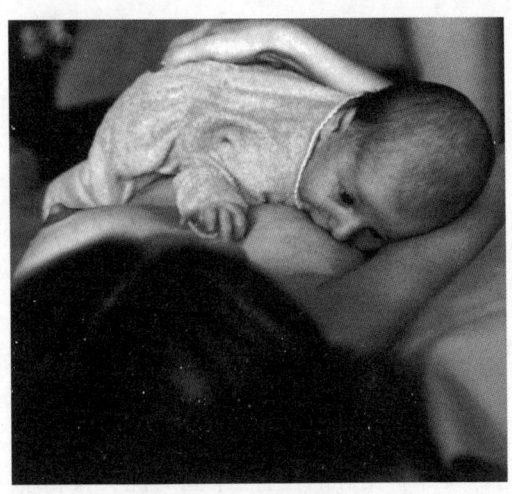
图13-9 对角俯卧位

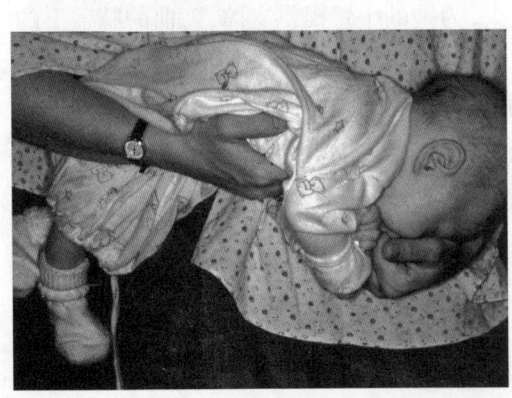
图13-10 俯卧式吸吮训练——指喂魔力抱

撑婴儿胸部,而她的另一只手支撑前额,这样她的第一或第二根手指就可以到达嘴巴进行吸吮训练(Marmet & Shell, 1984)。手是弯曲的,给婴儿一个用于呼吸的气窝(图13-10)。效果和它的名字一样有魔力!

跨肩俯卧位

使用时间:当母亲有乳头或乳晕的损伤或感染时,这种体位特别有用,当然吸吮时的压力点也需要得到显著改变,以便愈合。

描述:婴儿跪在床上,靠在母亲的肩膀上,以到达胸部(图13-11)。年龄较大的婴儿可能更喜欢坐在母亲的肩膀上,俯下身去够她的乳房。

"漂浮"的俯卧位

使用时间:当反复尝试母乳哺育的失败让婴儿沮丧并拒绝再次尝试时,这个姿势尤其有用。如果吸吮问题已经得到纠正而婴儿仍然排斥乳房,这种姿势通常会奏效,因为在这种姿势下婴儿不会有相同的负面联想。除了头部,婴儿的位置远离母亲的身体。这有助于向母亲解释婴儿不是在排斥她,而是在排斥无法让喂养有效的方法。当宝宝成功实

现了乳房亲喂时,乳房会成为宝宝最喜欢的食物输送系统,就像设计好的那样,之后宝宝也通常会愿意使用其他的体位。

描述:婴儿俯卧在靠近母亲一侧的枕头上,因此婴儿的身体"漂浮"在枕头上,而只有头部靠在母亲的乳房上(图13-12)。可能有必要在母亲的乳房上放一块布,这样婴儿的脸就会接触到布,而不是皮肤。只有嘴对乳房的接触是强制性的。母亲可以用手支撑婴儿的头部,但她可能需要在手和婴儿的头部之间用一块布隔开。

侧向俯卧位

使用时间:虽然它对下巴向后缩的婴儿特别有用,但对于有或没有母乳哺育问题的母婴二分体来说,这种体位在休息或睡觉时都特别舒服。

描述:婴儿在母亲的侧面,呈倾斜的俯卧姿势。对于母亲的右乳房,婴儿以左侧位被放在母亲的右手臂上,右手臂放在一个枕头上。然后整个婴儿向前翻滚到母亲的身体上,这样他就不再垂直于床,而是一个30～45度的倾斜角度的俯卧体位。婴儿的头部与乳房齐平,嘴巴刚好位于乳头下方,这样就可以发生含乳。母亲的右臂抱着婴儿,枕头支撑着她(图13-13)。

跪卧位

使用时间:这种体位对下巴后缩的婴儿或做过腹部手术的母亲很有用。

描述:婴儿跪在母亲的一侧,面向她,紧贴着她的乳房。然后将婴儿的胸部向前提起以便含乳,使婴儿的胸部和头部几乎俯卧。母亲需要确保婴儿的膝盖不会从她的身体上滑落。婴儿跪在母亲的左乳旁,婴儿的嘴巴位于乳头正上方,母亲用左手控制婴儿的头,左手放在婴儿的枕部,左臂支撑婴儿的背部,使婴儿紧紧地挨着她。母亲的右手可以

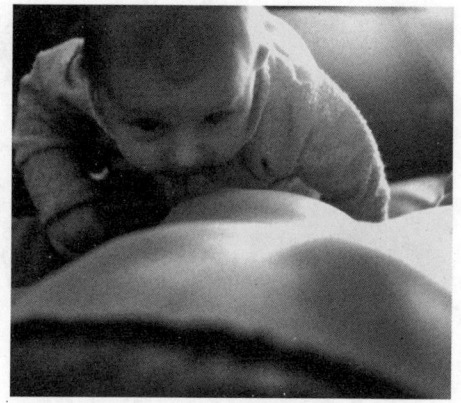

图13-11 跨肩俯卧位

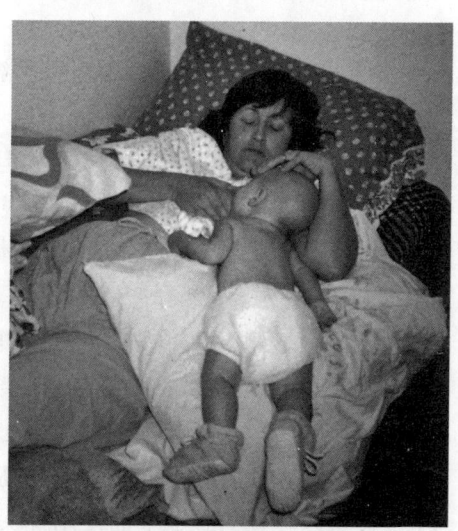

图13-12 "漂浮"的俯卧位

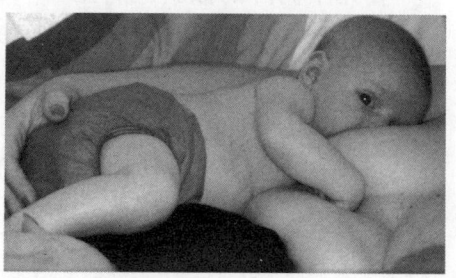

图13-13 侧向俯卧位

婴儿含乳吸吮的理论与实务

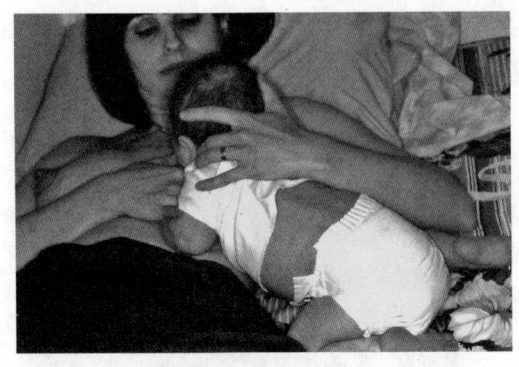

图13-14　跪卧位

自由地控制左乳房。一开始,只要宝宝准备好了,妈妈就可以把宝宝的头放在她的乳房上。在几次尝试后,婴儿往往能自主含乳。婴儿适应这种姿势的容易程度令母亲和医疗专业人士都感到惊讶,但婴儿在这种几乎像胎儿一样的姿势下,感觉就像你在自己家里的那种自在一样。将一个小枕头放在婴儿头部的一侧,在婴儿吃上奶后,通常母亲就能放松她对婴儿头部的抓握,并让她的手休息(图13-14)。

母亲斜卧位(改良式半坐卧位)

如果母亲用胳膊肘托起婴儿的臀部,然后倾斜身体,用重力使婴儿靠在身上,她可能不需要枕头来支撑手臂。

这些体位的倾斜角度约为45度,但可能会根据需要补偿的量而变化。在一张可调节的病床上,帮助一位母亲调整仰卧位是很容易的。当患者躺在病床上时,这被称为半坐卧位。母亲半仰卧着,膝盖弯曲,这样她的身体、上下腿和脚就形成了一个"W"形。使用标准床时,枕头支撑母亲的下背部和弯曲的膝盖。它也有助于把母亲的脚靠在枕头或卷起的毯子上,这样它们就不会滑动。在躺椅中,根据椅子的形状,母亲的膝盖可能需要弯曲并用枕头支撑。在一张普通的椅子或沙发上,母亲适当坐在离边缘较近的地方,身体向后倾斜,骨盆后面靠着足够的枕头,以支撑她的倾斜位置。她的肩膀靠在椅背上,脚搁在一个和椅子差不多高的脚凳上,来让膝盖弯曲。一个身高很高的母亲可能需要一个足够低的脚凳。如果有需要的话,可以在她的膝盖下面使用枕头,但这通常是不必要的。手臂支撑通常是有帮助的。所以,可以用枕头来支撑母亲的手臂。

婴儿半俯卧的倾斜式跨坐

使用时间:当母亲需要或想坐下来的时候,用于下颌后缩的婴儿。

描述:对于右侧乳房,婴儿面向母亲,跨坐在她的右腿上,身体前倾成半俯卧的姿势。在宝宝的胸部和妈妈之间放一条卷好的小毛巾,以防止宝宝的头部过度伸展(图13-15)。

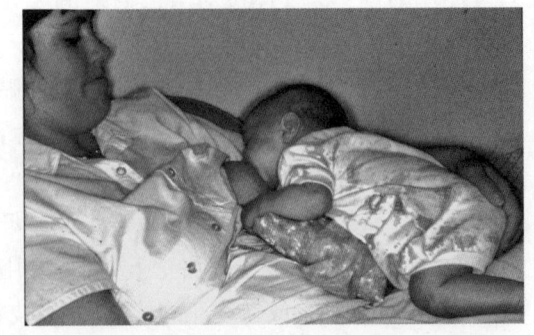

图13-15　婴儿半俯卧的倾斜式跨坐

斜靠摇篮抱法

使用时间：这对于剖宫产后的母亲来说是一个非常舒适的体位，因为枕头可以覆盖切口区域以保护切口。

描述：婴儿处于摇篮抱的体位（**图13-16**）。

斜靠坐位

使用时间：这个体位仅适合乳头疼痛愈合时临时使用，特别是对于较大的婴儿。

描述：婴儿靠坐在母亲身边，面向母亲，以半俯卧的体位向前倾斜（**图13-17**）。必须注意确保婴儿的耳朵、肩膀和臀部对齐。

舞蹈者手势的姿势

以下三种舞蹈者手势的姿势都是为了使口腔变小，从而帮助增加口腔内（负）压（Marmet & Shell, 1993；第十二章）。这对口腔密封不良或吸吮力较弱的婴儿而言很有帮助，如果没有固定，婴儿会从乳房上掉下来。同时对有神经运动问题的婴儿，包括高肌张力或低肌张力（如唐氏综合征），也都适用。

经典舞蹈者手势

使用时间：这个姿势除了适用于口腔内压力低的婴儿外，也适用于下巴过度偏移的婴儿（**图13-18**）(Danner & Cerutti, 1989)。

描述：这只手提供了一个吊索来支撑婴儿的下颌骨，同时用食指和拇指向婴儿的两侧颊肌施加压力。

三指舞蹈者吸吮训练姿势

使用时间：无论婴儿是否使用补充喂养，只

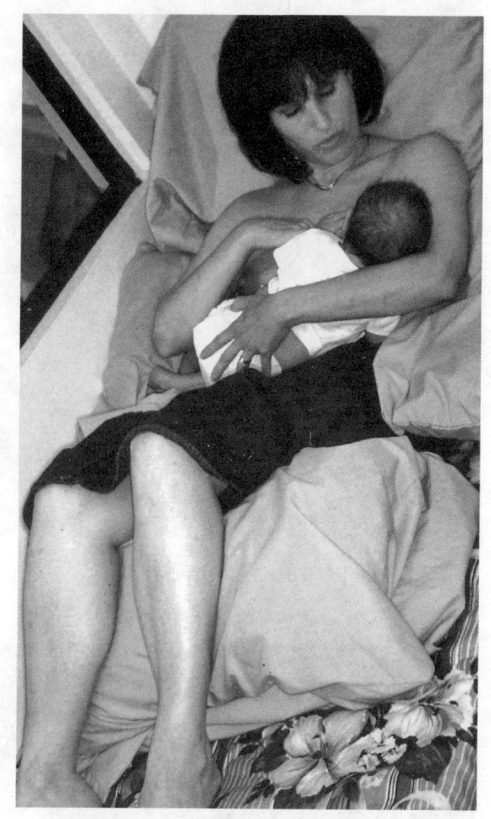

图13-16　斜靠摇篮抱法

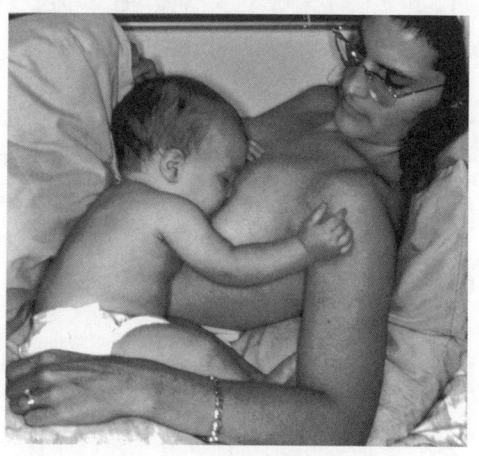

图13-17　斜靠坐位

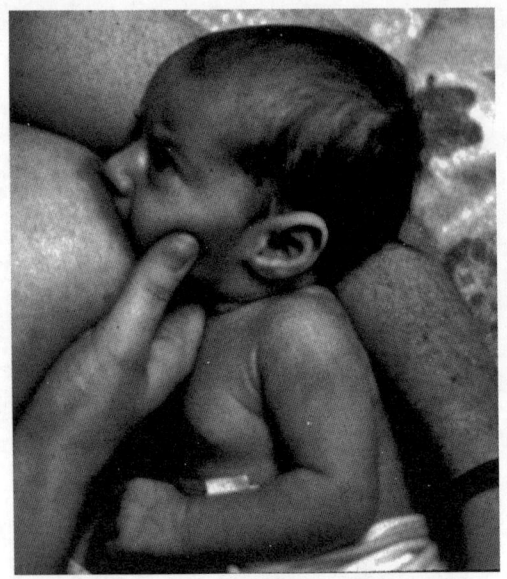

图13-18 经典舞蹈者手势

要当婴儿需要下颌支撑和增加口腔内压力的吸吮训练时,这个姿势都适用。

描述:这个姿势可以通过两种方式完成,使用一根拇指和两根手指,或者使用三根手指(**图13-19**)。母亲手的大小、手指的长度和手的灵巧程度将决定她用哪根手指通过颊部向婴儿的脸颊施加压力,并支撑下颌骨(下颌)。另外一根手指放在婴儿的嘴里进行吸吮训练。

两指舞蹈者手势

使用时间:当下颌不需要支撑时,可以用两根手指来减少口腔内空间。

描述:在吸吮训练中,去掉下颌上的手指,留下两根手指作为颊肌上的压力点。当婴儿在乳房上时,用两根手指来提供压力点(**图13-20**)。

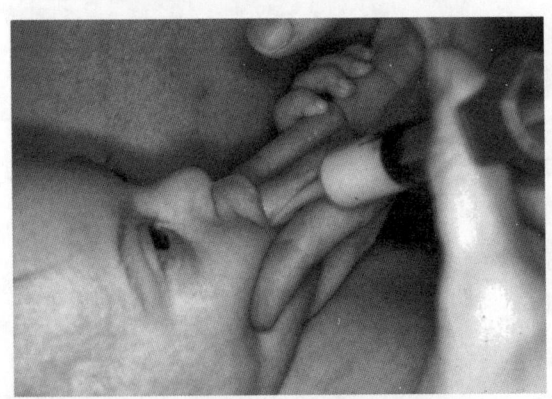

图13-19 三指舞蹈者吸吮训练姿势

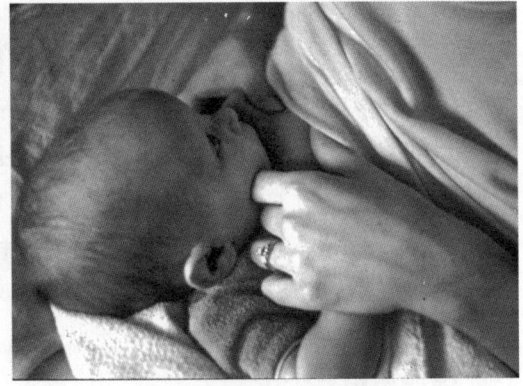

图13-20 两指舞蹈者手势

特殊问题的修正

下颌后缩的俯卧位

通过观察婴儿的侧面(**图13-21和图13-22**),可以很容易地识别出下颌后缩的婴儿。

如果下颌骨明显不如上颌突出，那么婴儿的下颌就是向后缩的。体位策略的目标是恢复产妇乳头的舒适感，促进婴儿进行母乳的有效转移。侧卧位、跪卧位，以及母亲斜靠而婴儿呈半俯卧的倾斜式跨坐尤为有效。

婴儿的下颌骨在出生后3个月迅速生长，所以大多数下颌畸形的婴儿就可以在3个月大时以基本体位进行母乳哺育。

注意：另一种非常罕见的下颌畸形是下颌突出（反颌或下颌前突）。体位治疗与下颌后缩治疗相反，婴儿可以被放置在一个半仰卧的体位，母亲坐着向前倾。

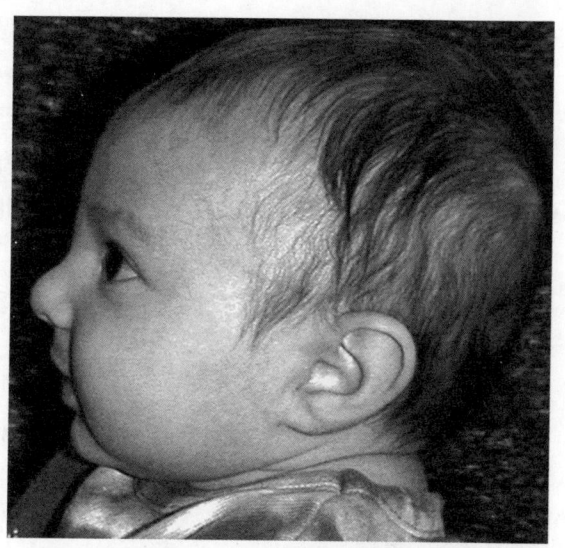

图13-21　正常的下颌

摇篮式俯卧位

使用时间：这个姿势对小颌畸形综合征，即皮埃尔·罗宾序列综合征（Pierre Robin sequence）的婴儿特别有用。它可以帮助宝宝把舌头向前伸，同时用枕头来固定婴儿的体位，这样母亲就可以腾出双手来支撑自己的乳房，还可以操作在乳房上使用的补充喂养工具（比如牙周注射器）。对于皮埃尔·罗宾序列综合征以外、需要母亲在喂养婴儿时双手自由的情况，这种方法也可能有用。半俯卧体位有助于在这个过程中帮助婴儿维持含乳状态。

描述：母亲坐直或略微向后倾斜（不超过70度），使婴儿部分俯卧。婴儿像在摇篮里一样靠在他或她身边的枕头上，但不是抱在母亲的怀里（图13-23）。相反，

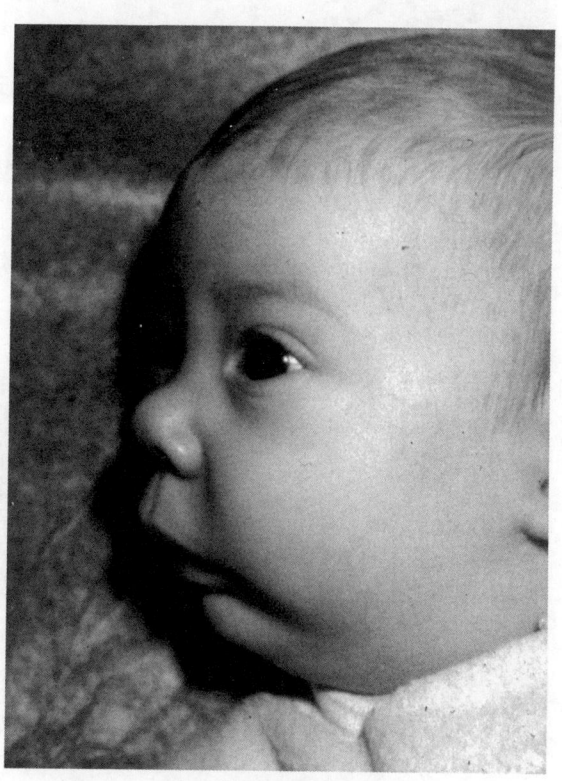

图13-22　后缩的下颌

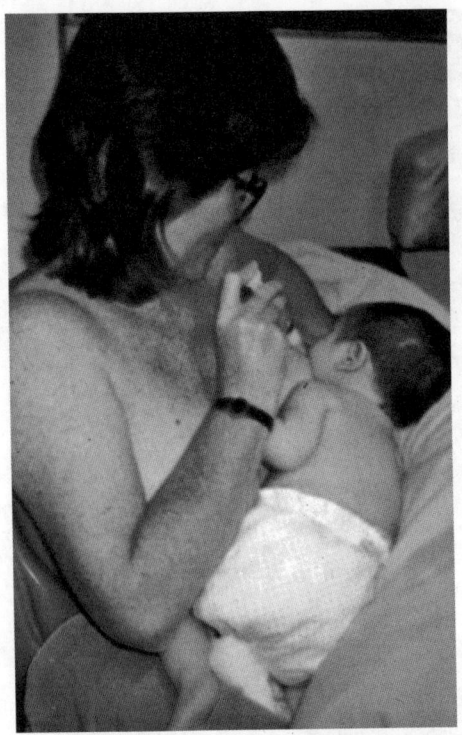

图13-23 摇篮式俯卧位

婴儿是向前倾的,所以胸部是由母亲的胸部支撑的,在空间上介于俯卧和垂直之间。如果用牙周注射器或喂食管装置在母乳亲喂的同时给婴儿补充喂食,母亲可以暂时让婴儿稍微偏离身体,以观察婴儿的嘴巴来进行补充营养。

四肢支撑的体位(手和膝盖)

使用时间:这是一个尴尬和不舒服的姿势,虽然对于临时疏通堵塞的乳管非常有用,也可能对于很罕见的不能忍受肌肤接触的婴儿有帮助。

描述:婴儿仰卧在可以给予支撑的表面上。母亲双手和膝盖着地,让乳房垂到婴儿的嘴巴上(图13-24)。

反转式体位(69式)

使用时间:就像跪卧位一样,如果母亲的乳头疼痛,这种不寻常的姿势非常有效。

描述:母亲和婴儿都侧卧,但是婴儿相对于母亲的位置是颠倒的,双脚朝向母亲的头部(图13-25)。

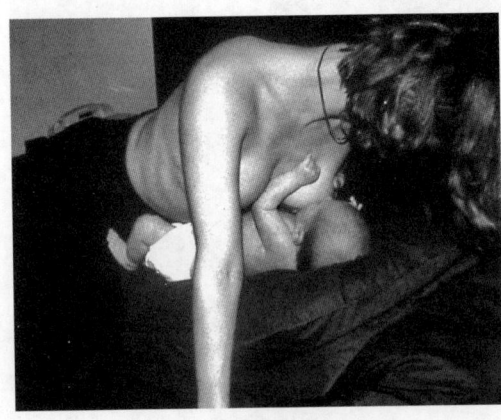

图13-24 四肢支撑的体位

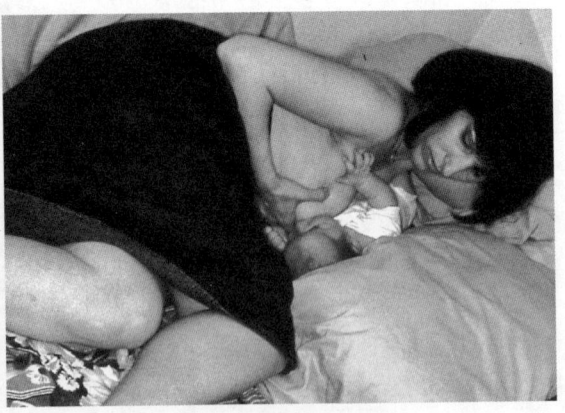

图13-25 反转式体位

髋关节发育不良的体位

患有髋关节发育不良的婴儿,会被放到一个石膏或支架中,跨坐姿势可以让婴儿很好地进行母乳哺育(图13-26)。可以在两腿间使用枕头来支撑摇篮抱法或改良的抱法,以减轻重量和石膏或支架而带来的不便。由于这些婴儿无法让自己的身体塑形以贴合母亲的身体,母亲通常必须用手指挤压乳房来制造一个气窝。

改良版摇篮式体位以适应大乳房

如果母亲的乳房太大,以至于不能让她的手臂支撑身体前方的婴儿,那么用枕头来支撑和控制婴儿的头部和身体,以便让婴儿接近摇篮式抱法中的体位可能会有所帮助(图13-27)。如果母亲乳房下垂很严重,以至于在母亲腿上的婴儿无法接触到乳头,一块卷起的手巾或布尿布可以抬起乳房以改善接触。母亲或婴儿解剖结构的变化可能需要体位调整。婴儿的身体可以压在母亲的乳房上,以提供稳定(身体部分对身体部分)(Morris & Klein, 1987)。其他体位也可以根据这些原则进行改良。

多胞胎体位

同时哺乳双胞胎可以大大节省母亲

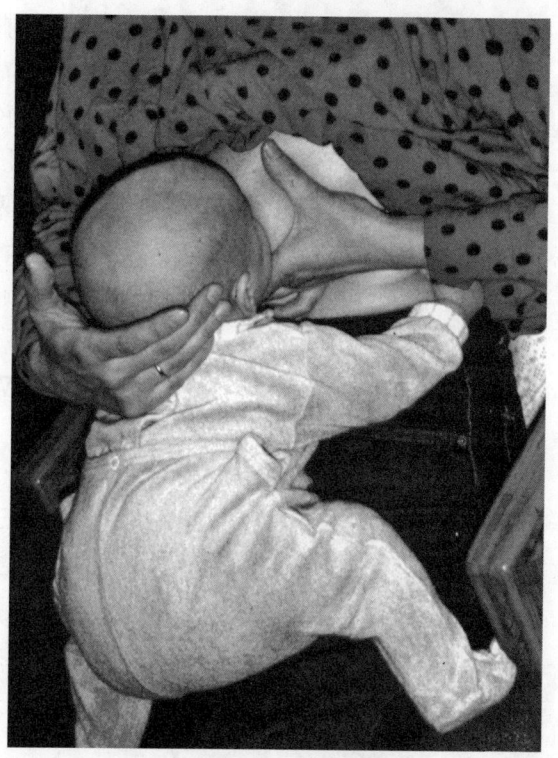

图13-26 髋关节发育不良的体位

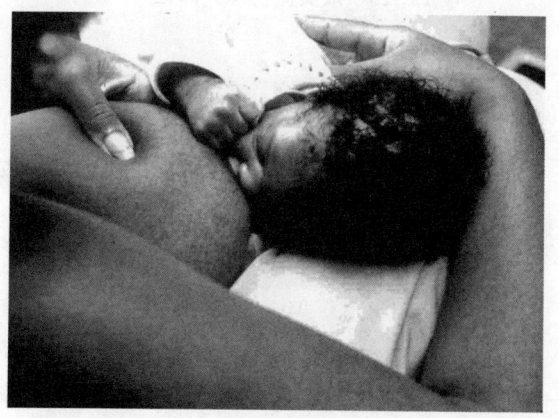

图13-27 改良版摇篮式体位以适应大乳房

的时间和精力,对于两个以上的婴儿,大多数母亲发现计划和记录是必要的,以确保每个婴儿得到喂养。如果是三胞胎,她可以同时哺乳前两个孩子,每一个在一侧乳房上哺乳,然后为第三个孩子进行双侧乳房的哺乳。婴儿们每次哺乳都轮转,所以他们会更换乳房进行哺乳,每个婴儿都会轮到单边哺乳和双边哺乳(两个乳房的)。多胞胎母亲在初期通常需要大量的帮助,就好像学习与多个舞伴跳舞需要额外的时间和练习。

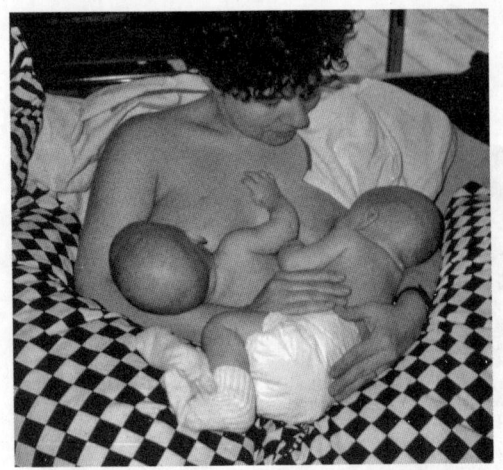

图13-28 双侧摇篮抱体位

双侧摇篮抱体位

母亲将双胞胎中的第一个横放在她的躯干上,用一只手臂支撑。然后将第二个婴儿放在他兄弟姐妹的上面或后面,以摇篮式抱在另一个手臂里。在母亲右侧手臂里的婴儿就在她的右侧乳房吃奶,在她左侧手臂里的婴儿在左侧乳房上含乳(图13-28)。

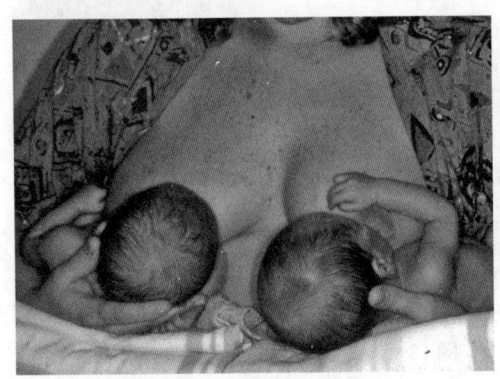

图13-29 双侧橄榄球式体位

双侧橄榄球式体位

对于这个体位,两个婴儿都以橄榄球式体位,各放在母亲的一侧手臂下(图13-29)。

平行体位(摇篮-橄榄球式体位)

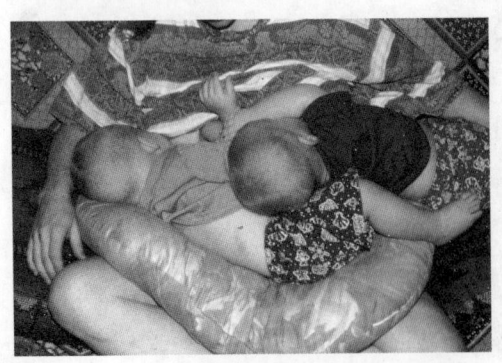

图13-30 平行体位

当双胞胎都还小时,双胞胎中的一个可以被摆成摇篮抱法的体位,另一个被摆成橄榄球式体位(图13-30)。随着婴儿的长大,以橄榄球式体位吃奶的婴儿的腿会缠绕在母亲身上或伸向一侧,所以双胞胎的腿是平行的。

双侧 V 形抱法

这种姿势对躯干较长的母亲尤其有效。婴儿的身体在他们母亲的手臂和大腿上，各形成 V 字形的一边（图13-31）。

结论

当泌乳顾问对正常吸吮、婴儿的喂养神经行为和本能的喂养体位，以及可能使喂养变得困难的问题有了明确的了解后，就可以制订出治疗性体位以帮助母婴走出困境。本章所述的治疗性体位是作者根据长期帮助喂养有困难的婴儿而总结出来的经验。

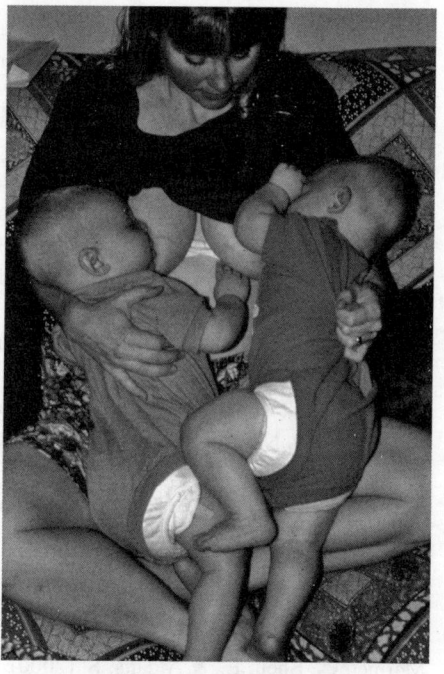

图13-31 双侧 V 形抱法

参考资料

Alberts, J. R. (1958). Learning as adaption of the infant. Acta Paediatrica, 397(Suppl.), 77-85.

Anderson, G. C. (1988). Crying, foramen ovale shunting, and cerebral volume. Journal of Pediatrics, 113(2), 411-412.

Anderson, G. C., Marks, E. A., & Wahlberg, V. (1986). Kangaroo care for premature infants. American Journal of Nursing, 86(7), 807-809.

Anderson, G. C., Moore, E., Hepworth, J., & Bergman, N. J. (2003). Early skin-to-skin contact for mothers and their healthy newborn infants. Cochrane Collaboration Systematic Review, (3). CD003519.

Blair, A., Cadwell, K., Turner-Maffei, C., & Brimdyr, K. (2003). The relationship between positioning, breastfeeding dynamic, the latching process and pain in breastfeeding mothers with sore nipples. Breastfeeding Review, 11(2), 5-10.

Bosma, J. F. (1972). Form and function in the infant's mouth and pharynx. In J. F. Bosma (Ed.), Oral sensations and perceptions in the mouth of the infant (pp. 3-29). Springfield, IL: Charles C. Thomas.

Browne, J. V. (2004). Early relationship environments: Physiology of skin-to-skin contact for parents and their preterm infants. Clinics in Perinatology, 31(2), 287-298.

Charpak, N., de Calume, Z. F., & Ruiz, J. G. (2000). The Bogota declaration on kangaroo mother care: Conclusions at the second international workshop on the method. Second International Workshop of

Kangaroo Mother Care. Acta Paediatrica, 89, 1137–1140.

Christensson, K., Cabrera, T., Christensson, E., Uvnäs-Moberg, K., & Winberg, J. (1995). Separation distress call in the human infant in the absence of maternal body contact. Acta Paediatrica, 84, 468–473.

Cioni, G., Ferrari, F., & Prechtl, H. F. (1989). Posture and spontaneous motility in full-term infants. Early Human Development, 18(4), 247–262.

Crawford, C. J. (1994). Parenting practices in the Basque country: Implications of infant and childhood sleeping location for personality development. Ethos, 22(1), 42–84.

Curley, M. A. Q., Hibberd, P. L., Fineman, L. D., Wypig, D., Shih, M.-C., Thompson, J. E., ... Arnold, J. H. (2005). Effect of prone positioning on clinical outcomes in children with acute lung injury. Journal of the American Medical Association, 294(2), 229–237.

Danner, S., & Cerutti, E. R. (1989). Nursing your baby with down syndrome. Rochester, NY: Childbirth Graphics.

Harlow, H. F. (1971). The nature of love. In A. Montegue (Ed.), Touching: The human significance of skin (pp. 1–25). New York, NY: Harper and Row. (Reprinted from The American Psychologist, 13, 673–685.)

Henderson, A., Stamp, G., & Pincombe, J. (2001). Postpartum positioning and attachment education for increasing breastfeeding: A randomized trial. Birth, 28(4), 236–242.

Marmet, C., & Shell, E. (1984). Training neonates to suck correctly. American Journal of Maternal Child Nursing, 9(6), 401–407.

Marmet, C., & Shell, E. (1993). Lactation forms: A guide to lactation consultant charting. Encino, CA: Lactation Institute.

Marmet, C., Shell, E., & Aldana, S. (2000). Assessing infant suck dysfunction: Case management. Journal of Human Lactation, 16(4), 332–336.

McKenna, J., Thoman, E. B., Anders, T. F., Sadeh, A., Schechtman, V. L., & Glotzbach, S. F. (1993). Infant-parent co-sleeping in an evolutionary perspective: Implications for understanding infant sleep development and the sudden infant death syndrome. Sleep, 16(3), 263–282.

Meier, P., & Anderson, G. (1987). Responses of small preterm infants to bottle- and breast-feeding. American Journal of Maternal Child Nursing, 12, 97–105.

Mizuno, K., Inoue, M., & Takeuchi, T. (2000). The effects of body positioning on sucking behaviour in sick nates. European Journal of Pediatrics, 159(11), 827–831.

Montegue, A. (1971). Touching: The human significance of skin. New York, NY: Harper & Row.

Morris, S. E., & Klein, M. D. (1987). Pre-feeding skills. Tucson, AZ: Therapeutic Skill Builders.

Rey, E. S., & Martinez, H. G. (1983). Manejo racional del nio prematuro. In Curso de medicina fetal (pp. 137–151). Bogotá, Colombia: Universidad Nacional.

Robin, P. (1934). Glossoptosis due to atresia and hypotrophy of the mandible. American Journal of Diseases of Children, 48, 541.

Rosenblum, L. A., & Andrews, M. W. (1994). Influences of environmental demand on maternal behavior and infant development. Acta Paediatrica, 397(Suppl.), 57–63.

Schore, A. N. (2001a). Effects of a secure attachment relationship on right brain development, affect regulation, and infant mental health. Infant Mental Health Journal, 22, 7–66.

Schore, A. N. (2001b). The effects of early relational trauma on right brain development, affect regulation, and infant mental health. Infant Mental Health Journal, 22(1–2), 201–269.

Snyder, J. (1995). Variation in infant palatal structure. Encino, CA: Lactation Institute.

Snyder, J. B. (1997). Bubble palate and failure to thrive: A case report. Journal of Human Lactation, 13(2), 139–143.

Widström, A. M., Ransjö-Arvidson, A. B., Christensson, K., Mathieson, A. S., Winberg, J., & Uvnäs-Moberg, K. (1987). Gastric suction in healthy newborn infants: Effects on the circulation and developing feeding behavior. Acta Paediatrica Scandinavica, 76, 566-572.

Wolf, L. S., & Glass, R. P. (1992). Feeding and swallowing disorders in infancy. Tucson, AZ: Therapy Skills Builders.

World Health Organization. (2003). Kangaroo Mother Care: A practical guide. Geneva, Switzerland: Author.

第十四章

为喂养困难婴儿的母亲提供咨询

南希·威廉姆斯

　　为人父母,尤其是当妈妈,通常都比父母想象的、预期的或可能预感到的更快乐、更复杂、更令人不知所措。即使对于经验丰富的父母来说也是如此,因为每位婴儿都是独特的个体,是他们会教会父母如何养育自己。对于面临婴儿喂养困难、早产、残疾等问题的父母来说,他们一生中最紧张的经历,就可能包括了照顾这个孩子。很少有父母会为照顾有特殊需要的婴儿所面临的独特挑战预先做好准备,即使这些需求是相对简单的会持续很长时间的喂养问题。所以,对于有着五花八门问题的婴儿,或者需要投入时间、创造力和耐心才能解决的喂养困难的家庭来说,是多么大的挑战啊!

　　幸运的话,婴儿进入一个家庭会是增进婚姻关系的良好契机,但同时,也会给夫妻带来压力。而对于单身母亲而言,这些压力可能会渗透到她的任何关系中。如果她独自抚养孩子,她还要面对孤立无援的状态,婴儿的需求会让她很少甚至没有喘息的机会,她面临的任务非常艰巨。

　　西方人生活在快节奏的世界中,并受到物质需求和实现愿望的驱使。这通常与母亲角色的需求相违背,特别是当婴儿需要特殊甚至超出预期的关注时。这些都增加了父母过渡新角色和胜任新任务的复杂性。对于泌乳顾问来说,重要的是要对这些婴儿母亲的背景有所了解,以便为每一对母乳哺育的母亲和孩子提供最佳的照护。

　　作为泌乳照护的提供者,我们必须意识到,一些方案需要花大量的时间和精力来达成。婴儿的能力各有不同,有些婴儿大部分的时间都在吃奶,母亲就没有时间干别的事情。这就让我们的方案对于母亲可能根本是不适用的,这需要取决于她身边的资源和支持、成熟度、经验,以及对其他子女的照顾义务,还有工作安排等。因此,对于我们来说,重要的是要不断跟进妈妈的情况,并根据她的既定目标、期望和能力设计照护计划。当她共同参与制定计划,并对制定的计划认可时,成功的可能性就会更高。

　　在某些情况下,可以帮助母亲准确地找到压力源的所在。通常,母亲周围的人可能会提供令她困惑的信息，并且认为，尝试母乳哺育就是她感到疲倦、压力很大的原因所在。实际上，不论是否母乳哺育，养育一个（或多个）有喂养困难的孩子都是很常见的状况。对于那些同时还需要考虑工作、伴侣问题或其他问题的女性来说，可能就有必要帮助她评估在这段婴儿需求比较大的时期里，哪些事情是可以放手或暂时搁置的。随着离乳，母亲情绪上和身体上的压力都会加重，这并不少见，尤其是离乳是由于压力而造成的，无论这样的压力是轻微的还是明显的。大一点的婴儿亦是如此。无论是完全离乳还是部分离乳，都需要等待妈妈和宝宝都准备好了再进行。对于喂养障碍的情况，可能是妈妈或宝宝，或双方都做好了准备，也可能会因为疲惫而放弃解决问题，或受到与真正的泌乳问题无关的一系列主观因素的影响，而最终结束了母乳哺育。

母亲角色与成年发展阶段

很明显，一位女性在成为母亲的角色转变过程中，会经历巨大的心理剧变。其中有许多积极的变化，并可以被泌乳顾问和其他母婴照护者所应用。最新的动物研究表明，女性在分娩后不仅认知能力没有下降，其解决问题的能力甚至会达到一生的巅峰。研究人员指出，比较未生育的女性和一位新母亲的大脑，其差别就像拿苹果和橙子在作比较——毫无可比性（Kinsley & Lamber, 2006）。值得注意的是，分娩和成为母亲会使得大脑发生巨大的转变。

埃里克森在他的经典著作《社会心理发展》(1968) 中，描述了人一生中经历危机的各个阶段的改变。他的模型能够帮助我们去理解女性在承担新的母亲角色时的心理任务。当成为一名母亲时，女性自然而然地步入到埃里克森三个发展阶段的其中之一。如果她还是一名青少年，她将在学习"自我同一性对角色混乱"的剧烈变化中感到不知所措；如果她是一名年轻人，她将会在"亲密对孤独"的冲突之间挣扎；对于年龄较大的初产妇来说，则需要挑战来自"繁殖对停滞自我专注"的冲突。每一个阶段都提供了充分的机会来让成为母亲的体验更加丰富，并因此让女性收获巨大的情感和认知成长。如果不这样做，往往会导致成人的发展滞后，甚至陷入某种不必要的不成熟状态。医疗保健提供者若能识别每种发展状态的不同需求，则有助于提供最佳护理。

掌握这些知识对泌乳顾问很有帮助，她将会评估如何最好地教导和计划母亲的护理。泌乳顾问需明白，她自己的发展经历可能会不自觉地影响护理情况。例如，一个正在研究生殖能力的哺乳顾问可能会发现自己正在尝试以不适当的方式帮助母亲做母亲，而这种方式并不能产生效果。

第十四章　为喂养困难婴儿的母亲提供咨询

母亲的胜任度

很少有像做父母那样的经历彻底而深刻地促进成人的发展。我们学习超越自我，找到更强大的声音，以不同的方式关心世界，并迅速成长。几年前，本章作者在准备演讲时进行了一项调查，分别向男性和女性询问了成为父母后他们的改变。尽管他获得了父母的很多想法，但所有的父母都不约而同地说："我没有那么自私了。"

如果第一个婴儿出现喂养困难，新手妈妈便不得不开始新身份的转变过程，为自己克服这些困难而学习新知识。在关于父母角色转变的开创性工作中，作者博卡尔和摩尔（1987）描述了一系列可预测的行为和内在状态，随着第一个婴儿的出生，这些行为和内在状态决定了新身份的成长。最初，父母发现自己处于所谓的*正式阶段*（*formal Stage*），在这个阶段，他们追求所有与婴儿护理相关的明确的规则和不能做的事。由于喂养或其他困难使得情况变得更加复杂，新手父母可能就需要得到协助，来完成相反的任务——在学习需要做什么的常规做法时，还要学会掌控自己的处境并灵活顺应孩子多变的需求。他们可能会发现自己执着于*正式阶段*，想从书本和专业人士的建议中寻求安慰，但同时又在试图了解孩子的需求并在复杂的医疗体系中支持他时，被迫迅速转变成为成熟的父母。

当然，如果是第二个或后面的孩子才出现喂养困难，母亲可能已经足够成熟，并已经适应了自己的角色。作为母亲这个角色，她很可能已经处在*博卡尔和摩尔的个人阶段*（*Bocar and Moore's Personal Stage*），也就是说，她以"母亲"的身份已经发展出了一套适合自己的独特行为和态度，并可以从这个角色中获得信心和胜任感。不过，她也会遇到困难，因为其他孩子（孩子们）也需要她投入精力，承担起母亲的责任，这使她需要平衡好时间和精力。在制订干预和护理计划时，了解母亲所面临的"堆积如山"的需求是至关重要的。

在大多数正常情况下，母亲被鼓励首先通过婴儿的依恋行为和暗示来建立联结。婴儿会"教"父母如何照顾他们，以及了解他们独特的性格和需求。但有时这样做可能会出错，因为婴儿可能没有表现出常规的提示，并且似乎直接拒绝了母亲。许多孩子拱起背，尖叫，然后推开乳房（或者胳膊和怀抱），使妈妈们觉得孩子不喜欢她们。坚持和耐心的父母们会学习如何用拥抱和乳房安抚婴儿，但有时他们也需要泌乳顾问的一些指导和鼓励。让家长了解婴儿的认知不成熟从而会表现出拒绝，对家长来说是有帮助的。最重要的是，医疗保健从业人员不应该参与对婴儿行为的负面解释，比如说顽固、愤怒、懒惰、坏孩子，等等。

了解不同的阶段和经验可以让泌乳顾问调整自己的教育和支持方式，实现个性化的方案，并最终实现所期望的效果。每位母亲和她的需求都是独特的，她需要在被认可的前提下,以被理解和创造性的方式得到照顾。

抗拒

为新手妈妈和宝宝提供教育支持并看着她们获得成功是很受鼓励的。当事情进展不顺利时,同样会令人沮丧。导致失败的一个可能的原因是抗拒,而且这往往让医护人员感觉很头大。

在应对超出我们能力范围事情的时候,抗拒会是一种代偿性保护手段。它让我们在失控的情况下保有一些可控的感觉。当抵抗出现时,我们需要记住一件重要的事情,那就是在做决定的时候,要特别注意让父母参与进来,而不是仅仅告诉他们该怎么做。这让他们会有更多的掌控感。

了解危机的正常发展过程是有帮助的。尽管库伯勒-罗丝(1969)模型是为垂危患者设计的,但许多人将其应用于悲伤、丧失和日常危机的情形中。人们经常观察到有特殊需求婴儿的父母表现出的可预测的反应包括否认、愤怒、挣扎、沮丧,最后是接受。值得注意的是,这些行为可能不会按顺序表现出来,也有可能出现状态的反复,比如在人们认为问题已经解决了的很长一段时间后,又会回到否认的状态。由于应对危机时的情绪反应强烈,父母通常很难清晰地思考和做出理性的决定。因此,对于泌乳顾问来说,当父母需整理和消化来自四面八方的建议和指示时,温和而坚定地提供信息和指导就显得尤为重要。告诉父母他们不会一直有这样的感受,而且他们在面对这种困难经历时的反应是正常的,对他们也很有帮助。作为照护者,我们的支持是要让他们在危机中变得更强大,而不是让他们更加依赖别人或变得更脆弱。

因此,当问题出现时,或与父母的期望有一些偏差时,他们就很难接受这种情况。就会出现不同程度的抗拒和困惑。母亲既往的生育经验、丧子经历,或养育经验,以及母亲自己的童年经历,都可能形成她的心理负担。

危机的其他常见组成部分包括矛盾和分离。父母就是纠结的、混乱的、负面的情绪集合。这些情绪常常使他们在思想、情绪、计划和决定中摇摆不定。泌乳顾问可以把这些情绪看作有利点,认识到放弃母乳哺育的决定确实可能在不久的将来可以得到立即的逆转或改变。温和、尊重地分享有关断奶的后果可能会有帮助。与否认类似,逃避也经常是在受到惊吓后出现的一种防御机制,这样可以保护他们在失去时避免遭受任何的痛苦。有的父母表面上可能表现得很平静,而其实是在回避现实。危险在于父母无法重新参与照护婴儿,医疗保健提供者可以帮助防止这种情况。当父母们逃避时,照护者可能很难与他们建立起照护关系。认识到这一现象可以让泌乳顾问小心处理和向前推进。

依恋

根据埃里克森(1968)的理论，新生儿的首要心理任务是学会信任。婴儿天生就有各种寻求依恋的行为。这也正是婴儿在激发父母以依恋行为做出回应。孩子的味道让妈妈觉得很舒服，所以妈妈会把他抱得近一点。他很柔软，妈妈总是会忍不住一直抚摸他。婴儿的眼睛向四周看来看去时，妈妈的注视就会让婴儿的视线也集中在她身上。当他笑的时候，妈妈也会以幸福的笑容回应。当他开始哭的时候，妈妈就会把他抱起来。当他吃手的时候，妈妈就会给他喂奶。他伤心的时候，妈妈也会安抚他的情绪。

依恋在婴儿出生后的最初3年形成，基础的第一年是尤其要重点强调的，这将影响婴儿一生的人际关系。安斯沃思、布莱哈、瓦特斯和沃尔(1978)的经典研究清晰地表明了，无论孩子出生的第一年形成什么样的"依恋模式(attachment style)"，在几十年后，依然会在他与配偶或者其他成人关系的寻求和建立中体现出来。鲍尔比(1982)的研究能够证明，在并非有意义的分离情况下，婴幼儿需要与主要看护人持续接触。伯格曼(2001)告诫我们"永远不要把妈妈和宝宝分开"。

因此，母婴关系的建立是非常重要的。此外，我们知道，安全依恋有助于孩子学习同理心和一般社交技能(包括语言)，有助于在大脑中建立适当的突触结构，特别是开发大脑中连接思维和情感的大脑眶额区，这会让孩子对所面对的情况做出深入的思考，而不仅是简单回应。依恋建立不良的孩子的情绪调节能力，也就是平复和安抚自己情绪的能力是有限的。当事情进展不顺利时，他们会无法应对，停滞不前。简言之，婴儿期没有建立良好依恋关系的人，在处理情绪问题的能力上有限，对其影响也极其深远。

如果婴儿不能给予正确的提示从而获得合适的回应，那么就有可能破坏正常的依恋和联结的过程。这很有可能会导致出现两个极端的功能失调中的一种：以包办和过度保护的形式进行过度补偿，或是父母自我保护和撤离，导致联结断裂。情感联结或亲密关系形成失败的父母们，会感到自己没有能力做好父母。当联结和依恋建立失败时，受到影响的不仅仅只是婴儿。

在处理新生儿时期的问题时，一些父母会发现，他们对如何与婴儿建立联系有些迷茫，尤其是当婴儿的依恋行为受到损害时。对于所有的父母来说，在整个养育过程中，感到不称职和不胜任是很常见的。而相反的情况也是存在的，有的父母发现孩子的某些需求是他们没有想到的，但如果他们会逐步来满足孩子的这些需求，就会增加他们做父母的力量。

> **依恋的培养**
>
> 许多父母会感激关于修复依恋行为专门的鼓励和指导。虽然通常是婴儿驱动这个过程,但是当这个过程发生"短路"时,父母可能需要做一些补偿性的努力。以这种方式征求父母的回应会带来额外的好处,那就是在本来无能为力的情况下创造一种重要的感觉。
>
> 如果因为建立亲密联结起步缓慢,甚至在早期完全失败,就认为将失去一切,那就错了。虽然这个家庭有较大的风险继续走上一条依恋关系建立不良的道路,但在良好的支持下,家庭还是可以弥补失去的时间,并建立牢固的依恋关系。对于本身就能表现出安全依恋模式的父母来说(Ainsworth et al., 1978),在医疗和照护团队的支持下,这项任务很可能会是一个简单的过渡。
>
> 而对那些自身成长经历和背景没有那么幸运的家庭来说,即便是基础的教学指导,比如眼神交流的重要性、肌肤接触,实用并有吸引力的面部表情等,都很重要。可以教会父母在他们自己建立联结的行为中有意识地进行补偿,从而来帮助婴儿。有时候,更重要的是转介给支持团体,比如国际母乳会,在那里母亲会有丰富的机会观察到母婴互动,并可以抒发她们的沮丧、恐惧或其他无法预料的情绪。

分娩决策

在过去的15年里,女性在生育过程中经历各种各样的干预变得越来越普遍。女性往往发现,自己没有足够的知识储备和能力在分娩的问题上做决定和选择。干预带来的总体影响是,当女性开始转变母亲角色时,与生孩子一样,她可能就会遗忘这是她与生俱来的能力。如果她要在医疗机构内为自己的孩子争取权益,这种丧失权利的感觉就可能会导致灾难性的后果。

如果一名女性经历了剖宫产或其他高度医疗干预的分娩,她会同时经历身体疼痛或心理不适,都会让她更难满足有喂养障碍婴儿的需求。毫无疑问,尽管在开始时会受阻,但泌乳顾问的专业支持会使她受益,并且她很可能会成功实现母乳哺育。

催产素是一种负责建立联结、排乳和满足感的激素,在关键时刻可能在新妈妈体内被抑制。正常情况下,在胎儿娩出时会有一个明显的爆发。这是因为婴儿的头部对阴道壁产生了压力,而显然剖宫产时是缺乏这种压力的。另外,硬膜外麻醉也会抑制催产素的释放。有证据表明分娩时的疼痛,能触发内啡肽的释放,也有助于依恋关系的建立。研究依恋关系的学者持续质疑了剖宫产或硬膜外麻醉这些违背生物学自然规律所导致的后果。

许多女性发现,她们的生育经历特别糟糕,甚至到了就好像哀悼计划出了错的地步。母亲可能会困惑到底是哪出了问题,或者她会感到失败和遗憾,这些感觉会让她怀疑自己当母亲的能力。当她回想自己的经历,以及曾经对生育的希望和梦想时,可能就会感到极度失望。

相反,如果一位母亲对生活的总体态度是她很乐意让别人来替她决定怎么生孩子,那么,在她成为母亲的过程中,也会延续这种模式。之后她会很难自主地养育孩子,她会觉得由专家来养育会更好。这种被动的想法对泌乳顾问来说是一种挑战,因为泌乳顾问通常会鼓励母亲在养育问题上处于主导地位。泌乳顾问必须意识到,对有些人来说,转变过程会是相当漫长的。

不完美的婴儿

家庭对出生异常婴儿的最初反应往往是混乱的。当遇到这样的情况时,父母很容易从一个情感极端转向另一个极端。不幸的是,周围的人也可能会给出无益的建议和意见。

在面对当前危机时,医护人员提供清晰的信息和反复强调是至关重要的,因为父母可能无法一下子接受你所分享的全部信息。对所有的医疗情况进行简单的解释可以让父母更清楚地了解当前的情况。对诊疗计划和转诊等相关内容进行书面总结是最有帮助的。让其他家庭成员或支持人员参与家庭宣教也会是有利的,这样其他人可以在以后帮助传递信息并鼓励父母在适当的时候分担任务。

青少年母亲

尽管在许多方面,青少年母亲与所有母亲一样,都有相同的需求和目标,但在面对这一群体时,我们在做教学和制订护理计划时需要考虑到她们的一些特殊需求。

一般来说,年轻母亲都有旺盛的精力和多任务的处理能力。这是幸运的,因为通常情况下,她们也确实在同时承受来自内部和外部的巨大压力,需要同时扮演多个不同的角色。她会是一位母亲、学生、家庭成员、女朋友或妻子、社会性青年,也可能是一名员工。一天中她并没有额外的时间，然而，她却经常发现她在努力完成超出可能的事情。

通常，人们会发现，她不仅经济资源十分有限（在提供吸奶器、补充剂等建议时要做的重要考虑），而且由于她的不成熟，可能根本没有足够的耐心来执行艰难的喂养方案。无论婴儿的状况如何，她也可能要在产后2周重返学校。由于母婴依恋问题对于母婴双方而言可能更为关键，因此权衡所有这些方面并尽可能简化青少年母亲的任务非常重要。回归基础的方法可能是最好的，尽可能地减少干预。利用同龄人和成人导师为母乳哺育提供持续支持也是一种创造性方法。

由于母亲年轻而推断她无法学会如何照顾自己的孩子，可能是一个重大的错误。艾莉森的儿子出生时，她才16岁，孩子在出生时吸入了胎粪：

> 我检查了连在他身上的机器，以确保血氧饱和度、心脏和呼吸频率都符合护士们的期望。它们确实也是。我沿着走廊往下走，回到我的房间，揉着我柔软的、皱巴巴的肚子，拿出了我新的吸奶器。(Crews, 1999)

青少年母亲更有可能通过剖宫产的方式来进行分娩，并且从统计数据反映，更有可能发生早产或分娩异常婴儿。从理论上讲，由于获得帮助和与母乳哺育相关信息的障碍众多，她们也更有可能使用奶瓶喂养。尽管开始时困难重重，但泌乳顾问真诚、贴心的帮助可能正是她所需要的，她需要挑战统计数据，并成功实现母乳哺育。

与青少年母亲合作的一个潜在的积极方面是，她们可能非常清楚自己需要学习和支持。她们通常更容易接受那些不歧视她们、真正关心她们的成年人给出的建议。如果青少年母亲的家长也能一起来学习就最好不过了，这能让她们看到有人在支持她们，并且可以避免接受错误的信息。此外，泌乳顾问还可以树立一种态度，以激发新的年轻母亲扮演新角色的需要。

其他人的建议

在良好的环境下，新手父母会发现自己被很多建议和信息轰炸了。通常人们是出于好意，尽管有时家庭成员还会试图控制新父母或当前的情况。尽管有时提供建议的人知识渊博，并且可以提供积极的建议，但情况并非总是如此。再加上有些人格类型更容易接受建议，可能会寻求多种方案，这对于医疗保健照护人员来说，会是一个非常棘手的情况。不过，请记住，如果这是父母们的第一个孩子，父母会寻找帮助他们成功的方法。将大家庭成员纳入护理计划的制定和讨论中,在可能的情况下验证他们的担忧和想法,同时鼓励父母做他们认为最好的事情,都是非常积极的做法。

不幸的是,家庭和朋友在面对残疾或病重的婴儿时,也会退缩,因为这样的状况会加剧已经在努力应付的父母的痛苦。鼓励、安慰和转介给支持团体会提供很大的帮助。

原生家庭问题

承受压力时,家庭可能会不自觉地退回到不健康的沟通和互动模式中去。被掩埋已久的伤疤可能会再次被揭开。无法合作、碰触双方底线,和其他问题都会加剧目前困难的情况。由于父母的情感已经很脆弱,过于敏感的问题就有可能导致新的冲突爆发。

相反,许多家庭在压力下会激发出新的力量。他们分享时间、精力甚至金钱资源的做法,可能都是第一次出现。如果直系亲属允许,大家庭成员之间会建立新的联系。泌乳顾问可能会发现,当家庭在向她寻求帮助、信息和支持时,她将扮演着独特的促进者的角色。

悲伤及其应对技巧

喂养问题通常被认为是危机情况,即使在最轻微的情况下也是如此。在任何危机中都会有一种失落感,最终导致悲伤。悲伤是一种最复杂的经历,有着错综复杂的纠结情感。重要的是,我们也要注意到,悲伤同样也是个人成长和发展的机会。在关心你的人的支持下度过危机,会使一个人从另一个角度在知识、力量、同情心和许多积极的方面得到发展。

此外,正如前面所提到的,悲伤的过程多多少少是可预见的,会包括情绪如过山车般的波动,是积极(希望)和消极(绝望)的综合体。以前的失去可能会引起另一种新的痛苦。随着时间的推移,生病或残疾婴儿的母亲可能会感到疼痛强度的降低。告诉她这些事实,会让她在艰难的日子里坚持不懈,并对未来保持期待。要记住,悲伤不是一下子就能缓解的,父母要有预期,这需要花一些时间。医疗保健从业人员有时会将正常、健康的悲伤与异常的抑郁状态混淆。悲伤的平复需要一个过程,要鼓励父母,让他们知道可以用自己的节奏去处理悲伤,而且这不是他们的错。鼓励使用抗抑郁药或其他药物来缓解正常的悲伤情况可能是错误的,事实上,这可能会延长哀悼的自然过程。

不论父母面对什么情况,都应该合理接纳,不应与屈从相混淆。接纳包括了欣然接受婴儿的情况,庆祝所面临情况的乐观的方面,以及积极有力地推动情况的进展。如果婴儿死亡，接纳仍然是目标。屈从意味着力量的丧失，看不到任何积极的一面。

在婴儿喂养困难的情况下，父母很可能会有一些说不清的悲伤。一方面，他们的孩子幸存了下来，并且有许多能力和可爱的品质。出于好心的人会常常说到这一点，并声称没有什么好伤心的。然而，现实情况是，母亲可能会因与预期不同而感到严重的悲伤，无论他们期望如何。令人失望的分娩经历，或者更糟糕的情况——创伤性分娩，以及对婴儿未来的任何担忧等，都可能伴随并加剧这种悲伤。再加上精疲力竭、激素变化、医疗建议混乱等，进入消极状态的可能性变得很大。

悲伤是多方面的、复杂的经历。除了对于当下的处境感到悲伤以外，许多人还会因为发现自己被误解而感到孤立。好心的人们可能会建议，一切都是值得感恩的，没有什么好抱怨的，这时候应该往前看。毕竟，婴儿还活着，是健康的、美丽的，或者会说一些其他积极的形容词。但母亲可能因不能达成温暖、顺利的母乳哺育的期望而感到悲伤的事实，却被那些告诉她应该感恩什么的人完全忽略了。

对于医疗保健从业人员和其他照护者来说，鼓励父母照顾自己和互相照顾很重要。如果喂养方案允许父母离开婴儿的时间很少，这可能是非常具有挑战性的。从出生到痊愈，需要母亲不断的泵奶、喂养、清洗用具等，似乎不允许母亲有照护自己的时间和机会。但现实情况是，如果照护计划中没有纳入父母的自我照护部分，大多数父母是无法坚持照护婴儿的。可以请大家庭成员和朋友来协助做一些其他家务：做饭、打扫卫生、保养汽车、照顾其他孩子等。尽管对于新手父母来说是一份礼物，但对于那些面临更多挑战的父母来说，就变得至关重要了。也可以请公益团体提供这种援助。寻求他人帮助的另一个好处是，这往往是他们与新父母重新建立或加强重要情感纽带的机会。这将为父母从悲伤中复原的过程提供支持，并提供实际的护理和帮助。

物质／药物滥用

在某些情况下，婴儿出现的喂养困难是父母一方或父母双方物质滥用的结果。或者，可能没有直接的关系，但是婴儿是由已有成瘾行为模式的父母所生。

泌乳顾问有很多资源可供自己学习，最好也能为客户提供一些讲义或资料。尽管对于某些物质（如酒精或尼古丁）的最低使用量存在专业分歧，但人们一致认为，大多数此类药物／物质不适合哺乳期的妈妈。不过，有些母亲可能会使用被曲解的信息，或者，会被鼓励为了她们的孩子，只要保持节制即可。

或许，对于这些家庭更直接的关注点应该是，父母是否有足够的能力照顾孩子。这可以在泌乳顾问的帮助下进行探讨，包括回顾安全同睡的要素和其他的顾虑。请注意，泌乳顾问不一定能得到家庭关于物质/药物滥用的完整和精确的描述，泌乳顾问可以根据她的直觉谨慎地得到一些信息，即使这些直觉没有得到口头上的证实。

压力和危机情况下，物质滥用者会多次增加用量。泌乳顾问应该警惕这种可能性。良好的转诊或转介程序、治疗或其他积极的支持是有必要的。

泌乳顾问的感受和责任

当妈妈未实现母乳哺育的目标时，泌乳顾问也会有很大的情绪波动。我们知道，很多泌乳顾问进入这个行业，是因为看到母婴双方达成成功的母乳哺育而产生的极大的满足感，以及看到妈妈因为婴儿终于实现了良好的含乳而松了一口气时所产生的喜悦。所以，当我们尽最大的努力都没有成功时，我们会感到受挫、生气、困惑、迷茫或者更多其他的情绪，我们会去思考是否会有不同的解决方法。出于我们自己的痛苦，可能会想停止和母亲的咨询，或者加以不恰当的指责。如果我们清楚并意识到自己内心的这个过程，可以让我们继续和妈妈保持联系，走进妈妈的伤痛，为她提供支持，并在这条孤独的道路上陪伴她。尽管作为咨询师我们有一些优势，但这条路也不容易走。最终，我们会发现不仅得到了自我成长，咨询技巧也得到了新的提升！

很多咨询技巧将会帮助妈妈在不远的将来及未来的道路上走得更顺畅，例如，当母亲探索自己的处境时给予积极聆听和情感反馈，提出好的开放性问题从而引导母亲进行选择和决策，以及教导母亲实际可行的选择和可能性。这非常耗时，涉及对家庭幸福的承诺，往往都会超出我们对母乳哺育的支持。但最终，每个人的收获会让我们觉得做什么都是值得的。

当然，泌乳顾问也有责任尽最大的努力确保当婴儿无法直接从妈妈的乳房获取乳汁时，让妈妈维持泌乳量。及时更新关于促进和维持良好泌乳的最新进展和知识至关重要，尤其是当有激素问题且采用了辅助生殖技术的母亲想要母乳哺育时。很明显，我们需要一些咨询技巧和解决问题的能力，以解决泌乳量的问题，并帮助母婴实现母乳哺育。图 14-1 展示了喂养选择层次的概况图。

有些家庭的需求真的特别紧急，但许多泌乳顾问，尤其是在医院和诊所工作的泌乳顾问，会感觉自己被推着走，见每一个客户、完成文书工作等都很仓促，处理悲伤也是急不得的事情。所以，遇到特殊的情况，会要求泌乳顾问把其他的要求暂且放在一边，并为这个家庭尽可能地提供他们所需的一切。

有时候，父母对泌乳顾问的期望超出了母乳哺育的协助范围，面对他们日益增长的依赖，我们会感到不自在。当父母处于喂养危机时，有些依赖是正常的。如果泌乳顾问可以接受这一点，又不会导致需求不健康的增长，那么这将是一种积极的体验，为更多的教学和帮助打开了大门。我们可能会与这位母亲建立紧密的联结，这本身就是有益的。

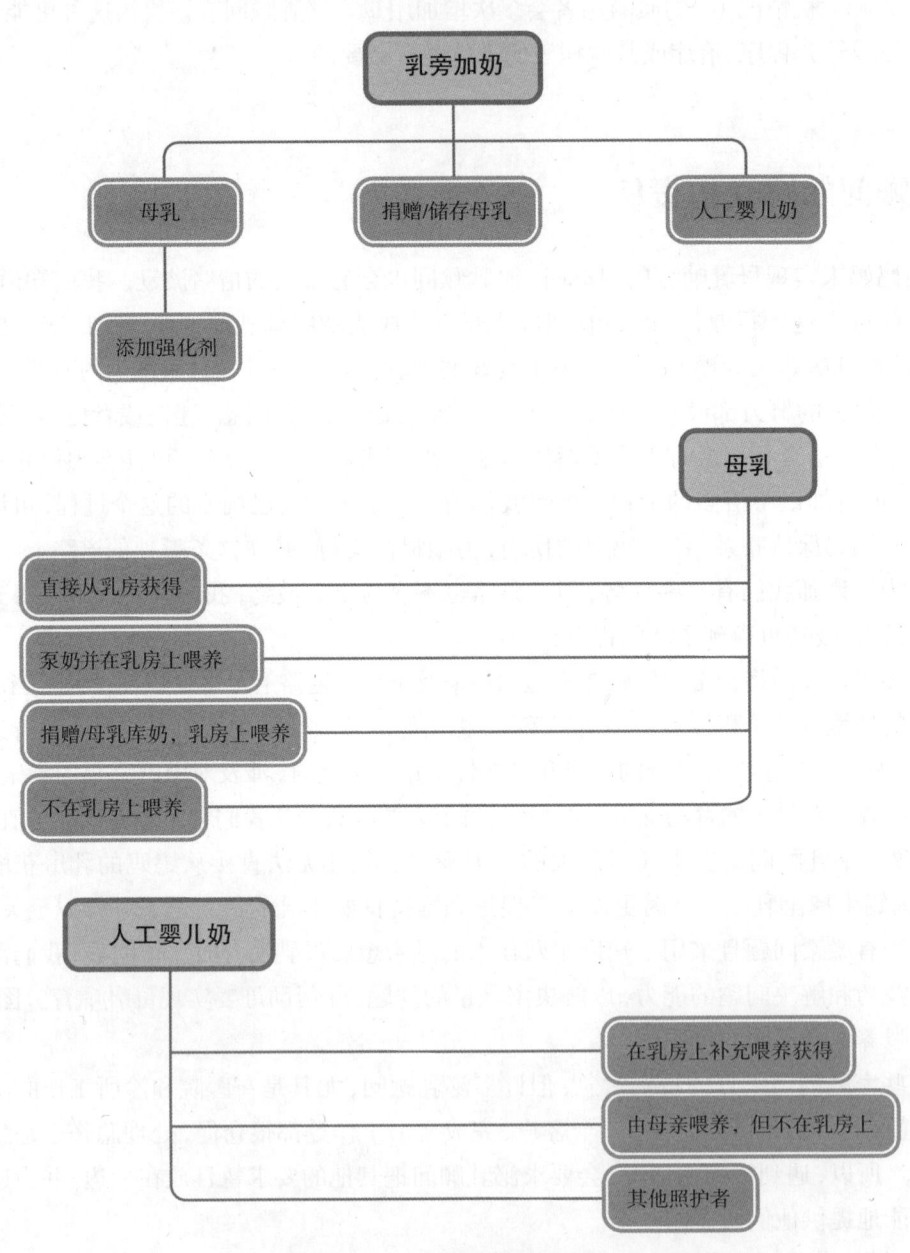

图 14-1　最佳喂养选择层次

第十四章 为喂养困难婴儿的母亲提供咨询

帮助奶瓶喂养的母亲照顾她的孩子

有时,尽管父母、医疗保健从业人员和其他支持人员尽了最大努力,但仍然无法达成母乳哺育。幸运的是,熟练的技术和良好的资讯让这在很大程度上是可以避免的。然而,当它确实发生了的时候,会使所有有关人员都感到沮丧。

母乳哺育的过程是一个复杂的、多层次的体验,它不仅仅是母亲传输营养物质给婴儿的方法,尽管它常常被简化成这样的信息。除了喂养之外,母亲和婴儿还将提供相互的安慰和拥抱、娱乐、建立关系的行为、温暖,以及适合他们个体的免疫和激素支持。因此,失去母乳哺育而带来的威胁远不仅仅是营养受损。

即使不能直接亲喂,许多母亲仍可以泵出乳汁后使用奶瓶、杯子或其他方法喂养。尽管这并不完美,但相较用奶瓶喂人工配方奶粉,这也是好得多的选择。

倾听的重要性

培养倾听的技能对专业的协助者有很多好处。积极聆听(例如,重复或复述客户的陈述)有时会让人觉得过于简单而产生怀疑。客户说她"必须给婴儿断奶了"。我们回答说,"您必须给婴儿断奶了"。但当我们这样做的时候,我们有时间从可能是意料之外的语句中收集信息,并且确保与客户在同一立场上。如果事情朝着背离母亲预期的方向发展时,我们可以与她在一起,这也将鼓励她更详细地说明她的情况。她的下一句话可能会是:"嗯,是的,因为我丈夫说他不喜欢我用乳房给宝宝亲喂。"

反馈式聆听是我们与母亲一起探索情感经历的最佳方式,是与母亲建立联系的最佳选择。她说:"我每天泵奶10次,接着喂宝宝,然后清洗用品,周而复始。"我们可能会回应,"听起来你压力很大、精疲力竭,也很沮丧"。然后母亲体验到的是我们能更充分地理解她的处境,并足够信任我们,从而可以进行更深层次的交流。此外,她开始了解到自己纠结的各种感受,这些感受会促使她做出令人遗憾的决定。在这个层次上努力理解其他人是一种真正的天赋。

能帮助一个人理解某一概念的最好方法之一,就是以开放性问题的形式引发思考。诸如"您想母乳哺育吗?"这类的封闭式问题不一定会得到太多信息,并且实际上有阻断深入探讨的趋势。"您为什么不想母乳哺育?"这样的问题带有批判性,会使母亲有心理戒备,反而可能不会得到好的回答。可以把所有这些不是很有效的提问都转换成一个引发母亲思考的好问题:"是什么原因让您想要离乳呢?""您是如何做出这个决定的?"或者"您希望未来是什么样子的?"当她对这些问题做出回应时,她就必须以一种新的方式来衡量自己的立场,而这常常能让她得出不同的结论。

最后,在建立信任之后,我们会与母亲建立一种关怀关系(可以肯定的是,如果时间有限,这会是一项艰巨的任务),也许就可以向她提供在做决定前没有考虑到的新信息。

客户:自从做完手术,我的宝宝一直有很多地方要适应和调整。我的家人都建议断奶,这样我和宝宝的压力都会小一些。

泌乳顾问:我感受到了你所承受到的压力。作为安德鲁的母亲,你已经掌握了这么多技能,真的让我很佩服。我想知道你是怎么来看待家人的建议的。也许你也想听听,这个年龄段的孩子断奶的话,会有什么样的长期影响。你愿意听我和你分享这些信息吗?

请注意,这些信息是以尊重母亲自主性的方式呈现,中间穿插着赞扬和肯定。

通过帮助母亲学习如何给孩子进行瓶喂,许多情况都可以得到改善。向她介绍宝宝进行肌肤接触与和接触到乳房的重要性,在每次喂养中全程抱着婴儿,并允许婴儿可以做得到的话,就使用乳房安抚,等等,这样可以恢复一些原本可能丢失的东西。

我们提供的教学应促进母婴的亲密联结和依恋需求。当今人们非常清楚这些需求的重要性:母婴需要待在一起,花时间进行肌肤接触,以及他们要有时间和支持的环境来增进依恋、建立联结。在特别具有挑战性的情况下,可能会丢失这些必要的经历。因此,我们有职责尽最大努力提供必要的教学和支持,以促进母婴关系的恢复。

结论

为喂养困难婴儿的家庭服务,正是一位泌乳顾问必须要做的工作。这也许会是最耗时,有时候甚至有些痛苦,但同时也是有幸从事的极富挑战性的工作。如果泌乳顾问可以敞开心扉,来面对执业过程中可能会发生的各种悲伤和恐惧,建立希望和治愈的通道,那么在这些情况下,她就能比其他人收获更多的喜悦。

第十四章 为喂养困难婴儿的母亲提供咨询

参考资料

Ainsworth, M. (1967). Infancy in Uganda: Infant care and the growth of love. Baltimore, MD: Johns Hopkins University Press.

Ainsworth, M., Blehar, M., Waters, E., & Wall, S. (1978). Patterns of attachment: A psychological study of the strange situation. Hillsdale, NJ: Erlbaum.

Bartlik, B., Greene, K., Graf, M., Sharma, G., & Melnick, H. (1997). Examining PTSD as a complication of infertility. Medscape. Retrieved from www.medscape.com/viewarticle/719243

Bergman, N. (2001). Kangaroo Mother Care II: Restoring the original paradigm. Available from Nils Bergman, 8 Francis Rd., Pinelands 7405, South Africa, or www.kangaroomothercare.com

Bocar, D., & Moore, K. (1987). Acquiring the parental role: A theoretical perspective. Lactation Consultant Series, Unit 16. Garden City Park, NY: Avery.

Bowlby, J. (1982). Attachment and loss (Rev. ed., Vol. 1). New York, NY: Basic Books.

Crain, W. (2011). Erikson and the eight stages of life. In W. Crain (Ed.), Theories of development: Concepts and applications (6th ed., pp. 281–305). New York, NY: Prentice-Hall.

Crews, A. (1999). When I was garbage. Retrieved from http://www.girl-mom.com

Erikson, E. (1968). Identity: Youth and crisis. New York, NY: Norton.

Good Mojab, C. (2002). Helping breastfeeding mothers grieve. Retrieved from http://home.comcast.net/~ammawell/helping_mothers_grieve.html

Herforth, D. (1986). Counseling grieving families. Lactation Consultant Series, Unit 12. Garden City Park, NY: Avery.

Hummel, P. (2003). Parenting the high-risk infant. Newborn and Infant Nursing Reviews, 3(3), 88–92.

Kinsley, C., & Lamber, K. (2006, January). The maternal brain. Scientific American, 72–79.

Kluger-Bell, K. (1998). Unspeakable losses: Understanding the experience of pregnancy loss, miscarriage, and abortion. New York, NY: Norton.

Kohn, I., Moffitt, P.-L., & Wilkins, I. A. (2000). A silent sorrow: Pregnancy loss—Guidance and support for you and your family. London, England: Routledge.

Kübler-Ross, E. (1969). On death and dying. New York, NY: Touchstone.

Parker, D., & Williams, N. (2006). Teens and breastfeeding (2nd ed.). Lactation Consultant Series II, Unit 3. Garden City Park, NY: Avery.

Tagliaferre, L. (2001). Recovery from loss: A personalized guide to the grieving process. Gainesville, FL: Center for Applications of Psychological Type.

Vidyashanker, C. (2003). Postnatal depression linked to poor growth of infants. Archives of Disease in Childhood, 88, 34–37.

Williams, N. (1997). Maternal psychological issues in the experience of breastfeeding. Journal of Human Lactation, 13, 57–60.

Williams, N. (2002). Supporting the mother coming to terms with persistent insufficient milk supply: The role of the lactation consultant. Journal of Human Lactation, 18, 262–263.

Williams, N. (2004). When the blues arrive with baby. New Beginnings, 21(3), 84–88.

Worden, J. W. (2002). Grief counseling and therapy: A guide for the mental health professional. New York, NY: Springer.

Wright, H. N. (1993). Recovering from the losses of life. Grand Rapids, MI: Fleming H. Revell.

Wright, H. N. (2003). The new guide to crisis and trauma counseling. Ventura, CA: Regal Books.

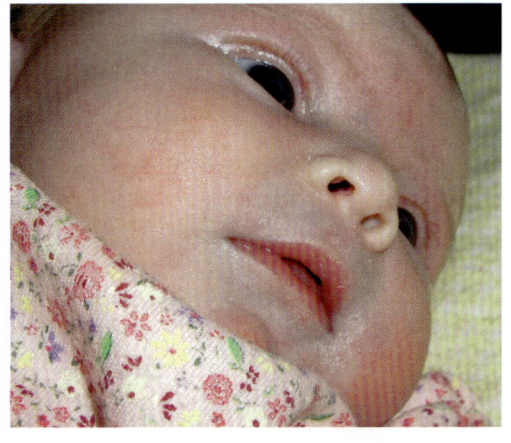

彩图1　口周及眼周发绀

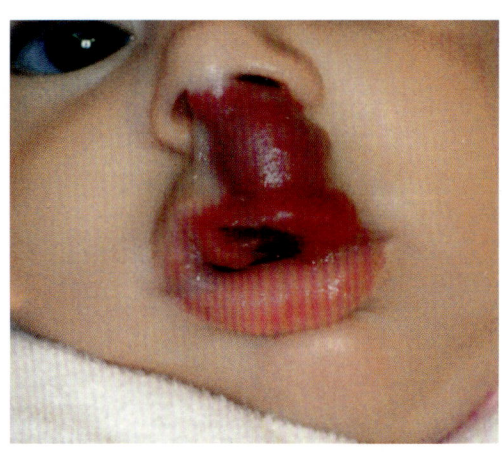

彩图2　溃疡性血管瘤

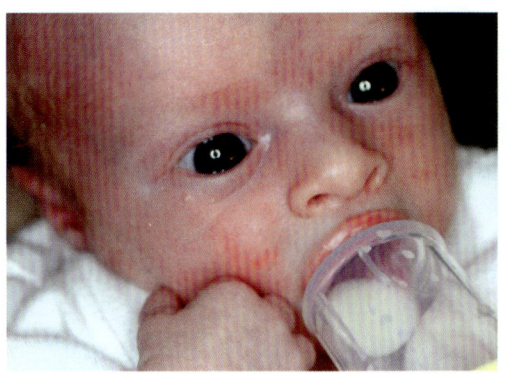

彩图3　口轮匝肌固定奶嘴时由于紧张而引起口腔周围的轻度发绀

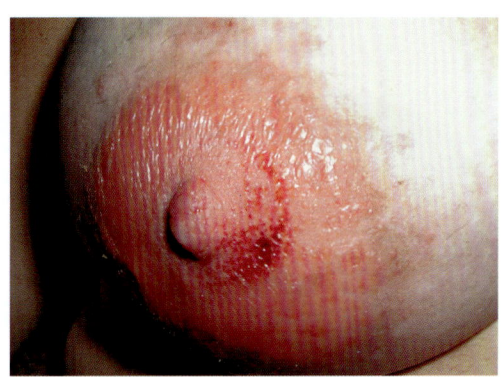

彩图4　小颌畸形婴儿舌头和下颌滑动导致的乳房损伤。增加头部伸展会改变吸吮机制，从而允许乳房自主愈合

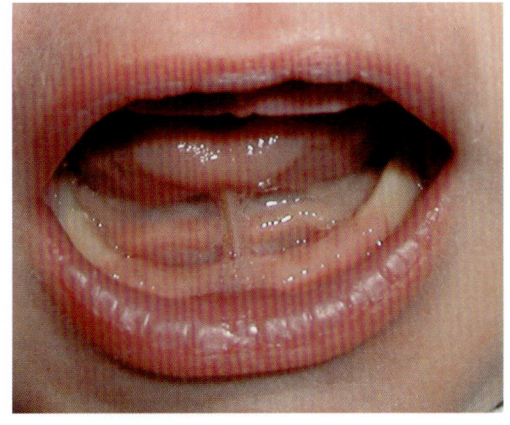

彩图5　严重舌系带问题的婴儿尝试舌抬高的时候，舌尖变白

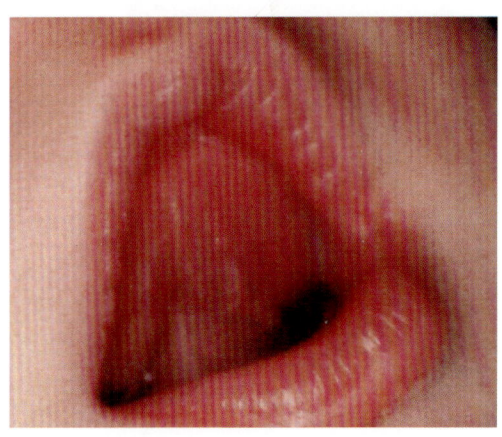

彩图6　下颌短于平均水平婴儿的舌尖抬高

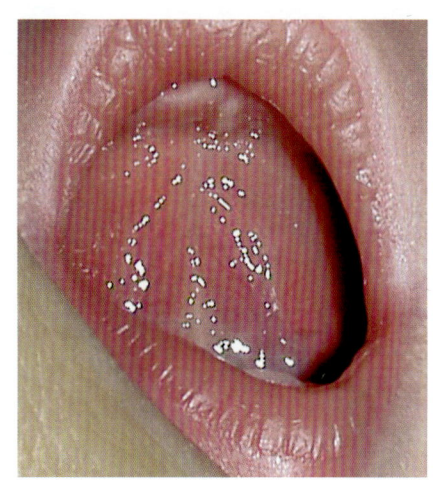

彩图7 小颌畸形的婴儿固定舌尖来稳定气道。注意舌头的肌肉张力

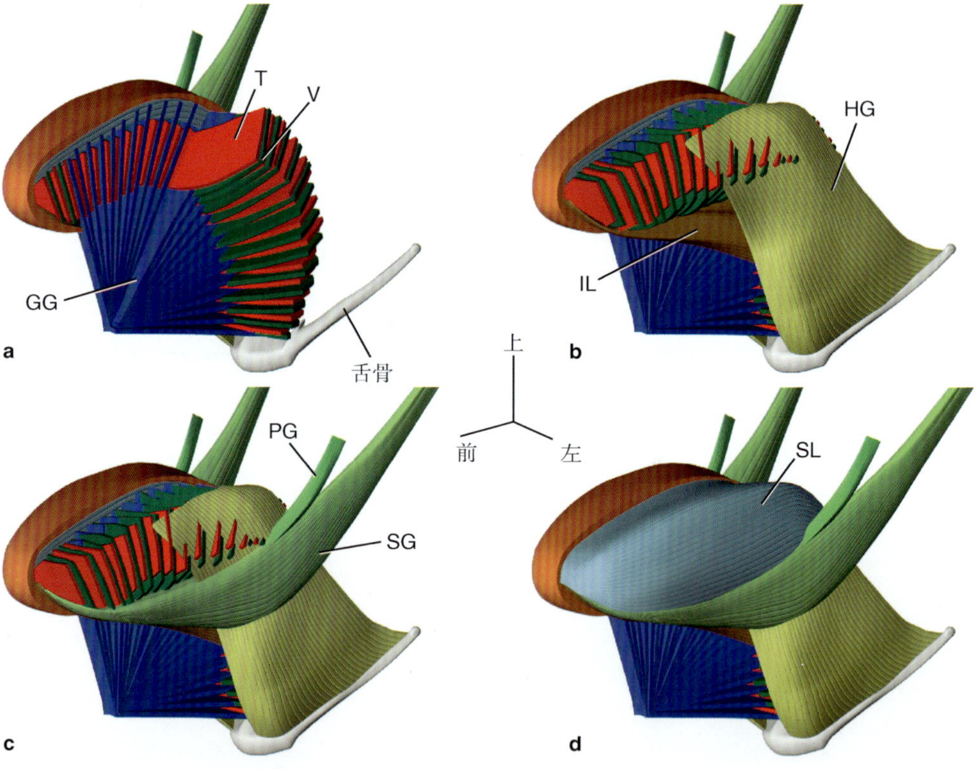

"外在"肌肉
GG 颏舌肌
PG 腭舌肌
SG 茎突舌肌
HG 舌骨舌肌

"内在"肌肉
SL 上纵
IL 下纵
V 垂直的
T 横向的

彩图8 舌肌纤维的空间排列

Reprinted with permission from Takemoto, H. (2001). Morphological analyses of the human tongue musculature for three-dimensional modeling. *Journal of Speech, Language, and Hearing Research, 44*, 95–107. © 2001 by American Speech-Language-Hearing Association. All rights reserved.